PROF. DR. HARALD SCHMIDT

Geheilt statt behandelt

Warum die Medizin am Ende ist und wie unsere Gesundheit eine Zukunft hat

PLASSEN VERLAG

Gestaltung Cover: Daniela Freitag
Gestaltung, Satz und Herstellung: Sabrina Slopek
Bildquelle Umschlag, Innenteil: Shutterstock
Gesamtherstellung: Daniela Freitag
Vorlektorat: Sebastian Politz
Korrektorat: Claus Rosenkranz
Druck: GGP Media GmbH, Pößneck

ISBN 978-3-86470-741-4

Bibliografische Information der Deutschen Nationalbibliothek:
Die Deutsche Nationalbibliothek verzeichnet diese Publikation in der Deutschen Nationalbibliografie; detaillierte bibliografische Daten sind im Internet über <http://dnb.d-nb.de> abrufbar.

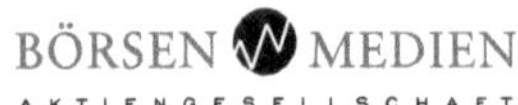

Postfach 1449 • 95305 Kulmbach
Tel: +49 9221 9051-0 • Fax: +49 9221 9051-4444
E-Mail: buecher@boersenmedien.de
www.plassen.de
www.facebook.com/plassenbuchverlage
www.instagram.com/plassen_buchverlage

DANKE

… den vielen medizinischen und wissenschaftlichen Kollegen, die es mir durch ihr Feedback und ihre Einsichten ermöglicht haben, nach und nach diese umfassende Analyse und den Lösungsvorschlag der Systemmedizin zu entwickeln, meinen Aachener Freunden Andrea Gadeib und Dr. med. Christoph Pies, die mich durch ihre eigenen Buchprojekte und Tipps ermutigt haben, selbst ein Buch zu schreiben, sowie meinem kompetenten, geduldigen und ideenreichen Buchcoach Achim Gralke und dem ganzen Team des Plassen Verlags, die sofort an den Erfolg des Buchs geglaubt und es zur Vollendung gebracht haben.

FÜR BEATE

INHALT

PROLOG

VIELE FRAGEN OFFEN

Max hat erhöhten Blutdruck. Dies stellte sein Hausarzt bei einem Routinecheck fest. 140/90. Max bekommt ein Blutdruckmittel verschrieben, nimmt dies relativ regelmäßig ein und die Werte normalisieren sich. 130/80. Alles gut? Mitnichten, denn es bleiben viele Fragen offen.

Warum hat sein Hausarzt Max überhaupt ein Medikament verschrieben? Nun, erhöhter Blutdruck korreliert mit dem Auftreten von Herzinfarkt oder Schlaganfall. Diese und andere mögliche Komplikationen von einem erhöhten Blutdruck sollten vermieden werden.

Aber sein Hausarzt kann ihm weder mit Gewissheit sagen, ob er tatsächlich seine Blutdruckmedikation braucht, noch, ob er davon profitieren wird. Der Arzt hat klinische Studien im Kopf, die mit verschiedenen Blutdruckmitteln durchgeführt wurden und zeigen, dass unter der Medikation tatsächlich weniger Herzinfarkte beziehungsweise Schlaganfälle auftraten. Bei kritischer Betrachtung fällt allerdings auf, dass nur ein kleiner Prozentsatz der Patienten mit erhöhtem Blutdruck tatsächlich einen Herzinfarkt oder einen Schlaganfall erleidet. Von diesen Herzinfarkten oder Schlaganfällen kann eine Senkung des Blutdrucks allerdings nur einen kleinen Teil verhindern. Das heißt, die meisten Patienten haben zwar einen erhöhten Blutdruck, aber überhaupt kein Risiko, einen Herzinfarkt oder einen Schlaganfall zu erleiden. Und die Patienten, die tatsächlich einen Herzinfarkt oder Schlaganfall erlitten haben und hohen Blutdruck hatten, konnte die Behandlung mit einem Blutdruckmittel letztlich nicht schützen.

Andererseits kann der Hausarzt Max aber auch nicht davon abraten, sein Blutdruckmittel weiter zu nehmen, denn er hat keine Alternativen. Nichts zu verschreiben würde das Risiko bedeuten, dass Max zufälligerweise einer der wenigen Patienten ist, die einen Herzinfarkt oder Schlaganfall bekommen – was durch die Einnahme eines Blutdruckmittels hätte verhindert werden können.

Aber der Arzt hat noch ein viel größeres Problem: Nur bei circa fünf Prozent aller Patienten mit Bluthochdruck kann man eine Ursache finden. Das sind dann Patienten, bei denen eines der Blutgefäße, welche die Niere mit Blut versorgen, verengt ist, wodurch die Niere Hormone ausschüttet, die zu einer Erhöhung des Blutdrucks führen.

Bei Max ist das anders. Abgesehen davon, dass der Blutdruck erhöht ist, lässt sich keine weitere Diagnose stellen und die Indikation zur Verschreibung des Blutdruckmittels bleibt allein der Blutdruck. Damit ist Max keine Ausnahme. Im Gegenteil, er gehört zur großen Masse anderer Patienten mit erhöhtem Blutdruck, circa 90 bis 95 Prozent, bei denen die Diagnose wie bei Max lautet: primäre Hypertonie. Das klingt recht wissenschaftlich, heißt aber nicht anderes als: „Sie haben erhöhten Blutdruck, aber wir wissen nicht, warum." Und wenn die eigentliche Ursache, warum der Bluthochdruck erhöht ist, nicht bekannt ist, verbleibt behandlungstechnisch lediglich die Möglichkeit, das Symptom verschwinden zu lassen.

So verschreibt der Hausarzt Max gemäß den therapeutischen Leitlinien völlig korrekt das Blutdruckmittel regelmäßig weiter. Über die Jahre als chronischer Bluthochdruckpatient setzt Max ein bisschen Hüftgold an, bewegt sich nicht mehr so viel und sein Blutdruck steigt wieder, trotz der Therapie. Der Arzt verschreibt ihm ein zweites Blutdruckmittel und schließlich ein drittes und der Blutdruck sinkt wieder. Eines der Mittel steht im Verdacht, weißen Hautkrebs zu verursachen, ein anderes verursacht bei Max erstmals in seinem Leben Potenzprobleme. So tauscht sein Arzt schließlich beide neuen Mittel gegen zwei andere aus. Zwar sind Max diese vielen Tabletten lästig, aber ihm wird auch bewusst, dass er nun wirklich chronisch krank und ein Risikopatient ist. Er würde sich so sehr wünschen, sein Bluthochdruck verschwände, dass er quasi davon geheilt wäre, aber das scheint nicht möglich. So hofft er denn, dass er wenigstens von einem Herzinfarkt oder Schlaganfall verschont bleibt.

Es scheint ja auch keine Alternative zu geben, ein anderer Arzt sagt das Gleiche und zwei Freunden von Max geht es genauso wie ihm, auch sie nehmen dauerhaft Blutdruckmedikamente. Da kann man wohl nichts machen?

TEIL I

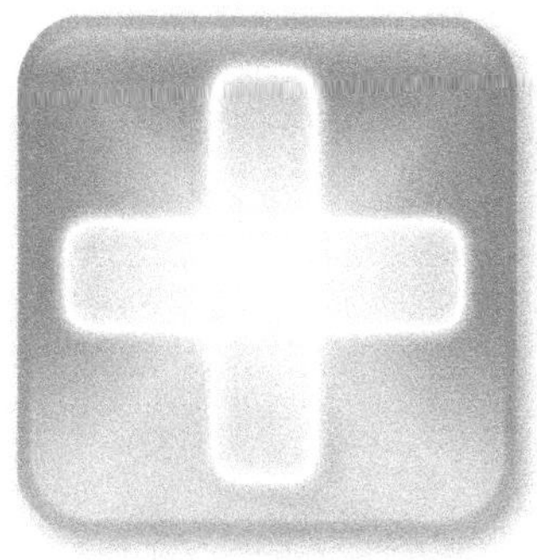

VOM ENDE DER MEDIZIN, WIE WIR SIE KENNEN …

KAPITEL 1

SPÄT DRAN

Liebe Leserin, lieber Leser, ich freue mich, dass Sie sich die Zeit nehmen, mich auf eine Reise zu begleiten. Ich verspreche Ihnen, es wird sich lohnen. Es geht um Medizin und Gesundheit, aber um weit mehr als das. Es geht um die weltweit nächste große gesellschaftliche und wirtschaftliche Revolution, an deren Anfang wir jetzt stehen. Und diese Revolution hat sogar schon begonnen, ist unmittelbar für Sie relevant. Große Worte, denken Sie sich vielleicht. Was kann damit gemeint sein?

Es geht mir um etwas von der Dimension, wie sie der russische Wirtschaftswissenschaftler Nikolai Dmitrijewitsch Kondratjew in der bekanntesten Theorie zu Konjunkturzyklen mit den sogenannten Kondratjew-Wellen beobachtet hat. Historische Wachstums- und Entwicklungsphasen unserer Gesellschaft seit dem 18. Jahrhundert lassen sich oft mit Schlüsseltechnologien und Krisen, die diese erforderlich machten, erklären. Große Erfindungen verändern die Welt: das Rad, die Dampfmaschine, die Glühbirne, das Internet. Wie sähe unser Leben ohne sie aus? Große Erfindungen brauchen Zeit; manchmal beflügelt erst eine massive Krise die Einführung einer Innovation. Doch danach ist alles anders.

So war es zum Beispiel bei der ersten Kondratjew-Welle, der Erfindung der Dampfmaschine. Was folgte, war die sogenannte industrielle Revolution mit dem Bau riesiger Fabriken. Ein neues Zeitalter brach an.

Dies war jedoch auch das Ende der bis dahin einzigen Form kommerzieller Schifffahrt, nämlich der mit Segelschiffen. Dampfschifffahrt war schneller. Die Einführung maschineller Arbeit auf See bedeutete zudem eine so große und langfristige Effizienzsteigerung, dass sie die Expansion des Reedereigeschäfts ermöglichte. Dessen Ausweitung durch englische, bremische, holländische und belgische Reedereien machte Segelschiffe schließlich nicht länger konkurrenzfähig.

Doch so leicht gaben sich die Anhänger der Segelschifffahrt nicht geschlagen. Konzepte, von denen Menschen dachten, sie seien für die Ewigkeit, lassen sich nicht so einfach verdrängen. So wie im 20. Jahrhundert einige die Ansicht vertraten, kein Privathaushalt bräuchte einen Computer und das Internet werde eine Episode bleiben oder bestenfalls ein zweitrangiges Hilfsmittel für die analoge Welt. Der deutsche Physiker Max Planck schrieb in seiner „Wissenschaftlichen Selbstbiographie": „Eine neue wissenschaftliche Wahrheit pflegt sich nicht in der Weise durchzusetzen, dass ihre Gegner überzeugt werden und sich als belehrt erklären, sondern vielmehr dadurch, dass ihre Gegner allmählich aussterben und dass die heranwachsende Generation von vornherein mit der Wahrheit vertraut gemacht ist." Genauso bezweifelten Anhänger der Segelschifffahrt noch lange, dass das Segelschiff von gestern sei.[1]

Ähnlich epochal waren die drei weiteren sozioökonomischen Revolutionen, die Kondratjew noch selbst definierte: die Einführung der Stahlgewinnung und der Eisenbahnen, dann der Elektrotechnik und der Chemie, schließlich des Automobils und der Atomkraft. Sogar die

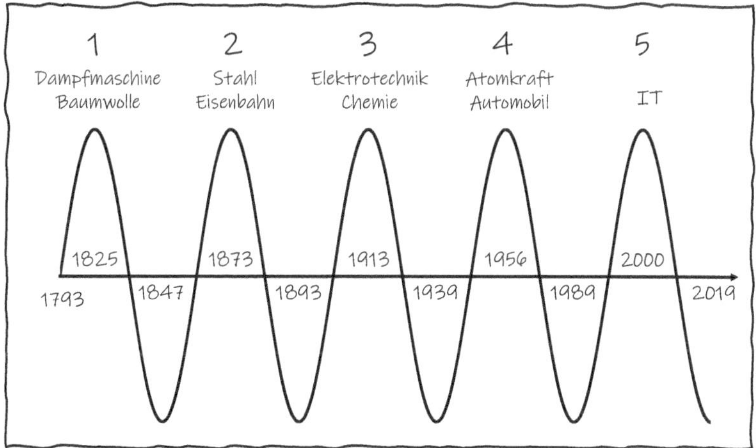

Abb. 1: Die fünf Kondratjew'schen Wellen sozioökonomischer Revolutionen durch Innovationen, die unsere Gesellschaft nachhaltig beeinflusst haben – typischerweise im Abstand von circa zwei Generationen und immer auf eine schwere Krise folgend. Was wird die sechste Welle sein?

Erfindung der Glühlampe war keine schrittweise Weiterentwicklung einer Kerze, sondern etwas komplett Neues. Kerzenbeleuchtung war fortan nur noch Dekoration, Nostalgie.

Und seitdem? Die fünfte Welle? Zwar hat diese nicht mehr Kondratjew selbst definiert, aber ich denke, Sie werden mir zustimmen, dass die letzte große Revolution dieser Art, die wir erlebt haben, die Einführung der Informationstechnologie war: Computer, Internet und Smartphone. Ermöglicht wurde dies durch die rasante Geschwindigkeit, mit der Mikroprozessoren schneller und kleiner wurden. Aber nun stehen wir am Ende dieser Revolution. Mit Google, Amazon, Apple und anderen sind mittlerweile sieben von zehn der weltweit wertvollsten Unternehmen keine linearen Industrien mehr, die ein Produkt entwickeln, produzieren und weltweit vertreiben, sondern sogenannte Plattformen, die im Prinzip alles machen können. Darauf komme ich später noch einmal zurück …

Und jetzt? Wenn Sie den Titel des Buches nicht schon gelesen hätten, könnten Sie meinen, Industrie 4.0, erneuerbare Energien und

Klimakatastrophe kennzeichnen die weiteren Wellen. Doch diese Stichworte stehen meiner Meinung nach nicht für die nächste große Revolution. Industrie 4.0 ist eine recht bescheidene Innovation; meist wird das Gleiche wie vorher gemacht, nur digitaler. Erneuerbare Energien und die Techniken dafür, um die Klimakatastrophe abzumildern, sind prinzipiell längst vorhanden. Sie müssen nur eingesetzt werden, der Rest ist Management.

Ich hätte dieses Buch nicht geschrieben und auch meine gesamte wissenschaftliche Arbeit nicht komplett umgekrempelt, wenn ich nicht davon überzeugt wäre, dass die sechste Kondratjew-Welle eine komplette Neudefinition von Gesundheit, Krankheit, Vorsorge, Behandlung und Heilung sein wird und dies auf eine maximal demokratische, kostensparende Weise; das bedeutet auch, dass die so entstehende neue Medizin keine Luxusmedizin der reichen Industrienationen und ihrer Bürger sein wird, sondern allen Menschen zugutekommen kann.

Aber wie bei allen Kondratjew-Wellen wird all dies nicht passieren, nur weil neue Technologien aufgekommen sind, sondern weil uns die gewaltige Krise der gegenwärtigen Medizin und unseres Gesundheitssystems gar keine andere Wahl lässt. Auch werden große Widerstände zu überwinden sein, so wie dies Max Planck beschrieben hat. Sie mögen sich jetzt fragen: „Krise? Welche Krise?" Lesen Sie weiter ...

Krise, welche Krise?

Mein Buch besteht zunächst aus zwei Teilen – einer negativen Gegenwartsbeschreibung und einer positiven Zukunftsvorhersage. Zu Beginn geht es also um das Negative, die Krise, die erst den Handlungsdruck erzeugt, um dann in der Zukunft die radikale Veränderung der Medizin zu bewirken. Enthält der zweite Teil reine Zukunftsmusik? Nein. Denn zum Glück sind wir ja schon am Anfang der revolutionären Weiter- oder Neuentwicklung der Medizin, sodass ich Ihnen viele Beispiele dafür aufzeigen kann, wie die aktuellen Schwächen und Fehler korrigiert werden können. Um Ihnen nicht das Gefühl zu geben, Sie hätten lediglich einen Vorgeschmack auf eine wunderbare, aber noch entfernt liegende Zukunft der Medizin gelesen, folgt zum Schluss ein kleiner, dritter Teil mit konkreten Tipps, die Sie schon jetzt zur Nutzung der bereits verfügbaren Innovationen nutzen beziehungsweise anwenden können; denn die Zukunft hat ja bereits begonnen.

Im ersten Teil werde ich Ihnen zeigen, dass bisher so gut wie keine Erkrankung hinsichtlich ihrer Ursachen verstanden worden ist. Darum scheiden Frühdiagnosen aus, stattdessen warten wir beziehungsweise werden von ersten Symptomen überrascht. Danach bleibt in der Regel auch nur eine Behandlung der Symptome, die, da wir ja die Krankheitsursachen nicht kennen, unpräzise ist und meist chronisch durchgeführt werden muss. Heilung ausgeschlossen. Oder denken Sie, das Arzneimittel, das Sie chronisch verschrieben bekommen und einnehmen, verschafft Ihnen einen Vorteil? Sie werden überrascht sein: in den allermeisten Fällen nicht. Eventuell spüren Sie sogar nur die Nebenwirkungen.

Der Zugewinn an Lebenserwartung und Lebensqualität stagniert seit vielen Jahren, obwohl wir immer mehr Geld in unser Gesundheitssystem pumpen, unter anderem auch durch falsche Anreize. Sowohl die Forschung als auch die Pharmaindustrie – früher mal als Big Pharma bezeichnet, als einige davon noch zu den zehn größten Unternehmen der Welt gehörten – stagnieren. Über die Hälfte der veröffentlichen biomedizinischen Forschung stellt sich hinterher als nicht reproduzierbar heraus und dient lediglich dazu, Forscherkarrieren zu ermöglichen. Die pharmazeutische Industrie fährt gegenwärtig gegen die Wand, sie wird in der gegenwärtigen Form innerhalb der nächsten zehn Jahre verschwinden. Der Ansatz, früh mit Prävention zu beginnen, anstatt spät im Laufe eines Krankheitsgeschehens Arzneimittel einzunehmen, bleibt weitgehend ungenutzt, obwohl ein Großteil aller chronischen Erkrankungen durch gesünderen Lebensstil und Umweltfaktoren zu verhindern oder zumindest günstig zu beeinflussen wäre. Eine Ursache ist sicher das mangelnde Wissen um die einfachsten Komponenten eines gesunden Lebensstils. Mangelnde Bildung kostet acht Lebensjahre; ist man zudem noch männlich, reduziert sich die Lebenserwartung noch einmal um sieben Jahre. Und das Erschreckende ist: Beides addiert sich. Ungebildete Männer leben 15 Jahre kürzer als gebildete Frauen. Stimmen Sie mir also zu, dass wir eine Krise haben?

Bevor ich mit Ihnen in die Details gehe, möchte ich vorweg noch eine Bemerkung machen, die mir sehr am Herzen liegt. Ich werde nachfolgend viel Kritik üben und diese auch belegen, aber verstehen Sie das bitte nicht als pauschale Verurteilung aller Ärzte, Wissenschaftler und Industrieforscher. Die weitaus meisten Ärzte, bis auf einige wenige schwarze Schafe, wollen ausschließlich und absolut das Beste für ihre Patienten und tun auch das Menschenmögliche hierfür. Sie können aber nur das tun, was medizinisch überhaupt möglich ist. Wenn die Diagnosen und möglichen Therapien so unpräzise sind, wie sie nun mal sind, kann auch der engagierteste Arzt dies nicht ändern. Auch die Pharmaindustrie kann nur dann präzise Arzneimittel entwickeln, wenn es präzise Krankheitsdefinitionen gibt. Wenn der Forschungsbetrieb so läuft, wie er läuft, dann kann ein einzelner Wissenschaftler ihn nicht so einfach ändern, ohne aus dem System herauszufallen – und schon gar nicht ein junger Nachwuchswissenschaftler.

Wofür ich aber kein Verständnis haben werde: Wenn nach (!) der Lektüre dieses Buches diejenigen, die wesentliche Entscheidungen in der biomedizinischen Forschung, an Hochschulen und im Gesundheitssystem treffen können – und ich werde Ross und Reiter benennen –, danach noch immer behaupten, wir könnten so weitermachen wie bisher; dann handeln sie wider besseres Wissen. Ich möchte also im Gesundheitssystem und der biomedizinischen Forschung etwas Wesentliches bewegen beziehungsweise einen nachhaltigen Anstoß geben. Lassen Sie uns daher in die Details gehen.

Wir haben ein Krankheitssystem

Wenn wir ehrlich sind, haben wir gegenwärtig kein Gesundheitssystem, sondern ein Krankheitssystem. Der Versicherungsfall tritt in der Regel erst ein, wenn Symptome auftreten und eine Erkrankung besteht. Die Symptome werden dann behandelt, meist chronisch.

In der Regel ist es so, dass plötzlich – wie im Prolog beschrieben – ein Messwert, den der Arzt routinemäßig feststellt, nicht mehr im Normalbereich liegt, und das mehrmals. Zum Beispiel wird ein erhöhter Blutdruck gemessen oder die Cholesterinwerte sind erhöht oder der Blutzucker. Gespürt hat der Patient bisher nichts, hat sich eigentlich kerngesund gefühlt und nun das. Er würde sich ja noch immer gesund fühlen, wenn ihm der Arzt nicht sagen würde, er sei jetzt ein Patient.

Es kann aber auch sein, dass Sie aus völliger Gesundheit heraus plötzlich Symptome bei sich bemerken oder erste Beschwerden haben, zum Beispiel plötzliche Herzschmerzen bei Belastung. Oder Sie merken, Sie bekommen nicht mehr so gut Luft, zum Beispiel im Frühjahr beim Pollenflug oder in der Kälte. Oder das Joggen oder sogar das Treppensteigen gehen nicht mehr so richtig und Sie müssen immer öfter langsam machen oder eine Pause einlegen. Oder die Schulter, die Hüfte oder das Knie tun immer häufiger weh.

Und wie lautet dann die Diagnose? Meist genauso wie die Symptome: Der Blutdruck ist erhöht, also lautet die Diagnose Bluthochdruck oder – auf Latein, aber nicht genauer – primäre Hypertonie; ist das Cholesterin erhöht, lautet die Diagnose Hypercholesterinämie, was nichts anderes bedeutet, als dass das Cholesterin im Blut erhöht ist, nur auf Latein. Oder Sie kommen schnell außer Atem, weil ihr Herz schwächer ist; dann lautet die Diagnose Herzinsuffizienz, was nichts anderes bedeutet, als dass Ihr Herz nicht mehr gut funktioniert. Oder Sie bekommen sogar im Ruhezustand schlecht Luft, weil die Atemwege verengt sind; dann kann die Diagnose Asthma bronchiale lauten, was nichts anderes bedeutet, als dass die Bronchien verengt sind und Sie schlechter Luft bekommen – aber das wussten Sie ja schon.

Ich nehme gern das Auto als bildhaften Vergleich. Das liegt ein bisschen daran, dass wir Deutschen – vor allem wir Männer – uns so liebevoll um unser Auto kümmern, es öfter zur Wartung bringen und pflegen als uns selbst – aber uns so gut wie nie zum „Check-up Mann" bringen, wie das mein Kollege Christoph Pies in seinem sehr empfehlenswerten Buch nennt. Stellen Sie sich also vor, Sie gehen mit Ihrem Auto in die Werkstatt, weil schon zum dritten Mal in den vergangenen Monaten die Scheinwerfer ausgefallen sind. Nach einer eingehenden Inspektion des Autos diagnostiziert der Werkstattmeister einen chronischen Scheinwerferdefekt. Da würden Sie doch verblüfft gucken und nachbohren, ob die Diagnose nicht ein wenig genauer gestellt werden könnte, denn dass die Scheinwerfer ständig kaputtgingen, wüssten Sie ja schon selbst. Dazu bräuchten Sie nicht in die Werkstatt zu kommen. Was Sie interessiert, ist, warum das ständig passiert, was dahintersteckt und was Sie machen können, damit das nicht mehr passiert. Die eigentliche Ursache für defekte Scheinwerfer könnte ja, wenn sie auf Dauer unentdeckt bleibt, vielleicht noch weit größere Schäden anrichten: Sie bleiben irgendwann mit dem Auto auf der Autobahn liegen, weil vielleicht die ganze Elektrik ausgefallen ist, die Lichtmaschine einen Schaden hat oder die Batterie zu alt war. Jedenfalls würden sie doch als Autobesitzer nicht lockerlassen und wenn die Werkstatt bei ihrer lapidaren Diagnose bleibt, würden Sie wohl recht bald die Werkstatt wechseln und Ihren Bekannten davon erzählen: „Also da kann man nicht mehr hingehen. Die haben keine Ahnung. Was die können, kann ich auch. Dafür braucht man keine Werkstatt."

Tja, aber bei uns selbst, bei unserem eigenen Körper akzeptieren wir, dass wir die Ursache nicht genannt bekommen beziehungsweise das körperliche Symptom zur Krankheitsdiagnose wird. Daher kann auch nur das Symptom behandelt werden. Und da die Ursache nicht behandelt wird, treten die Symptome immer wieder auf und müssen immer wieder behandelt werden. Auf diese Weise bekommen wir eine chronische Erkrankung. Zu diesen zählen zum Beispiel Herz-Kreislauf-Erkrankungen, Krebs und chronische Lungenerkrankungen. Allein auf diese drei Krankheitsgruppen entfallen drei Viertel aller Todesfälle und rund ein Viertel aller Krankheitskosten. Hinzu kommen noch chronische Erkrankungen der Muskulatur, Knochen und Gelenke sowie der Psyche, Sehstörungen oder Hörprobleme. Und jeder zehnte Deutsche ist inzwischen Diabetiker!

Jetzt könnten Sie sich sagen, dass Ihr Blutdruckmittel Ihren Blutdruck doch senkt, falls Sie es regelmäßig einnehmen – das tut übrigens nur ein Fünftel aller Blutdruckpatienten. Aber was genau passiert da, wenn Sie es einnehmen? Ihr Blutdruckmittel kann im Wesentlichen auf zwei Arten wirken. Es kann dazu führen, dass sich Ihre Blutgefäße erweitern, wodurch – Überraschung, Überraschung! – Ihr Blutdruck sinkt, ähnlich, wie in einem Gartenschlauch der Druck sinkt, wenn der Durchmesser des Schlauchs größer wird. Eine andere Art von Blutdruckmitteln führt dazu, dass Ihr Herz langsamer schlägt. So wird weniger Blut in die Blutgefäße gepumpt und auch so sinkt der Blutdruck – in etwa so, als würde man den Hahn, an dem der Gartenschlauch angeschlossen ist, etwas zudrehen.

Warum reicht das aber nicht aus? Bleiben wir beim Beispiel des Gartenschlauchs außen am Haus. Der Gartenschlauch selbst wird nicht das Problem sein. Vielleicht ist aber zum Beispiel die Wasserpumpe in Ihrem Haus defekt und dadurch der Druck im ganzen Haus viel zu hoch. Doch diese mögliche Ursache kennen Sie nicht und so wird am Gartenschlauch das Symptom behandelt, bis irgendwann eine Wasserleitung im Haus platzt, das Haus überflutet ist und ein riesiger, vielleicht irreparabler Wasserschaden entstanden ist.

Genauso bei Ihrem Blutdruck. Warum bei Ihnen der Blutdruck gestiegen ist und ob Ihr Blutdruckanstieg die gleiche Ursache hat wie bei anderen Patienten, bleibt in den meisten Fällen im Unklaren; bei hohem Blutdruck gilt das für 95 Prozent aller Patienten. Als Bluthochdruckpatient kommen Sie ab sofort regelmäßig in die Arztpraxis, bekommen Ihr Rezept, irgendwann sehen Sie schon gar nicht mehr den Arzt, sondern rufen nur noch die Sprechstundenhilfe an, dass Sie wieder ein neues Rezept brauchen, und so weiter … Trotzdem alles gut? Nein. Ob es Alternativen zu Arzneimitteln gab und ob Sie von diesen Blutdruckmitteln wirklich einen Vorteil haben werden, wird für Sie unbeantwortet bleiben, bis das Gleiche wie mit der Hauswasserleitung passiert. Es kommt zu einem schweren Schaden. Im Fall von Bluthochdruck können dies zum Beispiel ein plötzlicher Herztod oder eine Hirnblutung sein. Nur die wenigsten dieser Komplikationen werden durch Blutdrucksenker verhindert. Dazu kommen wir aber noch später.

Genauso ist es beim Cholesterin. Ihr entsprechender Wert im Blut sinkt, weil Sie einen der sogenannten Cholesterinsenker einnehmen. Sie wirken vor allem in der Leber und führen dazu, dass Cholesterin aus dem Blut transportiert wird. Der Cholesterinwert im Blut sinkt. Alles gut? Nein. Warum er gestiegen war, ob es Alternativen zur Arzneimittelbehandlung gab und ob Sie von diesen Cholesterinsenkern wirklich einen Vorteil haben werden, wird zeitlebens für Sie unbeantwortet bleiben, bis Sie, wie bei den Blutdrucksenkern im obigen Beispiel, doch irgendwann einen Herzinfarkt oder Schlaganfall haben – denn nur die wenigsten der Herzinfarkte und Schlaganfälle werden durch Cholesterinsenker verhindert.

Und genauso lässt sich dies für Herzschwäche und Asthma weiterführen. Bei Herzschwäche oder Herzinsuffizienz sind etwa die Hälfte aller Formen noch nicht einmal symptomatisch behandelbar und jeder zehnte Patient stirbt innerhalb von zwei Jahren. Das ist eine schlechtere Prognose als bei vielen Krebserkrankungen.

Als Asthmatiker nehmen Sie Arzneimittel ein, die entweder die Atemwege (wieder ähnlich wie bei dem Gartenschlauch-Beispiel und Bluthochdruck) erweitern, oder solche, die antientzündlich wirken. Warum aber Ihre Atemwege sich verengt haben oder warum sie entzündet waren, bleibt in den meisten Fällen unbeantwortet. Die Symptome sind beseitigt; mehr ist nicht möglich. Beim Asthmatiker lässt sich immerhin sagen, dass die Lebenserwartung bei angemessener Behandlung derjenigen eines Gesunden entspricht und auch die Lebensqualität muss keineswegs eingeschränkt sein. Dennoch: Die Ursache bleibt unerkannt und unbehandelt.

Medizin und unser Gesundheitssystem sind also im Wesentlichen auf Krankheit ausgerichtet, kennen die Ursachen der Erkrankungen nicht und behandeln Patienten symptomatisch, um so zu versuchen, ernstere Konsequenzen zu verhindern – und das chronisch, da eine

Heilung auf die Weise nicht erzielbar ist. So werden bereits zehn Prozent aller 18- bis 29-Jährigen als chronisch krank eingestuft; ab 30 schon jeder Fünfte; ab 60 über ein Drittel und ab 70 jeder Zweite. Dass Krankheiten mit dem Alter zunehmen, mag noch zu erwarten sein – doch warum sind so viele Erkrankungen chronisch?

Alle sind zufrieden

Die Ursachen hierfür sind vielfältig und obwohl sich alle Beteiligten im System, wie Ärzte, Krankenkassen, Patienten, Arzneimittelhersteller und so weiter, mit dieser Situation irgendwie eingerichtet haben, auch finanziell, würde ich keinem unterstellen, sie täten dies aus kommerziellem Interesse. Wir können es gegenwärtig in der Medizin einfach nicht besser.

Nicht nur bei meinem Lieblingsbeispiel (weil es so häufig und grotesk ist) Bluthochdruck, bei fast allen, insbesondere chronischen Erkrankungen ist die Ursache unklar. Mit Ursache ist der genaue molekulare Mechanismus gemeint, der die Symptome verursacht. Mit molekularem Mechanismus meint man das genaue Wissen, welche Moleküle, Botenstoffe, Hormone oder Signalwege in unserem Körper verändert sind, sodass die Symptome entstehen, aber auch die langfristigen ernsten Konsequenzen, wie zum Beispiel ein Herzinfarkt oder Schlaganfall. Es macht eben einen gewaltigen Unterschied, ob ich auf Symptome oder Ursachen schaue. Behandele ich lediglich Symptome und nicht die Ursachen, werden die Symptome immer wieder auftreten und müssen immer wieder behandelt werden. Nur wenn ich die Ursache gefunden habe, besteht eine prinzipielle Hoffnung auf Heilung. Da dies aber bei den meisten Krankheiten nicht der Fall ist, wird man als Patient eben als chronisch krank definiert, die Symptome treten immer wieder auf und müssen ständig unterdrückt werden.

Zumeist geschieht die Symptombehandlung mit Arzneimitteln. Circa 70 Prozent aller ärztlichen Maßnahmen beinhalten die Verschreibung eines Arzneimittels. Was jeweils Stand der Wissenschaft ist oder innerhalb eines Landes oder Gesundheitssystems als solcher angesehen wird, wird in sogenannten Behandlungsleitlinien festgehalten. Im Idealfall basieren diese auf soliden wissenschaftlichen Erkenntnissen, oftmals aber auch nur auf Expertenmeinungen. Wie diese durchaus fundamental divergieren können, haben wir in der Corona-Pandemie erlebt.

Wichtig für das System ist, dass leitliniengerechte Behandlung von den Krankenkassen erstattet wird. So sind alle zufrieden: Sie als Patient denken – zumindest bis Sie den ersten Teil meines Buches zu Ende gelesen haben –, Sie seien gut behandelt. Sie sind halt Chroniker. Der Arzt hat mit Ihnen einen regelmäßig erscheinenden Patienten, der

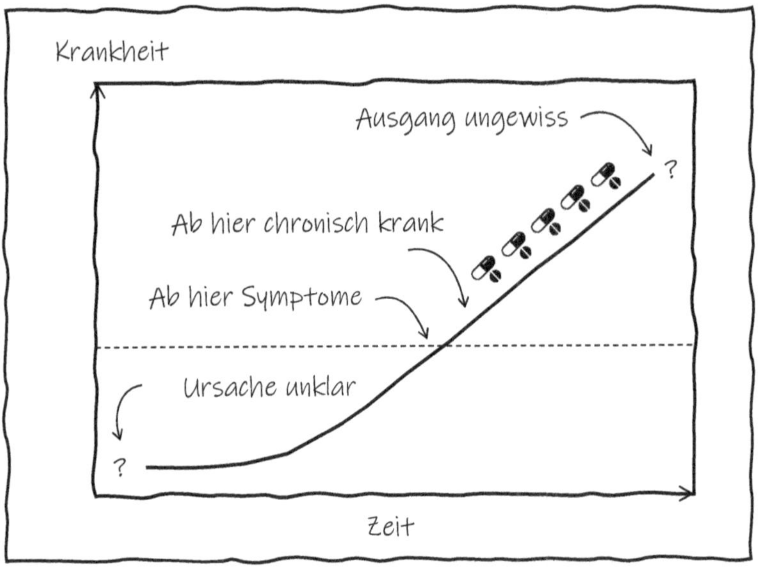

Abb. 2: Die Entstehung einer chronischen Erkrankung. Unten die Zeitachse, links die Verschlimmerung der Symptome oder Krankheit. Lange Zeit passiert nichts; Sie wissen gar nicht, dass eine Krankheit in Ihnen brodelt. Deren Ursachen sind auch unklar. Dann treten plötzlich Symptome auf, die einer Behandlung bedürfen. Die Ursache ist aber noch immer unklar. Also können nur Ihre Symptome immer wieder durch regelmäßige Einnahme von Tabletten behoben werden. Die eigentliche Ursache der Erkrankung brodelt aber weiter in Ihnen und ob Sie irgendwann dadurch eine schwere Komplikation erleiden oder früher sterben werden, bleibt zeitlebens ungewiss.

jedes Quartal seine Versichertenkarte einlesen lässt, da Sie ja ein neues Rezept brauchen – offiziell natürlich nur nach einem mit der Krankenkasse abrechenbaren persönlichen Gespräch mit dem behandelnden Arzt und nicht etwa nur mit der Sprechstundenhilfe vorne am Empfang. Auch die Apotheke ist zufrieden: ein Rezept und vielleicht noch ein Zusatzverkauf jedes Quartal (ein Anreiz, kritisch zu beraten, besteht ja nicht, da Apotheker nicht ihre Arzneimittelberatung, sondern ausschließlich ihre Kosten nach abgegebenen Arzneimitteln erstattet bekommen). Die Pharmaindustrie ist auch zufrieden und das Krankenhaus auch, da die Symptome gelegentlich ernster werden und ein Krankenhausaufenthalt erforderlich ist.

Alles läuft Hand in Hand. Nicht perfekt, aber alle Beteiligten haben sich irgendwie eingerichtet. Doch wo ist der Haken in diesem Krankheitssystem? Er liegt darin, dass der Ausgang, was die für den Patienten relevanten Konsequenzen betrifft, komplett ungewiss ist. Denn die Behandlung der Symptome ist oft nicht das, was den Patienten wirklich interessiert, sondern es sind die Langzeitkonsequenzen: Blutdruck tut nicht weh, sondern der damit assoziierte plötzliche Herztod oder die Hirnblutung; auch der erhöhte Cholesterinwert im Blut tut nicht weh, sondern der damit assoziierte Herzinfarkt oder der Schlaganfall; nicht die gelegentliche Atemnot, sondern das tödliche Herzversagen; auch die erhöhten Zuckerspiegel machen dem Diabetiker lange Zeit nichts aus, wichtiger ist die Frage, ob er vor Nierenversagen, Nervenschäden und Erblindung geschützt ist. All dies kann dem Patienten kein Arzt versprechen. Der Ausgang ist und bleibt ungewiss. Aber bitte nächstes Quartal wiederkommen wegen des Rezepts. Können Sie denn wenigstens davon ausgehen, dass Sie zumindest einen kleinen Vorteil von dem Arzneimittel haben, das Sie einnehmen? Nein, im Gegenteil. Sie können davon ausgehen, dass Sie keinen Vorteil davon haben werden …

KAPITEL 2

IHR ARZNEIMITTEL WIRKT (WAHRSCHEINLICH) NICHT

Klarer Fall: Wenn Sie ein Medikament verschrieben bekommen und es einnehmen, tun Sie das in der Hoffnung, dass es wirkt. Warum sollten Sie es sonst nehmen? Aber leider ist diese Hoffnung in viel zu vielen Fällen trügerisch. Denn jeden Tag nehmen Millionen von Menschen Medikamente ein, die ihnen nicht helfen werden.

Wie ich darauf komme? Nun, alle klinischen Studien zu den zehn in den USA im Jahr 2015 meistverkauften Medikamenten belegen, dass diese nur einem von vier oder gar nur einem von 25 Patienten, die sie einnehmen, helfen. Das heißt im Umkehrschluss: Drei von vier beziehungsweise 24 von 25 Patienten haben keinerlei Vorteil von dem Medikament!

Bei einigen Medikamenten, wie zum Beispiel den im vorigen Kapitel schon erwähnten, routinemäßig zur Senkung des Cholesterinspiegels

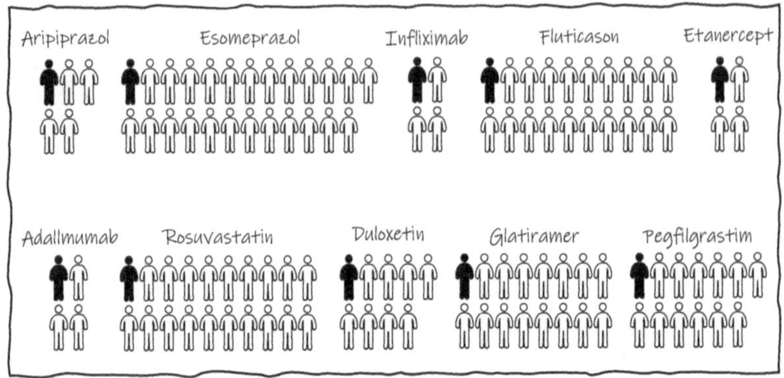

Abb. 3: Von den hier beispielhaft gezeigten Arzneimitteln, die 2015 den höchsten Umsatz hatten, haben nur die schwarz dargestellten Patienten einen Vorteil. Die weiß dargestellten bekommen diese Arzneimittel zwar auch nach allen Therapierichtlinien verschrieben, wir wissen aber von allen klinischen Studien, dass sie keinen Vorteil von ihnen haben werden, sondern im ungünstigen Fall sogar nur die unerwünschten Nebenwirkungen erleiden. Dies sind keine Sonderfälle, sondern es ist eher die Regel und lässt sich prinzipiell auf fast alle Arzneimittel übertragen. Es gibt gegenwärtig kaum Möglichkeiten, die beiden Patientengruppen vor Therapiebeginn zu differenzieren.[1]

eingesetzten Cholesterinsenkern, den sogenannten Statinen, profitiert sogar nur einer von 50 Patienten.[2] Es gibt überdies Medikamente, die aufgrund der Tatsache, dass die meisten Studien an weißen westlichen Patienten getestet werden, für bestimmte ethnische Gruppen schädlich sind. Ein Beispiel sind lang wirksame Arzneimittel, die die Atemwege erweitern, die bei Afroamerikanern zu lebensgefährlichen Nebenwirkungen und Todesfällen führen können.[3]

Ein Grund für diesen Mangel an Präzision in der Arzneimitteltherapie ist wieder der Unterschied zwischen Symptom und Ursache. In den meisten Zulassungsstudien für Arzneimittel wird eine Handvoll Messungen an wenigen Tausend Patienten durchgeführt. Wichtig ist dann nicht, ob jeder Patient einen Vorteil hatte, sondern lediglich, ob bei einem Vergleich der behandelten und der unbehandelten Gruppe ein statistisch signifikanter Vorteil zu messen war. Die meisten Medikamente sind allerdings nur bei einer kleinen Fraktion der Patienten wirksam. Um diese erreichen zu können, setzen wir die andere, viel größere Fraktion unnötigerweise Nebenwirkungen aus, ohne dass ein Nutzen damit verbunden ist. Tabelle 1 zeigt als Beispiel sechs klinische Arzneimittelstudien, die als Meilensteine der Herz-Kreislauf-Medizin gelten und aufgrund deren neue Medikamente wie der Cholesterinsenker Simvastatin, das Blutdruckmittel Ramipril und – vereinfacht ausgedrückt – Blutverdünner wie Aspirin, verschiedene Thrombolytika, Abciximab und Clopidogrel in wichtige therapeutische Leitlinien aufgenommen wurden.

Es wird Sie überraschen, dass diese Arzneistoffe trotzdem, obwohl nur 1,9 bis 9 Prozent der Patienten einen Vorteil von ihrer Medikation hatten und dementsprechend 91 bis 98,1 Prozent keinen Vorteil beziehungsweise lediglich ein Risiko für unerwünschte Nebenwirkungen, in alle wesentlichen Leitlinien zur Behandlung von Herz-Kreislauf-Erkrankungen aufgenommen wurden. Sie könnten sich sagen: Das sind doch schlechte Ergebnisse und deswegen hätten

Arzneimittel	Symptom (Indikation)	Therapeutisches Ziel relevant für Patienten	Patienten hatten		Studie
			Vorteil (in %)	keinen Vorteil (in %)	
Simvastatin	Erhöhtes Cholesterin	Koronare Herzkrankheit	9	91	4S
Ramipril	Erhöhter Blutdruck	Herzinfarkt oder Schlaganfall	3,8	96,2	HOPE
Aspirin		Herzinfarkt oder Schlaganfall	4	96	APTC
Verschiedene Thrombolytika		Akuter Herzinfarkt	1,9	98,1	FTT
Abciximab		Akuter Herzinfarkt	4,5	95,5	EPIC
Clopidogrel		Angina Pectoris	2,2	97,8	CURE

Tab. 1: Arzneimitteltherapien, die aufgrund einer klinischen Studie in der angegebenen Indikation als ausreichend wirksam beurteilt wurden, und, im Vergleich dazu, der Prozentsatz der Patienten, die von dieser Behandlung einen oder keinen Vorteil hatten.[4]

diese Arzneimittel gar nicht zugelassen werden oder auf den Markt kommen dürfen. Leider sind dies aber im Vergleich zu vielen anderen Arzneistoffen und deren Präzision sogar noch recht gute Daten! Besser geht es im Moment nicht und unbehandelt kann man diese Patienten auch nicht lassen, sonst würden wir ja noch nicht einmal die 1,9 bis 9 Prozent der Patienten schützen, bei denen das Arzneimittel helfen kann, oft lebensrettend. Das ist eben der Nachteil, wenn man Symptome behandelt (Cholesterol, Blutdruck), aber eigentlich patientenrelevantere Ziele verfolgen sollte (nämlich, Herzinfarkt, Schlaganfall oder Tod zu verhindern).

Einen Wermutstropfen gibt es allerdings, denn wirklich übertragbar auf Sie als Patient sind diese Erfolgsraten dann wahrscheinlich doch leider nicht. In derartigen Studien werden nämlich die teilnehmenden Patienten handverlesen, damit die Studie auch ja positiv wird; mit Ihnen haben diese Patienten möglicherweise wenig zu tun – zum Beispiel eher mittleres Alter, sonst keine weiteren Beschwerden und so weiter. Außerdem werden Patienten in Studien sehr genau daraufhin überwacht, ob sie ihre Arzneimittel auch regelmäßig und in der richtigen Menge eingenommen haben. In der Realität ist das ja leider anders. Schon mir fällt es schwer, wenn ich mal ein Antibiotikum für ein paar Tage einnehmen muss, mich jeden Morgen und Abend daran zu erinnern. Gerade ältere Patienten bekommen aber in der Realität oft vier und mehr Medikamente aufgeschrieben. Da vergisst man mal leicht eines oder die Gewissenhaftigkeit (die sogenannte Compliance) lässt nach und das Medikament wird über weite Strecken gar nicht mehr oder doppelt eingenommen.

Ein typisches Beispiel für schlechte Patienten-Compliance sind die zur Blutdrucksenkung eingesetzten Betablocker. Eine ihrer Nebenwirkungen ist, dass sie paradoxerweise die Blutgefäße an Händen, Füßen, aber bei Männern auch im Penis verengen. Eine Konsequenz sind daher Potenzprobleme, weswegen die Patienten dann gern einmal oder auch längere Zeit den Betablocker weggelassen. Kurz vor dem nächsten Arztbesuch werden sie natürlich wieder eingenommen.

Der Blutdruck ist dann normal und alle sind zufrieden. Jetzt könnten Sie denken: Egal, die Chance, dass der Betablocker dem Patienten hilft, ist doch nach meinen Erläuterungen ohnehin klein. Sie ist klein, das stimmt, aber dieser Patient könnte genau der eine „Glückliche" sein, dem der Betablocker das Leben rettet, und an all den Tagen, an denen er ihn nicht eingenommen hat, entfällt diese – wenn auch kleine – Chance, dass der Betablocker einen Herzinfarkt oder Schlaganfall verhindert (siehe die folgende Seite zur *Number Needed to Treat*).

Zum anderen werden in großen Studien, bei denen es, nachdem viele Millionen Euro in die Entwicklung investiert wurden, letztlich um die Zulassung geht, die Patientengruppen so zusammengestellt, dass die Wahrscheinlichkeit eines positiven Effekts möglichst hoch ist. Das kann heißen, Patienten mit hohem Risiko oder schweren Symptomen auszuwählen, nicht zu alt, aber auch nicht zu jung und mit möglichst wenigen zusätzlichen Erkrankungen. Nach der Zulassung in der alltäglichen ärztlichen Praxis werden dann natürlich auch Patienten mit leichteren Symptomen oder niedrigerem Risiko, auch ältere Patienten als in der Studie und auch solche mit weiteren Erkrankungen behandelt. Dies hat dann bei solchen sogenannten „Real World"-Patienten zur Konsequenz, dass die Wirkung noch geringer beziehungsweise die Nebenwirkungen stärker sind als in der ursprünglichen Zulassungsstudie. Bei einigen Medikamenten wie Statinen, die routinemäßig zur Senkung des Cholesterinspiegels eingesetzt werden, kann es dann sein, dass unter den normalen Patienten nur noch einer von 50 davon profitiert; bei Bluthochdruckmitteln nur noch einer von 100. Zur Erinnerung: Dies bedeutet für 49 beziehungsweise 99 Patienten, dass es für sie in dem Beispiel keinen Unterschied macht, ob sie ihre Arzneimittel nehmen oder nicht, sie werden keinen Vorteil haben, eher Nachteile.

Da wir gegenwärtig in der Medizin keine Möglichkeit haben, diese beiden Patientengruppen – die, die einen Vorteil haben, und die vielen anderen, die keinen Vorteil haben werden – auseinanderzuhalten und daher alle therapieren müssen, sollten Sie all diese Beispiele gegenwärtig bitte nicht (!) zum Anlass nehmen, auch nur eines Ihrer Medikamente abzusetzen. Sie wissen ja nicht, zu welcher Gruppe Sie gehören; vielleicht genau zu der, denen das Medikament das Leben rettet, das heißt zum Beispiel einen schweren Herzinfarkt oder Schlaganfall verhindert. Wir wissen es einfach nicht und Ihr Arzt auch nicht. Es ist also nicht ein Fehler Ihres Arztes, Ihnen dieses Medikament zu verschreiben. Es gibt gegenwärtig keine bessere Alternative. Es ist wahrscheinlich noch nicht einmal ein Fehler Ihres Arztes, Sie nicht über die mangelnde Präzision Ihres Arzneimittels und die geringe Wahrscheinlichkeit, dass Sie davon profitieren werden, aufzuklären. Würde er das bei allen Patienten machen, würde wahrscheinlich bald gar kein Patient mehr seine Medikation nehmen, auch diejenigen, deren Leben er damit hätte retten können. Wenn die möglichen Nebenwirkungen also nicht allzu ernst sind, nimmt man dieses Risiko eben in Kauf. Man muss es in Kauf nehmen.

Sie könnten sich jetzt denken, dass das ja fast nach einem Skandal klingt. Habe ich mir hier als Autor ein paar extreme Arzneimittelbeispiele herausgesucht, um zu dramatisieren und meinen Punkt zu machen? Wirken viele der anderen Arzneimittel nicht doch bei den meisten Patienten? Nein, lassen Sie uns dazu noch etwas tiefer in die Zahlen eintauchen (nicht zu tief, keine Angst, ich bin kein Freund von Mathematik, aber es ist wichtig und erhellend), und zwar in den Begriff der „Number Needed to Treat“ …

Die Number Needed to Treat

Es gibt einen Weg, um zu verstehen, wie viel die aktuelle Medizin dem einzelnen Patienten zu bieten hat. Es handelt sich um ein einfaches statistisches Konzept, das „Number Needed to Treat“ oder kurz „NNT“ genannt wird, auf Deutsch: die Patientenanzahl, die behandelt werden muss, damit ein Patient einen Vorteil hat. Die NNT misst die Wirkung eines Medikaments oder einer anderen Therapie, wie zum Beispiel einer Operation, indem sie die Anzahl der Patienten schätzt, die behandelt werden müssen, um eine positive, gewünschte Wirkung für eine einzige Person zu erzielen, zum Beispiel ein Krankheitsrisiko wie Herzinfarkt oder Schlaganfall zu senken beziehungsweise zu eliminieren. Das Konzept ist zwar etwas trockene Statistik, aber doch einleuchtend, denn wir wissen ja inzwischen, dass nicht allen Menschen durch ein Medikament oder eine Intervention geholfen wird – manche profitieren, manche werden geschädigt und manche bleiben unbeeinflusst.

Die NNT lässt sich aus jeder klinischen Studie mit einem Arzneimittel oder einer anderen Intervention wie einer Operation et cetera berechnen. Da die meisten Medikamente und Interventionen irgendwann einmal in einer klinischen Studie untersucht worden sind, können wir eine NNT für viele (wenn nicht sogar für die meisten) der ärztlichen Behandlungen abschätzen. Das bedeutet, dass Ärzte und ihre Patienten die Wahrscheinlichkeit, dass einem Patienten durch ein bestimmtes Medikament oder Verfahren geholfen oder Schaden zugefügt wird, leicht bestimmen können. Für jedes Ihrer Arzneimittel und die dazugehörige Anwendung können Sie die NNT recherchieren: auf der Internetseite des NNT-Teams.[5] Diese seit 2010 bestehenden Gruppe von Ärzten, geleitet von dem Notfallmediziner Prof. Shahriar Zehtabchi, hat ein einzigartiges System entwickelt, um entweder Therapien (auf der Grundlage ihres patientenrelevanten Nutzens beziehungsweise Schadens) oder Diagnostik (anhand von Symptomen, Labortests oder klinischen Studien) für jedermann nachvollziehbar sehr einfach zu bewerten, wenn auch auf Englisch.

Neben der NNT lässt sich übrigens noch eine zweite, auch nicht unwichtige Zahl berechnen, nämlich die „Number Needed to Harm" (NNH), auf Deutsch: die Zahl an Patienten, die behandelt werden muss, damit ein Patient eine relevante, schwere Nebenwirkung zeigt, für die die Behandlung verantwortlich ist. Eigentlich muss man diese Zahlen vergleichen, um eine Nutzen-Schaden-Bilanz zu erstellen.

Das NNT-Team verwendet nur die qualitativ hochwertigsten, evidenzbasierten Studien[6] und akzeptiert weder Drittmittel noch Werbung. Man kann dort zum Beispiel nach den Cholesterinsenkern (Statinen) suchen und findet dann verschiedene Optionen (Tabelle 2): zur Herz-Kreislauf-Prävention mit oder ohne vorbestehendem Risiko, bei bekannter Herzkrankheit oder bei akuter Angina Pectoris beziehungsweise Herzinfarkt. Betrachten wir den häufigsten Fall: Ohne dass ein Patient schon einmal eine vorherige Herzerkrankung hatte, wird aufgrund seines allgemeinen Risikos und von erhöhten Cholesterinwerten im Blut ein Statin verschrieben, und zwar zur Prävention von schweren Herz-Kreislauf-Krankheiten, also einer Herzattacke oder eines Schlaganfalls oder sogar des Todes.

Es überrascht, dass kein einziges Leben gerettet wird und nur zwei schwere Ereignisse wie ein Herzinfarkt oder ein Schlaganfall verhindert werden, wofür aber insgesamt 258 Patienten behandelt werden mussten. Einschränkend muss man zu diesen Zahlen sagen, dass es umstritten ist, ob die Sterblichkeit durch Statine in dieser Gruppe von Patienten reduziert wird. Das NNT-Team glaubt nicht, dass dies so ist, ist sich aber bewusst, dass andere die vorliegenden Daten anders interpretieren.

Es fällt auf, dass der Schaden, der von Statinen verursacht werden kann, weniger publik gemacht wird als der überschaubare Nutzen. Am häufigsten tritt bei der Behandlung mit Statinen ein schwerer Muskelschmerz beziehungsweise Muskelschaden auf, eine Nebenwirkung, die sich noch relativ gut bemerken und den Statinen zuordnen lässt. Die hier aufgeführte Häufigkeit von 1:10, also zehn Prozent, ist eher eine relativ konservative Schätzung für diese Nebenwirkung.[8]

Vorteil	NNT	Nachteil	NNH
Leben gerettet	0	Diabetes entwickelt	1 von 30
Herzinfarkt verhindert	1 von 104	Muskelschaden	1 von 10
Schlaganfall verhindert	1 von 154		

Tab. 2: Vorteile (Number Needed to Treat, NNT) und Schäden (Number Needed to Harm, NNH) einer Therapie mit cholesterinsenkenden Statinen zur Vorbeugung von Herzkrankheiten bei Patienten ohne vorherige Herzerkrankung.[7]

Diese ist aber möglicherweise der Hauptgrund, warum Patienten Statine so häufig eigenmächtig absetzen oder zumindest unregelmäßig einnehmen.[9]

Eine weitere, besorgniserregende Nebenwirkung ist ein durch Statine neu aufgetretener Diabetes mellitus.[10] Das Risiko von 1:50 ist dabei eher konservativ geschätzt. Da zehn Prozent aller Deutschen inzwischen bereits Diabetiker sind, besteht bei diesen Patienten das Risiko, einen bestehenden Diabetes noch weiter zu verschlechtern, wodurch die Patienten unfähig werden, ihren Diabetes mithilfe von Lebensstiländerungen jemals in den Griff zu bekommen oder heilen zu können. Da solche Patienten in der Regel von Statin-Studien ausgeschlossen sind, kann man dieses Risiko nur schätzen. Auch sind die Quellen der überwiegenden Mehrheit dieser Daten industriegesponserte und -finanzierte Studien, was darauf hindeutet, dass die obigen Zahlen (1:50-Risiko) eher ein Best-Case-Szenario darstellen.

Sind Statine also eine geeignete Wahl für die Verhinderung eines Herzinfarkts oder Schlaganfalls? Zumindest verdeutlicht dieses Beispiel, dass man bei dem Symptom „erhöhtes Cholesterin“ nicht unbedingt reflexhaft ein Statin einnehmen muss. Das sollte gemeinsam mit einem oder mehreren Ärzten sorgfältig überdacht werden – natürlich auch vor allem mit Blick auf individuelle Präferenzen des Patienten. Im besten Fall ist ja durchaus ein Nutzen der Statine gegeben, der mögliche Schaden wird aber leicht unterschätzt. Die Alternative einer Lebensstiländerung wie zum Beispiel einer mehr oder rein pflanzlichen Ernährung ist wesentlich wirksamer als Statin-Medikamente, um kardiovaskuläre Vorteile zu erzielen, und das, ohne potenzielle Schäden zu verursachen.

Es gibt aber einen weiteren Trick, um diesen inzwischen mehr und mehr publik gewordenen Nachteil aus dem Fokus zu nehmen und die Risikoverminderung durch ein Arzneimittel marketingtechnisch schönzurechnen. Und ich denke, dass auch so mancher Arzt darauf schon reingefallen ist. Leider müssen wir dazu noch etwas mehr in die Trickkiste der Mathematik greifen. Folgen Sie mir, es lohnt sich.

Absolutes und relatives Risiko

Mit einer Arzneitherapie will ich oft nicht nur ein Symptom beseitigen, sondern ein damit assoziiertes Risiko langfristig senken. Nun gibt es zwei Arten, wie man dieses Risiko darstellen kann: absolut und relativ.

Bei kontrollierten klinischen Studien medizinischer Interventionen (Medikamente, Operationen und so weiter) gibt es immer einen möglichst patientenrelevanten Endpunkt, das heißt, dass gemessen werden kann, ob die Intervention im Vergleich zur Standardtherapie besser war oder nicht. Im dramatischsten Fall kann das sein: weniger Todesfälle oder – wie in der Abbildung 4 – keinen Herzinfarkt oder keinen Schlaganfall zu erleiden.

In den Informationen, die gern auch von der pharmazeutischen Industrie verwendet werden, wird oft ein anderer Wert berechnet und kommuniziert, der weitaus beeindruckendere Zahlen hergibt: die Relative Risiko-Reduktion (RRR). In Abbildung 4 habe ich die Zahlen ein wenig vereinfacht, um sie leichter umrechnen zu können. Gehen wir von einer NNT von 1:50 für das Vermeiden eines Todesfalls aus. Das bedeutet in Prozent, dass zwei Prozent aller behandelten Patienten tatsächlich einen Vorteil haben, weil sie nicht sterben. Nun sterben ja glücklicherweise die allerwenigsten Patienten im Laufe einer klinischen Studie. Nehmen wir einmal an, es sind – ohne Behandlung – von 100 Patienten normalerweise zehn, die sterben, und nun – mit Behandlung – zwei weniger, also nur acht, die noch sterben. Zwei Prozent ist dann die Absolute Risiko-Reduktion (ARR). Klingt nicht besonders beeindruckend, ist aber ehrlich und bezieht alle Patienten ein, die mit dem Medikament behandelt wurden. 98 Prozent der Patienten haben demnach keinen Vorteil: 90 Prozent wären sowieso nicht gestorben und acht Prozent sind trotz des Medikaments gestorben.

Nun lässt sich aber auch ein anderer Wert berechnen, der nicht grundsätzlich falsch ist, aber irreführend verwendet werden kann und oft so verwendet wird, die Relative Risiko-Reduktion (RRR). Hierzu schaut man sich nur die Todesfälle an und ignoriert alle anderen Patienten, die das Medikament auch noch, aber sinnloserweise genommen

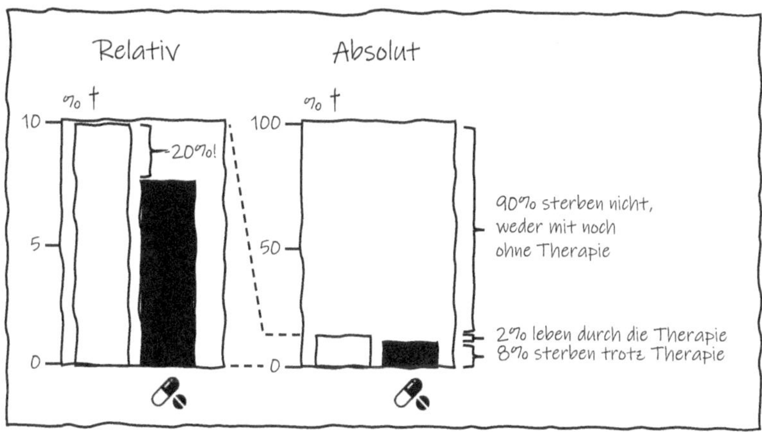

Abb. 4: Relative (RRR) und Absolute Risiko-Reduktion (ARR) einer Therapie. 100 Patienten werden behandelt. Unbehandelt (weiße Balken) würden zehn sterben, behandelt (schwarze Balken) nur acht. Zwei von 100 (zwei Prozent) leben dank der Therapie weiter, haben also einen Vorteil. Das Absolute Risiko (ARR) wurde um zwei Prozent reduziert; die NNT ist 50. Acht sterben aber trotzdem; 90 hätten so oder so weitergelebt; macht zusammen 98 Prozent der Patienten, die keinen Vorteil haben. Schaut man sich jedoch nur die zehn Todesfälle an, wird diese Zahl durch die Behandlung um 20 Prozent von zehn auf acht relativ reduziert (RRR).

haben. Ohne Therapie sind demnach zehn gestorben, mit Therapie nur acht, also eine beeindruckender klingende 20-prozentige Reduktion dieses relativen – das heißt nur auf die Todesfälle bezogenen – Risikos (RRR). Nicht falsch, aber maximal geschönt.

Das Problem mit dieser Art von Beschreibung ist, dass sie zwar mathematisch und semantisch korrekt, aber zutiefst irreführend ist. Das liegt daran, dass ja beide, Patient und Arzt, vor Beginn einer Behandlung nicht wissen können, ob einem Patienten durch die Behandlung geholfen, ob er geschädigt oder gar nicht beeinflusst wird. Wenn in einem Gespräch mit einem Patienten die RRR verwendet wird, um zu beschreiben, wie wahrscheinlich es ist, dass die Therapie Erfolg hat (das heißt, es reduziert in obigem Beispiel die Chance, zu sterben, um 20 Prozent), dann haben wir die viel größere Wahrscheinlichkeit (das heißt 98 Prozent, wie wir oben berechnet haben), dass ein Patient keinen Vorteil haben wird, ignoriert.

Personen oder Gruppen, die ein kommerzielles Gewinnmotiv haben, können so versuchen, einen Patienten in eine bestimmte Richtung zu beeinflussen. An dieser Stelle wäre die NNT am wertvollsten, nämlich als Instrument zur Standardisierung der Kommunikation. Die NNT verwendet nur die ARR. Wenn Patienten und Ärzte die NNT verwenden, gibt es keine Täuschung oder Übertreibung hinsichtlich der zu erwartenden Wirkung. Hat man einmal die Berechnung und das Konzept der NNT verstanden, ist sie leicht anzuwenden. Aber so offensichtlich sinnvoll, wie die NNT ist, so wenig wird sie leider im täglichen medizinischen Alltag benutzt. Viele Ärzte sind sogar überrascht, wie hoch die NNT für die von ihnen routinemäßig verschriebenen Arzneimittel ist – obwohl doch jeder Arzt klinische Studien richtig lesen und kritisch interpretieren können sollte.

Nun fehlt noch eine weitere Komplikation für all diese Überlegungen: der Wechsel von relativ künstlichen Studiendaten zu sogenannten Real-World-Daten, also Daten mit Relevanz für ganz normale Patienten wie Sie, nicht nur die, die für die Zulassungsstudie der Industrie handverlesen wurden. Diese Daten können naturgemäß erst nach der Zulassung in sogenannten Nachbeobachtungsstudien erhoben werden, wenn das neue Arzneimittel im täglichen Alltag eingesetzt wird, also bei „normalen" Patienten und nicht bei denen, die für eine Zulassungsstudie der Industrie ausgewählt und hinsichtlich der Arzneimitteldosierung optimal eingestellt wurden. Unter diesen sogenannten „Real World"-Bedingungen können sich dann die Risikoreduktion (ARR) und die NNT noch deutlich verschlechtern, oft sogar so weit, dass ein neues Arzneimittel als „ohne jeglichen Nutzen gegenüber der vorher schon existierenden Standardtherapie" nachbeurteilt und manchmal sogar, wenn zum Beispiel vorher nicht beobachtete Nebenwirkungen hinzukommen, wieder vom Markt genommen wird.

Dies droht insbesondere dann, wenn es schon eine wirksame Therapie (ein Arzneimittel oder eine Operation) gibt. Dann muss nämlich jede neue Therapie (neues Arzneimittel oder neue Operationstechnik) einen Zusatznutzen zu der bereits bestehenden aufzeigen, entweder eine stärkere erwünschte Wirkung oder deutlich weniger unerwünschte Nebenwirkungen. Bei unseren gegenwärtig so unpräzisen Krankheitsdefinitionen, deren Ursachen meist nicht bekannt sind, weswegen in der Regel nur Symptome behandelt werden, ist das sehr schwer zu erreichen. So müssen oftmals Tausende von Patienten in eine solche Studie eingeschlossen werden, um kleinste Prozentzahlen an absolutem (!) Zusatznutzen zu zeigen. Verfolgt man nach der Zulassung des Arzneimittels, ob dieser Nutzen auch bei normalen Patienten erhalten bleibt, kann es vorkommen, dass nichts mehr von dem Nutzen übrig bleibt. Manchmal überwiegt sogar der Schaden und das Arzneimittel muss wieder vom Markt genommen werden. Kommt das selten vor? Erstaunlicherweise nein. Es ist sogar eher die Regel …

Neue Arzneimittel meist ohne jeden Nutzen

Mit der Reform des Arzneimittelmarktgesetzes hat Deutschland 2011 die frühe Nutzenbewertung neuer Arzneimittel eingeführt. Ziel ist es, festzustellen, ob ein neues Arzneimittel einen Zusatznutzen gegenüber der Standardversorgung hat. Der Gemeinsame Bundesausschuss (G-BA), das Hauptentscheidungsgremium in der gesetzlichen Krankenversicherung, ist für das Bewertungsverfahren zuständig und entscheidet letztlich über den Zusatznutzen. Er legt die Regelversorgung auf der Grundlage gesetzlich festgelegter Kriterien fest. Nach diesen Kriterien ist die Regelversorgung eine genehmigte und erstattete Maßnahme, für die ein Nutzen nach den Standards der evidenzbasierten Medizin (das heißt überwiegend auf der Grundlage von Studien mit patientenrelevanten Endpunkten) nachgewiesen ist.

Der Zusatznutzen eines neuen Medikaments wird in erster Linie durch einen direkten oder geeigneten indirekten Vergleich mit der Standardversorgung anhand der Endpunkte Sterblichkeit, Krankheitshäufigkeit oder gesundheitsbezogene Lebensqualität bestimmt. Der Nachweis erfordert einen statistisch signifikanten Nutzen für patientenrelevante

Endpunkte in einer randomisierten (das heißt unter Verwendung eines Zufallsmechanismus besetzten) kontrollierten Studie oder einen sehr großen Nutzen in einer nicht randomisierten Studie.

Wenn ein neu zugelassenes Medikament auf den deutschen Markt kommt, muss die verantwortliche Arzneimittelfirma ein standardisiertes Dossier vorlegen, das alle verfügbaren Belege für den Zusatznutzen des Medikaments gegenüber der Standardversorgung enthält. Nach Markteintritt wird das unabhängige Institut für Qualität und Wirtschaftlichkeit im Gesundheitswesen (IQWiG) mit der Nutzenbewertung beauftragt. Die Ergebnisse dieser Bewertung dienen als Grundlage für die endgültige Entscheidung, ob ein Zusatznutzen besteht. Dies und sämtliche Stellungnahmen sind auf der Website des Gemeinsamen Bundesausschusses verfügbar.[11]

Die Schlussfolgerungen zum Zusatznutzen haben zwei wichtige Funktionen. Erstens dienen sie als Grundlage für Preisverhandlungen zwischen dem Dachverband der gesetzlichen Krankenversicherung und dem Arzneimittelhersteller. Auch wenn der G-BA zu dem Schluss kommt, dass ein neues Arzneimittel keinen Zusatznutzen hat, darf das Arzneimittel auf dem Markt bleiben, darf dann aber nicht mehr als die Standardversorgung kosten. Zweitens können die Schlussfolgerungen für ärztliche Behandlungsleitlinien und individuelle Behandlungsentscheidungen verwendet werden.

2019 veröffentlichte das IQWiG eine Übersicht aller zwischen 2011 und 2017 bewerteten Arzneimittel, die nach der Zulassung auf den deutschen Markt kamen, insgesamt 152 neue Wirkstoffe und 64 bereits zugelassene Arzneimittel in einer neuen Indikation.[12] Nur 54 der 216 bewerteten Medikamente (25 Prozent) wurden als Arzneimittel mit einem beträchtlichen oder großen Zusatznutzen eingestuft. Bei 35 (16 Prozent) war der Zusatznutzen entweder gering oder konnte nicht quantifiziert werden. Bei 125 Arzneimitteln (58 Prozent), also bei weit über der Hälfte, konnte kein Zusatznutzen gegenüber der Standardversorgung in Bezug auf Sterblichkeit, Krankheitshäufigkeit oder gesundheitsbezogene Lebensqualität in der zugelassenen Patientenpopulation nachgewiesen werden (Abbildung 5).

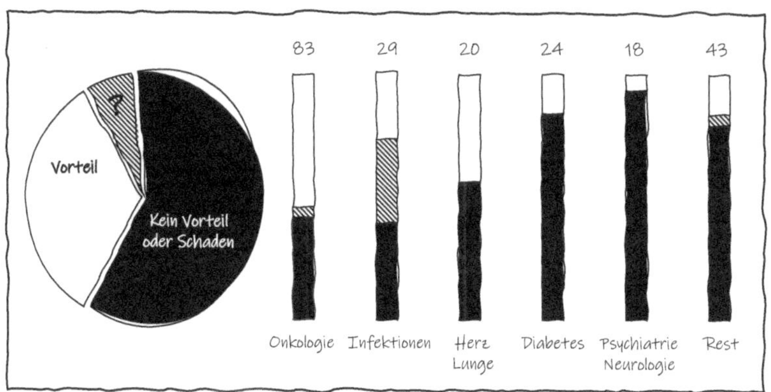

Abb. 5: Die Anteile neu zugelassener Arzneimittel, für die ein zusätzlicher Nutzen gegenüber der bisherigen Standardversorgung besteht (weiß), und solche, bei denen das nicht der Fall ist (schwarz). Insgesamt können also zwei Drittel aller neu zugelassenen Arzneimittel diesen Nachweis nicht erbringen, wobei einige Indikationen wie Psychiatrie/Neurologie und Diabetes besonders schlecht abschneiden.

Schlüsselt man diese Daten noch weiter hinsichtlich der verschiedenen medizinischen Fachgebiete auf, ist die Situation teilweise regelrecht erschreckend. So wurde zum Beispiel in der Psychiatrie/Neurologie und bei Diabetes in nur sechs Prozent (1/18) beziehungsweise 17 Prozent (1/6) der Bewertungen ein Zusatznutzen nachgewiesen (rechter Teil der Abbildung 5). Auch ist zu erkennen, dass die Entwicklung und Zulassung von Arzneimitteln nicht gleichmäßig über die verschiedenen Indikationen verteilt ist; es besteht eine große Neigung der pharmazeutischen Industrie, mehr Krebsmittel und weniger psychiatrische beziehungsweise neurologische Medikamente zu entwickeln. Viele Firmen habe sich aus den letzten beiden Indikationen nahezu zurückgezogen.

Diese Daten sind nicht nur für Deutschland relevant, denn nahezu alle diese Arzneimittel wurden von der Europäischen Arzneimittelagentur (European Medical Agency, EMA) für den Einsatz in ganz Europa zugelassen. Die Ergebnisse spiegeln daher den Stand der gesamten europäischen Arzneimittelentwicklung und -politik wider und verdeutlichen, dass die gesamten Prozesse bis zur Zulassung dringend reformiert werden müssen. Alle Arzneimittelbehörden verfolgen weltweit eine Strategie, die darauf abzielt, die Entwicklung und Zulassung von Medikamenten zu beschleunigen[13], basierend auf der Annahme, ein schnellerer Zugang zu neuen Medikamenten käme den Patienten zugute. Die Rhetorik von Neuheit und Innovation erzeugt den Glauben, dass neue Arzneimittel immer besser seien als bestehende. Zwar gibt es zweifellos dramatische Lücken im Arzneimittelarsenal (siehe die beiden vorherigen Abschnitte „Die meisten Arzneimittel wirken nicht" und „Die Number Needed to Treat"), aber seit den 1970er-Jahren bietet nur eine begrenzte Anzahl von unter 15 Prozent der neuen Medikamente echte Fortschritte gegenüber den vorhandenen Arzneimitteln und das ohne einen Trend zur Verbesserung. Arzneimittelbehörden wollten den frühen Zugang zu innovativen Medikamenten ermöglichen – oder wurden dazu gedrängt. Die Hoffnung war, das Manko nur begrenzter Informationen zum Zeitpunkt der beschleunigten behördlichen Zulassung dadurch auszugleichen, dass die nachfolgende breite Anwendung am Patienten und hierzu durchgeführte Forschung schließlich den Nutzen für die Patienten belegen würde.[14]

Die Realität sieht jedoch ganz anders aus. Beispielsweise zeigte eine systematische Bewertung der Krebsmedikamente, die zwischen 2009 und 2013 von der EMA zugelassen wurden, dass die meisten von ihnen ohne Nachweis eines klinisch sinnvollen Nutzens für patientenrelevante Endpunkte (Überleben und Lebensqualität) zugelassen worden waren und sich einige Jahre später diese Situation kaum verändert hatte.[15] Noch beunruhigender ist vielleicht, dass eine systematische Überprüfung neuer Medikamente für über 100 Indikationen, die von der US-Arzneimittelbehörde FDA zugelassen wurden, ergab, dass in weniger als zehn[16] beziehungsweise 20 Prozent[17] der Fälle eine überlegene Wirksamkeit bestätigt wurde.

Zudem werden solche Post-Marketing-Studien, zu denen die Arzneimittelfirmen nach dem Inverkehrbringen eigentlich verpflichtet sind, häufig nicht durchgeführt und nur zur Hälfte rechtzeitig beziehungsweise innerhalb von fünf bis sechs Jahren abgeschlossen.[18] In Deutschland wurde keine der sechs Nachzulassungsstudien, die auf der Grundlage der ersten Bewertung beantragt worden waren und zwischen 2011 und 2017 zur Neubewertung anstehen sollten, tatsächlich durchgeführt. Weltweit tun Aufsichtsbehörden wenig, um nicht kooperierende Unternehmen zu sanktionieren.

Pseudo-Innovation „Me too"

Selbst unter den Medikamenten mit einem Zusatznutzen gibt es viele Pseudo-Innovationen, sogenannte „Me too"-Präparate. „Me too" heißt im Deutschen „Ich auch". Hat eine Firma ein wirksames Arzneistoffprinzip entdeckt, ziehen andere Firmen nach und wollen auf Basis desselben Prinzips auch Arzneimittel auf den Markt bringen. Ähnlich wie in der Autoindustrie: Fängt eine Firma an, erfolgreich SUVs zu verkaufen, wollen das alle. Fängt ein anderer an, Mini-SUVs zu verkaufen, ziehen wieder alle nach. Innovation ist das nicht, zumindest würde sich kein Autobauer trauen, das zu behaupten.

So ergab die IQWiG-Analyse, dass in Deutschland 12 von 48 erfolgreichen Bewertungen (25 Prozent) in der Onkologie dasselbe Wirkprinzip hatten. Auch die verschiedenen Medikamente, die bei Hepatitis C einen Zusatznutzen zeigten, verwenden alle einen der drei gleichen Mechanismen oder kombinierten diese. Ein Medikament, das ähnlich ist, bedeutet zwar nicht automatisch, dass es das gleiche ist. Prinzipiell könnten unterschiedliche Nebenwirkungsprofile Behandlungen für solche Patienten ermöglichen, für die andere Arzneimittel mit demselben Wirkprinzip unverträglich sind. Dies wird aber bereits standardmäßig ohnehin durch das IQWiG als zusätzlicher Nutzen berücksichtigt.

Und auch die Zukunft verheißt nichts Gutes. Die Analysen der Entwicklungspipelines für Medikamente zeigen ein ähnliches Muster. Eine große Zahl laufender und geplanter Studien in der Onkologie untersucht Medikamente mit demselben Mechanismus.[19] Aus Patientensicht ist dies in zweierlei Hinsicht bedenklich. Einerseits nehmen diese Patienten an Studien teil, von denen keine echte Verbesserung gegenüber der Standardtherapie zu erwarten ist, andererseits stehen sie anderen, möglicherweise wirklich innovativen Studien nicht zur Verfügung (zum Problem klinischer Forschung in Deutschland komme ich später noch). So wird Geld für überflüssige Entwicklungen verschwendet und versäumt, neue Ansätze mit anderen Wirkmechanismen zu entwickeln und testen. Der „Me too"-Trend ist eines der größten Hindernisse für ernsthafte therapeutische Fortschritte.[20]

Angesichts der derzeitigen Informationslücken ist es nicht möglich, Ärzten und vor allem Patienten unparteiische und vollständige Informationen darüber zur Verfügung zu stellen, was sie von einer bestimmten Behandlung zu erwarten haben, einschließlich Informationen über den Nutzen alternativer Behandlungen oder keiner Behandlung. Dadurch wird die Fähigkeit der Patienten, informierte Behandlungsentscheidungen im Einklang mit ihren Präferenzen zu treffen, beeinträchtigt. Letztlich führt das zu einer unethischen Situation für ein Gesundheitssystem wie das unsrige, das sich als patientenzentriert bezeichnet.[21] Da die Arzneimittelentwicklung, -zulassung, -erstattung und -preisgestaltung stark reguliert sind, deutet der derzeitige Stand der Dinge letztlich auf ein Versagen der Gesundheitspolitik hin.

Oft wird als letztes Gegenargument noch behauptet, dass mehrere „Me too"-Arzneimittel auf dem Markt die Kosten nach unten treiben würden, da sich das Gesundheitssystem dann nicht mit einem Monopol und möglicherweise anhaltend hohen Preisen konfrontiert sehen würde. Leider erfüllt sich diese Hoffnung auf wettbewerbsbedingte Preissenkungen oft nicht.[22] Und selbst wenn es einen wesentlichen Einfluss auf die Preisgestaltung gäbe, würde dies noch immer nicht die immense „Me too"-Entwicklung erfordern, wie dies gegenwärtig der Fall ist.[23]

Doch selbst das effektivste und für sich allein sicherste Medikament kann noch Probleme erzeugen. Denn wer nimmt die meisten Medikamente? Ältere Menschen. Und die haben meistens mehr als ein

Symptom. So nehmen viele mit der Zeit eine nur noch schwer überschaubare Menge an von verschiedenen Ärzten verschriebenen und selbst gekauften Arzneistoffen ein. Diese tagtägliche therapeutische Realität wird Polypharmazie genannt und schafft Probleme, welche die Patienten ohne Arzneimittel nie gehabt hätten …

Polypharmazie

Wir befinden uns im Zeitalter der Polypharmazie und setzen immer mehr Medikamente gleichzeitig zur Behandlung der meisten wichtigen Herz-Kreislauf-Erkrankungen ein, darunter Herzschwäche, Angina Pectoris und Erkrankungen der Herzkranzgefäße sowie Bluthochdruck. Eine typische, leitliniengerechte medikamentöse Behandlung der Herzschwäche umfasst heute zum Beispiel vier und mehr Arzneistoffe für denselben Patienten. Die meisten Patienten mit Durchblutungsstörungen des Herzmuskels erhalten heute Aspirin, Betablocker, Nitrate, ACE-Hemmer, Statine und Clopidogrel. So erhalten 80-jährige Patienten im Schnitt acht Arzneimittel. Das verwundert nicht, wenn man sich klarmacht, dass jede therapeutische Leitlinie pro Diagnose im Schnitt drei Arzneimittel empfiehlt.

Eigentlich ist der Begriff Polypharmazie unfair. Er legt nahe, viele Arzneimittel würden unkontrolliert von der Pharmazie, also dem Apotheker, abgegeben. Dem ist aber nicht so; die meisten Probleme resultieren daraus, dass verschiedene Ärzte mehrere Arzneimittel für denselben Patienten verschreiben, ohne die Verordnungen der anderen Ärzte und eventuelle Selbstmedikationen des Patienten gegenzuchecken. Es ist also fairerweise gesagt in der Regel ein ärztliches Problem, eine Polymedizin.

Ältere Menschen gelten, wie Kinder und Schwangere, medizinisch gesehen als besondere Bevölkerungsgruppe. Das haben wir ja zum Beispiel in der Covid-19-Pandemie erlebt. Was Arzneimittel betrifft, weisen ältere Menschen im Vergleich zum Rest der Bevölkerung große Unterschiede hinsichtlich dessen auf, wie ihr Körper mit Arzneimitteln interagiert. Dies betrifft die Aufnahme in den Körper, zum

Beispiel aus einer Tablette, wie sich der Arzneistoff verteilt, wie er verstoffwechselt und wie er wieder ausgeschieden wird. Aber auch unabhängig hiervon sind die Wirkung des Arzneimittels, dessen Verträglichkeit und die Compliance des Patienten (also die Regelmäßigkeit, mit der ein dauerhaft verschriebenes Arzneimittel eingenommen wird) beim älteren Menschen stark beeinträchtigt. Ist zum Beispiel die Leberfunktion eingeschränkt, werden viele Arzneistoffe langsamer verstoffwechselt, was zu höheren Blutspiegeln und einer viel zu starken Wirkung führen kann. Ebenso kann die Nierenfunktion eingeschränkt sein, was auch dazu führt, dass ein Arzneistoff langsamer über den Urin ausgeschieden wird, wodurch sich wieder Blutspiegel und damit Wirkungsstärke über einen längeren Zeitraum erhöhen.

Für einen einzelnen Arzneistoff könnte dies noch durch einen sorgfältig verschreibenden Arzt, der zum Beispiel berücksichtigt, wie ein Arzneistoff verstoffwechselt und ausgeschieden wird und wie Leber- und Nierenfunktion des Patienten sind, über eine veränderte Dosierung angepasst werden. Das Problem ist aber, dass ältere Personen häufig mehrere Medikamente einnehmen, da im Alter mehr und mehr Krankheitsdiagnosen hinzukommen. So haben ältere Menschen ab einem Alter von über 80 Jahren im Durchschnitt drei Diagnosen[24], die dadurch, dass pro Diagnose oft mehr als ein Arzneimittel verschrieben wird und noch Selbstmedikation hinzukommt, zur Polypharmazie führen. In Deutschland nehmen ein Drittel aller Männer und Frauen über 65 Jahre fünf oder mehr Medikamente ein.[25]

Das Fatale ist, dass hierdurch bei älteren Personen die Wahrscheinlichkeit unerwünschter Arzneimittelwirkungen, die einen Krankenhausaufenthalt erfordern, fast siebenmal so hoch ist wie bei jüngeren Personen.[26] Unerwünschte Arzneimittelwirkungen sind mit einem durchschnittlichen Anteil von 6,5 Prozent ein relevanter Grund für Vorstellungen in der Notaufnahme, führen häufig zu stationären Aufnahmen in Krankenhäusern[27] und sind die vierthäufigste Todesursache.[28] Gemäß einer Studie der Europäischen Kommission beläuft sich die volkswirtschaftliche Belastung in Deutschland bei Krankenhausaufenthalten durch arzneimittelbezogene Probleme auf circa 4,94 Milliarden Euro. Die Kosten für Medikationsfehler wurden seitens der Europäischen Kommission für 2016 auf bis zu 5.689 Euro pro Patientenfall geschätzt.

Da diese Gruppe älterer Menschen oft von Arzneimittelstudien ausgeschlossen wird (man will ja ein möglichst gutes Sicherheitsprofil demonstrieren), gibt es in der Regel kaum Daten bezüglich Sicherheit, Wirksamkeit, Risiken und Nutzen einer medikamentösen Therapie für ältere Menschen sowie infolgedessen nur sehr wenige klare therapeutische Leitlinien für diese Altersgruppe. Dies wird oft als Spezialfall „Gerontomedizin" oder „Gerontotherapie" dargestellt; sie stellt aber quantitativ in der alltäglichen Medizin eher die Regel dar. Es besteht daher ein großer Bedarf, die Qualität der Individualisierung der Arzneimittelversorgung und damit letztlich die Lebensqualität älterer Menschen zu verbessern.

Ähnlich verhält es sich übrigens bei der Arzneitherapie für Kinder. Hier gibt es so gut wie keine klinischen Studien und sämtliche Dosierungen sind Schätzwerte. Viele Arzneimittel, die bei Kindern eingesetzt werden, sind nicht ausreichend an Kindern geprüft (welche Eltern würden ihr Kind schon für eine Arzneimittelstudie zur Verfügung stellen, außer es handelt sich um eine lebensbedrohliche Situation und die letzte Rettung) und deshalb auch nicht für Kinder zugelassen. Daher ist die geeignete – das heißt die zugleich wirksame und sichere – Dosierung in der Regel überhaupt nicht bekannt. Zusätzlich fehlt es häufig an für Kinder geeigneten Darreichungsformen. So sind Kinder- und Jugendmediziner häufig darauf angewiesen, Arzneimittel, die eigentlich nur an Erwachsenen ausreichend geprüft wurden, auch bei Kindern anzuwenden. Aber das nur am Rande. Kinder nehmen ja in der Regel nur gelegentlich und dann nur wenige Arzneimittel ein, haben also kein Polypharmazie-Problem.

Viele Medikamente fördern gerade bei älteren Patienten Verwirrtheit bis hin zur medikamentös verursachten Demenz, erhöhen die Sturzgefahr und verlängern die Behandlungszeiten im Krankenhaus.

Um nun die Arzneimitteltherapie bei älteren Patienten sicherer zu machen und polypharmaziebedingte Krankenhauseinweisungen und Todesfälle zu vermeiden, wurden sogenannte Negativlisten entwickelt, zum Beispiel die Beers-Kriterien-Liste, die STOPP-Kriterien-Liste (Screening Tool of Older Person's Prescription) oder die deutsche PRISCUS-Liste.[29] Sie sind entwickelt worden, um die Optimierung von Medikationsschemata durch Streichung von Arzneimitteln zu unterstützen. Solche Negativlisten sind zwar einfach anzuwenden, da es sich um eindeutige Empfehlungen handelt, die keine vertieften Kenntnisse über den Patienten erfordern. Allerdings gibt es keine Untersuchung, ob durch diese Elimination von Arzneimitteln das Problem der Polypharmazie behoben ist, also weniger Krankenhauseinweisungen und Todesfälle vorkommen.[30]

Leider wird dennoch in Kliniken der Medikationsplan solcher Patienten zu selten „aufgeräumt". Zum einen fehlt die pharmazeutische Kompetenz. Während es international gang und gäbe ist, dass die Diagnose Sache des Arztes, die Arzneitherapie aber mindestens zur Hälfte die des Apothekers ist, sind in Deutschland Ärzte noch komplett Herr von beidem. Nirgendwo in Europa gibt es so wenig Apotheker in Krankenhäusern wie in Deutschland. Während in Großbritannien im Durchschnitt 4,4 Apotheker pro 100 Betten im Krankenhaus beschäftigt sind, gibt es in Deutschland weniger als 0,4. In Ländern wie den Niederlanden, den USA und Großbritannien legen Apotheker zusammen mit den Ärzten die Arzneimitteltherapie fest und sind sogar bei den Visiten anwesend. In den Krankenhäusern der USA gibt es 17,5 Apotheker pro 100 Betten. Die US-amerikanischen Apotheker errechnen jede Dosierung und stellen die Medikamente anhand von Listen mit Wechselwirkungen und den Vorgaben der Ärzte zusammen. Dies trifft in Deutschland nur in Einzelfällen zu. In den meisten Kliniken kommt der Apotheker nur zweimal im Jahr im Rahmen der gesetzlich vorgeschriebenen Begehungen auf Station.[31] Hier prescht allein Niedersachsen voran. Spätestens ab 2022 sollen Stationsapotheker dort in den Kliniken zur gesetzlichen Pflicht werden. Allerdings nicht aufgrund dessen, dass man sich international umgeschaut hätte und die Versorgung geriatrischer Patienten verbessern möchte, sondern vor allem als Folge der Mordserie des Krankenpflegers Niels Högel in Oldenburg und Delmenhorst. Einem Stationsapotheker wäre sein Treiben mit Sicherheit aufgefallen. Während die Apothekerschaft den Vorstoß aus Niedersachsen begrüßt, sind die Krankenhäuser, allen voran die Deutsche Krankenhausgesellschaft (DKG), gar nicht begeistert.[32] Die Regelung sei „verfassungsrechtlich sehr bedenklich". Es wäre erstaunlich, wenn verbesserte Patientensicherheit verfassungsrechtlich bedenklich wäre. In einem Kritikpunkt hat die DKG allerdings recht. Es ist fraglich, ob man so schnell so viele qualifizierte Apotheker einstellen kann, denn das Pharmaziestudium ist in Deutschland hoffnungslos veraltet. Einen Großteil der Zeit beschäftigen sich die Pharmaziestudenten mit chemischer Analyse und Synthese sowie Pflanzenbiologie; etwas, was sie im späteren beruflichen Alltag so gut wie überhaupt nicht brauchen werden.

Gut ausgebildete klinische Pharmazeuten kosten nicht nur Geld, sie sind auch fähig, die Symptome einer polypharmazeutischen Verordnungskaskade von denen einer neuen Erkrankung abzugrenzen. Damit entgingen dem Krankenhaus aber Mittel, denn nach dem Finanzierungsprinzip der Krankenhäuser (siehe Kapitel 6 „Falsche Anreize") bringt jede neue Diagnose neues Geld von den Krankenkassen. Das würde nun entfallen und es würde bei Arzneimittelnebenwirkungen oder Wechselwirkungen einfach das verursachende Medikament abgesetzt oder ausgetauscht, worauf die Symptome der Neben- oder Wechselwirkung (und damit die umsatzbringende Diagnose) verschwänden. Damit würden Klinikapotheker den von der DKG getriggerten Diagnosen- und Vergütungsturbo empfindlich ausbremsen. Lediglich der Patient würde profitieren.

Der Bundeseinheitliche Medikationsplan (BMP)[33] wurde 2016 eingeführt und sollte für den ambulanten Bereich Abhilfe schaffen. Demnach hat jeder Patient, der drei oder mehr Arzneimittel verordnet bekommt, das Recht auf einen Medikationsplan. Doch dieser weist erhebliche Schwächen auf. Patientenbefragungen haben gezeigt, dass viele Patienten die Abkürzungen missverstehen. So wird „Mo“, das im BMP eigentlich für „morgens“ steht, mit „Montag“ verwechselt, „Mi“ mit „Mittwoch“ statt mit „mittags“. Auch die Bezeichnung „zN“ (zur Nacht) wird häufig nicht verstanden. 50 Prozent der Patienten hatten Verständnisschwierigkeiten und 18 Prozent verstanden den Plan auch nach Erklärung durch den Arzt nicht. Hinzu kommt, dass der Medikationsplan für Informationen zur Anwendung nur sehr wenig Platz vorsieht. Zudem wurde, was das Management des Medikationsplans betrifft, eine nicht zu begreifende Fehlentscheidung getroffen. Während die Hausapotheke der ideale Anlaufpunkt für einen solchen Medikationsplan gewesen wäre, da hier auch die Informationen zu den rezeptfrei vom Patienten gekauften Arzneimittel zusammenlaufen, wurde diese Aufgabe den Ärzten übertragen. Hat ein Patient einen Hausarzt und mehrere Fachärzte, geht die Verwirrung los und die Selbstmedikation hängt allein vom Gedächtnis des Patienten ab. Bislang sind Medikationspläne aber alles andere als verbreitet. Nur 23 Prozent der Patienten haben überhaupt einen Medikationsplan und von diesen sind nur 60 Prozent von Ärzten ausgestellt. Die restlichen haben sich die Patienten und Angehörigen selbst gefertigt. Entsprechend unterschiedlich sehen die Pläne aus. Mitunter sind Medikamente doppelt vermerkt – und werden offenbar doppelt eingenommen. Andere Medikamente, die nicht zusammen eingenommen werden sollten, sind zur gleichzeitigen Einnahme aufgeführt. Häufig sind die Einnahmezeiten und auch der Einnahmemodus (vor der Mahlzeit/nach der Mahlzeit) nicht berücksichtigt. Der geplante E-Medikationsplan könnte hier vielleicht die Lösung sein, da er von allen Beteiligten – Arzt, Apotheker und Patient – gleichermaßen einsehbar sein wird.

Bei so vielen Problemen mit Polypharmazie und Extrakosten im stationären und ambulanten Bereich wundert man sich, warum sich die Krankenkassen nicht gegen diesen kostentreibenden Turbo wehren. Offenbar, weil viele Kassen selbst von ihm profitieren. Wir wissen das seit Herbst 2016, als dem Chef der Techniker Krankenkasse, Dr. Jens

Baas, der Kragen platzte und er andere Kassen (gemeint – aber nicht explizit genannt – waren vermutlich die AOKs, die zu den einflussreichsten Playern im Gesundheitslobbyismus gehören) beschuldigte, sie hätten in den vergangenen Jahren bis zu eine Milliarde Euro in „Drückerkolonnen" investiert, um Ärzte zu mehr und schwereren Diagnosen anzustiften. Das würde diesen Kassen ermöglichen, mehr Geld aus dem Risikostrukturausgleich abzugreifen.[34] Einige Kassen, nicht jedoch alle, dementierten diese Beschuldigungen. Wie glaubwürdig diese Dementis sind, lässt sich an der Bereitschaft der Krankenkassen ablesen, Medikationsanalysen durch öffentliche Apotheken, die Verordnungskaskaden detektieren könnten, zu honorieren. Bislang Fehlanzeige.

Doch Polypharmazie, mehr Nebenwirkungen und dadurch bedingt gelegentliche Krankenhauseinweisungen sind letztlich die geringsten Probleme, die mit „chronisch krank" assoziiert sind. Chronisch krank zu sein macht einsam, kostet Lebensqualität und Lebensjahre, sodass in einigen Ländern die Lebenserwartung zu sinken beginnt – nicht gerade das, was wir uns vom Fortschritt in der Medizin erhoffen ...

KAPITEL 3

100 JAHRE UND NICHTS NEUES

Medizinisch gibt es für „chronisch krank" oder „Chroniker" keine einheitliche Definition. Noch nicht einmal die Dauer ist definiert.[1] Ist man schon ab einem Jahr des Leidens chronisch krank? Oder doch schon ab sechs Monaten oder erst ab zwei Jahren? Eher stehen chronisch Kranke unter lebenslanger medizinischer Kontrolle und Behandlung.

Die meisten chronischen Erkrankungen – mit nur wenigen Ausnahmen – sind nicht übertragbar, also nicht ansteckend; es handelt sich damit nicht um Infektionskrankheiten. Ansonsten können ganz unterschiedliche Organe und Körperfunktionen betroffen sein: Gelenke (zum Beispiel Arthrose, Arthritis), Herz (zum Beispiel koronare Herzkrankheit, Herzinsuffizienz), Lunge (zum Beispiel Asthma, chronisch obstruktive Lungenkrankheit), Gehirn (psychische Störungen und Demenz), Niere (Diabetes) und im Prinzip alle Organe bei den verschiedenen Krebserkrankungen.

Krankheiten nicht ursächlich zu verstehen und sie dadurch dauerhaft zu machen, das heißt zu chronifizieren, hat weitaus mehr Implikationen, als dass Arzneimittel dauerhaft eingenommen werden müssen oder auch als die Probleme der Polypharmazie bei mehreren Arzneimitteln. Die Zahl chronisch Erkrankter und das Ausmaß an Multimorbidität – also dem dauerhaften Leiden an mehreren Krankheiten gleichzeitig – kosten Lebensqualität, verkürzen das Leben und bilden inzwischen eine der wesentlichen Grundlagen für Strukturentscheidungen in unserem Gesundheitssystem; dies allerdings mit wenig Erfolg. Der vermeintliche Zuwachs an Lebenserwartung stagniert, ja in einigen Industrieländern sinkt die Lebenserwartung bereits und „mehr Geld“ ist offensichtlich nicht die Antwort. Die Probleme und Ursachen scheinen fundamentaler zu sein.

Chronisch krank kostet Lebensqualität

Dramatisch sind für chronisch Kranke und deren Angehörige oft die sozialen und familiären Konsequenzen. Denn sie haben neben dem Arzt sehr unterschiedliche Berührungspunkte mit dem Gesundheits- und Versorgungssystem, von der Pflege bis zum Sozialgericht. Diese sind meist viel häufiger und auch unerfreulicher und belastender als die eines „normalen“ Kranken. Zwar können auch ein Zuviel an Therapie und ständig wechselnde Ansprechpartner im Versorgungssystem erheblich belasten, viel dramatischer sind aber die großen Defizite zum Beispiel bei der Unterstützung psychisch erkrankter Menschen. Der Trend, die an sich erstrebenswerte Deinstitutionalisierung (das heißt die Ausgliederung behinderter Menschen aus der Verwahrung und Separierung in Heimen und Anstalten hin zu einem betreuten Alltag) auch auf psychisch Kranke auszudehnen, dies aber bei einem gleichzeitigen fatalen Mangel an parallelen, unterstützenden Maßnahmen, führt unter anderem zu hohen Arbeitslosenquoten und im Extremfall durch die Verknappung billiger Wohnungen zu Obdachlosigkeit. So treten unter Obdachlosen psychische Erkrankungen im Vergleich zur Allgemeinbevölkerung sehr viel häufiger auf. 93,2 Prozent haben im Verlauf des Lebens die Kriterien für mindestens eine psychiatrische Diagnose (Persönlichkeitsstörungen ausgenommen) erfüllt.[2] Das Projekt Seewolf untersuchte, ob die Obdachlosigkeit die psychische Erkrankung verursachte oder die psychische Erkrankung die Obdachlosigkeit. Bei zwei Dritteln der Befragten bestand das psychische Leiden schon, bevor sie ihr Dach über dem Kopf verloren, im Mittel 6,5 Jahre vorher. Dies legt nahe, dass schlecht versorgte psychisch Kranke überproportional in die Obdachlosigkeit abgleiten. Auch wenn dies ein Extrembeispiel ist, zeigt es, dass die Probleme chronisch Kranker weit über Krankheitssymptome, Medikation und sonstige Therapie hinausgehen.

Der Rest der Bevölkerung merkt hiervon allerdings wenig, denn chronisch krank zu sein macht einsam und Einsamkeit hält eine Erkrankung aufrecht oder verstärkt sie.[3] Das Risiko der Vereinsamung und sozialen Isolation, zum Beispiel durch Krankheit, hat zudem vielfach ökonomische Ursachen beziehungsweise diese erhöhen das Risiko. Der Anteil an Personen mit wenigen oder keinen sozialen Beziehungen steigt mit fallendem Einkommen. Menschen im unteren Einkommensbereich sind sehr viel weniger in soziale Beziehungsnetzwerke eingebunden als die Durchschnittsbevölkerung.[4] Chronische Erkrankungen haben also einen dramatischen bis existenziellen Einfluss auf Lebensqualität und Lebensfreude, was an sich inakzeptabel für unsere Solidargemeinschaft sein sollte – aber leider reichen die Auswirkungen noch weiter ...

Chronisch krank verkürzt das Leben

Sie könnten sich fragen: Wieso verkürzt chronisch krank zu sein das Leben, wenn doch unsere Hightechmedizin so viel erreicht hat, insbesondere eine immer weiter steigende Lebenserwartung beziehungsweise sinkende Sterblichkeit? Darüber liest man doch allenthalben. In der Tat sind zumindest in relativ hoch entwickelten Ländern seit 1900 die Sterblichkeit deutlich gesunken und die Lebenserwartung gestiegen (Abbildung 6). Wir sind also gesünder und leben länger. Aber! Worauf ist dies zurückzuführen? Zum allergrößten Teil ist dies ein Ergebnis dessen, dass wir Infektionen vermeiden oder, wenn es zu einer Infektion gekommen ist, diese wirksam behandeln können. Hierzu haben drei Komponenten beigetragen:

1. bessere Hygiene,
2. die Möglichkeit, sich impfen zu lassen, und
3. im Falle einer Infektion Antibiotika.

Rechnet man den Anteil dieser drei Maßnahmen und Therapien heraus, bleibt nicht mehr viel übrig von medizinischer Innovation, eigentlich nichts. Einige Todesursachen haben an Bedeutung verloren, andere – insbesondere diejenigen, die durch chronische Erkrankungen verursacht sind – spielen dafür eine größere Rolle. Rechnet man den Effekt, Infektionen wirksamer vermeiden oder behandeln zu können, heraus, bleibt überraschenderweise seit 1900 keine Verbesserung der Sterblichkeit beziehungsweise Lebenserwartung übrig.[5] Der Rückgang der Mortalität durch Infektionskrankheiten verlief parallel zum Rückgang der Gesamtmortalität in der ersten Hälfte des 20. Jahrhunderts. Die Sterblichkeitsrate durch alle sonstigen, nicht infektiösen Ursachen ist erstaunlicherweise seit 1900 konstant, lediglich mit einigen kleinen Schwankungen von Jahr zu Jahr. Wann immer es einen Anstieg der Gesamtsterblichkeit gab, dann erfolgte er im Allgemeinen in denselben Jahren, in denen auch die Sterblichkeitsrate durch Infektionskrankheiten zunahm. Jetzt könnten Sie denken: Wenn Menschen älter werden, kommen neue Erkrankungen wie zum Beispiel Krebs oder Alzheimer hinzu, die dann auch wieder zur Sterblichkeit beitragen. Oder: Früher haben die Menschen keinen Krebs gehabt, weil sie gar nicht so alt wurden, um ihren Krebs zu erleben. Das stimmt jedoch nicht; die Form dieser Kurven ändert sich wenig, wenn die Daten altersbereinigt an die Bevölkerung des Jahres 2000 angepasst werden. Auch die Anpassung

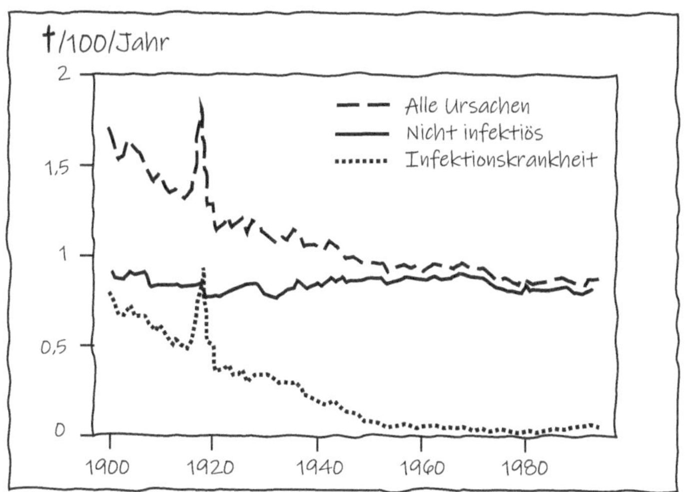

Abb. 6: Die Sterblichkeitsraten für alle Ursachen (gestrichelte Linie), nicht infektiöse Ursachen (durchgehende Linie) und Infektionskrankheiten (gepunktete Linie) in den USA von 1900 bis 1996.

der Daten zur Berücksichtigung von Änderungen in der Krankheitsklassifikation (also zum Beispiel weniger Herz-Kreislauf-Erkrankungen, dafür mehr Lungenerkrankungen und Krebsarten) führt nur zu einer geringen Änderung der allgemeinen Form der Kurve.

Die Mortalität durch Infektionskrankheiten ging in den ersten acht Jahrzehnten des 20. Jahrhunderts von 1900 bis 1980 deutlich zurück. Der Rückgang wurde allerdings jäh durch einen katastrophal starken Anstieg der Sterblichkeitsrate unterbrochen, der durch die sogenannte Spanische Grippe von 1918 verursacht wurde. Von 1938 bis 1952 war der Rückgang der Sterblichkeit pro Jahr besonders rasant. Im gesamten 20. Jahrhundert waren Lungenentzündungen und Grippe (Influenza) für die Mehrzahl aller Todesfälle durch Infektionskrankheiten verantwortlich, nach 1945 aber kaum noch Tuberkulose und Lungenentzündungen und Grippe deutlich weniger. In den 1980er- und frühen 1990er-Jahren kam das Auftreten von AIDS hinzu; Ende 1997 erinnerte ein Ausbruch der Vogelgrippe in Hongkong durch den Virusstamm H5N1, von dem bisher nicht bekannt war, dass er Menschen infizieren könnte, daran, dass die pandemische Virusgrippe weiterhin eine Bedrohung darstellt.[6] Während sich viele asiatische Staaten daraufhin auf einen ähnlichen Ausbruch mit Vorbeugungs- und Pandemiebekämpfungsszenarien vorbereiteten[7], versäumten dies fast alle anderen Länder, was sich ab 2019 in der durch den SARS-CoV-2-Virus verursachten Covid-19-Pandemie rächen sollte.

Zur Prävention komme ich später. Zunächst möchte ich noch festhalten, dass trotz aller vermeintlichen Errungenschaften der Medizin seit 1900 die Sterblichkeit – mit Ausnahme der Todesfälle durch Infektionskrankheiten – nicht (!) gesunken ist. Einige Todesursachen wie Herz-Kreislauf-Erkrankungen sind in den Hintergrund gerückt, andere, wie Lungen- und Tumorerkrankungen, spielen nun eine größere Rolle; so resultiert im Mittel und als Endergebnis kein Gewinn an Lebenserwartung. Aber es kommt leider noch schlimmer, wenn man nämlich über den Zeitpunkt 1999 hinaus in das 21. Jahrhundert schaut ...

Die Sterblichkeit steigt

Nicht nur, dass seit 2000 die Lebenserwartung stagniert, sie beginnt in einigen Industrieländern sogar zu sinken. Die USA und Großbritannien sind hierbei die unrühmlichen „Vorreiter“, aber es wird nicht lange dauern, bis diese Entwicklung auch andere europäische Länder einschließlich Deutschland treffen wird. In den USA ist die Lebenserwartung 2019 im dritten Jahr in Folge zurückgegangen.[8] Diese Veränderung machte den jahrzehntelangen medizinischen Fortschritt bei der Verminderung der Sterblichkeit – auch wenn dieser im Wesentlichen auf das enge Gebiet der Hygiene bei Infektionskrankheiten, Impfungen sowie Antibiotika zurückgeht – zunichte.

Die Ursachen hierfür sind teilweise USA-spezifisch. Ein wesentlicher Grund für frühe Todesfälle dort ist nämlich die relativ einzigartige Krise durch die verantwortungslose Verschreibung stark wirksamer Schmerzmittel (die in Deutschland alle unter das Betäubungsmittelgesetz fallen und wesentlich besser reguliert sind), aber auch durch chronischen Alkoholmissbrauch, Selbstmorde, Fettleibigkeit, Diabetes,

Bluthochdruck und andere chronische Erkrankungen. Die USA leisten sich zwar das teuerste Gesundheitswesen der Welt, die Bevölkerung ist aber nicht gesünder als anderswo. Im Gegenteil, bezüglich der Lebenserwartung sind die USA im Vergleich zu anderen Industrieländern unteres Mittelmaß.

Erstmals 2013 wurde in Großbritannien bemerkt, dass sich der Anstieg der Lebenserwartung zu verlangsamen begann. 2019 wurde zum ersten Mal in 100 Jahren beobachtet, dass Großbritanniens Einwohner früher zu sterben begannen. Großbritannien hat aktuell die schlechtesten Gesundheitstrends in ganz Westeuropa. Ältere Menschen, Arme und Neugeborene sind am stärksten betroffen. Männer im Alter von 65 Jahren werden mit 86,9 Jahren sterben, früher als bisher mit 87,4 Jahren; Frauen, die heute 65 Jahre alt sind, werden wahrscheinlich mit 89,2 Jahren sterben, ein Rückgang von den bisherigen 89,7 Jahren. Mit anderen Worten: Die Lebenserwartung von Menschen, die ins Rentenalter eintreten, ist um circa sechs Lebensmonate gesunken. Nun könnten Sie denken, dass die Menschen einfach den Höhepunkt ihrer Langlebigkeit erreicht haben. Man könne ja nicht erwarten, dass die Lebenserwartung ewig zunimmt. Den aktuellen Zahlen aus den USA und Großbritannien steht aber gegenüber, dass die Lebenserwartung an vielen anderen Orten der Welt, darunter zum Beispiel Hongkong, das chinesische Festland, Japan und Skandinavien, nicht sinkt und weit über dem Niveau Großbritanniens liegt.

Und Deutschland? Es gibt keinen Grund, sich als Deutscher beruhigt und stolz auf die Schulter zu klopfen. Innerhalb Europas hat Deutschland neben der Schweiz das teuerste Gesundheitswesen. Trotzdem nimmt Deutschland bei der Lebenserwartung im europaweiten Vergleich einen Platz im hinteren Drittel ein; und das gilt auch für die Gesundheit der Bevölkerung insgesamt.

Noch sind die Zustände in Deutschland nicht wie in den USA. Dort leben ja auch Millionen Menschen ohne Krankenversicherung und der Opiat-Skandal ist wohl einzigartig. Doch die soziale Dimension der Medizin und die Zusammenhänge von sozialem Status, Bildung und Gesundheit werden in Deutschland zu wenig beachtet. Die größte Gefahr für die Gesundheit geht schließlich von Armut und mangelnder Bildung aus, von Einsamkeit und unsicheren beruflichen Verhältnissen. Um diese wichtigen Aspekte des Wohlergehens kümmert sich die Gesundheitspolitik so gut wie nicht, auch die meisten Ärzte und Kliniken lassen die Menschen damit allein, können es qua Kompetenz auch gar nicht. Hier wären komplett andere Disziplinen gefordert: Sozialarbeiter, Psychologen, Coaches und Ernährungsberater, doch der Geldtopf für die Gesundheit scheint aufgebraucht. Aber ist es allein Geld, das den Unterschied macht …?

Mehr Geld allein ist nicht die Lösung

Nein, mehr Geld allein bedeutet nicht automatisch mehr Gesundheit. Die von Forschern der Beratungsfirma Boston Consulting Group anhand von Daten der Weltgesundheitsorganisation und der Weltbank für das Weltwirtschaftsforum zusammengestellte Grafik (siehe Abbildung 7) zeigt die gesundheitsbereinigte Lebenserwartung, also die erwartete Zahl der Jahre, die ein Mensch krankheitsfrei lebt, weltweit für verschiedene Länder auf der y-Achse und die jährlichen Pro-Kopf-Gesundheitsausgaben auf der x-Achse.

Im Idealfall würden sich die Punkte der Länder alle im linken oberen Bereich der Grafik befinden, da hier die gesunde Lebenserwartung ohne einen wesentlichen Anstieg der Ausgaben zunimmt (als Ideallinie angedeutet). Viele auf dieser Linie, vor allem Entwicklungsländer (die weißen Kreise), erreichen offensichtlich mit relativ wenig Aufwand einen hohen gesundheitlichen Standard für ihre Bevölkerung. Aber diese Grafik zeigt auch, dass in weiten Teilen der Welt bei den Industrieländern (die schwarzen Kreise im oberen Bereich der Grafik) fast das Gegenteil eingetreten ist: Die gesunde Lebensspanne nimmt in diesen Ländern nicht weiter zu, obwohl bis zu zehnmal mehr Geld pro Einwohner für die Gesundheitsversorgung ausgegeben wird; weltweit jährlich rund acht Billionen Dollar sind es bei den angeblich entwickelten Nationen.

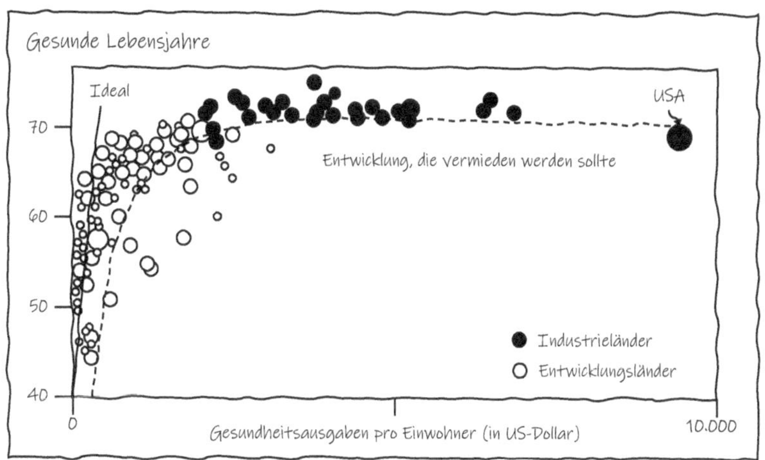

Abb. 7: Mehr Input bringt nicht mehr Output.[9] Verteilung der Gesundheitsausgaben (in US-Dollar) pro Einwohner und der Effekt auf gesunde Lebensjahre (Stand 2015) in verschiedenen Ländern. Der wissenschaftliche Name lautet „Health-adjusted life expectancy" (HALE) oder „gesundheitsbereinigte Lebenserwartung" und ist ein umfassenderer Indikator als die Lebenserwartung, weil er über die bloße Lebenszeit hinaus auch Lebensqualität beurteilt. Es ist die Zahl der Jahre in voller Gesundheit, die ein Individuum unter den gegenwärtigen Bedingungen (Erkrankungshäufigkeit und Lebenserwartung) erwarten kann. Die einzelnen Kreise symbolisieren verschiedene Industrie- und Entwicklungsländer (die Position der USA ist markiert). Die Größe der Kreise zeigt die Gesundheitsausgaben in Prozent des Bruttosozialprodukts (Stand 2014).

Auffällig ist, dass die USA die höchsten Kosten pro Kopf und gemessen am Bruttosozialprodukt haben und dennoch von allen Industrienationen mit die niedrigste gesundheitsbereinigte Lebenserwartung. Amerikaner geben mehr als das Fünffache dessen aus, was zum Beispiel Chilenen ausgeben, obwohl die chilenische Bevölkerung tatsächlich länger lebt als die US-amerikanische.

Es gibt mehrere Aspekte, die dazu beitragen, dass die USA und Großbritannien (noch) Ausreißer im internationalen Vergleich sind, auch im Vergleich zu anderen reichen Ländern, gegenüber denen die USA dreimal so hohe Gesundheitsausgaben pro Kopf haben. Die

Verwaltungskosten im Gesundheitssektor in den USA sind hoch. Auch große soziale Ungleichheiten bei den Gesundheitsausgaben scheinen ein Treiber zu sein. Eine wachsende Anzahl von Ausgaben wird nicht durch Krankenversicherungen abgedeckt, was dazu geführt hat, dass sich die Gesundheitsangebote stark auf die einkommensmäßig obersten fünf Prozent der Patienten konzentriert haben; diese machen fast die Hälfte der Ausgaben aus; die des obersten einen Prozents der Patienten fast 20 Prozent der Ausgaben.

Auch in Deutschland ist das Gesundheitssystem immer mehr von kommerziellen Interessen und Optimierungen getrieben. Zwar ist jeder krankenversichert und egal, ob privat oder gesetzlich, die Behandlung wird prinzipiell gleich gut sein. Dennoch gibt es falsche Anreize (siehe Kapitel 6) und entgegen allen Beteuerungen der Politik, dass dem nicht so sei, wächst die Bedeutung von Privatversicherten für die Finanzierung des deutschen Gesundheitswesens immer weiter. Da jedoch für Privatversicherte die Behandlungskosten ohne Budgetgrenzen erstattet werden, zahlen sie für viele medizinische Leistungen höhere Honorare. Im Jahr 2017 flossen 36 Milliarden Euro durch Privatpatienten ins System. Wären sie gesetzlich versichert, hätte das System 13 Milliarden Euro, also über ein Drittel davon, verloren. Im ambulanten Bereich ist der Mehrumsatz besonders hoch. Die Arztpraxen würden ohne die private Krankenversicherung jährlich über sechs Milliarden Euro einbüßen. Umgerechnet sind das durchschnittlich mehr als 54.000 Euro pro Jahr, die pro Arztpraxis im Vergleich zu heute fehlen würden. Das entspricht zum Beispiel 1,75 Sprechstundenhilfen, die eine Praxis dann nicht mehr beschäftigen könnte. Viele niedergelassene Ärzte geben unumwunden zu, dass sie ohne Privatpatienten ihre Praxis nicht am Leben halten könnten und schließen müssten. Kein Wunder, dass Privatpatienten bevorzugt werden, ob dies nun öffentlich ausgesprochen oder als politisch inkorrekt verschwiegen wird; es ist Fakt. Und wer würde nicht die beste Kundschaft, die essenziell für das Überleben der Praxis ist, bevorzugt behandeln? Im Krankenhausbereich ist der Anteil des Mehrumsatzes übrigens viel niedriger, was daran liegt daran, dass hier privat und gesetzlich Versicherte nach demselben Vergütungssystem abgerechnet werden, außer eventuell durch eine Unterbringung im Ein- oder Zweibettzimmer oder die Behandlung durch den Chefarzt – übrigens ein zweifelhafter Vorteil.

Geld allein macht also nicht gesund beziehungsweise zu wenig Geld erklärt nicht den hohen Anteil chronisch Kranker und den auch bei uns drohenden Verlust an gesunden Lebensjahren. Es bleibt festzuhalten, dass die Lebenserwartung der Menschen in den letzten 100 Jahren in vielen Teilen der Welt zugenommen hat, diese Zunahme aber nun stagniert und in einigen Industrieländern sich ins Gegenteil zu verkehren beginnt. Dabei wächst der Anteil der Lebenszeit, in der eine Person am Ende ihres Lebens mit Behinderung und Krankheit lebt, insbesondere bei Frauen. Betreiben wir also weiter Ursachenforschung …

KAPITEL **4**

CHRONISCH KRANK HEISST SYSTEMVERSAGEN

Betreiben wir ein bisschen Ursachenforschung, woher die vielen chronischen Krankheiten kommen und warum uns durch sie – neben all den anderen Problemen, Risiken und Beeinträchtigungen, die damit verbunden sind –, wie bereits jetzt in den USA und Großbritannien zu beobachten, auch in Deutschland eine Verkürzung der Lebenserwartung droht.

80 Prozent der Kosten aller chronischen Erkrankungen werden durch eine relativ überschaubare Gruppe von 15 Symptomen und Beschwerden verursacht:[1]

1. Depression
2. Rückenschmerzen
3. Arthritis

4. Übergewicht bis Fettleibigkeit
5. Diabetes
6. Erhöhtes Cholesterol
7. Bluthochdruck
8. Koronare Herzkrankheit oder Erkrankung der Herzkranzgefäße, Angina Pectoris
9. Herzinsuffizienz, Herzschwäche
10. Allergien
11. Asthma
12. Sinusitis, Nasennebenhöhlenentzündung
13. Chronisch verengende Lungenerkrankung (COPD)
14. Nierenerkrankungen
15. Krebs

Sie stellen das „täglich Brot" eines jeden Hausarztes dar. Wie schon gesagt: Da wir die genauen molekularen Ursachen nicht kennen, das heißt, weil wir nicht wissen, welche Moleküle, Hormone und Signalwege genau fehlreguliert sind, können wir mit Arzneimitteln nur an den Symptomen herumdoktern. Wir hoffen, damit zum Beispiel bei Diabetes, erhöhtem Cholesterol, Bluthochdruck, koronarer Herzkrankheit oder Herzschwäche die lebensbedrohlichen Langzeitkonsequenzen Herzinfarkt und Schlaganfall zu verhindern.

Wir wissen aber auch, dass diese Erkrankungen nicht ausschließlich genetisch bedingt, also fast schicksalhaft sind. Alle werden durch weitere beeinflussbare oder sogenannte Lebensstilfaktoren beeinflusst oder eventuell erst getriggert. Verschiedene Menschen tragen also unterschiedliche, wahrscheinlich genetisch oder epigenetisch (dazu später mehr) definierte Risiken in sich, deren Ausbruch sie beeinflussen können.

Es kann natürlich sein, dass Sie so günstige Gene in sich tragen, dass Sie auch beim schlechtesten Lebensstil 100 Jahre alt werden. Und solche Beispiele kennen wir. Helmut Schmidt zum Beispiel rauchte nicht nur Zigaretten, sondern sogar inzwischen verbotene Mentholzigaretten. Er ist mir zumindest nicht als sonderlich sportlich in Erinnerung, wurde aber fast 100 Jahre alt. Sehr alt zu werden ist daher nicht zwingend die Folge einer gesunden Lebensweise. Weder ernähren sich hochbetagte Menschen gesünder noch treiben sie mehr Sport. Auch Nikotin oder Alkohol genießen sie genauso häufig. Dennoch sind solche Lebensgewohnheiten für die meisten von uns keine gute Wahl.

Das Problem ist im Moment: Wir kennen die „Langlebig-trotz-ungesundem-Lebensstil-Gene“ leider noch nicht. Es ist wie bei der Wirksamkeit der Arzneimittel. Wir haben im Moment keine Chance, den Menschen herauszufiltern, dem wir sagen können: „Sie können (fast) machen, was Sie wollen, Sie werden auch so 100 Jahre alt.“

Das Gleiche gilt aber auch umgekehrt. Es gibt auch die Hochrisikomenschen, die man von Jugend an monitoren und coachen und auf deren Lebensstil man streng achten müsste, damit sie eine normale Lebenserwartung genießen können. Ein Hinweis können im Moment ernste Erkrankungen aus der obigen 15er-Gruppe bei Eltern oder Geschwistern sein. Solche Angaben werden auch benutzt, um Risiken für zum Beispiel Herz-Kreislauf-Erkrankungen abzuschätzen, aber dies sind, wenn man ehrlich ist, gegenwärtig alles sehr vage und sehr unpräzise individuelle Voraussagen.

Unbestritten ist jedoch, dass acht Risiken beziehungsweise Formen von Fehlverhalten als wesentliche Auslöser chronischer Erkrankungen gelten.[2] Würden alle diese Risiken vermieden, könnten 80 Prozent der Kosten im Gesundheitssystem für chronische Erkrankungen eingespart werden. Von diesen acht sind sieben selbst zu beeinflussende Fehlverhalten (siehe Abbildung 8):

1. Unzureichender Schlaf
2. Zu viel Stress beziehungsweise mangelnde Fähigkeit, Stress zu vermeiden oder damit umzugehen
3. Zu wenig körperliche Fitness (Ausdauer, Muskulatur und Beweglichkeit)
4. Ungesunde Ernährung (zu viel Kalorien, zu wenig pflanzliche Nahrung, zu viel rotes Fleisch, zu viel Zucker)

5. Übermäßiger Alkoholkonsum
6. Rauchen
7. Nichtnutzung medizinischer Angebote und Vorsorgeeinrichtungen

Lediglich das Vorhandensein oder Nichtvorhandensein medizinischer Angebote und Vorsorgeeinrichtungen steht außerhalb dessen, was Sie persönlich beeinflussen können. In einigen Ländern können zwei weitere Faktoren hinzukommen, nämlich mangelnde medizinische Versorgung (das sollte in Europa nirgends der Fall sein), aber auch mangelnde Vorsorge und Früherkennung oder mangelnde Nutzung solcher Angebote. Letzteres betrifft in Industrieländern, auch in Deutschland, vor allem Männer, die Vorsorgemuffel sind und derartige Screenings unterproportional nutzen.[3]

Durch präventive Lebensstilveränderungen, das heißt die Vermeidung der sechs beeinflussbaren Fehlverhalten plus die Wahrnehmung

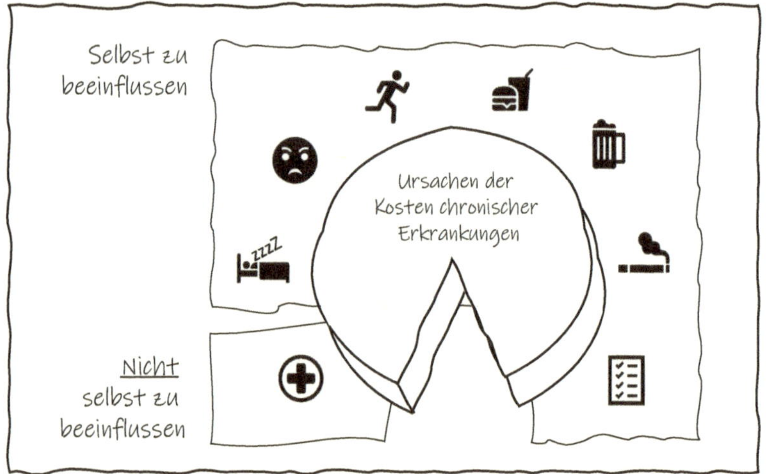

Abb. 8: 80 Prozent der Kosten der wichtigsten 15 chronischen Erkrankungen weltweit lassen sich durch Vermeiden von sieben Fehlverhalten (oben und rechts) und das Vorhandensein und die Nutzung medizinischer Angebote und Vorsorgemöglichkeiten (unten links) verhindern.

von Vorsorgeangeboten, kann das Ausbrechen der 15 genannten chronischen Erkrankungen verhindert oder zumindest die Stärke der Ausbildung von Symptomen oder ihr Schweregrad beziehungsweise der gesamte Verlauf gemildert werden.[4]

Im Umkehrschluss ist das Vorkommen dieser durch Lebensstil beeinflussbaren chronischen Erkrankungen somit ein wichtiges Maß für den Gesundheitszustand einer Bevölkerung und spiegelt das Vorhandensein und die Wirksamkeit von Präventionsprogrammen wider. Konsequent umgesetzt lässt sich so mit relativ wenig finanziellem Aufwand ein großer Zugewinn an Lebenserwartung und Lebensqualität erzielen.

Spät dran zu sein mit einer Lebensstiländerung, nämlich erst bei der Diagnose einer Erkrankung oder erst dann, wenn Symptome aufgetreten sind – so wie es bei vielen wohl ist (Mein Blutdruck ist hoch, ich müsste …; Ich muss dringend abnehmen …; Meine Bronchitis wird langsam chronisch, ich muss mit dem Rauchen aufhören …) –, bedeutet auch, dass zu diesem Zeitpunkt echte Prävention nicht mehr möglich ist. Sinnvoll sind die Lebensstilveränderungen aber dann meist immer noch. Besser spät als nie.

Kaum echte Prävention

Wie sieht es denn nun aus mit Angebot, Finanzierung und Nutzung von Prävention? Gegenwärtig bezieht sich Prävention fast gar nicht auf den Lebensstil, sondern im Wesentlichen auf Impfungen gegen diverse bakterielle und virale Erreger. Wir erinnern uns, dass die Kontrolle von Infektionskrankheiten nach wie vor der wesentliche Faktor unseres Gewinns an Lebenserwartung darstellt. Hinzu kommt im Alter ein kleines Set an Krebsfrüherkennungsuntersuchungen, die eigentlich nicht mehr als Vorsorge zu bezeichnen sind, da sie ja in der Regel auf das Erkennen eines Frühstadiums eines bereits vorhandenen Tumors ausgerichtet sind. Im wichtigen Alter von 18 bis 35 Jahren, dann, wenn echte Prävention wirklich Sinn machen würde, besteht eine große Lücke. Erst wieder ab 35 Jahren besteht alle drei Jahre das Angebot eines allgemeinen Check-ups (Herz, Kreislauf, Diabetes, Niere, Blutbild). Ab 65 gibt es dann eine Ultraschalluntersuchung zur Früherkennung einer gefährlichen Erweiterung der Bauchschlagader (Aneurysma).

Im Wesentlichen sind das also alles Impfungen und Früherkennung von Krebs, wobei Männer wie schon gesagt etwas vorsorgefauler sind als Frauen, die allein schon aufgrund der Verpflichtung zu einer körperlichen Untersuchung im Rahmen der Verschreibung der Pille gesundheitlich besser überwacht sind. Bleiben nur die Check-ups beim Hausarzt und die gelegentlichen Besuche beim Zahnarzt (für das Zahnarzt-Bonusheft). Und was bewirken die …?

Check-ups beim Hausarzt nutzlos

Die sind überraschenderweise nutzlos. Aber von vorne. Gesundheits-Checks müssen, um sinnvoll zu sein, Krankheitsraten senken und das Leben verlängern. Man möchte meinen, dies sei selbstverständlich, gibt es doch viele theoretische Vorteile. So müsste doch die Erkennung erhöhter Risikofaktoren wie Bluthochdruck oder Cholesterol durch Behandlung zu einer Verringerung der Morbidität und Mortalität führen (na ja, wir hatten ja eigentlich schon besprochen, wie wirksam das ist). Einige Tests können Vorläufer von Krankheiten wie zum Beispiel Krebsvorstufen am Gebärmutterhals aufdecken, deren Behandlung die Entstehung von Krebs verhindern kann. Generell müsste es vorteilhaft sein, Anzeichen oder Symptome einer manifesten Krankheit zu erkennen, die die Person nicht wahrgenommen oder nicht für wichtig erachtet hatte. Manche Menschen verbessern möglicherweise aufgrund von Testergebnissen und Beratung ihren Lebensstil und gesunde Menschen könnten sich beruhigt fühlen.

Aber wie immer ist es besser, man hat Daten. 2012 veröffentlichte die Nordic Cochrane Collaboration eine Meta-Analyse hierzu.[5] Es wurden 17 verschiedene Studien mit insgesamt 251.891 nach Zufallsmethoden ausgewählten beziehungsweise zugeordneten Teilnehmern eingeschlossen, in denen Erwachsene mit und ohne Check-ups verglichen wurden. Studien an sehr alten Patienten wurden nicht berücksichtigt, da ja Vorsorge und nicht Nachsorge untersucht werden sollte. Als Gesundheits-Check wurde ein Screening definiert, das sich auf mehr als eine Krankheit oder einen Risikofaktor in mehr als einem Organsystem bezieht – so wie es in der Regel beim Hausarzt abläuft. Das erstaunliche, aber kaum kommunizierte Ergebnis war, dass Gesundheits-Checks nur geringe oder keine Auswirkungen auf die Gesamtmortalität oder die Krebssterblichkeit haben und wahrscheinlich nur geringe oder keine Auswirkungen auf die Herz-Kreislauf-Sterblichkeit (also tödlicher Herzinfarkt oder Schlaganfall). Daher sind allgemeine Check-ups, jedenfalls so, wie sie heutzutage mit den vorhandenen Mitteln durchgeführt werden, wahrscheinlich nicht von Vorteil. Sie sind also mehr ein Ritual zur Gewissensberuhigung.

Ein Kritikpunkt an dieser sehr großen Analyse war, dass sie einen großen Zeitraum abdeckte und daher alte Daten aus Zeiten, als im Anschluss an die Check-ups eventuell inzwischen veraltete und wenig wirksame Arzneimittel verschrieben wurden, die Aussagen verfälschten. Daher wurde anschließend noch die „Inter99"-Studie über die Wirkung von Gesundheits-Checks in einem modernen Umfeld durchgeführt. Hier wurden Check-ups zusätzlich mit einem individuell zugeschnittenen Interventionsprogramm, Screening auf das Risiko für eine Herzerkrankung und Lebensstilintervention über fünf Jahre kombiniert. Ergebnis nach zehn Jahren: keinerlei Einfluss auf Herzerkrankungen, Schlaganfall oder Sterblichkeit.[6]

Was könnten die Gründe sein? Sehr wahrscheinlich ist, dass die Menschen, die überhaupt eine Einladung zu einem Gesundheits-Check annehmen, gesundheitsbewusster sind, tendenziell einen höheren sozioökonomischen Status, ein geringeres Risiko für Herz-Kreislauf-Erkrankungen und eine geringere Sterblichkeit haben. Systematische Gesundheits-Checks erreichen daher möglicherweise diejenigen, die am meisten Prävention benötigen, überhaupt nicht; ein Phänomen, das als „inverse Versorgung" bezeichnet wird, das heißt, diejenigen, die die Versorgung benötigen, nutzen sie nicht, und diejenigen, die diese kaum benötigen, nutzen sie.[7]

Insofern ist große Skepsis gegenüber der jetzigen Check-up-Praxis angesagt. Zudem sind die Möglichkeiten, Messwerte zu erzeugen, fast unbegrenzt: Stoffwechsel-, Hormon-, Ganzkörper-Scans und vieles mehr stehen technisch zur Verfügung, werden angepriesen und durchgeführt, inzwischen auch als durchaus lukrative „Individuelle Gesundheitsleistungen" – kurz IGeL. Das sind Leistungen, für welche die Krankenkassen in der Bundesrepublik nicht leistungspflichtig sind, die also privat gezahlt werden. Wären sie evidenzbasiert und hätten einen klaren Nutzen, müssten sie von den Krankenkassen übernommen werden. Die allerwenigsten dieser Maßnahmen erfahren eine wissenschaftliche Begleitung und ein Benefit für die Untersuchungsteilnehmer ist häufig – vorsichtig ausgedrückt – unklar.

Die Tatsache, dass allgemeinärztliche Routine-Check-ups, zumindest für die ohnehin schon gesundheitsbewusste Patientengruppe, die diese gegenwärtig in Anspruch nimmt, keinen deutlichen Nutzen haben, heißt natürlich nicht, dass Ärzte generell Tests und Vorsorgemaßnahmen einstellen sollten, wenn ein Verdacht auf eine Erkrankung besteht. Ein Grund für den fehlenden Nutzen regelmäßiger Check-ups könnte sein, dass gesundheitsbewusste Patienten schon bei den ersten Anzeichen einer Erkrankung den Arzt aufsuchen und deshalb bei einem späteren Check-up nichts mehr Neues zu finden ist.

Eine Arztgruppe muss aber noch separat erwähnt werden, da diese eigene Check-ups anbietet: die Zahnärzte. Sie als Leser und auch ich hätten hier erwartet, dass diese Form von Check-up beim Zahnarzt über jeden Zweifel erhaben ist. Doch Sie werden so überrascht sein wie ich, als ich zum ersten Mal die Studien hierzu las, die das scheinbar Selbstverständliche sicherheitshalber überprüfen wollten.

Check-ups beim Zahnarzt nutzlos

Obwohl Erkrankungen der Zähne weitgehend vermeidbar wären, bestehen sie unvermindert fort. Weltweit am häufigsten und folgenreichsten sind Karies, Parodontitis und Zahnverlust. Wie kann es sein, dass diese trotz aller Früherkennungs- und Therapiemaßnahmen nicht deutlich zurückgehen? Zahnärzte tun sich mit echter Prävention schwer und setzen zu sehr auf Therapie.[8] Unklar ist, woran das liegt: an den Zahnärzten selbst (Muss Prävention stärker in der Ausbildung von Ärzten beziehungsweise von zahnmedizinischen Fachangestellten verankert werden?), an der unterschiedlichen Honorierung oder auch an beratungsresistenten Patienten? Wesentliche Risikofaktoren sind auch hier wieder – wie bei den allgemeinärztlichen chronischen Erkrankungen (siehe Abbildung 10) – Ernährung (vor allem Zuckerkonsum), Alkohol- und Tabakkonsum.

Seit Pierre Fauchard 1746 festlegte[9], man müsse alle sechs Monate zum Zahnarzt gehen, ist dies quasi in Stein gemeißelt und ein Eckpfeiler zahnärztlicher Praxis.[10] Auch wenn die Empfehlungen bezüglich der optimalen Intervalle von Land zu Land leicht unterschiedlich sind, empfiehlt doch die Mehrzahl aller Zahnärzte daher halbjährliche Besuche zur visuellen Untersuchung und Sondierung, die von den Krankenkassen übernommen werden, um Karies zu entdecken und zu behandeln, sowie eine kostenpflichtige Zahnsteinentfernung und Zahnpolitur, um Parodontose vorzubeugen.

Erstaunlicherweise gibt es aber keinerlei wissenschaftliche Evidenz, ob diese Routine einen Patientennutzen bringt und ob nicht längere Abstände, zum Beispiel jährlich oder zweijährlich, auch genügen würden.[11] Es existieren im Wesentlichen Korrelationen, dass zum Beispiel Kinder, die nur dann zum Zahnarzt gehen, wenn sie Probleme haben, mehr kariöse und gefüllte Zähne haben als Kinder, die regelmäßig zum Zahnarzt gehen, auch ohne Symptome zu haben.[12] Auch werden regelmäßigen Zahnarztgängern weniger Zähne gezogen als denjenigen, die nur bei Problemen zum Zahnarzt gehen.[13] Auf den ersten Blick klingt es ja auch plausibel, dass diejenigen, die schon vor dem Auftreten von Symptomen zum Routine-Check-up zum Zahnarzt gehen, weniger Zahnerkrankungen haben. Aber Vorsicht! Dies ist nur scheinbar so.

Es ist einer der größten Fehler, der immer wieder in der Medizin gemacht wird, aus zurückschauenden Korrelationen vorwärtsschauende Schlussfolgerungen über Ursachen und Wirkungen zu ziehen.

Genauso wie jede andere chronische, durch ungesunden Lebensstil negativ beeinflusste oder verstärkte Erkrankung weist Mundgesundheit dasselbe soziale Gefälle auf.[14] Wohlhabende und sozial Bessergestellte leiden weniger unter Zahnerkrankungen als ärmere und am stärksten benachteiligte Gruppen. Menschen in höheren sozioökonomischen Schichten melden sich auch eher bei einem Zahnarzt an und gehen, auch wenn sie keine Symptome haben, zu zahnärztlichen Check-ups.[15] Somit könnte die Korrelation zwischen dem Gang zum Zahnarzt und einem niedrigeren Krankheitsrisiko einfach nur ein soziales oder Bildungsphänomen sein und eher auf generelle Unterschiede im Lebensstil und gesündere, das heißt zum Beispiel zuckerärmere Ernährung, als auf die Wirksamkeit zahnmedizinischer Check-ups zurückzuführen sein.

Selbst wenn die präventiven Zahnarztbesuche sinnvoll wären, stellt sich immer noch die Frage, ob es der übliche sechsmonatige Abstand sein muss oder auch längere Abstände genügen würden. Die Debatte über die angemessene Intervalldauer zwischen den zahnärztlichen Kontrolluntersuchungen für Patienten in der Primärversorgung wurde erstmals 1977 angestoßen.[16] Entscheidend ist ja für den Zahnarzt, zu erkennen und zu intervenieren, bevor Karies unumkehrbar in das Dentin (Zahnbein) fortschreitet. Je nachdem, wie tief Karies im Zahnschmelz sitzt, dauert dies bis zu drei Jahre.[17] Zusätzlich gibt es Schwankungen zwischen verschiedenen Patienten und alle Zahnärzte sind auch nicht gleich sorgfältig dabei. Aus alledem ergaben sich Optima für den Zahnarzt-Check-up, die von 13 Monaten bis zu zehn Jahren (!) reichten. Alle sechs Monate war aber in jedem Fall viel zu häufig und unnötig. Sowohl bei Kindern mit Milchzähnen als auch bei Jugendlichen mit bleibenden Zähnen scheint im Schnitt ein zahnärztlicher Check-up alle zwei Jahre optimal. Angesichts der Dauer dieser Debatte und der potenziellen Auswirkungen einer Änderung der Untersuchungsintervalle auf die Kosten und Ergebnisse in der zahnärztlichen Gesundheitsversorgung ist es schwer zu verstehen, dass es nur wenige qualitativ hochwertige und verlässliche Studien hierzu gibt.

Die bisher größte multizentrische, randomisierte, kontrollierte „INTERVAL"-Studie soll hierzu etwas mehr Klarheit bringen[18], ist aber noch nicht veröffentlicht.

Anders ist dies bei der zweiten zahnärztlichen Routinemaßnahme, die im Unterscheid zum Check-up in der Regel privat zu zahlen ist, der professionellen Zahnreinigung mit anschließender Politur. Fast die Hälfte der Erwachsenen zeigt Anzeichen einer Zahnfleischerkrankung (Parodontitis), die damit weltweit die häufigste chronische Erkrankung ist – mit erheblichen gesundheitlichen und wirtschaftlichen Auswirkungen. Sie denken sich jetzt bestimmt, dass die professionelle Zahnreinigung selbstverständlich sinnvoll ist und bestimmt reichlich Studien existieren, die deren Vorteil oder Sinn belegen. Schließlich zahlt man ja auch dafür. Sie könnten denken: „Muss man so etwas überhaupt untersuchen? Ist das nicht offensichtlich sinnvoll? Es wird doch auch überall empfohlen." Zudem lassen alle, die Sie kennen, das vermutlich auch bei sich machen. Wie so oft in der Medizin lohnt es sich auch hier, Dogmen zu hinterfragen[19] und nicht lockerzulassen, bis Evidenz vorgelegt wird oder nicht.

Tatsächlich fehlen zuverlässige Belege, welche der möglichen zahnärztlichen Vorsorgemaßnahmen – Mundhygiene-Ratschläge zur Selbstpflege oder professionelle Zahnreinigung und Politur – wirksam und kosteneffektiv sind.[20] Dies nahm sich die „Improving the Quality of Dentistry"-Studie (IQuaD) vor[21]; auf Deutsch die „Verbesserung der Qualität der Zahnmedizin"-Studie. Es war eine bahnbrechende Studie und die größte, die jemals in der Zahnmedizin durchgeführt wurde. Sie war nicht zurückschauend und auf Korrelationen angewiesen (siehe oben), sondern vorausschauend und hatte zum Ziel, herauszufinden, ob zahnärztliche Mundhygiene-Ratschläge zur Selbstpflege beziehungsweise die professionelle Zahnreinigung und Politur funktionieren und ein gutes Preis-Leistungs-Verhältnis bieten. Überraschenderweise machte es jedoch nach drei Jahren keinerlei Unterschied bezüglich der Zahnfleischgesundheit, ob vorher professionelle Zahnreinigungen alle sechs oder zwölf Monate oder gar nicht durchgeführt wurden. Es gab sogar keinen Nutzen der Mundhygiene-Ratschläge zur Selbstpflege. Diese Ergebnisse wurden später nochmals bestätigt[22], haben aber in deutschen Behandlungsleitlinien keinen Niederschlag gefunden.

Weil diese Daten die gesamte bisherige zahnärztliche Routinepraxis fundamental infrage stellten, wurde die noch größere INTERVAL-Studie initiiert, die nun über vier statt drei Jahre angelegt ist.[23] Warten wir es ab … Bis dahin gehe ich persönlich noch alle zwölf Monate zum zahnärztlichen Check-up. Bezüglich professioneller Zahnreinigungen und Politur werde ich mich allerdings erst einmal zurückhalten.

Was aber könnte nun echte zahnärztliche Prävention darstellen, wenn der regelmäßige Besuch nur bedingt Sinn macht und Zahnsteinentfernung und Polieren zumindest über drei Jahre gesehen keinen? Zudem sind all diese Maßnahmen keine echte Prävention, sondern – wie schon in der allgemeinärztlichen Routine – lediglich Früherkennung und Behandlung einer der chronischen Erkrankungen Karies und Parodontitis.

Wollten wir echte Prävention, müssten wir ganz woanders ansetzen, nämlich bei der Bekämpfung der Hauptursache Zucker, der globalen Zuckerindustrie und deren ausgefeilten Unternehmensstrategien zur Förderung des Zuckerkonsums.[24] Als die Zuckerindustrie die Rolle von Zucker bei Zahnkaries angesichts der wissenschaftlichen Beweise nicht mehr leugnen konnte (wir fühlen uns an die Tabakindustrie erinnert), entwickelte sie eine nahezu globale Strategie. Um zu vermeiden, dass der Konsum von Zucker eingeschränkt würde, sollte die Aufmerksamkeit auf Interventionen im Bereich der öffentlichen Gesundheit gelenkt werden. Zu den Taktiken gehörte in Zusammenarbeit mit verbündeten Lebensmittelindustrien die Finanzierung von Forschungsarbeiten mit fragwürdigem Potenzial, zum Beispiel über Enzyme zum Abbau von Zahnbelag und ein eher als grotesk einzustufendes Projekt, einen Impfstoff gegen Karies zu entwickeln. Daneben etablierte die Zuckerindustrie in vielen Ländern intensive Beziehungen zu zahnärztlichen Berufsverbänden und den Mitgliedern zahnärztlicher Expertengremien.

In Deutschland beeinflusst die Zuckerindustrie zahnmedizinische Forschung und Mundgesundheitspolitik zum Beispiel über die „Wirtschaftliche Vereinigung Zucker e.V." (WVZ), die zentrale Lobbyorganisation der Zuckerindustrie in Deutschland.[25] Unter dem Deckmantel einer unabhängigen wissenschaftlichen Aufklärungskampagne betreibt die Zuckerlobby zum Beispiel den Tarnverein „Informationskreis Mundhygiene und Ernährungsverhalten" (IME).[26] Nach dem Motto, Zucker sei keinesfalls Hauptverursacher von Karies, man müsse sich nur gut die Zähne putzen, bietet der IME Aktionsspiele für Kindergärten an.[27] In der „Schmeckt richtig"-Broschüre des WVZ, einem Weißbuch für Zucker, wird behauptet, man könne Zucker unbedenklich essen, entscheidend sei nur die Energiebilanz.[28]

Wollen wir also echte zahngesundheitliche Prävention, ist es daher dringend notwendig, den Einfluss der Zuckerindustrie auf Forschung, Politik und Praxis einzudämmen, zum Beispiel durch klare und transparente Richtlinien. Die Zuckerindustrie zu beraten oder von ihr Geld zu empfangen muss eine Mitgliedschaft in zahnärztlichen Leitlinien-Kommissionen streng ausschließen. Bis das Realität wird, können Sie und Ihre Familie aber schon einmal anfangen, weniger Zucker zu essen. Damit tun Sie nicht nur Ihren Zähnen Gutes …

Diabetes und der Zuckerskandal

Der zusätzlich zur Zahngesundheit bestehende und noch wichtigere Zusammenhang von Zuckerkonsum mit Diabetes mellitus und seinen lebensbedrohlichen Herz-Kreislauf-Komplikationen ist nämlich inzwischen zweifelsfrei bewiesen. Doch es dauerte lange, sehr sehr lange, bis dies in der Ärzteschaft akzeptiert war. Alles begann mit einem der größten Wissenschaftsskandale aller Zeiten[29], der zudem viele Menschenleben gekostet hat.

Er hängt eng zusammen mit der renommiertesten Universität der Welt, der Harvard University in Boston, USA, und wieder mit der Zuckerindustrie, die es schaffte, bezüglich der ernährungsbedingten Gründe für die nach dem 2. Weltkrieg stark zunehmenden Herz-

Kreislauf-Toten vom Zucker auf Fett abzulenken. Die Enthüllungen sind wichtig, weil die Debatte über den relativen Schaden von Zucker und gesättigten Fetten bis heute andauert. Über Jahrzehnte hinweg ermahnten daraufhin Mediziner die Bevölkerung, ihre Fettaufnahme zu reduzieren, was viele Menschen dazu veranlasste, fettarme, aber – und was viele nicht wissen oder nicht beachten – gleichzeitig extrem zuckerreiche Lebensmittel zu konsumieren. Diese sind die eigentliche Ursache der Fettleibigkeits- und Diabeteskrise.

Aber von vorne. Aufgedeckt wurde der Skandal durch eine Publikation in der Zeitschrift der American Medical Association.[30] Sie stützte sich auf Tausende Seiten Korrespondenz und andere Dokumente in den Archiven der Harvard University und anderen Bibliotheken.

In den 1950er-Jahren traten vor allem bei Männern vermehrt koronare Herzkrankheit und Herzinfarkt auf. Dies veranlasste Studien, ob Ernährungskomponenten hierbei eine wichtige Rolle spielen könnten, darunter Cholesterol, übermäßige Kalorien, Aminosäuren, Fette, Kohlenhydrate, Vitamine und Mineralstoffe. In den 1960er-Jahren hatten zwei prominente Mediziner sich widersprechende Hypothesen zu den Ursachen entwickelt: John Yudkin (Autor des visionären Buchs „Pure, white and deadly“) identifizierte zuckerreiche Ernährung als ursächlich für die hohen Raten von Herzkrankheiten.[31] Demgegenüber postulierte Ancel Keys[32], Gesamtfett, gesättigtes Fett und Cholesterol seien dafür verantwortlich.

John Hickson, ein leitender Angestellter der Zuckerindustrie, schlug anderen Firmen derselben Branche einen Plan vor, den alarmierenden Erkenntnissen über Zucker mit industriefinanzierter Forschung entgegenzuwirken, um so die öffentliche Meinung durch Informations- und Gesetzgebungsprogramme zu verändern. 1965 beauftragte Hickson die Harvard-Forscher D. Mark Hegsted, der später Leiter der Abteilung für Ernährung im Landwirtschaftsministerium der Vereinigten Staaten wurde, wo er 1977 am Entwurf des Vorläufers der Ernährungsrichtlinien der Bundesregierung mitwirkte, und Fredrick J.

Stare, den Vorsitzenden der Ernährungsabteilung von Harvard, einen Übersichtsartikel zu schreiben, der die Anti-Zucker-Studien entlarven sollte. Eine Übersichtsarbeit sollte es sein, weil diese – insbesondere, wenn sie in so renommierten (sogenannten „high-impact“) medizinischen Zeitschriften wie dem *New England Journal of Medicine* erscheinen – die gesamte wissenschaftliche Diskussion prägen beziehungsweise den Stand der Wissenschaft definieren.[33] Hickson überwies Hegsted und Stare (ich möchte sie an dieser Stelle nicht mehr Wissenschaftler nennen) insgesamt 6.500 US-Dollar, was heute etwa 50.000 US-Dollar entspricht. Das Geld stammte von einer Handelsgruppe namens Sugar Research Foundation, die heute als Sugar Association bekannt ist. Erst 1984 begann zum Beispiel das *New England Journal of Medicine* damit, von Autoren zu verlangen, Zahlungen an sie oder ihre Arbeitsgruppen offenzulegen.

Hickson wählte selbst die Publikationen aus, die besprochen werden sollten, und machte deutlich, dass er wollte, dass das Ergebnis den Zucker „freispricht“. Hegsted beruhigte die Zuckerindustrie-Führungskräfte. „Wir sind uns Ihres besonderen Interesses sehr wohl bewusst“, schrieb er, „und werden darüber so gut wie möglich berichten.“ Während sie an ihrem Artikel arbeiteten, teilten und diskutierten Hegsted und Stare frühe Entwürfe mit Hickson, der wiederum „mit dem, was sie schrieben, zufrieden“ war. Hegsted und Stare hatten die Daten über Zucker als unzureichend und nicht aussagekräftig abgetan und die Daten, die gesättigte Fette anschuldigten, als medizinisch relevant eingestuft. „Lassen Sie mich Ihnen versichern, dass dies genau das ist, was wir im Sinn hatten, und wir freuen uns auf die Veröffentlichung im Druck“, schrieb Hickson.

Nachdem der Bericht veröffentlicht war, beeinflusste Hegsted die Ernährungsempfehlungen der Regierung, Fett als treibende Kraft für Herzkrankheiten hervorzuheben, während Zucker weitgehend lediglich als leere Kalorien in Verbindung mit Karies beschrieben wurde. Und dagegen helfe ja Zähneputzen (siehe oben). Hickson erreichte also sein Ziel; die Debatte über Zucker und Herzkrankheiten verebbte, während fettarme Diäten die Unterstützung vieler Gesundheitsbehörden erhielten.

Zu den fettarmen Produkten, die bis heute vermarktet werden, gehört zum Beispiel Magermilch (im Englischen skim milk), die in der Schweinezucht für Mastzwecke genutzt wird. Kinder, die einprozentige Magermilch tranken, hatten einen höheren Body-Mass-Index, also mehr Fett am Körper, als Kinder, die Vollmilch tranken.[34] Auch heute noch sind die Warnungen vor Fett, insbesondere gesättigten Fettsäuren, ein Eckpfeiler der Ernährungsempfehlungen, obwohl in den letzten Jahren auch die American Heart Association, die Weltgesundheitsorganisation und andere Gesundheitsbehörden davor warnen, dass ein zu hoher Zuckerzusatz das Risiko von Herz-Kreislauf-Erkrankungen erhöht. Insgesamt wurde also 50 Jahre lang die Forschung über die Rolle der Ernährung und Herzkrankheiten einschließlich vieler der heutigen Ernährungsempfehlungen weitgehend von der Zuckerindustrie geprägt und die Diskussion über Zucker jahrzehntelang im Keim erstickt. Stattdessen wurde cholesterolarme Ernährung mit ungesättigten statt gesättigten Fetten, also Margarine statt Butter, gepredigt. Ich erinnere mich noch, wie ich zum ersten Mal in einem amerikanischen Supermarkt ungläubig Coca-Cola mit dem Aufdruck „cholesterol-free" sah.

Sind eine derartige Einflussnahme und ein solcher Lobbyismus Geschichte und heutzutage undenkbar? Nein, die Lebensmittelindustrie beeinflusst weiterhin die Ernährungswissenschaft.[35] Coca-Cola, der weltgrößte Hersteller zuckerhaltiger Getränke, unterstützt weiterhin Wissenschaftler, die den Zusammenhang zwischen zuckerhaltigen Getränken und Fettleibigkeit herunterspielen, und finanziert Studien, die behaupten, dass Kinder, die Süßigkeiten essen, dazu neigen, weniger zu wiegen als Kinder, die keine Süßigkeiten essen. Ob Studien zeigen, dass extrem zuckerhaltige Getränke wie die von Coca-Cola Fettleibigkeit und Typ-2-Diabetes fördern, hängt davon ab, wer für die Studie bezahlt hat. Zwischen 2001 und 2016 wurden 60 Studien über den Konsum von extrem zuckerhaltigen Getränken und deren Zusammenhang mit Fettleibigkeit und Diabetes veröffentlicht. Wurden die Studien von unabhängigen Forschern geleitet, zeigten sie einen klaren Zusammenhang zwischen Zuckerkonsum und Fettleibigkeit beziehungsweise Diabetes. In 26 Studien wurde jedoch kein solcher Zusammenhang festgestellt. Was war anders an diesen Studien? Sie wurden alle von Forschern mit finanziellen Verbindungen zur Getränkeindustrie durchgeführt. Die Ergebnisse wurden in den *Annals of Internal Medicine* veröffentlicht.[36]

Die Getränkeindustrie bezahlt zudem Ernährungswissenschaftler und sogenannte Gesundheitsexperten dafür, in sozialen Medien Beiträge zu schreiben, die sich gegen Steuern auf extrem zuckerhaltige Getränke aussprechen und dagegen Verbraucher ermutigen, diese als gesunden Snack zu sehen.[37] Als „wissenschaftsbasierte" Lösung setzt sich Coca-Cola dafür ein, die Adipositaskrise als Bewegungsmangel- oder Energiebilanzproblem zu definieren und nicht als ein Problem des Zuviels an Kalorien und Zucker. Das Unternehmen hat hierzu eine „gemeinnützige" Organisation namens Global Energy Balance Network unterstützt. Die Website des Netzwerks (gebn.org) ist bei der Coca-Cola-Zentrale in Atlanta registriert, von wo diese auch administriert wird. Die finanzielle Unterstützung von Coca-Cola wird nicht erwähnt. Die Unterstützung prominenter Gesundheitsforscher durch Coke erinnert an die Taktik der Tabakindustrie, die Wissenschaft zu verwirren und Zweifel über die Gesundheitsrisiken des Rauchens zu säen.

Der regelmäßige Konsum von einem zuckergesüßten Getränk pro Tag erhöht das Diabetesrisiko (unabhängig von einer Zunahme an Körpergewicht) um 13 Prozent.[38] Die Länder mit dem höchsten Zuckerkonsum haben die höchsten Typ-2-Diabetesraten und umgekehrt.[39] Nun könnte man argumentieren, Menschen, die viel Zucker zu sich nehmen, essen vielleicht überhaupt sehr viel und sind daher übergewichtig und bewegen sich infolgedessen auch zu wenig, und vielleicht sind Übergewicht und Bewegungsmangel die eigentlichen Gründe für die Korrelation zwischen Zucker und Diabetes. Aber auch wenn man

Personen mit gleichem Gewicht oder Übergewicht beziehungsweise gleicher körperlicher Bewegung miteinander vergleicht, bleibt der Effekt des Zuckers bestehen.[40] Er ist und bleibt eines der sechs wesentlichen Lebensstilrisiken für chronische Erkrankungen und erklärt die annähernde Verzehnfachung der Krankheitsrate an Diabetes in der Bevölkerung seit den 1950er-Jahren (siehe Abbildung 9).

Die Zahlen in Deutschland sind mit circa sieben Prozent Typ-2-Diabetikern in etwa gleich hoch wie in den USA.[41] Diese häufigste Form von Diabetes hieß übrigens nicht immer Typ 2. Ursprünglich war dies eine Diabetesform, die meist erst im Erwachsenenalter auftrat. Noch bis in die 80er-Jahre meines Medizinstudiums wurde sie daher Altersdiabetes genannt. Allerdings sind heutzutage immer mehr jüngere Menschen betroffen und so wurde die Bezeichnung Typ 2 eingeführt, um sie von dem selteneren Autoimmundiabetes Typ 1 zu unterscheiden. Fehlernährung, oft gepaart mit mangelnder

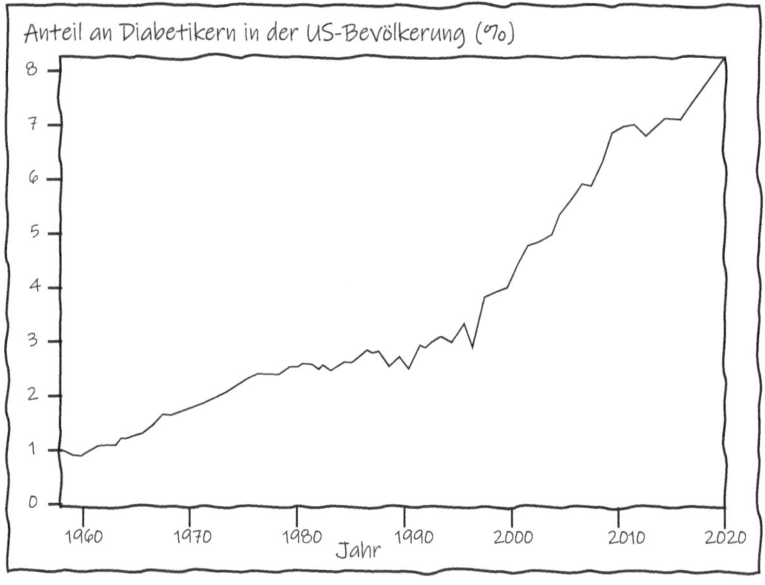

Abb. 9: Der wachsende Anteil der Diabetiker in der Bevölkerung der USA von 1958 bis 2020.[41]

Bewegung, hat so das Stadium der chronischen Erkrankung weit in das Jugendlichenalter verschoben. Die Langzeitkonsequenzen – Herzinfarkt, Schlaganfall, Amputationen, Sehstörungen und Nierenschädigungen – lassen sich durch die sogenannten Anti-Diabetika kaum verhindern. Im Grunde sind dies auch nur Arzneimittel, die das Symptom erhöhte Blutzuckerwerte normalisieren. Die Gründe dafür, warum eine reine Symptombehandlung nicht ausreichen kann und die NNT für die relevanten Spätfolgen so hoch ist (zwischen 45 und 100), entsprechen denen beim Bluthochdruck-Beispiel (siehe Kapitel 1).[42]

Die evidenzbasierte Ernährungsempfehlung lautet nicht, Zucker wegzulassen, sondern den Ball flach zu halten. Zum Beispiel empfiehlt die WHO, maximal zehn Prozent der täglichen Kalorien durch zugefügten Zucker abzudecken.[43] Das sollte ja wohl jeder schaffen. Körperliche Aktivität ist natürlich auch wichtig und muss mit der Gesamtkalorienaufnahme in Balance stehen. Es dürfte klar sein, dass der an Gewicht zunimmt, der mehr isst, als er verbraucht. Bewegung regt allerdings auch den Appetit an und veranlasst dadurch, mehr Kalorien zu sich zu nehmen. Bewegung verbraucht also viel weniger Kalorien, als die meisten Menschen denken. Eine Dose Coca-Cola enthält zehn Teelöffel Zucker; um diese zu verbrennen, müssten Sie circa fünf Kilometer laufen, also eine Stunde. Wer macht das schon? Die Ergänzung eines Ernährungsprogramms durch Bewegung hilft, aber eine Ernährungsumstellung erzielt viel mehr Wirkung.[44]

Und noch zwei Punkte sind zu Zucker und Ernährung ebenfalls wichtig zu wissen. Auf vielen Lebensmitteln wird der Zuckeranteil durch kreative Alternativbezeichnungen versteckt. Hierzu gehören: Saccharose, Dextrose, Raffinose, Glukose, Fruktose-Glukose-Sirup, Stärkesirup, Karamellsirup, Laktose, Maltose, (Gersten-)Malzextrakt und Malto-Weizen-Dextrin, aber auch scheinbar gesunder Honig, Traubenfruchtsüße und Agavendicksäfte. So sind in Salatdressings (French, Vinaigrette) bis zu sieben Gramm Zucker pro Portion; in Suppen und Saucen zwölf Gramm; in Alkoholika wie einem Glas Cider oder einem doppelter Sherry 20 Gramm; selbst in Brot und Sandwiches ist Zucker, teilweise ein Teelöffel pro zwei Scheiben. Ebenso hohe Zuckeranteile finden sich in Frühstücks-Smoothies, Frühstücksriegeln und sogenannten fettarmen Fruchtjoghurts, die dafür dann sehr viel Zucker enthalten. Also aufgepasst!

Ein zweiter Irrtum ist, Zuckerersatzstoffe oder Süßstoffe, die zu den weltweit am häufigsten verwendeten Lebensmittelzusatzstoffen gehören, seien gesünder oder gar vorteilhaft. Süßstoffe bewirken jedoch genauso Diabetes, und zwar durch Veränderungen in der Zusammensetzung und Funktion des Darm-Mikrobioms, sind also keine Lösung, sondern eher ein anderes Problem.[45] Also wenn ein bisschen Zucker, dann Zucker und nicht Süßstoffe!

Diabetes und massives Übergewicht werden gern als eine Pandemie bezeichnet, mit dramatischen Folgen für unser Gesundheitssystem beziehungsweise mit Einschränkungen der Lebenserwartung und Lebensqualität für Millionen von Menschen. Doch im Vergleich zu der Covid-19-Pandemie ab 2019 ist Diabetes keine schicksalhafte, schwer zu verhindernde, über die Welt hereingebrochene Pandemie. Mit den einfachen, gezielten und nachhaltigen Lebensstilmaßnahmen wäre es möglich, die Krankheitsrate von Diabetes wieder auf das Niveau der 1950er-Jahre zurückzubringen und das ohne Medikamente. Dann hätten wir auch wieder nur Alters- und keinen jugendlichen Typ-2-Diabetes mehr. Für Altersdiabetes, der auch ohne Über- und Fehlernährung auftritt, gibt es wahrscheinlich Risikogene, über die Forschung und eine vorbeugende Arzneimittelentwicklung sinnvoll sein könnten, nicht aber für den überwiegenden Rest der heutigen Diabetiker. Deren Diabetes mellitus ist überwiegend kein medizinisches, sondern vielmehr ein politisches Problem: der fehlende Wille zu echter Prävention und diese zudem auch durchzusetzen und zu finanzieren. Nicht viel anders ist es in weiteren Feldern von Lebensstilrisiken: Auch hier mangelt es an gesundheitspolitischem oder ökonomischem Willen zur echten Prävention.

Rotes Fleisch

Den Ball bei Zucker flach zu halten, ohne ihn ganz zu verbieten, und dies auf verschiedene Weisen auch durchzusetzen wäre einer der wichtigsten Präventionsimperative. Der einfachste Ansatz wäre, eine Zuckersteuer zu erheben, die auf all die gesundheitlichen Langzeitschäden einzahlt, die Zucker verursacht. Andere Länder haben es schon vorgemacht.[46]

Ähnlich deutlich wie bei Zucker ist die Sachlage bei rotem Fleisch, dem Muskelfleisch von Rind, Schwein, Lamm oder Wild.[47] Zucker und rotes Fleisch (insbesondere verarbeitet[48] in Wurst- und anderen Fertigwaren) sind die Lebensmittel, bei denen eine Reduktion den deutlichsten Effekt auf die Gesundheit hat. Rotes Fleisch erhöht das Risiko für Gesamtsterblichkeit, vor allem für Krebs. Immer mehr junge Menschen, vor allem im Alter von 20 bis 29[49], erkranken an Darmkrebs, während dieser bei 50-Jährigen durch Früherkennungsdarmspiegelungen rückläufig ist. Eigentlich müsste das Screening-Alter dringend auf 45 Jahre gesenkt werden. Dasselbe gilt für das Sterblichkeitsrisiko infolge von Herz-Kreislauf-Erkrankungen; auch dieses korreliert mit dem Verzehr von rotem Fleisch. Ursächlich beteiligt hieran scheint Trimethylamin-N-oxid (TMAO) zu sein, eine Substanz, die unser Darm-Mikrobiom aus Cholin, Phosphatidylcholin (Lecithin) und L-Carnitin herstellt.[50] Lebensmittel mit hohem Cholin- und L-Carnitin-Gehalt sind Fleisch, Energydrinks und Eiweiß-Shakes. Rotes Fleisch verändert auch die Darmflora hin zu TMAO-produzierenden Bakterien; umgekehrt werden diese durch vegetarische Ernährung oder weißes Fleisch verringert.[51]

Alkohol

Neben Rauchen, von dem inzwischen jeder weiß, dass es – trotz Tabakwerbeverbot und erhöhter Tabaksteuer – noch immer die Gesundheit vieler Menschen massiv schädigt, taucht auch Alkohol unter den acht wesentlichen und vermeidbaren Gesundheitsrisiken auf. Da könnte der geneigte Leser spontan entgegenhalten: Aber ein geringer

Alkoholkonsum, das Gläschen Rotwein am Abend, ist doch gesund? Leider nein. Die Diskussion um Alkohol ging in den letzten Jahrzehnten hin und her. Von „kein Alkohol“ zu „möglichst wenig“, von „welcher Alkohol ist egal“ zu „nur Rotwein ist gesund“ und wieder, dass es egal sei, woher der Alkohol komme, Hauptsache wenig. Aktueller Stand durch eine gigantische vorausschauende Untersuchung an einer halben Million Menschen über zehn Jahre hinweg, also keine rückschauende Korrelation: Es steht nun fest, dass es keine gesunde Höchstmenge an Alkohol gibt. Gen-Varianten erklären etwa die Hälfte des durchschnittlichen Alkoholkonsums; Umweltfaktoren wie Stress sind zusätzliche Auslöser. Alkohol erhöht also generell das Risiko für einen Schlaganfall um etwa ein Drittel pro 280 Gramm Alkohol pro Woche. Bei keiner Menge kommt es zu einer schützenden Wirkung durch leichten oder mäßigen Alkoholkonsum.[52] Warum auch? Es muss ja nicht alles im Leben gesund sein, was Spaß macht oder Genuss bringt. Daher muss man Alkohol nicht verbieten, aber eine Steuer entsprechend dem damit assoziierten gesundheitlichen Risiko, das ja dann wieder von der Solidargemeinschaft, also uns allen, aufgefangen werden muss, wäre wie beim Zucker angebracht. Prost!

Pflanzlich und frisch

Nach den drei einzig sinnvollen Ernährungsbeschränkungen (Zucker, rotes Fleisch und Alkohol) folgt noch eine einzige sinnvolle positive Ernährungsempfehlung. Was ist nun erwiesenermaßen gesundheitsförderlich? Eine pflanzliche Ernährung mit viel Gemüse und Obst. Sie wird oft als mediterrane Diät bezeichnet, aber das trifft es eigentlich nicht ganz.[53] Zum einen fallen nicht alle Komponenten der mediterranen Ernährung darunter, zum anderen ist es keine Diät. Fakt ist jedoch, dass in Ländern des Mittelmeerraums wie Spanien, Griechenland und Italien die Sterblichkeit aufgrund von Herz-Kreislauf-Erkrankungen im Vergleich zu nordeuropäischen Bevölkerungsgruppen oder den USA niedriger ist. Genauer lässt sich eine gesundheitsfördernde Ernährung mit ihrem Gehalt an löslichen und unlöslichen Ballaststoffen beschreiben[54], und dies erzielt man eben am besten durch eine pflanzliche Ernährung (Gemüse, Obst und Vollkornprodukte).[55] Lösliche Ballaststoffe befinden sich vor allem in Obst und Gemüse, unlösliche Ballaststoffe vorwiegend in Getreide und Hülsenfrüchten.[56] Leider ernährt sich nur ein Bruchteil der Menschen in Deutschland gesund, frisch und ausgewogen. Daher ist es fatal, dass nur noch 40 Prozent der Deutschen jeden Tag selbst kochen; die anderen essen hochgradig prozessierte Industrieprodukte[57], die die Menschen dazu veranlassen, noch mehr zu essen.[58]

Diese zwei Leitlinien – viel pflanzlich, wenig Zucker/rotes Fleisch/Alkohol – beschreiben hinreichend die relevante Evidenz, was Prävention durch gesunde Ernährung betrifft. Mehr müssen Sie nicht wissen. Mehr Wissen gibt es auch nicht. Es ist mir ein Rätsel, wie selbst ernannte Ernährungsgurus ohne jegliche wissenschaftliche Evidenz hiervon abweichende, mit religiöser Inbrunst vertretene Ernährungsmythen generieren oder wie deren Jünger ihnen folgen und mehrere 100 Seiten dicke Ernährungskompasse lesen können. Gesunde Ernährung ist simpel, sollte in jedem Kindergarten geübt und Teil des Schulunterrichts werden, einschließlich selbst kochen.

Bewegung plus Kraft plus Beweglichkeit

Das nächste wichtige Risikoverhalten ist zu wenig Bewegung und mangelhafte körperliche Fitness. Sitzen ist das neue Rauchen, ganz besonders in Corona-Zeiten. Um die körperliche Fitness zu steigern, empfiehlt die Deutsche Gesellschaft für Sportmedizin und Prävention zweieinhalb Stunden körperliche Aktivität pro Woche und 10.000 Schritte täglich. Gerade letztere Zahl wurde zum Dogma erhoben und ich bin mir sicher, viele schaffen diese nicht jeden Tag auf ihrem Schrittzähler und sind frustriert. Aber sie müssen das auch nicht schaffen. Wenn man „länger leben“ als Ziel nimmt, hören die Vorteile schon bei 4.400 Schritten pro Tag auf.[59] Es braucht also keine herausfordernden Trainingspläne oder Work-outs, die einen ans Limit treiben. Schon wer jede Woche zweieinhalb Stunden – das sind 21

Minuten pro Tag, jeden (!) Tag – flott spazieren geht, reduziert drei der Hauptrisikofaktoren chronischer Erkrankungen: Blutdruck, Cholesterin und Diabetes.[60] Das sollte ja wohl jeder schaffen. Doch das ist nicht alles. Altern beeinträchtigt das Wachstum der Skelettmuskulatur und führt zu einer Verringerung der Muskelmasse und Muskelkraft; zwei Faktoren, die direkt mit der Sterblichkeitsrate älterer Menschen in Zusammenhang stehen.[61] Eine starke, gesunde Muskelmasse führt zu verbesserter Gesundheit, Unabhängigkeit und Funktionalität und wirkt Osteoporose entgegen.[62] Und als dritte Komponente ist noch ein leichtes Flexibilitätstraining notwendig, um die Lebensqualität zu erhalten und gelegentliche Schmerzsymptomatiken (Rücken, Schulter) zu behandeln oder, noch besser, zu verhindern.[63] Diese drei simplen, leicht machbaren Fitness-Grundsätze – Ausdauer, Kraft und Beweglichkeit – sollte jeder kennen und regelmäßig beherzigen. Sie haben einen großen Einfluss auf körperliches Wohlbefinden und das Vermeiden von Osteoporose und Fragilität. Das Wissen um die einfachsten Grundsätze eines gesunden Lebensstils erhält oder schafft Gesundheit und Wohlbefinden. Es wäre wichtig, auch dies in Schulen zu lehren, am Arbeitsplatz anzubieten und auch privat zu praktizieren.

Psyche: Schlaf plus Stress

Die dritte Säule der Prävention, neben Ernährung und körperlicher Fitness, ist die Psyche mit ausreichend Schlaf und wirksamer Stressvermeidung oder Stressbewältigung als Hauptelementen – auch wieder Dinge, die man lernen kann beziehungsweise die gelehrt werden sollten.

Viel problematischer als Adipositas- beziehungsweise Diabetes-„Pandemien“ ist etwa chronischer Mangel an erholsamem Schlaf, zum Beispiel dadurch, dass man sehr lange braucht, um einzuschlafen, nachts unruhig schläft, aufwacht und lange wach liegt oder morgens viel zu früh aufwacht und nicht wieder einschlafen kann. Tagsüber fühlen sich dann viele Menschen müde und abgeschlagen. Etwa jeder fünfte Erwachsene und sogar 30 Prozent aller Kinder sind hiervon betroffen.[64] Die normale Schlafdauer ist jedoch individuell sehr verschieden und beträgt altersabhängig zwischen fünf und neun Stunden. Dass der Schlaf vor Mitternacht der gesündeste ist, ist ein Mythos. Am erholsamsten sind allerdings die ersten drei bis vier Stunden Schlaf pro Nacht. Daher ist es auch keine Katastrophe, wenn Sie mal nur drei bis vier Stunden schlafen konnten; Sie schaffen es dann schon durch den Tag. Allerdings darf das nicht ständig passieren, denn langfristige Schlafstörungen erhöhen das Risiko für Übergewicht, Diabetes[65] und Alzheimer[66]. Neben mangelnder Schlafhygiene kann unverarbeiteter Stress, zum Beispiel am Arbeitsplatz oder in Beziehungen, Schlaf beeinträchtigen und ebenso die Häufigkeit und Sterblichkeit von Herz-Kreislauf-Erkrankungen erhöhen.[67] Allerdings ist Stress und möglicherweise auch Stressmanagement stark vergesellschaftet mit niedriger Bildung und einem Arbeitsplatz mit einem Missverhältnis zwischen erhöhten psychologischen Anforderungen und fehlender Kontrolle über die eigene Tätigkeit. Das *Deutsche Ärzteblatt* diskutiert[68], welche Maßnahmen geeignet sein könnten: „Ein höheres Einkommen könnte ebenfalls die Situation entspannen – wobei allerdings offenbleibt, ob Menschen mit niedrigem Bildungsniveau ihre zusätzlichen finanziellen Ressourcen tatsächlich in eine Verbesserung ihrer Gesundheit investieren würden." Dem würde ich entgegenhalten, dass die Reihenfolge, wie bei allen Gesundheitspräventionen, Bildung, Bildung, Bildung heißen muss. Wer gebildet ist, kann sich seinen Job und die Bedingungen eher aussuchen als derjenige, der darauf angewiesen ist, den Job annehmen zu müssen, der ihm angeboten wird.

Was tun?

Damit haben wir alle acht Risiken und Verhaltensweisen besprochen, die 80 Prozent aller chronischen Erkrankungen weltweit befördern, wahrscheinlich zusammen mit Risikogenen. Eines der acht Risiken, schlechte medizinische Versorgung, spielt in Deutschland wohl keine Rolle; eher haben wir zu viele unnütze Check-ups. Das Risiko, Vorsorgemaßnahmen wie Impfungen und Früherkennungen nicht in Anspruch zu nehmen, betrifft in Deutschland – wenn überhaupt – vor allem Männer.

Was also bleibt, ist das magische Dreieck aus Ernährung (Zucker, rotes Fleisch, Alkohol), Körper (Bewegung, Kraft und Beweglichkeit) und Psyche (Schlaf und Stress). Und was ist zu tun? Ich denke, das, was beim Risikofaktor Rauchen nach jahrzehntelangem Kampf gegen die Lobby der Tabakindustrie auch möglich war.[69] Das könnte bedeuten: den Zuckerkonsum gegen den Widerstand und Fehlinformationen durch die Zuckerindustrie massiv zu senken; den Konsum von rotem Fleisch (auch aus vielen anderen Gründen wie dem Tierwohl und dem Klimagas Methan[70]) massiv zu reduzieren; Bildung, Aufklärung und massives Coaching, um gesunde und frische Ernährung, körperliche Fitness, gesunden Schlaf und Stressvermeidung zu lehren. Das wäre nicht billig, aber erheblich billiger, als den Karren in den Dreck zu fahren und dann bei chronisch Kranken aufwendig bis zum Lebensende Symptome zu therapieren. Hinzu kommen hohe Steuern auf Zucker und Alkohol genauso wie auf Tabak sowie Aufklärung und die deutliche Kennzeichnung gesundheitsschädlicher Produkte und stark verarbeiteter Fertiglebensmittel. Die 2019 lediglich auf freiwilliger Basis eingeführte Lebensmittelampel ist nur ein Minischritt in diese Richtung, aber ein richtiger.

KAPITEL 5

MANN UND UNGEBILDET: DOPPELTES PECH

Der Check-up-Erfolg beim Hausarzt, der Check-up-Erfolg beim Zahnarzt, weniger Diabetes, gesündere Ernährung, geringerer Alkoholkonsum, mehr Bewegung, besserer Schlaf, weniger Stress, das alles korreliert, wie ich bereits erwähnt habe, mit besserer Bildung. Die Chancen auf ein langes Leben in Gesundheit werden stark durch Bildung beeinflusst[1] und praktisch gar nicht von den jeweiligen Gesundheitssystemen. Mit am unterschiedlichsten in Bezug auf das Gesundheitssystem sind zum Beispiel die USA und Großbritannien. In den USA sind die Menschen bis 65 meist privat krankenversichert, oft durch den Arbeitgeber; in England ist der Gesundheitsdienst kostenlos und wird aus Steuermitteln finanziert. Wie sich in beiden Ländern Bildung auf die Gesundheit im Alter auswirkt, untersuchten zwei Studien: die britische „English Longitudinal Study of Ageing

(ELSA)“[2] und die US-amerikanische „Health and Retirement Study“[3]. Das Ergebnis: Die Unterschiede in beiden Gesundheitswesen wirken sich kaum auf die zu erwartenden Lebensjahre in Gesundheit aus. Anders ist dies bei Bildung.

Ungebildet = Minus 10

Menschen mit höherer Bildung haben in England eine bis zu sechs Jahre längere Lebenserwartung; in den USA sogar neun Jahre. Mit Bildung korreliert natürlich auch Einkommen. Die wohlhabendste Schicht der 50-Jährigen hat noch eine weitere Lebenserwartung ohne chronische Krankheiten von 31 Jahren; in der ärmsten Gruppe sind es nur 22 Jahre, also bis zu neun Jahre weniger. Als Begründung wird ein gesünderer Lebensstil vermutet. Die Möglichkeit eines leichteren Zugangs zu medizinischen Leistungen fällt in England als Begründung weg.

Diese Daten sind eins zu eins auf Deutschland übertragbar.[4] Auch hier haben die oberen Einkommensklassen eine um mehrere Jahre höhere Lebenserwartung als die unteren, und zwar über alle Altersgruppen und Geschlechter hinweg. Männer mit niedriger Bildung und Einkommen sterben zehn Jahre, Frauen acht Jahre früher als gut gebildete Männer und Frauen. Betrachtet man nur die gesunde Lebenserwartung, das heißt die Lebensjahre, die in sehr gutem oder gutem allgemeinen Gesundheitszustand verbracht werden, macht der Unterschied zwischen der niedrigsten und höchsten Einkommensgruppe sogar 13 Jahre bei Frauen und 14 Jahre bei Männern aus. Und diese Erkenntnis ist keineswegs neu. Schon 1847 beschrieb der Armenarzt, Medizinalreformer und -statistiker Salomon Neumann den Kern des Problems so: „Wohlstand und Bildung drücken sich zählbar – und dies ist eine amtliche Tatsache – in den Gesetzen der Sterblichkeit aus.“[5]

Diese Abhängigkeit der Gesundheit und Lebenserwartung von der Bildung beginnt schon in der Kindheit. Ein höherer Bildungsgrad von Müttern beschert ihren Kindern ein längeres Leben.[6] Hatte eine Mutter ab den 1940er-Jahren mindestens einen Realschulabschluss, haben ihre erwachsenen Kinder ab 65 Jahren eine im Durchschnitt zwei Jahre höhere Lebenserwartung als Kinder, deren Mütter damals höchstens einen Volksschulabschluss hatten. Besser gebildete Mütter achten wahrscheinlich auf eine gesündere Lebensweise ihrer Kinder, was eine ausgewogene Ernährung, Rauchverhalten, Alkoholkonsum und Bewegung betrifft.

Mann = Minus 5

Neben Bildung ist auch allein das Geschlecht ein Risikofaktor. Die Gesundheit und Lebenserwartung von Jungen und Männern ist wesentlich schlechter als bei Mädchen und Frauen.[7] Diese geschlechtsspezifische Ungleichheit hat sich jedoch in der Gesundheitspolitik kaum niedergeschlagen und wird, auch von sogenannten Gender-Wissenschaftlern, fast als gegeben bis hin zu selbstverschuldet (riskantes Verhalten) akzeptiert. Die Global Burden of Disease Study 2010 zur globalen Krankheitslast zeigte, dass Frauen im Zeitraum von 1970 bis 2010 eine längere Lebenserwartung hatten als Männer. In diesem Zeitraum stieg die Lebenserwartung von Frauen bei der Geburt von 61,2 auf 73,3 Jahre, während die der Männer von 56,4 auf 67,5 Jahre stieg.[8] Diese Zahlen zeigen, dass sich die Kluft in der Lebenserwartung zum Nachteil der Männer von 4,8 auf 5,8 Lebensjahre vergrößert hat. Osteuropa zeigt den größten Unterschied in der Lebenserwartung zwischen Männern und Frauen: 11,6 Jahre.[9]

Wie lässt sich diese Kluft zwischen den Geschlechtern erklären? In vielen Gesellschaften genießen Männer im Allgemeinen mehr Möglichkeiten, Privilegien und Macht als Frauen, doch diese vermeintlichen Vorteile führen nicht zu besserer Gesundheit. Als Erklärungen werden angeführt:

- Gefährlichere Berufe: ein höheres Maß an beruflicher Exposition gegenüber physischen und chemischen Gefahren. Im Jahr 2010 starben fast achtmal mehr Männer aus berufsbedingten Gründen als Frauen. In Europa ereignen sich 95 Prozent der tödlichen Unfälle und 76 Prozent der nicht tödlichen Unfälle am Arbeitsplatz bei Männern.[10] In Berufen mit dem höchsten Risiko tödlicher Arbeitsunfälle – wie im Bergbau, in Landwirtschaft und Fischerei, beim Militär, bei der Brandbekämpfung und bei der Arbeit auf Baustellen – sind weit mehr Männer als Frauen beschäftigt[11] mit wenig Bestreben nach der Einführung einer „Frauenquote".

- Weniger Vorsorge/Früherkennung: Bei allen angebotenen Früherkennungsuntersuchungen wie dem allgemeinen Check-up ab 35 Jahren oder dem Hautkrebs-Screening sowie den Untersuchungen auf Darmkrebs durch eine Stuhlprobe oder eine Darmspiegelung haben die Frauen die Nase vorn. Regelmäßig zum Urologen geht nur jeder fünfte Mann ab 45 Jahren. Als Gründe geben Männer auf Platz 1 Zeitmangel an, gefolgt von Angst vor einer schlechten Diagnose und Respekt vor der Prostatauntersuchung mit dem Finger. Viele Männer betreiben eine Art Vogel-Strauß-Taktik: Kopf in den Sand stecken und nichts sehen und hören wollen. Erst wenn etwas kaputt ist, lässt man es reparieren. Also eher Reparaturmedizin als Vorsorgemedizin. Männer sterben infolgedessen häufiger und in jüngerem Alter an Herzkrankheiten. Ein Grund könnte der niedrigere Östrogenspiegel sein, aber auch schlecht behandelter Bluthochdruck oder hohe Cholesterinwerte. Zusätzlich und ganz im Unterschied zum Klischee der „Männergrippe" suchen Männer, wenn sie krank sind, seltener einen Arzt auf; und wenn sie einen Arzt aufsuchen, berichten sie weniger häufig über die Symptome der Krankheit. Frauen nutzen häufiger als Männer Gesundheits-Check-ups; obwohl diese Ungleichheit möglicherweise durch die Verpflichtung zum Arztbesuch zur Verschreibung von Antibabypillen verursacht ist[12], trifft dies aber auch für zahnärztliche Check-ups zu.[13]
- Ungesunde Ernährung/Alkohol: Laut der Nationalen Verzehrstudie II des Bundesministeriums für Ernährung und Land-

wirtschaft essen Männer im Vergleich zu Frauen mehr Fleisch und Wurstwaren, Fisch, Milch(-produkte) und Käse, Süßwaren und zuckerhaltige Getränke, aber weniger Gemüse und Obst.[14] Übermäßiger Alkoholkonsum kostet doppelt so viel Männern wie Frauen das Leben.[15] Für viele Männer ist Alkoholkonsum mit Männlichkeitsvorstellungen verbunden.[16]

- Selbstmord: Männer begehen häufiger Selbstmord, obwohl Depressionen bei Frauen als häufiger angesehen werden und Frauen mehr (nicht tödliche) Selbstmordversuche unternehmen. Männer bemühen sich bei Depressionen und psychischen Erkrankungen weniger um Hilfe.
- Biologie: Der Frontallappen des Gehirns – der Teil, der das Urteilsvermögen und die Abwägung der Folgen einer Handlung steuert – entwickelt sich bei Jungen und jungen Männern langsamer als bei Frauen. Dies kann dazu beitragen, dass weit mehr Jungen und Männer bei Unfällen oder infolge von Gewalt sterben, zum Beispiel durch Trunkenheit am Steuer und Tötungsdelikte. Mangelndes Urteilsvermögen und mangelnde Abwägung der Folgen kann auch zu nachteiligen Lebensentscheidungen beitragen, wie Rauchen oder übermäßiges Trinken. Fehlende Risikokompetenz und Verdrängungsmechanismen führen dazu, einfache und offensichtliche Zusammenhänge zwischen Rauchen, übermäßigem Essen und Trinken, mangelnder Bewegung, Stress und auftretenden Krankheitssymptome beharrlich zu leugnen.

Diese Kluft zwischen Männern und Frauen bezüglich Gesundheit und Lebenserwartung wird global in grotesker Weise nicht angemessen berücksichtigt. Obwohl der medizinische Bedarf ganz eindeutig aufseiten der Männergesundheit liegt, weisen Genderstudien bezüglich Gesundheit und Lebenserwartung eine gewaltige Verzerrung in Richtung Women's Health auf: Eine Onlinedatenbanksuche in der National Library of Medicine (PubMed) ergab 152.450 Studien zu Women's

Health gegenüber nur 10.391 zu Men's Health[17], das sind nur sechs Prozent. Bisher haben weltweit nur drei Länder – Australien, Brasilien und Irland – versucht, die Krankheitslast von Männern durch die Annahme nationaler, auf Männer ausgerichteter Strategien anzugehen.

Diese Vernachlässigung durch die politischen Entscheidungsträger wird durch negative Stereotypen über Männer verstärkt. Einige gehen beispielsweise davon aus, dass Männer weitgehend desinteressiert an ihrer Gesundheit seien – eine Haltung, die wiederum Männer davon abhalten kann, sich mit Gesundheitsdiensten zu befassen.[18] Gesundheitsprogramme betrachten Männer häufig als Unterdrücker, als egozentrisch, desinteressiert oder gewalttätig.[19] Die Berücksichtigung der Gesundheit von Männern wird besonders wichtig sein, um die „Pandemie" nicht übertragbarer chronischer Krankheiten zu bekämpfen, von denen mehr Männer als Frauen und Männer in jüngeren Jahren betroffen sind. Und dies ist nicht nur eine Frage der Geschlechtergerechtigkeit. Es ist auch eine Frage der Wirtschaftlichkeit, denn letztlich müssen teure Krankenhausleistungen in Anspruch genommen werden.[20]

Öffentliche und politische Maßnahmen zur Verbesserung der Gesundheit von Männern, also Men's Health, sollten drei Ziele haben:[21]

1. Schulen, in denen Stereotypen über Männlichkeit infrage gestellt werden.
2. Förderung der Gesundheit und des Wohlbefindens von Männern am Arbeitsplatz.
3. Ausrichtung des Gesundheitswesens und der Gesundheitsförderung auf marginalisierte Männer, Männer aus Minderheiten, Männer in Gefängnissen und Männer, die Sex mit Männern haben – alle haben eine höhere Krankheitslast und einen häufigeren frühen Tod als andere Männer.

Interventionen in Ländern mit hohem Einkommen (zum Beispiel Australien, USA und westeuropäische Länder) umfassten im Allgemeinen die Kontaktaufnahme mit Männern in Pubs und Bars, Sportvereinen, Friseurläden, Schulen und am Arbeitsplatz mit Schwerpunkt auf Gewichtsverlust, Raucherentwöhnung und anderen Lebensstilveränderungen. Dass das funktioniert, zeigt ein Beispiel unter übergewichtigen oder fettleibigen männlichen Fußballfans schottischer Profifußballklubs.[22] Auch können Männer und Frauen unterstützt werden, tradierte Geschlechterrollen umzugestalten, sodass gerechtere Beziehungen entstehen, was Sexualverhalten, Gewalt in der Partnerschaft und Verhinderung sexuell übertragbarer Krankheiten betrifft.[23]

Es braucht also eine globale Männergesundheits-Bewegung. Eine Google-Suche mit dem Begriff „Department – Institute – Women's Health" ergibt seitenweise Einträge, die gleiche Suche für „Department – Institute – Men's Health" ein einziges Institut und dies erfreulicherweise in Deutschland: das weltweit erste Institut für Männergesundheit[24] am Universitätsklinikum Hamburg, geleitet von Dr. Frank Sommer, dem weltweit ersten Professor für Männergesundheit. Der Ansatz ist inhaltlich sehr breit und reicht von Sport-, Anti-Aging- und Lebensstilmedizin über Diabetes, Depression und Hormonmangel bis hin zu sexuellen Funktionsstörungen. Der letzte Punkt ist, soweit es die erektile Dysfunktion (also mangelnde Erektionsfähigkeit des Penis) betrifft, extrem wichtig, da er das erste Anzeichen einer ernsthaften Erkrankung des Herz-Kreislauf-Systems sein kann.[25] Angesichts der dramatischen Lücke in der Männergesundheit und der sich mehrenden Belege, wie diese geschlossen werden kann, besteht der nächste Schritt darin, das Thema auf die Tagesordnung aller nationalen Regierungen und globalen Gesundheitseinrichtungen zu setzen, ohne die Bemühungen zur Verbesserung der Gesundheit von Frauen zu beeinträchtigen. Eine neue Organisation, Global Action on Men's Health, wurde kürzlich gegründet, um sich für nationale, regionale und globale Gesundheitspolitiken einzusetzen.[26] Es ist an der Zeit, nicht nur die Vorteile solcher Maßnahmen für Männer anzuerkennen, sondern auch die potenziellen Vorteile für Frauen, Kinder und die Gesellschaft insgesamt. Die körperliche Erkrankung von Männern kann beispielsweise die psychische Gesundheit ihrer Partnerinnen beeinträchtigen. Wenn Männer krank sind, verletzt werden oder sterben, erleiden Haushalte und Partnerinnen Einkommensverluste.[27] Das Schließen der Gesundheitslücke der Männer käme daher Männern, Frauen und ihren Kindern zugute.

Ungebildet + Mann = Minus 15

Nach den vorherigen Betrachtungen zu den Aspekten „ungebildet" und „Mann" könnten Sie sich fragen, wie es sich mit ungebildeten Männern beziehungsweise gebildeten Frauen verhält. Und Sie hätten recht mit Ihrer Vermutung: Bildungsferne/armutsgefährdete Männer haben in Deutschland eine durchschnittliche Lebenserwartung von 70,1 Jahren; gebildete/reiche Frauen dagegen von 85 Jahren, das sind exakt 15 Jahre Differenz! Dazwischen liegen armutsgefährdete Frauen mit knapp 77 Jahren und reiche Männer mit 81 Jahren Lebenserwartung. Laut einer Studie der Zurich Lebensversicherung leben daher viele arme Menschen so kurz, dass eine generelle Ausweitung des Renteneintrittsalters auf 71 oder gar 73 Jahre kaum möglich ist. Arme hätten dann keine Aussicht mehr auf einen Ruhestand. Reich ist laut Statistik derjenige, der über mehr als 150 Prozent des durchschnittlichen Einkommens verfügt; als armutsgefährdet gelten Bürger, die weniger als 60 Prozent des durchschnittlichen Einkommens zur Verfügung haben.

Aus medizinischer Sicht könnte man schlussfolgern, es mangele bloß an Bildung in der Bevölkerung – insbesondere bei Männern –, was Gesundheitsvorsorge und -risiken im Speziellen betrifft. Liegt die Lösung wirklich nur in schulischen oder berufsschulischen Bildungsinhalten zum Thema Gesundheit? Sollte die Ursache (und Lösung) dieser dramatischen Unterschiede hinsichtlich Lebenserwartung tatsächlich so trivial sein? Bildung ist insbesondere im Deutschen ein problematischer Begriff mit mindestens drei Bedeutungen: erstens als gesellschaftlich relevantes Kompetenzkapital, zweitens im Humboldt'schen Sinn als Formung und Veredelung eines individuellen Selbstbilds und drittens als Verknüpfung von Gesellschaft und Einzelnem im Habituskonzept des französischen Soziologen Pierre Bourdieu, bei dem persönliche Netzwerke und Herkunft Renommee, Prestige und Erfolg garantieren. Gerade in letzterem Bildungsbegriff finden sich mit sozialer Einbindung und finanzieller Sicherheit zwei wesentliche gesundheitsförderliche Faktoren wieder. Für soziale Ungleichheiten kann Bildung jedoch sowohl Gift als auch Medizin in einem sein: sowohl eine Möglichkeit, sozialer Ungleichheit zu entkommen, als auch ein Hauptkriterium, um soziale Ungleichheit zu definieren.[28] Aufgrund dieses Doppelcharakters fällt es schwer, einen nicht weiter definierten Bildungsbegriff mit Gesundheit zu korrelieren. Insofern darf der Begriff gesundheitliche Bildung hier als Erklärung nicht überstrapaziert werden: Bildung ist eben nur Bildung. Bildung ist kein Gesundheitskonzept und keine Wunderwaffe.

Ziel eines auf Prävention ausgerichteten Gesundheitssystems müsste es daher sein, die Lebenserwartung zwischen Gebildeten und Ungebildeten, Armen und Reichen sowie auch zwischen Männern und Frauen anzugleichen. Da wir ja schon identifiziert haben, dass wir offensichtlich eher ein Krankheits- denn ein Gesundheitssystem haben, muss man sich fragen, ob die Anreize für alle Leistungserbringer (also Ärzte, Krankenhäuser und so weiter) mit einem solch hehren Ziel übereinstimmen. Wohl eher nicht. Aber wo genau hakt es? Daher, lieber Leser, müssen wir – wohl oder übel – zusätzlich zur bisherigen wissenschaftlichen Analyse auch einen Ausflug in unser Gesundheitssystem und unsere Gesundheitspolitik machen ...

KAPITEL 6

FALSCHE ANREIZE

Einer der wichtigsten Anreize für Leistungserbringer in unserem Gesundheitssystem dürfte wohl oder übel – neben dem Wunsch und dem Ziel, einem Patienten zu helfen – das Geld sein. Insofern lohnt es sich, einen Blick darauf zu werfen, wohin denn das Geld fließt (Abbildung 10). Im Jahr 2019 lagen die Ausgaben der gesetzlichen Krankenversicherung bei insgesamt 252,2 Milliarden Euro, dabei beliefen sich die reinen Leistungsausgaben auf rund 239,5 Milliarden Euro. Der Rest von 12,7 Milliarden, von immerhin fünf Prozent, waren Verwaltungskosten. Schauen wir auf die Leistungsausgaben, also den „Input" in unser Gesundheitssystem: Wofür geben wir unser Geld aus, worin investieren wir?

Das Input-System

Zu den bedeutendsten menschlichen Interessen zählt die Gesundheit. Seit der Zeit der Industrialisierung wurde sie zu einem immer wichtigeren gesellschaftlichen Gut und infolgedessen auch zu einer politischen Angelegenheit. Der Strukturwandel seit der zweiten Hälfte des 17. Jahrhunderts stand im Zeichen des ständig steigenden Bevölkerungswachstums und der Verstädterung, die statt der Großfamilie andere Wege der sozialen und gesundheitlichen Absicherung erforderte. Als die preußische Regierung Rudolf Virchow 1848 nach Oberschlesien schickte, um die dortige Fleckfieber-Epidemie zu untersuchen, identifizierte er vor allem Hunger, Armut und mangelnde Hygiene als Ursachen. Die Verantwortung dafür sah er bei Staat und Kirche. Und sein Rezept? Nicht Medizin, sondern politische und soziale Reformen: „Die Medizin ist eine soziale Wissenschaft, und die Politik ist weiter nichts als Medizin im Großen."[1] Die Einführung der gesetzlichen Krankenversicherung 1883 markierte schließlich den Beginn des modernen deutschen Gesundheitssystems.

Den größten Anteil der Ausgaben (Abbildung 10) stellt der Krankenhaussektor dar (80,3 Milliarden Euro, mit einem Anteil von 33,6 Prozent). Das überrascht und korreliert nicht damit, wo wir in unserer Lebenszeit den häufigsten Kontakt mit dem Gesundheitssystem haben, nämlich mit der ambulanten ärztlichen Versorgung, und zwar durch alle Haus- und Fachärzte zusammen. Diese machen nur die Hälfte dessen aus (41,1 Milliarden Euro, 17,2 Prozent), was wir uns unsere Krankenhäuser kosten lassen. Den immerhin drittgrößten Ausgabensektor bildet der Arzneimittelbereich (41,0 Milliarden Euro, 17,1 Prozent).[2] Bedenkt man die hohe *Number Needed to Treat* und die geringe Erfolgsrate der gegenwärtig verschriebenen Arzneimittel, besteht hier ein offensichtliches Einsparpotenzial. Schließlich überrascht auch die vierte Position mit allen zahnärztlichen Leistungen, die mit 15 Milliarden Euro immerhin 6,3 Prozent und damit mehr als ein Drittel der 17,2 Prozent aller sonstigen Haus- und Fachärztekosten ausmachen, wobei die 52 Prozent privat zu zahlenden Kosten,

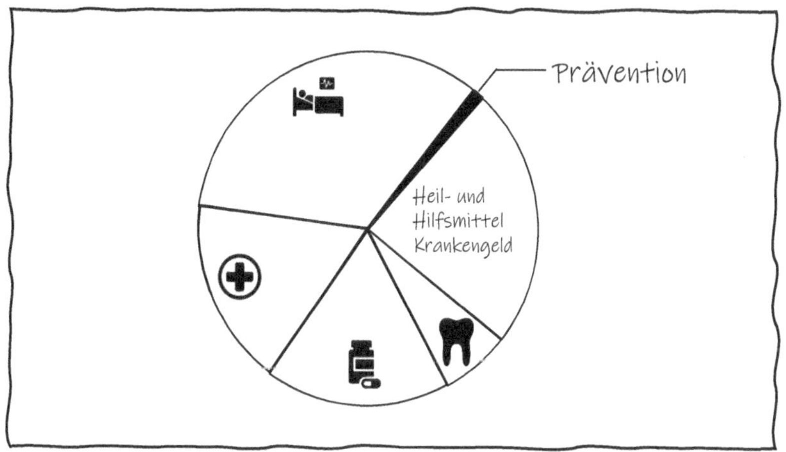

Abb. 10: Verhältnis der Ausgaben der gesetzlichen Krankenversicherung im Jahr 2019 für Krankenversorgung – Krankenhaus (oben), ambulante Ärzte (links), Arzneimittel (unten) und Zahnärzte – im Vergleich zu den nahezu vernachlässigbaren Ausgaben für Prävention (schmales schwarzes Streifensegment rechts oben). Hinzu kommen weitere sonstige Leistungen für Heil- und Hilfsmittel, Krankengeld und andere.

die nicht von den Krankenkassen übernommen werden, gar nicht eingerechnet sind.[3]

Enttäuschend bis schockierend gering sind die Ausgaben für Prävention, der nachweislich kosteneffektivsten medizinischen Intervention: Nur 2,7 Milliarden Euro beziehungsweise ein Prozent aller Gesundheitsausgaben werden hier investiert. Deutlicher kann man es nicht machen, dass die Anreize ganz überwiegend in der Versorgung von Krankheiten statt in der Bewahrung von Gesundheit liegen und wir ein Krankheitssystem, aber kein Gesundheitssystem haben.

Schauen wir also genauer hin und am besten gleich dorthin, wo am meisten Geld ausgegeben wird: in den Krankenhäusern. Sie haben sicherlich die Diskussionen über eine Überkapazität an Krankenhäusern mitbekommen und dass Deutschland international einen Spitzenplatz in der Häufigkeit von Röntgenbildern und Operationen am Rücken, Kniespiegelungen, Herzkathetern und vielen anderen Interventionen innehat. Gleichzeitig waren wir während der Covid-19-Pandemie möglicherweise stolz und glücklich darüber, dass das deutsche Krankenhaussystem über extrem viele Beatmungsbetten verfügt, jedenfalls pro Kopf wesentlich mehr als alle anderen europäischen Länder. Gute Pandemieplanung? Sollten wir also aufhören, unsere Krankenhäuser zu durchleuchten und zu kritisieren? Nein!

Warum Deutschland so gut auf Covid-19 „vorbereitet" war

Anders als in vielen anderen Länder kamen Deutschlands Beatmungskapazitäten während der Covid-19-Pandemie nie wirklich an ihre Grenzen.[4] Wo einzelne, kleinere Krankenhäuser nahe der Hotspots mit einer potenziell bedrohlichen Patientenflut konfrontiert waren, gab es immer die Option einer Verlegung in benachbarte Kliniken. Warum war dies in anderen Ländern nicht der Fall, sodass Triagen, also Priorisierungen medizinischer Hilfeleistungen bei unzureichenden Ressourcen, notwendig wurden? Weil dort nur für das Notwendige und Sinnvolle geplant wurde. War Deutschland jedoch nicht deshalb so gut für die Pandemie gerüstet, weil man in weiser Voraussicht stille Überkapazitäten bereitgehalten hatte? Nein, es lag daran, dass deutsche Kliniken sich in einem gigantischen Rüstungswettlauf der Kommerzialisierung von unnötigen Gesundheitsleistungen befinden, der einen irrationalen Mehrbedarf an Intensivbetten erzeugt hat. Da viele dieser Gesundheitsleistungen gelinde gesagt nicht essenziell waren, konnten sie während der Covid-19-Pandemie mit Leichtigkeit verschoben werden. In anderen Ländern gab es diese unnötigen Überkapazitäten nicht und viel weniger bis gar keinen Spielraum, irgendwelche Operationen zu verschieben.

Doch der Reihe nach. Wenn man die deutsche Entwicklung verstehen will, muss man zunächst wissen, dass Deutschland eine Mixtur aus kommunalen, universitären, kirchlichen und privaten Kliniken sowie zusätzlich börsennotierten Klinikketten hat. Und nun kommt es: Was die Kostenerstattung der Kliniken betrifft, ersetzte der Gesetzgeber

2003 das bis dahin geltende sogenannte Selbstkostendeckungsprinzip durch das australische Fallpauschalensystem (*Diagnosis Related Groups*, DRG). Kurz nach der Einführung in Deutschland schafften die Australier das System übrigens wieder ab. Die Zahl der Diagnosen hatte sich bei ihnen nämlich mehr als verdoppelt, denn jede neue oder Nebendiagnose bringt im Fallpauschalensystem zusätzlich Geld. Verursacht zum Beispiel die gerade bei älteren Patienten häufig vorkommende Polypharmazie durch Arzneimittelwechselwirkungen unerwünschte Nebenwirkungen, dann ist es lukrativer, diese als neue Krankheit zu diagnostizieren anstatt eines der Medikamente abzusetzen oder auszutauschen, zumal hierzu auch meist die pharmazeutische Kompetenz auf den Stationen fehlt. Und so werden sogar noch mehr Arzneimittel verschrieben, um ebendiese „neue Krankheit" zu behandeln. So entstehen groteske, für den Patienten nachteilige Verordnungskaskaden, die auch nach der Entlassung vom Hausarzt beibehalten werden – schließlich wurde die Medikation ja in der Klinik festgelegt.[5] Betriebswirtschaftlich geschickt agierende Kliniken – insbesondere Ketten – konnten jetzt enorme Gewinne machen, aber kommunale oder staatliche Kliniken, wenn sie nicht aufpassten, auch extreme Verluste, die in der Regel letztendlich vom Steuerzahler getragen werden mussten.

Das von 1972 bis 1992 geltende Selbstkostendeckungsprinzip finanzierte Krankenhäuser durch Tagespflegesätze (eine von den Krankenkassen unterjährig zu zahlende Vorfinanzierung) und Investitionskosten (zu zahlen von der öffentlichen Hand). Am Jahresende übernahmen die Krankenkassen nachträglich dann alle offengelegten Kosten, sofern diese wirtschaftlich und nachvollziehbar waren. Es war den Krankenhäusern dabei verboten, Gewinne zu machen. Jeder Überschuss wurde im nächsten Jahr von den Tagespflegesätzen abgezogen.

Nach Auffassung der meisten Gesundheitsökonomen und -politiker wird das Selbstkostendeckungsprinzip jedoch mangels fehlender Anreize zur Rationalisierung und zu sparsamem Wirtschaften für die seinerzeit starke Kostensteigerung im Gesundheitssystem verantwortlich gemacht. Das Prinzip hätte zu einer Selbstbedienungsmentalität bei den Krankenhäusern geführt und für die Patienten zu längeren Liegezeiten, da ja pro Tag und Bett abgerechnet wurde. Zunächst ist seltsam, dass für andere Einrichtungen der Daseinsvorsorge, wie Schulen, Museen oder die Feuerwehr, der Ersatz der notwendigen Kosten als die adäquate Finanzierungsform gilt. Warum sollte das für Krankenhäuser nicht so sein? Zugegeben, es gab das Phänomen, dass damals Patienten tatsächlich noch „über das Wochenende" bleiben mussten, zum Beispiel wegen der Konkurrenz von Chefärzten um die Bettenzahlen ihrer Abteilungen. Tatsächlich sanken jedoch insgesamt die Liegezeiten schon bis 1985 von 18,3 auf 13,9 Tage, also um 24 Prozent.

Aber es gab in der Tat Fehlentwicklungen, zum Beispiel die Privateinnahmen von Chefärzten, die mehrere Millionen D-Mark pro Jahr ausmachen konnten, und dadurch eine Ungleichbehandlung von privat und gesetzlich Versicherten. Chefärzte hatten dazu standardisiert neben ihrem Festgehalt das sogenannte Liquidationsrecht für wahlärztliche Leistungen bei Privatpatienten (Privatpatienten wählen sich den Chefarzt). Einen Teil der Einnahmen führten die Chefärzte an den Krankenhausträger ab, der ja die gesamte Infrastruktur samt Personal bereitstellte; einen weiteren Teil erhielten die nachgeordneten Ärzte, insbesondere die Oberärzte, die bei der Behandlung der Privatpatienten mithalfen (Poolbeteiligung).

Statt die punktuellen Schwächen des Selbstkostendeckungsprinzips auszubessern, wurde die gesamte Krankenhausfinanzierung nach marktwirtschaftlichen Gesichtspunkten reformiert und Krankenhäuser wurden zu einem Wirtschaftszweig für private Kapitalinvestoren. Das Verbot, Gewinne zu machen, wurde aufgehoben und das neue Fallpauschalensystem setzte eine Vielzahl ökonomisch rationaler, aber medizinisch-ethisch falscher Anreize:

- Kosten insbesondere für Personal zu drücken, was zu Zeitdruck beim Personal und schlechterer Versorgung der Patienten führt,

- Patienten so zu selektieren, dass sich eine möglichst günstige Kosten-Erlös-Relation ergibt,
- Fallzahl und Fallschwere zu erhöhen mit der Folge, dass Über- und Fehlbehandlungen erfolgen und Patienten kränker gemacht werden, als sie es sind.

All dies gab es bei der Selbstkostendeckung mit dem Ausschluss von Gewinnen und Verlusten nicht, da diese Finanzierungsform solche ökonomischen Anreize per Definition nicht enthielt. Zwar gab es auch bei der Selbstkostendeckung kritikwürdige Behandlungsprozesse in den Krankenhäusern und Missmanagement, diese waren aber nicht Folge systematischer wirtschaftlicher Fehlanreize. Ein riesiger Vorteil waren Anhaltspunkte für den Personalbedarf, um die Wirtschaftlichkeit nachprüfen zu können, also genau das, was heute unter marktwirtschaftlichen Gesichtspunkten wegrationalisiert wird. Noch schlimmer: Im aktuellen Fallpauschalensystem werden abgebaute Personalstellen in Investitionsmittel umgewidmet, also Kassengelder veruntreut, weil die Investitionen der öffentlichen Hand unzureichend sind. Bei Selbstkostendeckung wäre dies nicht möglich gewesen; bei Personalabbau müssten die entsprechenden Überschüsse den Krankenkassen rückerstattet werden. Der Fehlanreiz würde entfallen.

Alle Fakten sprechen somit für die früher praktizierte Selbstkostendeckung und gegen eine finanzielle Steuerung über Fallpauschalen, also über die Preise. Die Gesamtausgaben für Krankenhäuser sind durch die Einführung der Fallpauschalen steiler gestiegen als vorher (Abbildung 11) und auch die Zahl der Fälle ist gestiegen. Da nun nicht mehr Personalkosten abgerechnet wurden, konnte dort gespart werden, insbesondere am nichtärztlichen Personal (Krankenschwestern und Pfleger). Eine direkte Ursächlichkeit ist dabei zwar nicht belegt, aber dennoch muss das Projekt Fallpauschalen als gescheitert betrachtet werden – allerdings nur dann, wenn die Senkung der Kosten die tatsächliche Zwecksetzung war.

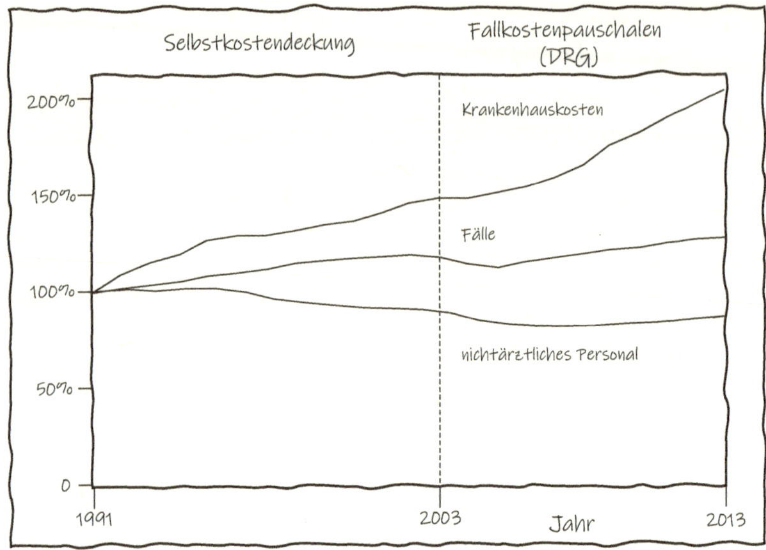

Abb. 11: Fehlentwicklungen im deutschen Krankenhaussystem seit Einführung der Fallkostenpauschalen (1991 = 100 Prozent): Krankenhauskosten und Fälle nehmen zu, nichtärztliches Personal (Pfleger und Krankenschwestern) wird abgebaut, weil sich so Profite mehren lassen.[6]

Die Gegenhypothese wäre: Lobbyisten haben die Abschaffung des sozialstaatlichen Prinzips der Selbstkostendeckung betrieben, um den Krankenhaussektor zu einem lukrativen Geschäftsfeld für Privatinvestoren umzubauen. Es entstanden börsennotierte Klinikketten, die Rosinenpickerei sogenannter „guter Risiken“ betrieben, wie zum Beispiel Hüftprothesenpatienten ohne wesentliche Begleiterkrankungen und mit einem geringen Komplikationsrisiko. Patienten mit mehreren Begleiterkrankungen und einem hohen Risiko, „Langlieger“ zu werden, die nicht annähernd kostendeckend behandelt werden können, überließ man den kommunalen Kliniken mit ihrem Versorgungsauftrag. Umgekehrt wurden erfahrene Ärzte, insbesondere Chirurgen, die sich auf bestimmte Operationen spezialisiert hatten und diese mit minimalen Komplikationsraten durchführten, von diesen kommunalen Kliniken zu den Konzernen abgeworben. So sank zwar die durchschnittliche Liegezeit der Patienten von 14 auf sieben Tage, gleichzeitig aber stieg die Zahl der Fälle.

Viele kommunale Kliniken und Kreiskrankenhäuser sanierte der Landkreis zunächst noch mit Steuergeldern und verkaufte diese dann für einen symbolischen Euro an einen Konzern. Um die große Anzahl an Betten zu füllen, wurden immer ältere Patienten mit Begleiterkrankungen zu Therapien überredet, von denen man wenige Jahre vorher wegen zu großer Risiken abgeraten hätte. Jetzt wurden 90-Jährigen Hüftgelenkprothesen eingebaut, anstatt ihnen zu raten, ein wenig Schmerzen hinzunehmen und Physiotherapie zu nutzen. Dank verbesserter Operationstechniken und aufwendiger Intensivpflege geht das auch erstaunlich komplikationslos, zumindest kurz- und mittelfristig.

Und dann begann der Medizintourismus und brachte Patienten mit sich, die bereit und in der Lage sind, jede geforderte Summe zu zahlen. Auf den großen Gesundheitsmessen in Dubai und Riad pries man das deutsche Gesundheitssystem an. Araber mit mehreren Erkrankungen, später auch Russen und Superreiche aus anderen Nationen kamen mitsamt ihrer Familie, residierten in den teuersten Hotels und kauften zum Zeitvertreib ein. Eine unerwünschte Tatsache war, dass viele arabische Patienten nicht einfach für eine erbrachte Leistung zahlen, sondern nur für deren Erfolg. Und es ist eben nicht so leicht, einen Menschen, der sich ein Leben lang von fettem Fleisch und Süßigkeiten ernährt und dadurch schweren Diabetes und massive Organschäden erlitten hat, einfach zu reparieren. Doch genau mit solch unrealistischen Heilsversprechen hatte man auf den Gesundheitsmessen geworben. Man hat daraus gelernt. Nicht insofern, dass man auf Medizintourismus verzichtete, sondern in der Weise, dass man mittlerweile von jedem „ausländischen Selbstzahler" verlangt, hohe Geldsummen in bar zu hinterlegen. Köstlich ist in diesem Zusammenhang die legendäre „Geldwechsel"-Aktion am Universitätsklinikum der RWTH Aachen.[7] Im Mai 2010 meldete sich ein Mann mit arabischem Namen beim kaufmännischen Direktor des Klinikums und gab sich als Kontaktperson eines Mannes aus der libyschen Oberschicht aus. Dieser wohlhabende Patient wolle sich im Aachener Klinikum behandeln lassen. Im Juni fand dann ein Treffen statt, bei dem der Direktor gebeten wurde, die für die Behandlung erforderlichen 60.000 Euro Bargeld in kleinere Scheine umzutauschen, da man selbst nur große dabeihabe und dies doch sehr unpraktisch sei. Mit den kleineren Scheinen wolle man kleinere Rechnungen begleichen. Der Direktor selbst ging darauf ein und besorgte die Summe in kleineren Scheinen. Die Betrüger tauschten unbemerkt die Koffer aus. Zurück blieb ein Koffer voller Spielgeld. Als dies bemerkt wurde, waren die Täter längst über alle Berge.

Die arabischen Kunden brachten aber nicht nur Geld, sondern auch Keime mit sich, die gegen nahezu alle Antibiotika resistent sind.[8] Arabische Länder sind nämlich weltweit führend im Missbrauch von Ultrabreitspektrum- und Reserve-Antibiotika und dadurch auch in der Entwicklung von Resistenzen.

Beides, die Behandlung schwerstkranker, aber zahlungsfähiger Patienten und die Infektionsgefahr, hatte zwei Reaktionen zur Folge, die uns während der Covid-19-Pandemie Vorteile verschafften: Sowohl die intensivmedizinischen als auch die Hygiene- und Mikrobiologiekapazitäten wurden massiv ausgebaut, während in Ländern wie Italien die Kapazitäten nicht ausreichten und viele Covid-19-Patienten an den Folgen bakterieller Superinfektionen mit multiresistenten Krankenhauskeimen verstarben. Der Marketingwert der weltweit wahrgenommenen niedrigen Covid-19-Mortalität in deutschen Kliniken wird nach der Covid-19-Pandemie den Medizintourismus auf neue Höhen klettern lassen.

Während also andere EU-Länder ein schlankeres Gesundheitssystem haben, das lediglich die Versorgung der Bevölkerung mit sinnvollen medizinischen Leistungen sicherstellt, und südliche EU-Länder durch die Banken- und Eurokrise kaputtgespart wurden, ist Deutschland einen anderen Weg gegangen. Die Einführung der Fallpauschalen erlaubte Investoren, eine Maximalmedizin einzuführen, dort wo sie finanziell lukrativ war, anstatt sich auf das Optimale zu beschränken.

Die Covid-19-Pandemie war eines der wenigen denkbaren Szenarien, in denen ein derart überdimensioniertes System für eine Bevölkerung einen Vorteil darstellt. Aber damit nicht genug; selbst das schon aufgeblähte System wurde weiter „optimiert", um noch mehr Gewinne zu erzielen, und das noch nicht einmal immer mit legalen Mitteln. Die Motive für die nachfolgend beschriebenen Methoden sind aber nicht etwa nur Gier, sondern auch finanzielle Not, da die Länder seit Jahren (also ihrerseits systematisch) ihren Investitionsverpflichtungen gegenüber den Kliniken einfach nicht nachkommen können. So hat sich seit 2010 ein Investitionsstau von mindestens 30 Milliarden Euro aufgebaut. Dringend notwendige Maßnahmen an Gebäuden, Medizintechnik und bezüglich der Digitalisierung bleiben aus.[9]

Klinik-„Optimierung"

Die Klinikbetreiber und insbesondere die Klinikketten ließen sich verschiedene Strategien der „Optimierung" einfallen. Eine recht dreiste Methode funktioniert ganz unabhängig vom Patienten: das zunehmende Phänomen überzogener Krankenhausrechnungen – im Schnitt bei jeder zweiten Rechnung circa 2.000 Euro. Der erste Prüfdienst gesetzlicher Krankenkassen, der mit dieser Beobachtung an die Öffentlichkeit trat, war der Medizinische Dienst der Krankenversicherung (MDK) Nordrhein, als dieser 307 Millionen Euro aus auffälligen Rechnungen von Kliniken zurückholte. Hochgerechnet auf alle 2.000 Krankenhäuser Deutschlands bedeutet das circa drei Milliarden Euro durch Fehlabrechnungen jedes Jahr. Trotz der immer höheren Aufklärungsrate breitet sich die Methodik eher aus: mit 20 Prozent mehr Beanstandungen im Jahr 2018 gegenüber 2017 beziehungsweise 40 Prozent mehr als 2016. Wird mehr geprüft, wird mehr gefunden. Die Quote der Beanstandungen bleibt gleich ohne eine Tendenz zu einer Umkehr zu korrekterem Abrechnungsverhalten. Die Krankenhäuser bilden für die Kreierung von Fällen und die nachfolgende Abrechnung von Fallpauschalen regelrechte Optimierer aus, stellen diese gezielt zu dem Zweck ein und lassen es schlicht darauf ankommen, erwischt zu werden. Werden sie erwischt, kürzen die Kliniken ihre Rechnungen in der Regel ohne jeden Widerspruch. Im Gegenzug rüstet der Medizinische Dienst der Krankenversicherung nun auf. Allein bei Nordrhein wurde seit 2015 die Zahl der Gutachter für den Krankenhausbereich von 70 auf 138 erhöht.

Was sind die Tricks der Kliniken? Da sich ein Klinikaufenthalt mehr lohnt als eine ambulante Therapie, rechnen Kliniken einen Krankenhausaufenthalt ab, obwohl die Behandlung ambulant hätte erfolgen können, zum Beispiel bei einer Magenspiegelung als Kontrolluntersuchung nach einer Krebsoperation. Oder ein Rheumakranker, bei dem eine Kernspintomografie gemacht werden soll, wird zu Unrecht für zwei Tage stationär aufgenommen. In vielen Fällen ist der Patient länger im Krankenhaus als erforderlich, zum Beispiel werden Patienten schon einen oder zwei Tage vor einem geplanten operativen Eingriff stationär aufgenommen. Das meiste Geld lässt sich jedoch mit der richtigen Wahl der Hauptdiagnose verdienen. So steigt die Vergütung für einen Beatmungspatienten auf der Intensivstation um mehr als 9.800 Euro, wenn er länger als 24 Stunden beatmet wird. Das verlockt dazu, einen Patienten – zumindest auf dem Papier – länger zu beatmen, als es eigentlich sein müsste. Um Abhilfe gegen die systematische Ausstellung von Fehlrechnungen zu schaffen, wären systematischere Prüfverfahren und vor allem empfindliche Strafzahlungen notwendig. Der Bundesrechnungshof schlägt hierzu einen Aufschlag von 50 Prozent auf die zu viel abgerechnete Rechnungssumme vor.

OPs statt Betten

Seit Kliniken nach Fällen und nicht mehr nach Betten bezahlt wurden, entstand eine zweite Strategie zur Einnahmen-„Optimierung“, nämlich für die eigene Klinik die Schwere pro Fall zu erhöhen – dies natürlich nicht durch Notoperationen, sondern vor allem durch die Zahl planbarer und teurer Operationen. Selbst bei nur geringer Steigerung der Fallzahl stiegen so die Anzahl schwerer Operationen und der Ertrag pro Fall für ein geschickt „optimierendes“ Krankenhaus deutlich an.

War diese Zunahme an Operationen vielleicht ja notwendig oder fußte auf medizinischem Fortschritt beziehungsweise fiel sie in den Bereich ärztlichen Ermessens? Nein, leider eher nicht. Denn was dafür spricht, dass zumindest auch wirtschaftliche Interessen der Kliniken zunehmend hinter dieser Entwicklung standen, ist die Tatsache, dass sich wie durch Zufall die Zahlen einer Diagnose und einer Operation in den folgenden Jahren erhöhten, sobald sich der Wert der Fallpauschale bei dieser bestimmten Operation seitens der Krankenkassen erhöhte. Wie kann das, was vorher nicht nötig war, ein Jahr später plötzlich notwendig geworden sein?

Von allen Klinikketten stiegen die Rhön-Kliniken als eine der ersten in diese Strategie ein, und zwar zunächst in der Herz- und Gefäßchirurgie. Insbesondere bei Bypassoperationen der Herzkranzgefäße existierten lange Wartelisten und Geld spielte keine Rolle. So wurden schnell hohe Renditen erzielt.

Einige Jahre später waren die Kardiologen die neuen Stars der Kliniken. Sie drangen in die Domäne der Herz- und Gefäßchirurgie vor, indem sie Herzkatheter nicht nur zur Diagnostik und Bildgebung von Herzkranzgefäßen einsetzten, sondern diese auch – wenn sie verengt waren – im selben Arbeitsgang gleich erweiterten und wenige Jahre später sogar sogenannte Stents einsetzten, die die Herzkranzgefäße noch dauerhafter offenhielten. Ein Stent ist ein Drahtkörbchen, welches das Blutgefäß offenhält. Den Herz- und Gefäßchirurgen blieben zunächst noch die Herzklappenoperationen, aber auch diese können Kardiologen inzwischen mittels moderner Blutgefäßkatheter sicher und schnell einbauen.

Die koronare Herzkrankheit (KHK) oder Erkrankung der Herzkranzgefäße verursacht circa 36 Prozent aller Todesfälle, ist also eines der häufigsten Szenarien in Krankenhäusern. Darum lohnt es sich auch, etwas genauer nachzuschauen, wie in so einem Fall verfahren wird. Verstopft ein Blutgerinnsel zum Beispiel ein Herzkranzgefäß, führt dies innerhalb kurzer Zeit zum Absterben von Teilen des Herzmuskels. Bei einem solchen Herzinfarkt können eine Herzkatheteruntersuchung und das Einlegen eines Stents Leben retten. Die Untersuchung hat zwar auch Risiken wie Blutungen, aber in so einem Moment überwiegen die lebensrettenden Vorteile. Herzkatheteruntersuchungen (mit oder ohne Stent) heben das Renommee einer Klinik. Sie gelten in Deutschland auch finanziell als lohnend und wurden dementsprechend gern und häufig durchgeführt, in Deutschland allerdings seltsamerweise dreimal so häufig wie in anderen Ländern. Haben Deutsche kränkere Herzen als die Menschen in anderen Ländern? Sicher nicht. Diese hohe Zahl an Eingriffen kann daher nicht nur medizinische Gründe haben.

Deutschlands dichte Versorgung mit Herzkatheterlabors ist sicher ein Vorteil im lebensbedrohlichen Notfall. Doch so viele akute Fälle gibt es gar nicht, dass alle Katheterplätze ausgelastet wären. Zudem ist es sinnvoll, dass ein Arzt, der diese riskante Untersuchung durchführt, dies relativ oft macht, um in der Übung zu bleiben. Inzwischen ist jedoch ein Krankenhaus ohne ein Katheterlabor eigentlich schon auf der Abschussliste. Es geht also auch um Renommee und die Zukunftssicherung einer Klinik.

Die Leitlinien für Herzkatheteruntersuchungen sind eigentlich eindeutig, nur halten sich zumindest nicht alle Ärzte immer daran. Angebracht ist die Herzkatheteruntersuchung nur bei Patienten, die trotz einer medikamentösen Therapie starke Angina-Pectoris-Beschwerden oder einen Herzinfarkt haben. Der Graubereich beginnt dann, wenn zwar eine Erkrankung der Herzkranzgefäße vorliegt, die Patienten aber akut keine Beschwerden haben. Manche Ärzte schauen dann gern einfach mal „nach dem Rechten". Das wird jedoch in keiner Weise durch die Behandlungsleitlinien gedeckt.

Ein anderes typisches Beispiel ist, dass nach einer gerechtfertigten Herzkatheteruntersuchung ein stationärer Aufnahmetermin zur Kontrolluntersuchung vereinbart wird, obwohl gar nicht klar ist, ob dann überhaupt Beschwerden vorhanden sein werden. Dieses Vorgehen scheint eher die Regel als die Ausnahme zu sein. Laut Leitlinie gibt es keinen Grund, beschwerdefreie Patienten erneut zu kathetern. Insbesondere fixe Termine deuten deswegen auf systematische Katheterakquise hin. Die Deutsche Gesellschaft für Kardiologie besteht trotzdem darauf, dass in Deutschland in einem hohen Maße leitliniengerecht vorgegangen wird. Demgegenüber fand das Institut für Qualitätssicherung und Transparenz im Gesundheitswesen (IQTIG) heraus, dass im Jahr 2017 bei 45 Prozent der gesetzlich Krankenversicherten mit stabiler koronarer Herzkrankheit, bei denen ein Herzkatheter durchgeführt wurde, die geltenden Leitlinien nicht beachtet wurden.

Inzwischen wird es für eine Herzkatheterabteilung immer schwieriger, eine bestimmte Anzahl von Untersuchungen pro Jahr zu halten, denn erstens hat es sich inzwischen selbst unter Patienten herumgesprochen, dass in Deutschland dreimal mehr katheterisiert wird als andernorts, und sie hinterfragen deshalb die ärztliche Entscheidung kritischer, als dies früher der Fall war. Allerdings gibt es immer noch Patienten, die es sogar gern hätten, wenn bei ihnen jedes Jahr einmal „nachgeguckt" würde. Das ist vielleicht verständlich, aber selbst bei bekannten Verengungen von Herzkranzgefäßen ist eine routinemäßige Kontrolluntersuchung nicht notwendig, wenn diese keine Beschwerden verursachen. Zweitens kann man inzwischen mit anderen Methoden Kontrollen der Herzkranzgefäße durchführen, zum Beispiel mit Belastungs-EKG (Ergometrie), einer Ultraschalluntersuchung des Herzens (Echokardiografie) und einem echten Alternativverfahren zur Herzkatheteruntersuchung, nämlich einer katheterlosen, nichtinvasiven Bildgebung.

Nach dem Herz wurden Schulter-, Hüft-, Knie- und Rückenbeschwerden von den Klinikoptimierern entdeckt. Bei diesen orthopädischen beziehungsweise neurologischen Beschwerden hängt es sehr davon ab, an wen Sie geraten: einen Chirurgen, einen Internisten oder einen Krankengymnasten. Wer einen Hammer hat, sieht überall Nägel. So können Sie entweder auf dem Operationstisch landen, dauerhaft Schmerzmittel einnehmen oder regelmäßig Gymnastik machen. Was die operative Lösungsvariante betrifft, liegt Deutschland im internationalen Vergleich der Industrieländer, gemessen an der Bevölkerungszahl, weit an der Spitze. Pro Jahr werden in Deutschland 400.000 künstliche

Gelenke implantiert. Die Hälfte dieser Eingriffe sind Hüftprothesenoperationen, von denen mindestens jede fünfte als überflüssig gilt.[10] Weil die Indikation immer breiter gefasst wird, um mehr Patienten operieren zu können, steigen auch die Komplikationsraten. Viele Patienten sind danach unzufrieden mit ihrem neuen Gelenk und 35.000 Kunstgelenke werden daher jedes Jahr vorzeitig ausgetauscht.

Die häufigste Ursache für Hüftprobleme ist Verschleiß (Arthrose). Die schützende Knorpelschicht, die den Hüftkopf überzieht, ist abgenutzt. Das führt zu Schmerzen und Entzündung. Aber nur dann, wenn die Knorpelschicht komplett verschwunden ist und Knochen auf Knochen reibt, ist Gelenkersatz die einzige Option. In mindestens der Hälfte der operierten Fälle war das betroffene Bein normal beweglich, nur eben mit Schmerzen. Hier können die Ursachen muskuläre Probleme sein, zum Beispiel Muskelschwäche, Verspannungen und Faszienverhärtungen durch Bewegungsmangel und vieles Sitzen. Und vielleicht liegt es ja auch am Übergewicht, dass die Gelenke langsam aufgeben. Wer würde sein schönes Auto ständig mit Betonklötzen überbeladen, bis schließlich Achsen und Lenkung hinüber sind? Doch wohl niemand! Statt einer Operation hätten hier also Lebensstiländerung, Gewichtsabnahme, regelmäßige Dehn- und Koordinationsübungen sowie Muskelaufbau und Kräftigung genauso, wenn nicht besser, geholfen. Allesamt Übungen, die man sogar – vielleicht nach einer kurzen Anleitungsphase – sehr gut zu Hause machen kann, und das sogar umsonst.

Auch Bandscheibenoperationen nehmen rasant zu. Gelegentliche Rückenschmerzen können chronisch werden, ein Drittel aller 18- bis 59-Jährigen sind davon betroffen. Rückenbeschwerden verursachen Kosten von circa elf Milliarden Euro pro Jahr. Jedem zehnten Rückenschmerzpatienten wird eine Operation vorgeschlagen. Schaut jedoch vor einer Operation ein Expertenteam aus Physio-, Schmerz- und Psychotherapeuten für eine Zweitmeinung auf die Röntgenbilder und Befunde, wird bei 85 Prozent der Operationsempfehlungen wieder davon abgeraten und es werden Alternativen zur Operation empfohlen, zum Beispiel Physio- oder Schmerztherapie.

Patienten erhalten also eindeutig medizinisch überflüssige Operationen. Das kommt allein dadurch zustande, dass Operationen und stationäre Aufnahmen lukrativer für die Krankenhäuser sind, als Patienten ambulant zu behandeln und nach Hause zu schicken. Und die Betten sind besser ausgelastet – das sind Überlegungen, die mehr zur Hotel- denn zur Gesundheitsbranche passen. Aber auch viele Patienten tragen dazu bei, scheinen sie doch auf seltsame Weise an ihrem eigenen Körper desinteressiert. Der Arzt hat es ja gesagt und die Kasse zahlt. Wer würde sich bei seinem Auto, wenn eine Tür klemmt oder nicht richtig schließt, gleich von der erstbesten Autowerkstatt eine neue Tür einbauen lassen? Niemand. Bei der neuen Hüfte oder dem neuen Knie sehen wir das anscheinend anders.

Die große Mehrzahl aller Rücken-, Schulter- und Knieoperationen ist überflüssig, nicht wirksamer als Placeboeingriffe – und trotzdem passieren sie. In einer nicht anders als spektakulär zu bezeichnenden Studie zu Schulteroperationen wurden an einem Teil der Patienten nur Placebo- beziehungsweise Scheineingriffe durchgeführt.[11] Über diese Möglichkeit waren die Patienten vorher natürlich aufgeklärt worden und willigten ein, obwohl sogar die Placebopatienten eine Narkose erhielten und hinterher nicht sagen konnten, ob sie während der Gelenkspiegelung auch operiert worden waren oder nicht. Ethisch ist das ein bisschen problematisch, da ja auf keinen Fall davon auszugehen war, dass Patienten, deren Gelenk nur gespiegelt, aber dabei nicht operiert wurde, einen Vorteil davon haben könnten; ihnen wurde ja die normale Behandlung sozusagen vorenthalten. Doch dann kam die Überraschung: Die Gelenkspiegelung mit Operation zeigte keine wesentlich besseren Ergebnisse als der Scheineingriff (nur Gelenkspiegelung ohne Operation) beziehungsweise sie war in den meisten Fällen überflüssig. Die Ergebnisse stellten den Wert dieser Operation für diese Indikationen generell infrage. Ich kann aus eigener Erfahrung sagen, dass ich ein über Wochen hinweg immer wieder auftretendes Schulterengpass- oder Impingement-Syndrom durch eine ganz bestimmte Übung in meinem Fitnessstudio wegtrainiert habe.

Und wann immer diese Symptome auftreten, bekomme ich sie damit schnell wieder unter Kontrolle.

Chirurgen werden also durch ihre Kliniken über Bonus-Malus-Regelungen unter Druck gesetzt, Operationen zu „verkaufen", um vorhandene Operationskapazitäten zu füllen, oder werden durch attraktive Boni und persönliche monetäre Interessen dazu verführt, häufiger zu operieren. Ein anderer Grund kann sein, dass Chirurgen im Rahmen der eigenen Facharztausbildung eine bestimmte Anzahl bestimmter Operationen, festgehalten im sogenannten Pflichtkatalog, durchgeführt haben müssen.

In einem Fall war die Unsinnigkeit der Intervention erwiesenermaßen so groß, dass 2015 tatsächlich gehandelt wurde. Die Gelenkspiegelung bei Kniegelenksarthrose wurde aus dem Leistungskatalog der gesetzlichen Krankenkassen gestrichen. Studien zeigten, dass Menschen mit Kniegelenksarthrose, die eine Gelenkspiegelung erhielten, danach ebenso stark und häufig an Schmerzen litten wie jene ohne Spiegelung. Die Maßnahme ist bei dieser Diagnose völlig wirkungslos.

Mehr oder weniger passives Konsumieren von immer mehr medizinischen Leistungen bedeutet daher nicht unbedingt immer eine Verbesserung, sondern oft sogar eine Verschlechterung für Sie als Patient. Einige mögen sich aus falsch verstandenem Respekt vor dem früher als „Gott in Weiß" bezeichneten Arzt scheuen, nachzufragen oder gar eine Diagnose und Therapie infrage zu stellen oder eine sogenannte Zweitmeinung von einem anderen Spezialisten einzuholen. Hier gibt es jedoch zumindest eine einfache Option: Über das Internetportal „Vorsicht! Operation" beziehungsweise das Unternehmen Medexo (https://medexo.com) können Sie sich einfach eine kompetente ärztliche Zweitmeinung einholen. 2011 wurden das Portal www.vorsicht-operation.de und die neun in Deutschland dafür tätigen Ärzte vom Verband der niedergelassenen Ärzte Deutschlands (Virchowbund) bei den jeweils zuständigen Landesärztekammern noch wegen ernsthafter rechtlicher Bedenken, ob das Portal den Vorgaben der Berufs- und Gebührenordnung entspräche, angezeigt.[12]

Inzwischen ist Medexo ein etablierter Service und rät in drei von vier Fällen von einer empfohlenen Knieoperation ab. Bei Wirbelsäulen- und Schultergelenkeingriffen ist die Ablehnungsquote noch höher. Wenn zum Beispiel Ihr Arzt sagt, Sie hätten eine beginnende Kniearthrose und die Magnetresonanztomografie habe einen Meniskuseinriss gezeigt, sollten Sie einer Operationsempfehlung nicht blind folgen. Gelenke sind zum regelmäßigen Bewegen gemacht. Es kann dann zum Beispiel viel nützen, den richtigen, knieschonenden Sport zu wählen, also Fahrradfahren und Schwimmen, statt kniebelastendes Jogging, Tennis oder Golf. Zu den weiteren sogenannten konservativen Methoden, deren Möglichkeiten selten ausgeschöpft werden, zählt auch das Einspritzen von Hyaluronsäure. Diese biotechnologisch hergestellte Substanz glättet, wenn auch nur vorübergehend, die verbliebene aufgeraute Knorpelmasse im Gelenk.

Doch die Mentalität der Kliniken, mit „OPs statt Betten" auf hohen Durchsatz zu setzen, birgt noch ein weiteres Risiko für Sie. Nicht nur, dass viele Operationen an sich schon unnötig waren, aus Kosten- oder Optimierungsgründen entlassen Kliniken ihre Patienten nach der Operation immer früher und immer häufiger zu früh in sogenannte Rehabilitationskliniken. Jede dritte Rehamaßnahme bezieht sich auf Schmerzen nach einer Rücken-, Schulter-, Hüft- oder Knieoperation. Besonders problematisch sind ältere Patienten mit neuem Hüft- oder Kniegelenk. Deren Verweildauer in der Klinik hat sich seit Einführung der Fallpauschalen um circa fünf Tage reduziert und reduziert sich weiter. Rehakliniken übernehmen dabei zunehmend Aufgaben, für die sie eigentlich gar nicht zuständig sind und die früher noch im Krankenhaus stattfanden, zum Beispiel Wundversorgung und Schmerzstillung. Dieser erhöhte medizinische und pflegerische Aufwand wird den Rehakliniken mit einmalig circa 4.000 Euro jedoch unvollständig erstattet. Und es überrascht nicht, dass bei Komplikationen viele Patienten wieder in die Kliniken zurückgeschickt werden müssen. Ein Grund mehr, sich zwei- und dreimal zu überlegen, ob man sich auf solch eine Operation wirklich einlassen will oder es nicht doch besser mit nicht operativen Methoden und Eigeninitiative versucht, anstatt sich in die Rolle des operationsbedürftigen Kranken fallen zu lassen. Das ist auch angebracht bei den scheinbar so zweifelsfrei als sinnvoll erscheinenden Herzkatheteruntersuchungen.

Sogar sterben ist nicht einfach

Und wenn mal das Ende kommt, das uns allen widerfahren wird, war Sterben noch nie so schwierig und teuer wie heute. Leider bestehen unheilvolle Fehlanreize für Kliniken, um für viele Tausend Euro das Sterben selbst bei aussichtsloser Prognose um einige sinnlos beatmete Stunden beziehungsweise Tage zu verlängern.[13] So weitet sich künstliche Beatmung in geradezu grotesker Weise aus bis hin zur Intensivmedizin in der Privatwohnung. Wurden im Jahr 2003 nur 500 Patienten zu Hause beatmet, sind dies mittlerweile circa 30.000 Patienten, also 60-mal mehr. Bei Kosten von bis zu 27.000 EUR pro Monat ist dies ein durchaus lohnendes Geschäft. Beatmung ist allerdings gefährlich für den Patienten, daher sollte gelten: je kürzer, desto besser. Bei bis zu 70 Prozent der Patienten wird jedoch das Ausleiten aus der Intensivbehandlung über die medizinisch sinnvolle Dauer hinaus verzögert. Ermessensspielraum? Ich kann nur annehmen, dass dies geschieht, um sich eine Einnahmequelle noch etwas länger zu sichern.[14] Auch in den Kliniken werden immer ältere und kränkere Patienten über lange Zeit beatmet. In der Gebührenordnung gibt es diesbezüglich eine absurde Besonderheit: Eine im Operationsraum begonnene Beatmung ist nur dann zu kodieren, wenn das Beatmungsintervall länger als 24 Stunden dauert.[15] Beatmungen, die weniger als 24 Stunden dauern, werden nicht vergütet, die sogenannte „Beatmungshürde". Wird aber eine Minute länger beatmet, können je nach Diagnose bis zu 23.426 EUR berechnet werden. Es gibt eine auffällige Häufigkeit der Beatmung, gerade über 24 Stunden hinaus (Abbildung 12). Tausende Patienten werden daher ganz offensichtlich abrechnungstechnisch „optimiert" länger beatmet, möglicherweise sogar verstorbene Patienten noch über die Sterbestunde hinaus. Pervers, anders kann ich das nicht nennen!

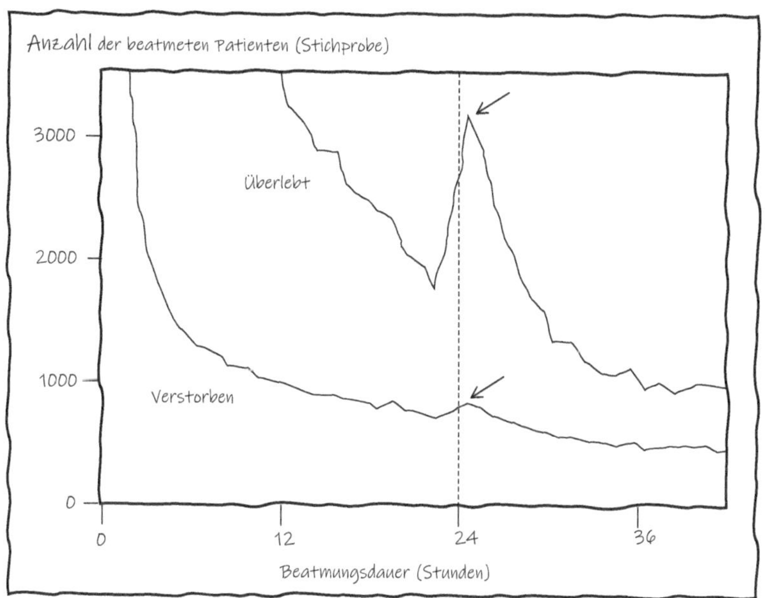

Abb. 12: Beatmungsdauer innerhalb einer Stichprobe überlebender und verstorbener Patienten. Auffällig ist der Gipfel kurz nach der 24-Stunden-Marke, da ab hier eine Abrechnung erst möglich wird oder ein zweiter Tag berechnet werden kann.[16]

Nur gut 40 Prozent der Patienten überlebt eine Beatmung länger als zwei Wochen[17] und von diesen schaffen es bei den Älteren nur circa zwölf Prozent zurück in ihr früheres Leben. Die meisten bleiben mehr oder weniger schwer körperlich und geistig behindert.

Ein noch größeres Ausmaß nimmt die Übertherapie am Lebensende an, die oft Leiden ausschließlich verlängert. Seit 2017 müssen Ärzte befürchten, zu einem hohen Schmerzensgeld verurteilt zu werden[18], falls ein Gericht der Überzeugung ist, dass aus schuldhafter Pflichtverletzung das Leiden eines Patienten verlängert wurde und dies als widernatürlicher Eingriff in den normalen Verlauf des Lebens, zu dem auch das Sterben gehört, bewertet wird. In einem Musterprozess ging der Schmerzensgeldanspruch auf die Erben über.

Ich kann Ihnen als mein Leser nur dringend raten, noch heute eine rechtlich wirksame – am besten notariell beglaubigte und hinterlegte – Patientenverfügung aufzusetzen, die eine sinnlose Maximaltherapie ausschließt. Verwenden Sie dazu aber keine allgemeingültigen Standardformulierungen, die oft im Falle eines Falles nicht aussagekräftig oder spezifisch genug sind, sondern gehen Sie immer auf Ihre aktuelle gesundheitliche Situation ein und erwähnen Sie sehr spezifisch Maßnahmen, die Sie in ihrer Art oder Dauer ablehnen. Dazu brauchen Sie aber unbedingt den Rat Ihres behandelnden Arztes, denn nur er kann abschätzen, welche Maßnahmen das sein könnten.[19]

Und selbst wenn Sie schon eine Patientenverfügung haben, passen Sie diese – bitte! – regelmäßig an Ihre aktuelle und persönliche, gesundheitliche Lebenssituation und Ihre individuellen Risiken an. So werden Sie bei Akuterkrankungen und Aussicht auf Besserung selbstverständlich die maximale medizinische Hilfe wollen. Aber Sie werden bei einem langen Krankheitsverlauf und fehlender realistischer Aussicht auf Erreichen eines Bewusstseinszustandes Einschränkungen wollen, zum Beispiel den Ausschluss von Zwangsernährung und nicht notwendiger Medikation.

Aufgrund verschiedener Beschlüsse des Bundesgerichtshofs vom 06.07.2016 (Az. XII ZB 61/16) dürften viele vor diesem Datum erstellte Patientenverfügungen allerdings unwirksam sein. Dies betrifft auch und insbesondere das zweite wichtige Dokument, die „Vorsorgevollmacht", wenn diese nicht den Satz enthält: „Die bevollmächtigte Person darf auch über den Abbruch lebenserhaltender Maßnahmen bestimmen mit der Gefahr des Versterbens." Der Bundesgerichtshof hält eine Patientenverfügung nämlich nur dann für bindend, wenn „sie konkrete Entscheidungen über die Einwilligung oder Nicht-Einwilligung in bestimmte, noch nicht unmittelbar bevorstehende ärztliche Maßnahmen enthält". In einer Patientenverfügung legt man Behandlungswünsche fest für den Fall, dass man dies selbst, zum Beispiel wegen Bewusstlosigkeit, nicht mehr kann. Mit der zusätzlichen Vorsorgevollmacht bestimmt man die Vertrauensperson, die darauf achtet, dass die Patientenverfügung auch eingehalten wird. Haben Sie keine Vorsorgevollmacht, kann ein Betreuungsgericht einen neutralen Betreuer bestellen, was nicht unerheblich viel Geld kostet. Außerdem kannten Sie diese Person nicht. Liegt eine Vorsorgevollmacht vor, idealerweise notariell beglaubigt und archiviert, wird das Betreuungsgericht gar nicht erst tätig. Das heißt, eine Vorsorgevollmacht ist sogar noch wichtiger als die Patientenverfügung selbst. Möchten Sie nicht zum Notar, nutzen Sie die vom Bundesministerium der Justiz und für Verbraucherschutz herausgegebenen Formulare[20] beziehungsweise die Covid-19-angepassten Formulare des Palliativnetzes Witten e. V.[21]

Bisher ging es ja fast ausschließlich um den größten Kostenfaktor, die Kliniken. Die wenigsten von uns waren jedoch im Krankenhaus, dafür jedoch öfter oder regelmäßig bei einem Haus-, Fach- oder Zahnarzt. Und was erleben wir dort? In der Regel eng getaktete Gespräche und teilweise monatelange Wartezeiten auf Termine, es sei denn, man ist Privatpatient. Und man liest, dass die meisten Arztpraxen ohne Privatpatienten schließen müssten. Dem widersprechen manche Gesundheitspolitiker wiederum vehement und verlangen 100-prozentige Gleichbehandlung von gesetzlich und privat versicherten Patienten.

Die niedergelassenen Ärzte

Haus-, Fach- und Zahnärzte befinden sich inmitten eines dreifachen Kräftefelds: Zum einen gibt es eine Niederlassungssperre. Ein Arzt darf nicht eine Praxis aufmachen, wo er will. Und obwohl die Zahl der Niederlassungssperren gestiegen ist, hat paradoxerweise die Unterversorgung mit Fachärzten zugenommen.[22]

Gegenüber den Krankenkassen besteht aber für jeden Arzt ein Versorgungsauftrag: Ein Arzt mit Vollzulassung muss mindestens 20 Stunden pro Woche gesetzlich versicherte Patienten behandeln. Gleichzeitig ist er hierbei aber budgetiert, in etwa vergleichbar mit einer Feuerwehr, die alle Brände nur mit einer bestimmten zugeteilten Menge Wasser löschen darf. Mehr Wasser gibt es nicht, selbst wenn es in einem Monat mehr brennt. So werden zwischen den

Kassenärztlichen Vereinigungen und den Krankenkassen auf regionaler Ebene sogenannte Regelfallmengen (pro Patient) vereinbart. Will der Arzt diese überschreiten, muss er dies beantragen und dabei muss die Überschreitung aus medizinischen Gründen nachweislich notwendig sein. Ermessenssache. Wird dies abgewiesen, wird der Arzt persönlich regresspflichtig und muss die Kosten aus eigener Tasche bezahlen.

Der ideale Patient für eine Arztpraxis ist daher der nicht schwer chronisch Kranke. Er kommt jedes Quartal wieder, zeigt sein Versicherungskärtchen vor und erhält sein Rezept zum Auffüllen des häuslichen Vorrats. Und das am liebsten über viele Jahre, ohne dass sich etwas wesentlich verändert. Das für ihn vorgesehene Budget nimmt der chronisch kranke Patient nicht in Anspruch – er bekommt ja nur sein Folgerezept – und das so eingesparte Geld kann der Arzt nun auf andere Patienten verteilen. Nachteil für den chronisch Kranken: Er bleibt chronisch krank. Zeit für ein oder viele lange Gespräche zur Lebensstiländerung gibt es nicht und darum finden diese auch nicht statt.

Und dann sind da noch die Privatpatienten. Ohne die könnte – entgegen anderslautenden Stimmen – keine Arztpraxis überleben, jedenfalls nicht im gegenwärtigen Gesundheitssystem mit den gegenwärtigen Anreizen. Zwei Berufsgruppen können jederzeit in eine private Krankenversicherung wechseln: Beamte und Selbstständige. Alle anderen Berufstätigen müssen eine bestimmte Einkommensgrenze überschreiten. Bleiben solche Gutverdiener in der gesetzlichen Krankenkasse, zahlen sie den Höchstbeitrag. Wechseln sie jedoch in eine private Krankenversicherung, zahlen sie altersabhängig einen deutlich geringeren Monatsbeitrag. Der wichtigste Unterschied zwischen gesetzlicher und privater Krankenversicherung besteht allerdings in dem Solidar- gegenüber dem Versicherungsprinzip. Nach dem Solidarprinzip der gesetzlichen Kassen sollen Reiche für Arme, Gesunde für Kranke und Junge für Alte eintreten. In einer privaten Krankenversicherung sorgt jeder Versicherte für sich selbst. Die Höhe des Beitrags richtet sich nicht nach dem Einkommen, sondern nach dem persönlichen Gesundheitsrisiko, das zum Beispiel mit dem Alter oder mit Vorerkrankungen zunimmt.

Wichtig für die niedergelassenen Ärzte ist, dass private und gesetzliche Krankenversicherungen grundsätzlich anders vergüten. Die gesetzlichen Kassen vergüten die weitaus meisten ärztlichen Leistungen nach sogenannten „Punkten". Wie viel Geld es für einen Punkt gibt, entscheiden die Kassenärztlichen Vereinigungen auf der Basis der mit den Krankenkassen vereinbarten Gesamtvergütung für alle gesetzlich Versicherten. Da also der zu vergebende Geldbetrag in Euro fix ist, die Leistungen aber flexibel, kann es sein, dass der Eurowert pro Punkt sinkt, wenn mehr Leistungen abgerechnet werden. Privatkrankenkassen haben demgegenüber eine Gebührenordnung, die feste Honorare für jede Dienstleistung eines Arztes beinhaltet, und die Möglichkeit, das bis zu 3,5-Fache dieses Honorars in Rechnung zu stellen, insbesondere bei fachärztlichen Leistungen. Daher ist es nur verständlich, dass Fachärzte spezielle Zeitfenster nur für Privatpatienten freihalten und diese schneller einen Termin erhalten. Zwar tragen die gesetzlichen Krankenversicherungen mit 57 Prozent den überwiegenden Teil der Kosten im Gesundheitswesen gegenüber 8,5 Prozent durch die privaten Krankenkassen (der Rest sind öffentliche Haushalte und Sozialversicherungen). Allerdings generieren private Krankenkassen durch die höheren Arzthonorare sowie umfangreichere Leistungen pro Patient einen Mehrumsatz von 13,23 Milliarden Euro. Bei den niedergelassenen Ärzten wirkt sich dies besonders stark aus. Zwar stellen die privaten Krankenkassen nur knapp elf Prozent der Versicherten, aber 23 Prozent der ärztlichen und 26 Prozent der zahnärztlichen Einnahmen. Pro Arztpraxis betragen die zusätzlichen Einnahmen durch Privatpatienten im Schnitt mehr als 54.000 Euro im Jahr.

Das Terminservice- und Versorgungsgesetz („Gesetz für schnellere Termine und bessere Versorgung") sollte für die gesetzlich Versicherten dadurch Abhilfe schaffen, dass die Zahl der Sprechstunden von 20 auf 25 wöchentlich erhöht wurde, plus mindestens fünf offene Sprechstunden, die zusätzlich honoriert werden. Insgesamt ein Flickwerk, das an den Symptomen arbeitet, anstatt die Ursachen zu beheben. Der Sinn, viele verschiedene historisch gewachsene gesetzliche und private Krankenversicherungen zu haben, erschließt sich nicht wirklich, insbesondere nicht, wenn wir an die hierfür auftretenden Verwaltungskosten denken. Eine einheitliche Bürgerversicherung, die gesetzliche und private Krankenkassen zusammenführt, müsste auch die unterschiedlichen Gebührenordnungen im gesetzlichen und privaten System zusammenführen. Am Ende würden alle profitieren. Die Einbeziehung aller Bürger, das heißt auch der Besserverdienenden, Selbstständigen und Beamten, würde eine deutliche Senkung des prozentualen Beitragssatzes und damit der Lohnnebenkosten ermöglichen, etwas, was seit Jahren als wirtschaftliches Hemmnis in Deutschland moniert wird. Auch kämpft die private Krankenversicherung mit den aktuellen Niedrigzinsen bei steigenden Ausgaben. Kapitalmarkterträge sind aber die Grundlage der Alterungsrückstellungen. Auch gegen die massiv steigenden Ausgaben für Ärztehonorare hat die private Krankenversicherung kein Mittel. Ein Teil der Ärzte tötet hier die Kuh, die von ihnen gemolken wird. So ist zu befürchten, dass die private Krankenversicherung in den nächsten Jahren in massive Existenznöte kommen wird, auch wenn diese das vehement bestreitet, und die gesetzliche Krankenversicherung die Versicherten dann auffangen muss. Ein gut koordinierter Übergang in einen einheitlichen Versicherungsmarkt für gesetzlich und privat Versicherte könnte hierfür Vorkehrungen treffen.

Arzneimittel

Bleibt noch der drittgrößte Kostenteil im Gesundheitssystem, neben Krankenhäusern und niedergelassenen Ärzten: die verschreibungspflichtigen Arzneimittel und damit untrennbar verbunden die pharmazeutische Industrie. Apotheken haben aufgrund von Preisbindung, Festaufschlägen und gesetzlich regulierten Großhandelsrabatten nur einen minimalen Anteil an diesen Kosten. Da die pharmazeutische Industrie aber nicht nur versorgt, sondern auch an Krankheiten forscht, ist sie in die Krise der Medizin viel breiter involviert. Daher lohnt sich hier ein eigenes Kapitel, vor allem da definitiv das Ende naht für die pharmazeutische Industrie, so wie wir sie kannten ...

KAPITEL 7

DAS ENDE VON BIG PHARMA

Nicht nur die Kosten für Arzneimittel sind hoch, weshalb allein verschreibungspflichtige Arzneimittel den drittgrößten Kostenfaktor im Gesundheitssystem ausmachen, sondern auch die Kosten und Risiken für die pharmazeutische Industrie sind extrem hoch geworden. Gleichzeitig scheinen ihr die Ideen auszugehen, was ich unter anderem als Symptom der Krise der Medizin insgesamt ansehe. Hier hat das Konzept, Symptome als Krankheit und die Behandlung der Symptome als Therapie zu definieren, als Erstes Schiffbruch erlitten. Spätestens auf der Ebene der Arzneimittelzulassung oder der Verhandlungen mit den Krankenkassen wird für jede Indikation jedes neue Arzneimittel mit den bestehenden Arzneimitteln verglichen. Wenn kein echter Vorteil erkennbar ist, dann scheitern solche Neuentwicklungen oder erzielen zumindest nicht die Verkaufserlöse, die sie erzielen müssten, um die vorherigen Kosten und die Kosten aller gescheiterten Projekte derselben Firma wieder einzuspielen.

Auch reicht es immer weniger, nur ein Symptom wie Bluthochdruck zu lindern oder einen Messwert wie Cholesterin oder Blutzucker zu korrigieren. Stattdessen ist relevant, ob weniger patientenrelevante Ereignisse wie Herzinfarkte oder Schlaganfälle vorkommen oder das Leben verlängert wird. Und hier kennen Sie ja schon das „Number Needed to Treat"-Problem. Wenn ein Konzept Schwächen hat, wird es nicht dadurch besser, dass man es immer und immer wieder auf dieselbe Art und Weise probiert. Leider gesellt sich zu allem Scheitern bei einigen Big-Pharma-Unternehmen in letzter Zeit der Versuch hinzu, mit semilegalen oder illegalen Tricks Vorteile zu erzielen. Macht Big Pharma auf diese Art weiter, wird es diese Unternehmen in wenigen Jahren nicht mehr geben.

Die Kosten explodieren

Die durchschnittlichen Kosten für die Markteinführung eines Arzneimittels sind seit den 1980er-Jahren für die pharmazeutische Industrie exponentiell gestiegen und seit 2010 in etwa konstant auf einem extrem hohen Niveau von circa 1,8 Milliarden US-Dollar pro erfolgreich entwickeltem und zugelassenem Medikament[1], wobei andere Studien sogar noch höhere Kosten von 2,8 Milliarden US-Dollar errechnen. Gleichzeitig hat sich seit den 1960er-Jahren die Anzahl der pro Jahr tatsächlich zugelassenen Arzneimittel kaum erhöht (siehe Abbildung 13). Wenn man noch die Tatsache berücksichtigt, dass sich bei zwei Dritteln der neu zugelassenen Arzneimittel nachträglich herausstellt, dass diese überhaupt keinen Vorteil zur bisherigen Standardtherapie darstellen, sind dies klare Indikatoren einer ernsten Krise der gesamten pharmazeutischen Industrie.

Derweil laufen den Pharmafirmen die Kosten davon. Der Kostenanstieg von den 1990er- zu den 2000er-Jahren ist zum Teil durch aufwendigere Screening- und Entwicklungstechnologien zu erklären,

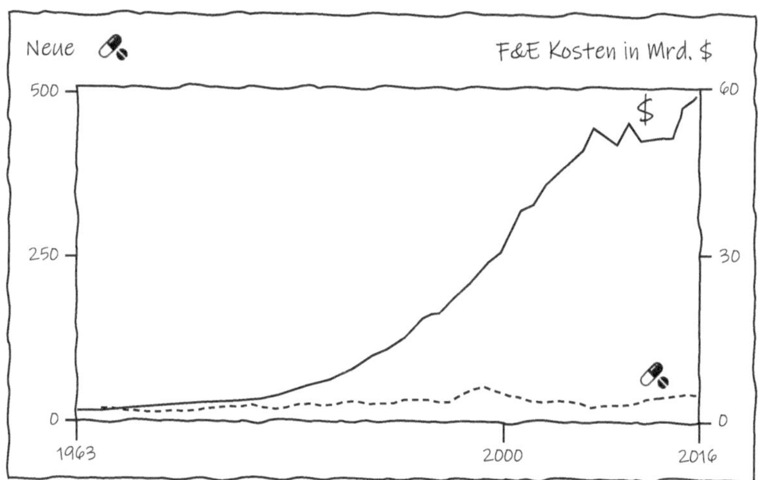

Abb. 13: Die Anzahl neuer Arzneimittelzulassungen pro Jahr hält mit den steigenden Forschungs- und Entwicklungskosten (in Milliarden US-Dollar) nicht Schritt.[2]

zum Großteil aber durch die Kosten der nicht erfolgreichen Entwicklungsversuche. Diese Fehlschläge mehren sich und müssen von den erfolgreichen Markteinführungen indirekt mitfinanziert werden. Ein weiterer Kostenträger ist, dass sich die Zeit von der Synthese eines Arzneistoffs über vorklinische Optimierung und klinische Testung (in der Regel in drei Phasen) bis zur Markteinführung auf durchschnittlich zwölf Jahre verlängert hat, wobei 90 Prozent der Medikamente erst in der letzten Phase der klinischen Prüfung scheitern, also dann, wenn die meisten Kosten schon entstanden sind.

Kaum Innovationen

Zudem sind die wenigen noch stattfindenden Innovationen nicht gleichmäßig über alle Indikationsgebiete in der Medizin verteilt und folgen auch nicht den Sterblichkeitszahlen für verschiedene Erkrankungen und damit dem medizinischen Bedarf, sondern haben eigene Gesetzmäßigkeiten. Abbildung 14 teilt das Arzneimittel-Innovationsmuster in 14 Krankheitsbereiche auf. In einigen medizinisch hochrelevanten Gebieten wie der Neurologie (Alzheimer'sche Erkrankung, Schlaganfall) und den Herz-Kreislauf-Erkrankungen (Bluthochdruck) hat die pharmazeutische Industrie eine Serie von Fehlschlägen erlebt und sich teilweise komplett zurückgezogen. In fast allen Indikationsgebieten herrscht relative innovative Stille. In einigen medizinisch wichtigen Bereichen, wie bei den Mitteln zur Bekämpfung von parasitären Infektionen, wird deutlich, wie generell spärlich beziehungsweise nicht vorhanden Innovationen sind und waren. Ein Beispiel ist die in Südamerika endemische Chagas-Krankheit (CD), eine durch einen Parasiten verursachte Zoonose (vom Tier durch blutsaugende Insekten auf Menschen übertragen), die auch über ein Jahrhundert nach ihrer Entdeckung eine der am

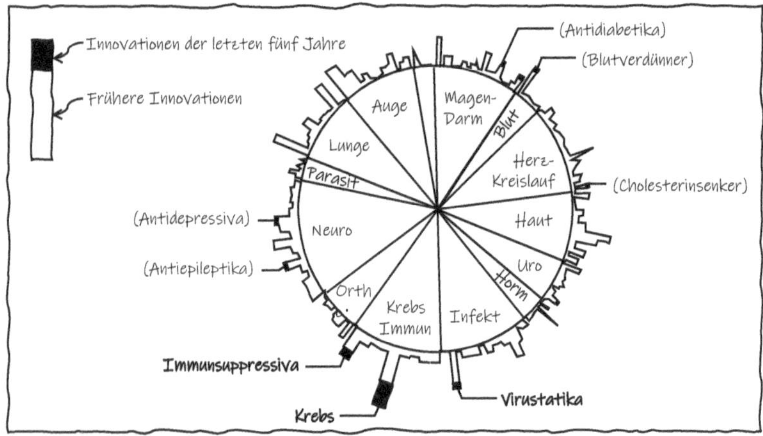

Abb. 14: Innovationsmuster nach 14 therapeutischen Bereichen (Anatomisch-Therapeutisch-Chemisches Klassifikationssystem der WHO): Magen-Darm und Stoffwechsel, Blut, Herz-Kreislauf-System, Haut, Urologie, Hormone, Infektionserkrankungen, Krebs & Immunsystem, Orthopädie & Muskelerkrankungen, Neurologie, Parasitäre Infektionen, Lunge, Auge und andere Sinnesorgane, Übriges. Die äußeren Säulen repräsentieren Unterindikationen dieser Bereiche und deren Höhe zeigt die Anzahl der zugelassenen Arzneimittel. In Schwarz gezeigt sind die aktuellen Innovationen, die sich im Wesentlichen auf Immunsuppressiva, Tumormittel und Virustatika beschränken, also nur zwei von 15 therapeutischen Bereichen.[3]

meisten vernachlässigten Tropenkrankheiten darstellt. Circa acht Millionen Menschen sind betroffen mit jährlich über 10.000 Todesfällen. Aufgrund von Bevölkerungsmigration und Tourismus wurde die Chagas-Krankheit inzwischen auch in den USA, Kanada und vielen europäischen Ländern gemeldet.

In jüngster Zeit, das heißt in den letzten fünf ausgewerteten Jahren (dargestellt als schwarzer Balken), fanden Innovationen fast hauptsächlich in den Bereichen Krebs, Immunologie und zum Teil bei Infektionserkrankungen (Hepatitis-C-Virus) statt. Während die das Immunsystem drosselnden sogenannten Immunsuppressiva große Fortschritte und einen Segen für Patienten bedeuteten, zum Beispiel in der Behandlung von Psoriasis (Schuppenflechte) bis hin zur völligen Beschwerdefreiheit und bislang ohne relevante Nebenwirkungen, und auch die Hepatitis-C-Behandlung einen Großteil der Patienten heilt, beinhaltet der scheinbar innovativste Bereich der Krebstherapeutika, auf dem im Moment so gut wie jede Pharmafirma forscht, viele Pseudo-Innovationen.

Circa die Hälfte der Studien, die zwischen 2014 und 2016 in Europa zur Neuzulassung von Krebsmedikamenten führten, waren so extrem fehlerhaft, dass das Ausmaß der Wirksamkeit entweder überschätzt wurde oder nicht sicher ist.[4] Die Fehler bezogen sich auf Konzeption, Durchführung, Analyse und Berichterstattung der Studien. In dieser Zeit hatten nur zehn Studien (26 Prozent) als wesentlichen Messwert das Gesamtüberleben der Patienten. Alle anderen Studien maßen Ersatzparameter, wie „Zeitraum ohne weitere Tumorvergrößerung" oder „Ansprechraten des Tumors auf die Therapie", die weder eine Aussage über verlängerte Lebenszeit noch verbesserte Lebensqualität erlaubten.

Begrenztes Wachstum und Rückgang im Endstadium

Nicht nur, dass die Kosten der Arzneistoffentwicklung explodiert sind und die Innovationsausbeute zuletzt schlecht war, Big Pharma ist in einer konzeptionellen Krise, die schon in den 1950er-Jahren begann. Seitdem hat sich die Zahl neu zugelassener Medikamente pro Milliarde US-Dollar, die für Forschung und Entwicklung ausgegeben werden, alle neun Jahre halbiert und ist inflationsbereinigt um das 80-Fache gesunken (Abbildung 15). Dieser Trend wurde leicht zynisch als Eroom'sches Gesetz bezeichnet, als Wortspiel einer Verdrehung des etablierten Moore'schen Gesetzes. Gordon Earle Moore ist Mitgründer der Computerchip-Firma Intel. Sein Moore'sches Gesetz beschreibt die exponentielle Zunahme der Anzahl von Transistoren, die auf einem integrierten Schaltkreis platziert werden können. Diese Zahl verdoppelte sich von den 1970er-Jahren bis 2010 alle zwei Jahre und war die Grundlage für die informationstechnologische und damit einhergehende sozioökonomische Revolution, die wir in den letzten 40 Jahren erlebt haben. In der pharmazeutischen Industrie ist es genau umgekehrt.

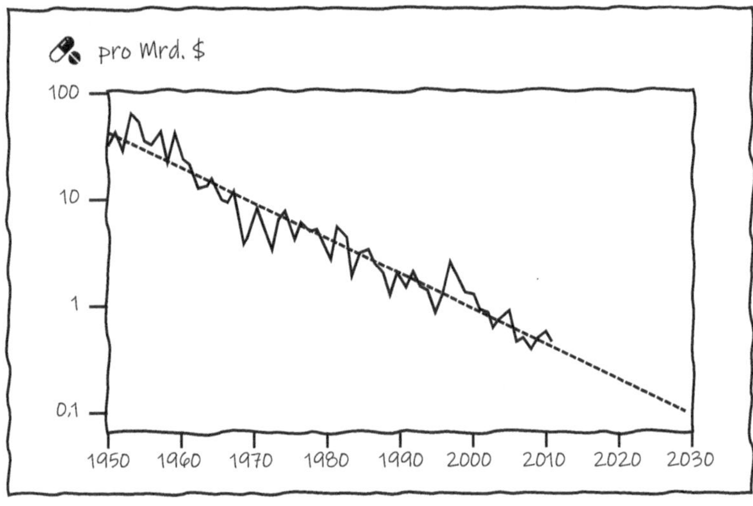

Abb. 15: Das Eroom'sche Gesetz der pharmazeutischen Forschung und Entwicklung.[5] Gezeigt ist die Abnahme zugelassener Arzneimittel pro investierte Milliarde US-Dollar von 1950 bis 2010 und eine Projektion für die 2020er-Jahre. Zu beachten ist, dass die linke Achse logarithmisch ist. Es handelt sich also nicht um eine lineare, sondern um eine exponentielle Effizienzverschlechterung.

Dieser Verlust an Effizienz der Pharmaindustrie ist daher kein kürzlich aufgetretenes Ereignis. Er setzte schon in den 1950er-Jahren ein. Die Effizienz verschlechterte sich auch nicht, weil in den 1970er-Jahren, nach dem durch die Firma Grünenthal verursachten Contergan-Skandal, weltweit die Gesetzgebung zur Zulassung von Arzneimitteln verschärft wurde. Andererseits verbesserte sie sich auch nicht mit der Einführung sogenannter biologischer Arzneistoffe, wie sie zum Beispiel so erfolgreich bei Psoriasis eingesetzt werden (siehe oben). Auch der erhoffte Durchbruch beim Verständnis von Krankheiten durch die Sequenzierung des gesamten menschlichen Genoms blieb in weiten Teilen aus, da Technik des 21. Jahrhunderts noch immer auf Krankheitsdefinitionen des 18. und 19. Jahrhunderts trifft.

Daher lässt ein über mehrere Jahrzehnte konstanter, nicht nachlassen wollender Effizienzverlust nur eine Schlussfolgerung zu: Das gesamte Konzept, wie Arzneimittel entwickelt werden, und damit auch, wie wir Krankheiten erkennen, ist fundamental falsch. Offensichtlich gab es anfangs noch „low-hanging fruits", das heißt, es war noch relativ einfach, ein Arzneimittel auf den Markt zu bringen, das nur ein Symptom lindert, insbesondere dann, wenn es noch keine Konkurrenz gab. Mittlerweile aber wird dieser Ansatz immer schwieriger, scheitert man immer öfter und immer kostspieliger. Big Pharma läuft quasi gegen die Wand, denn man muss kein Prophet sein, um zu erkennen, dass dies kaum noch finanzierbar sein wird, wenn die Entwicklung weiter anhält und 0,1 Arzneimittel pro Milliarde US-Dollar an Investitionen auf den Markt kommt beziehungsweise die Entwicklung eines Arzneimittels (einschließlich aller Fehlschläge) zehn Milliarden US-Dollar kostet.

Hier fügt sich alles, was wir bisher schon besprochen haben, logisch zusammen: Kaum eine Krankheit wird mechanistisch verstanden, wir bezeichnen sie meist nach ihren Symptomen und/oder einem Organ. Daher bleibt dann auch nur die Behandlung von Symptomen, weil die Behandlung von Ursachen nicht möglich ist. Es ist kein Wunder, dass dieser Ansatz für die Patienten hochgradig ineffizient ist und sie kaum von ihrem Arzneimittel profitieren. Und so ist es auch keine Überraschung, dass es in diesem Szenario unmöglich ist, präzise wirksame Arzneimittel zu entwickeln. Denn wie will man etwas besser machen als der Vorgänger, wenn der neue Ansatz die gleichen Schwächen wie der alte hat? Ich hoffe, die Krise der Medizin wird für Sie nun immer deutlicher und Sie merken, dass ich nicht übertrieben habe.

Big Pharma ist jedoch innerhalb der Krise der verwundbarste Teil, weil es im Unterschied zu Small Pharma auf ständiger Innovation beruht. Nur innovative Arzneimittel erhalten Patentschutz und nur für patentgeschützte, quasi einzigartige Arzneimittel lassen sich hohe Preise verlangen. Der Patentschutz läuft üblicherweise nach 20 Jahren ab. Davon hat die Entwicklung circa 14 Jahre gedauert. Pharmafirmen patentieren neue Substanzen oder Substanzfamilien relativ früh, damit die anschließende kostspielige Entwicklung schon zum Großteil unter Patentschutz läuft. Sie könnten das auch ohne Patentschutz machen und ihr Projekt geheim halten. Das ist allerdings riskant, da eine andere Pharmafirma in dieser Zeit ein konkurrierendes Patent schreiben könnte, das der ersten Firma im ungünstigsten Fall die Vermarktung verbaut. Es ist also immer ein Balanceakt zwischen nicht zu früh und nicht zu spät. In der Regel bleiben so nach Beendigung aller klinischen Studien und dem Abschluss des Zulassungsverfahrens circa sechs Jahre für patentgeschützte und damit exklusive Nutzung und Vermarktung, um alle vorherigen Kosten (auch die aller anderen parallelen Projekte, die in derselben Zeit gescheitert sind) wieder einzuspielen und am besten noch einen Gewinn zu machen.

Nach Ablauf des Patentschutzes kann jedoch jede andere Firma denselben Arzneistoff für dieselbe Indikation ebenfalls vermarkten. Die Preise für solche Nachahmerpräparate (Generika) sind im Schnitt um zwei Drittel günstiger als beim entsprechenden Erstanbieterpräparat. Viele Generika sind sogar noch preiswerter. Damit kann man zwar auch noch Geld verdienen, aber nicht in dem Ausmaß wie eine Big-Pharma-Firma.

Für Innovationen sind Investments notwendig. Nachhaltiges Unternehmenswachstum und Wertschöpfung hängen von einer konstanten Forschungs- und Entwicklungsproduktivität mit einem positiven Return on Investment, also einer positiven Rendite, ab, die Einnahmen erzielt, welche wieder in neue Forschungs- und Entwicklungsprojekte reinvestiert werden können. Doch die Produktivität sinkt. Sowohl Investitionen als auch Erträge für jedes Arzneimittel sind zudem über viele Jahre hinweg gestaffelt. Die meisten Produkte erreichen den Markt nicht und scheitern zu unterschiedlichen Zeitpunkten der Entwicklung mit unterschiedlichen bis dahin aufgelaufenen Kosten. Spätes Scheitern kostet ungleich viel mehr als frühes Scheitern.

Wer immer von den großen Unternehmensberatungen diese Situation wirtschaftlich analysiert, zum Beispiel Deloitte oder Boston Consulting[6], kommt zum gleichen Ergebnis: Die Kapitalrendite in der Pharmaforschung und -entwicklung nimmt rapide ab. Das Beängstigendste an dieser Analyse ist, wie robust, beständig und schnell der Abwärtstrend der Kapitalrendite über einen Zeitraum von mehr als 20 Jahren ist und dass sie bereits heute unter den Kapitalkosten liegt und innerhalb von nur wenigen Jahren auf null sinken wird.

Als mögliche Gründe hierfür habe ich schon einige genannt: steigende Kosten, aufwendige Zeitpläne für klinische Studien, abnehmende Erfolgsquoten in der Entwicklung, ein strengeres regulatorisches Umfeld sowie zunehmender Druck vonseiten der Kostenträger, die genauer hinschauen, ob ein neues Arzneimittel den Patienten wirklich einen Vorteil gegenüber der Standardtherapie bietet. Laut Wirtschaftsanalysten gibt es zudem ein grundlegendes betriebswirtschaftliches Problem, das all diese Faktoren zusammenführt: Anders als in anderen Industrien ist die Produktpalette endlich. Es gibt nur eine bestimmte Anzahl menschlicher Erkrankungen, die behandelt werden kann, auch wenn man manchmal das Gefühl hat, es werden durchaus kreativ aus Befindlichkeiten neue Erkrankungen erfunden, zum Beispiel soziale Angststörung statt Schüchternheit.[7] Da jedes neue Medikament den aktuellen Behandlungsstandard verbessert (oder dies zumindest sollte), wird die Messlatte für das nächste Medikament höher gelegt, was es teurer, schwieriger und unwahrscheinlicher macht, eine solche Verbesserung zu erreichen, und gleichzeitig den potenziellen Spielraum für Verbesserungen verringert. So muss immer mehr investiert werden, um ein immer kleineres Plus an Mehrwert für die Patienten zu erzielen, was zu einer sinkenden Kapitalrendite führen muss: Hier greift das Gesetz der abnehmenden Renditen. All dies muss so bleiben, wenn wir keinen konzeptionellen Fortschritt machen und statt Ursachen von Erkrankungen weiterhin nur ineffektiv Symptome behandeln.

Da eine Arzneimittelentwicklung leicht die gesamte ursprüngliche Forschungs- und Entwicklungsinvestition aufbrauchen kann und dies eher die Regel als die Ausnahme ist, da die meisten Medikamente letztlich an irgendeinem Punkt der Entwicklung versagen, ohne eine Rendite zu erzielen, kann die Rendite durchaus systematisch bis hin zu 100 Prozent negativ werden. Durch viele Misserfolge haben sich die vereinfacht dargestellten 14 Indikationsfelder der Arzneimittelentwicklung (siehe Abbildung 14) mittlerweile offensichtlich für Big Pharma in ein Minenfeld verwandelt, von dem große Bereiche gemieden werden. Nur so ist die Fokussierung auf Krebs und Immunerkrankungen zu verstehen – zwei der wenigen Bereiche, in denen große Fortschritte zu erzielen sind (siehe Psoriasis) und kleine sich noch vermarkten lassen (Krebs).

Im Grunde ist Arzneimittelforschung und -entwicklung wie das Bohren nach Öl, wo zunächst die größten, billigsten und einfachsten Vorkommen mit den höchsten zu erwartenden Renditen priorisiert und genutzt werden. Weniger attraktive Vorkommen, die kleiner und aufwendiger sind und niedrigere Renditen versprechen, werden für später übrig gelassen. Auch hier besteht zusehends die Gefahr, mehr auszugeben als hinterher zu fördern. Interessanterweise sind sowohl die pharmazeutische als auch die Ölindustrie, die beides Börsen-Riesen waren, längst von Plattformtechnologie-Riesen wie Apple, Amazon und Alphabet abgelöst worden. Und der Verfall geht weiter

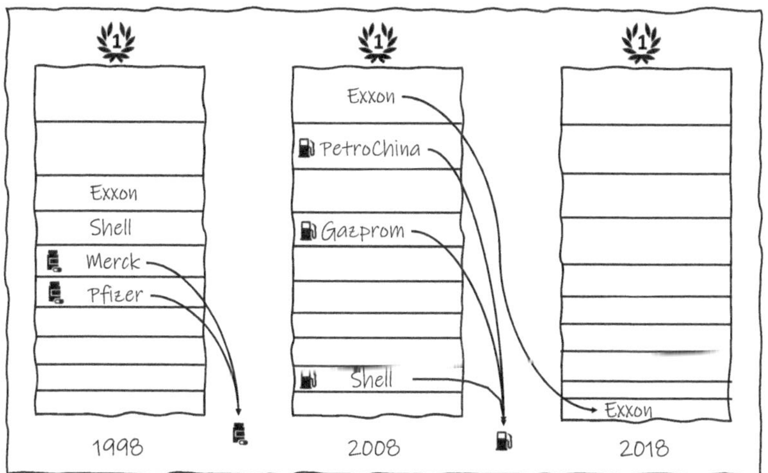

Abb. 16: Die zehn weltweit wertvollsten Unternehmen in den Jahren 1998, 2008 und 2018.[8]

und spiegelt sich exakt im Auf und Ab der Unternehmenswerte von Merck und Pfizer wider, die inzwischen aus den weltweiten Top 10 der Industrieunternehmen verschwunden sind, genauso wie Shell, Gazprom und PetroChina. Nur Exxon schaffte es 2018 gerade noch in die Top 10 (Abbildung 16).

Wie wird sich Big Pharma in Zukunft entwickeln? Sinkende Forschungs- und Entwicklungsproduktivität und rückgängige Kapitalrendite wird zu abnehmendem Umsatzwachstum führen, bis das Wachstum negativ wird und der Umsatz schrumpft. Der Umsatzrückgang verringert dann den finanziellen Spielraum für Forschungs- und Entwicklungsinvestitionen, wodurch das Umsatzwachstum noch weiter zurückgeht … und so weiter, bis die Industrie, jedenfalls in ihrer heutigen Form, verschwunden sein wird.

Auch die Pharmaindustrie selbst ist aus dem Niedergang der Chemie- und Farbstoffindustrie hervorgegangen, als Chemikalien und Farben langsam zur Massenware wurden. Aus der Asche wächst das Neue. Und genau darin liegt die einzige wirkliche Hoffnung für die Pharmaindustrie beziehungsweise für die Hunderttausenden von Menschen, die in ihr arbeiten. So wie sich die Pharmaindustrie aus der chemischen Industrie und die Biopharmaindustrie aus der Pharmaindustrie entwickelt hat, werden sich die Pharma- und Biopharmaindustrie zu etwas ganz anderem entwickeln – aber dazu mehr im zweiten Teil des Buchs. Darwins Evolutionstheorie gilt für Unternehmen und Industrien ebenso wie für die Arten des Lebens: Es ist nicht die stärkste der Spezies, die überlebt, auch nicht die intelligenteste, sondern diejenige, die am anpassungsfähigsten auf Veränderungen reagiert. Die Alternative lautet: anpassen oder sterben!

Big Pharma vor Gericht

Eine derart fundamentale Krise einer ganzen Industrie hat nicht nur produktives Changemanagement zur Folge, sondern es wird auch die Trickkiste geöffnet, um so lange wie möglich mit den alten Methoden noch profitabel zu sein, bis hin zum Betrug. Große Arzneimittelhersteller wie Pfizer, GlaxoSmithKline, Eli Lilly und Johnson & Johnson bezahlen regelmäßig große Summen, um Prozesse wegen Betrugs zu beenden. 2009 verkaufte Roche weltweit für mehrere Milliarden Euro das vermeintliche Grippemittel Tamiflu, veröffentlichte aber nur einen Teil der Studien zu dessen Wirksamkeit und legte erst auf großen öffentlichen Druck hin offen, dass das Mittel noch weniger als befürchtet nutzt, dafür aber schwerste Nebenwirkungen verursachen kann. Der von den Herstellern vorgeschlagene grippevirusspezifische Wirkmechanismus passt auf jeden Fall nicht zu den klinischen Daten.[9]

Andere Beispiele sind das vermeintlich magenfreundliche Schmerzmittel Vioxx von MSD und das Antipsychotikum Zyprexa von Eli Lilly. Vioxx kam ohne ausreichende klinische Dokumentation auf den Markt, obwohl zu dem Zeitpunkt bekannt war, dass es tödliche Herzinfarkte auslösen kann. In den ersten vier Monaten des Jahres 2000 gab MSD 67 Millionen Dollar für die Werbung für Vioxx aus, was mehr war, als jedes Unternehmen zu diesem Zeitpunkt jemals für die Werbung für ein Medikament ausgegeben hatte. Bezogen auf den Umsatz wurde Vioxx Mercks zweitstärkstes Arzneimittel. Merck wies die Studien, dass Vioxx im Vergleich zu anderen Schmerzmitteln die Gefahr eines Herzinfarkts erhöhe, zurück und behauptete stattdessen, dass andere Schmerzmittel die Gefahr eines Herzinfarkts verringerten und daraus nur scheinbar eine Erhöhung des Risikos durch Vioxx resultierte. In 2004 zog Merck auf Druck der US-amerikanischen Arzneimittelbehörde Vioxx zurück und bekannte sich 2011 dazu, 700 Millionen Euro Schadenersatz und Strafe zu bezahlen.[10] Bis dahin hatte Vioxx mindestens 140.000 Herzinfarkte mit schätzungsweise 60.000 Todesfällen verursacht.[11]

Pfizer hat 2009 in den USA im bis dahin größten Betrugsprozess im Gesundheitswesen aller Zeiten wegen der illegalen Vermarktung des Schmerzmittels Bextra 2,3 Milliarden Dollar gezahlt[12], die bis dahin größte Geldstrafe für ein Pharmaunternehmen. Das Unternehmen GlaxoSmithKline toppte dies 2011 und war bereit, drei Milliarden Dollar zu zahlen, um einen Prozess wegen Arzneimittelbetrugs zu beenden, die Vermarktung des Diabetesmittels Avandia für nicht zugelassene Indikationen.[13] Bei Abbott, Eli Lilly und Johnson & Johnson waren es 1,5, 1,4 beziehungsweise 1,1 Milliarden, bei anderen Big Pharmas Summen im zwei- und dreistelligen Millionenbereich. Immer ging es um Straftaten wie Betrug, Irreführung, Bestechung oder illegale Vermarktung. Pfizer wurde 2010 wegen unzulässiger Vermarktung des Antiepileptikums Neurontin zu einer Strafe von 141 Millionen US-Dollar verurteilt, wobei ausdrücklich festgestellt wurde, dass Pfizer über einen Zeitraum von zehn Jahren gegen das Racketeer Influenced and Corrupt Organizations(RICO)-Gesetz gegen organisierte Kriminalität verstoßen hatte. Andere Beispiele sind Schlankheitspillen beziehungsweise Appetitzügler – von denen generell abzuraten ist – wie Redux und Pondimin[14], die tödlichen Lungenhochdruck verursachten und auf wissenschaftlichen Druck hin von Wyeth-Ayerst zurückgezogen wurden. Bei dem Epilepsiemedikament Neurontin war es wieder Pfizer, deren Tochterfirma Warner-Lambert zugab, das Medikament aggressiv für nicht zugelassene Erkrankungen wie bipolare Störungen, Schmerzen, Migräne-Kopfschmerzen sowie Drogen- und Alkoholentzug vermarktet zu haben.[15]

Ein weiteres Beispiel: Das Antibiotikum Ketek von Sanofi-Aventis war nicht wirksamer als die existierenden Antibiotika in seiner Klasse, hatte aber spezifische Nebenwirkungen, die andere Antibiotika nicht hatten, die bereits in den ersten Studien nachweisbar waren und im Laufe der Zeit immer wieder bestätigt wurden: Augenerkrankungen, Bewusstlosigkeit, Herzrhythmusstörungen sowie schwere und manchmal tödliche Leberschäden. Arzneimittelbehörden überprüften das Schaden-Nutzen-Verhältnis und erkannten an, dass die Patienten einem größeren Risiko ernsthafter unerwünschter Nebenwirkungen ausgesetzt waren als durch andere Antibiotika, gaben eine entsprechende Warnung heraus, ergriffen sonst aber keine Maßnahmen, um das Medikament vom Markt zu nehmen. Schließlich nahm Sanofi-Aventis das Medikament „aus wirtschaftlichen Gründen" vom Markt.[16]

Natürlich sind dies nur Auswüchse und in der pharmazeutischen Industrie arbeiten hervorragende Wissenschaftler und anständige Menschen, die sicher auch Kritik an solchen Praktiken üben. Nur auf den Entscheidungsebenen lassen es einige offensichtlich darauf ankommen, erwischt und verklagt zu werden, selbst wenn es Menschenleben kostet.

Außerdem, mögen Sie denken, gibt es ja bestimmt außerhalb der pharmazeutischen Industrie unabhängige Wissenschaftler, die dafür sorgen, dass in der Forschung ein Gegengewicht zu Big Pharma entsteht. Aber ist das wirklich so? Leider nein. Auch hier herrschen weltweit ein Innovationsblock und wieder falsche Anreize ...

KAPITEL 8

FORSCHEN FÜR DIE KARRIERE

Krankheitsursachen aufzuklären und neue Therapien zu entwickeln ist nicht nur Aufgabe der pharmazeutischen Industrie, mit der wir uns im vorigen Kapitel beschäftigt haben, sondern vor allem auch der biomedizinischen Grundlagenforschung. Aus den Erkenntnissen aller biomedizinischen Wissenschaftler weltweit ziehen auch Pharmaunternehmen ihre Ideen für Arzneistoffentwicklungen.

Wie sieht es in Deutschland aus? Zunächst einmal braucht Forschung nicht nur zündende Ideen, sondern muss auch finanziert werden. Zwar haben die meisten universitären Abteilungen im Unterschied zu vielen internationalen Universitäten eine Grundausstattung, Personal und Forschungsmittel, aber diese reichen für ambitionierte Projekte in der Regel nicht aus. Also müssen zusätzliche sogenannte Drittmittel eingeworben werden. Erfreulicherweise ist Deutschland in diesem Punkt verglichen mit anderen Ländern reichlich mit Förderquellen gesegnet. Für Universitäten ist die Deutsche Forschungsgemeinschaft einer der wichtigsten sogenannten Drittmittelgeber mit einem Jahresbudget von 3,3 Milliarden Euro. Danach folgen unter anderem das Bundesministerium für Bildung und Forschung (BMBF), die Exzellenzstrategie (ein Förderprogramm des Bundes und der Länder) sowie die Ministerien für Wissenschaft und Forschung der einzelnen Bundesländer. Hinzu kommen noch zahlreiche Stiftungen wie die Else Kröner-Fresenius-Stiftung, die Alexander-von-Humboldt-Stiftung, die Deutsche Krebshilfe, die Volkswagen-Stiftung und Ausschreibungen der Europäischen Union.

An europäischen Programmen und Ausschreibungen beteiligen sich deutsche Wissenschaftler jedoch unterdurchschnittlich. Diese haben geringere Erfolgschancen, da die Konkurrenz größer ist. Zudem sind die Erfolgskontrollen der Europäischen Union, das heißt die Kontrolle, ob das, was inhaltlich zu beforschen versprochen wurde, auch gemacht wurde, und ob die Ziele, die benannt wurden, auch erreicht wurden, wesentlich strikter als bei vielen der nationalen Förderinstitutionen. Es herrscht also eine gewisse finanzielle Sättigung, die es nicht unbedingt erforderlich macht, aufwendige europäische Anträge mit Konkurrenz aus anderen Ländern zu stellen.

Und neben der universitären Forschung existiert biomedizinische Forschung auch in verschiedenen außeruniversitären Forschungseinrichtungen wie der Helmholtz-Gemeinschaft, der Max-Planck-Gesellschaft, der Fraunhofer-Gesellschaft und der Leibniz-Gemeinschaft. Im europäischen Vergleich steht Deutschland damit im Hinblick auf die Forschungsförderung mit über drei Prozent vom Bruttoinlandsprodukt im Spitzenfeld zusammen mit Schweden, Österreich und Dänemark.

Nur bedrucktes Papier

Was allerdings Forschungsoutput – gemessen an Veröffentlichungen – betrifft, ebenfalls ins Verhältnis zum Bruttoinlandsprodukt gesetzt, steht Deutschland am unteren Ende zusammen mit Spanien und Portugal, welche im Gegensatz zur deutschen Situation hinsichtlich der Forschungsförderung am unteren Ende stehen. Deutschland hat damit eine der schlechtesten, wenn nicht die schlechteste Forschungseffizienz in Europa oder, wie es eine englische Redensart sagt, *„too little bang for the buck“* („zu wenig Lärm für das Geld“). Nun kann man sich streiten, ob die Anzahl der Publikationen das ideale Maß ist. Andere Statistiken nehmen auch Zitationsraten, also wie oft Wissenschaftler eines bestimmten Landes in der wissenschaftlichen Literatur zitiert werden. Viel ändert das an der prinzipiellen Aussage jedoch nicht (siehe Abbildung 17).

Nun könnten Sie denken: „Gut, dann geben wir für die gleichen Ergebnisse eben etwas mehr Geld aus als andere Länder. Hauptsache ist doch, es kommt dabei etwas heraus.“ Und da beginnt das eigentliche Problem der biomedizinischen Forschung und keinesfalls nur der in Deutschland, sondern weltweit. Es kommt eben so gut wie nichts mit letztendlich klinischer Relevanz dabei heraus! Innovation in der Medizin und der forschenden Pharmaindustrie resultiert aus wissenschaftlicher Translation. So nennt man es in der biomedizinischen

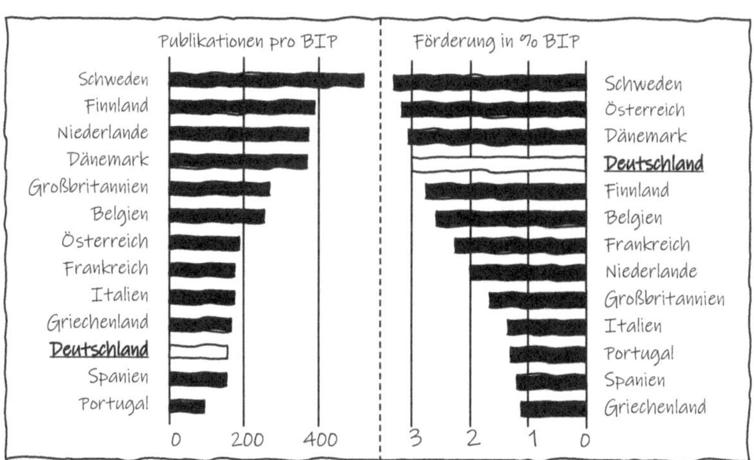

Abb. 17: Forschungsoutput (gemessen an Publikationen) im Vergleich zum Forschungsinput, jeweils bezogen auf das Bruttoinlandsprodukt 13 verschiedener europäischer Länder.[1]

Forschung, wenn aus Grundlagen- und präklinischer Forschung klinische Studien erwachsen, deren neue Erkenntnisse in Patientenwohl übersetzt (translatiert) werden können. Nur passiert dies eben nicht. Die meisten Grundlagen- und präklinischen Wissenschaftler befinden sich in einer sich selbst unterhaltenden Blase mit dem Ziel, Publikationen zu erzeugen, möglichst in angesehenen wissenschaftlichen Zeitschriften, um mit diesem Renommee und kollegialer Anerkennung bis hin zu Bewunderung neue Forschungsmittel einzuwerben. Und dann? Dann werden wieder Publikationen erzeugt und veröffentlicht und so weiter …

Demgegenüber veröffentlichen viele klinisch tätige Professoren, von denen man erwarten würde, sie führten medizinische Forschung nahe am Patienten durch, so gut wie keine eigenen relevanten Innovationen. Klinische Forschung in dem Sinne, dass ein klinisch tätiger Mediziner eine Patientenstudie konzipiert, hierfür einen Forschungsantrag stellt und die finanziellen Mittel einwirbt, um damit dann die Studie selbst zu organisieren, multizentrisch durchzuführen und anschließend zu publizieren, findet praktisch nicht statt. Die überwiegende Mehrzahl der publizierten klinischen Studien sind industriefinanzierte Zulassungsstudien, die komplett außerhalb der Klinik geplant und ausgewertet werden, für die Kliniker lediglich Patienten rekrutieren und die Klinikverwaltung nicht unerhebliche Pro-Kopf-Gebühren in Rechnung stellt (siehe Abbildung 18).

Hierzu ein Beispiel und die wohl gründlichste Untersuchung ihrer Art[2]: Aus dem 5-Jahres-Zeitraum von 1979 bis 1983 wurden 25.190 wissenschaftliche Publikationen in den sechs am meisten zitierten und höchst angesehenen Zeitschriften für medizinische Grundlagenwissenschaften unter die Lupe genommen: *Science, Nature, Cell, Journal of Experimental Medicine, Journal of Clinical Investigation* und *Journal of Biological Chemistry.* Sie mussten mindestens eines der folgenden Worte enthalten: „Therapie“, „therapeutisch“, „präventiv“, „Impfstoff“ oder „klinisch“. Aus diesen wurden wiederum lediglich 101 Publikationen herausgefiltert, die eindeutig postulierten, dass die

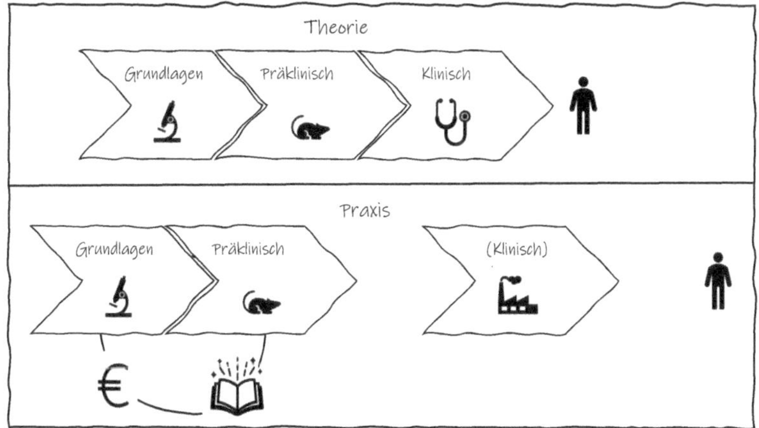

Abb. 18: Der Zustand biomedizinischer Forschung. Oben die Theorie: Grundlagen-, präklinische und klinische Forschung greifen ineinander zum Wohl der Patienten. Unten die Realität: Grundlagen- und präklinische Forscher werben Geld ein und schreiben Veröffentlichungen. Statt eigenständiger klinischer Forschung nutzt die Industrie Kliniken für Zulassungsstudien. Patientenwohl durch Forschung? Fehlanzeige.

in ihnen berichtete Technologie in Zukunft klinisch-therapeutisch oder präventiv angewendet werden könnte.

Dann wurde untersucht, welche dieser Grundlagenforschungsergebnisse nun im Jahre 2003, also rund 20 Jahre nach Veröffentlichung, tatsächlich in eine klinische Anwendung oder zumindest klinische Forschung umgesetzt worden waren – wofür 20 Jahre normalerweise ausreichen sollten. Das ernüchternde Ergebnis: Nur 27 der vielversprechenden Technologien hatten innerhalb von 20 Jahren zu mindestens einer veröffentlichten klinischen Studie geführt, 19 davon zu positiven Ergebnissen. Allerdings kam es noch schlimmer: Nur fünf dieser Ergebnisse wurden für die klinische Anwendung lizenziert und sogar nur ein einziges wurde für die lizenzierten Indikationen tatsächlich klinisch genutzt! Irgendeine Form der Beteiligung der Industrie, idealerweise ein industrieller Co-Autor der ursprünglichen grundlagenwissenschaftlichen Publikation, sorgte am ehesten dafür, dass später auch tatsächlich zumindest klinische Studien stattfanden, auch wenn diese nur in einem Fall positiv genug ausgingen, um in einer Lizenz zu enden.

Verallgemeinert man diese aufwendig untersuchte Stichprobe, ist nur jede 250. biomedizinische Veröffentlichung klinisch vielversprechend (101 von 25.190). Nur ein Viertel von diesen wird dann aber auch tatsächlich klinisch getestet (27 von 101). Und weniger als jede zehnte dieser klinisch getesteten Veröffentlichungen findet dann auch eine klinische Anwendung (1 von 27). Dies soll nicht heißen, dass von Grundlagenforschung immer und ständig eine Anwendung erwartet werden muss. Es muss ganz sicher auch Hochrisikoforschung geben, in der gegebenenfalls eine wunderbar einfache, logische, überzeugende Theorie am Ende sich dann doch als falsch herausstellt oder zumindest keinerlei Anwendung hat. Aber dass 25.189 von 25.190 Forschungsergebnissen letztlich keinerlei klinische Relevanz haben, halte ich für inakzeptabel. Das hat nichts mehr mit biomedizinischer Forschung zu tun, zumindest nicht mit am Patienten orientierter medizinischer Forschung.

Da ich selbst Wissenschaftler bin, klage ich hier keinesfalls alle meine Kollegen an. Der Fehler liegt für mich vor allem in falschen Anreizen. Wenn Wissenschaftler ausschließlich nach Publikationen (am liebsten in High-Impact-Zeitschriften) und eingeworbenen Drittmitteln bewertet werden, dann werden diejenigen, die diese Wissenschaftler bewerten und ihnen Professuren, Räume, Personal und Finanzmittel zur Verfügung stellen, genau das erhalten: viele (High-Impact-)Publikationen und hohe Drittmittelausgaben. Würden jedoch Universitäten, außeruniversitäre Forschungseinrichtungen und Drittmittelgeber Karrieren und Finanzmittel in der Biomedizin ausschließlich nach klinischen und patientenrelevanten Erfolgen vergeben, egal wo diese letztendlich publiziert werden und egal ob sie mit einer Million oder zehn Millionen Euro erarbeitet wurden, dann würde sich das gesamte System (in etwa so wie das Universum beim „Kleinen Prinzen“) in Bewegung setzen. Und dann hätten plötzlich auch die Patienten etwas von der biomedizinischen Forschung und die Innovationen würden nur so sprudeln. Aber bleiben wir noch bei der Situationsbeschreibung und der Fehleranalyse. Die Probleme stecken tiefer, als dass in der biomedizinischen Forschung nur der klinische Fokus fehlen würde.

Nicht reproduzierbar

Alles begann mit einer Publikation aus einer Forschungsabteilung von Bayer Healthcare.[3] Der Hintergrund dafür war folgender: Wenn sich eine Arzneimittelfirma entscheidet, für welches Zielmolekül (meist ein körpereigenes Eiweißmolekül wie ein Enzym oder ein Rezeptor) beziehungsweise gegen welche Krankheit sie einen Arzneistoff entwickeln will, zieht sie die hierfür notwendigen Daten aus internen Untersuchungen, aber zum Großteil aus der veröffentlichten biomedizinischen Literatur. Und diese stammt überwiegend aus akademischen Labors, das heißt Universitäten oder Forschungsinstituten. Sollte dann die Entscheidung fallen, für Zielmolekül A bei Krankheit B ein Arzneimittel zu entwickeln, ist dies eine weitreichende und teure Entscheidung. Die Kosten für die Durchführung eines umfassenden Programms zur Entdeckung und Entwicklung eines bestimmten Wirkstoffs können sich einschließlich klinischer Studien auf Hunderte von Millionen Euro belaufen. Selbst in den frühen Phasen sind die Investitionen beträchtlich. Daher ist es essenziell, dass die Daten, auf deren Grundlage eine solche Entscheidung getroffen wird, verlässlich sind. Um hierbei das Risiko zu mindern, dass eine solche Investition letztendlich in eine Sackgasse mündet, führen die meisten pharmazeutischen Unternehmen interne Validierungen der Literaturdaten durch. Hierbei werden die veröffentlichten Experimente exakt wiederholt, um zu überprüfen, ob diese zu denselben Ergebnissen führen. Nachdem sich bei den Forschern von Bayer Healthcare das ungute Gefühl eingestellt hatte, dass dies öfters nicht der Fall ist, wurden sämtliche Validierungsexperimente, die über einen Zeitraum von vier Jahren durchgeführt worden waren, ausgewertet. Das Ergebnis war ernüchternd: Die überwiegende Mehrzahl der veröffentlichten Daten war nicht reproduzierbar. Das US-amerikanische Biotech-Unternehmen Amgen berichtete, dass sie von 53 hochrangig publizierten Krebsstudien nur sechs reproduzieren konnten, das ergibt 89 Prozent nicht reproduzierbare Publikationen.[4] Binnen weniger Jahre wurden noch drei weitere Studien publiziert, die alle zu den gleichen Ergebnissen kamen.[5] Das Ausmaß der Nicht-Reproduzierbarkeit reichte von 51 bis 89 Prozent. Auch wenn die exakte Prozentzahl nicht relevant ist, so ist doch klar und schockierend, dass mindestens über die Hälfte der biomedizinischen Literatur nicht reproduzierbar ist.

Fehlerhafte biomedizinische Studien, die in letzter Zeit mehr und mehr zunächst via Presseerklärungen breit veröffentlicht werden, wecken auch falsche Hoffnungen bei Patienten, die auf lebensrettende Heilmittel warten. Darüber hinaus weisen sie auf systemische und kostspielige Ineffizienz in der Art und Weise hin, wie biomedizinische Forschung konzipiert, durchgeführt und berichtet wird. Daneben bedeuten sie eine gigantische Verschwendung von – in der Regel – Steuermitteln, die letztlich zu wertlosen Aussagen und Veröffentlichungen führen.

In den USA werden zum Beispiel jährlich circa 114,8 Milliarden US-Dollar für biowissenschaftliche Forschung ausgegeben, wobei die pharmazeutische Industrie mit 61,8 Prozent der größte Geldgeber ist, gefolgt von staatlichen Förderprogrammen und Universitäten (34,5 Prozent) und gemeinnützigen Organisationen (3,8 Prozent). Von diesem Betrag wird circa die Hälfte für vorklinische und Grundlagenforschung ausgegeben und die andere Hälfte für klinische Studien. Nimmt man eine konservative Rate von 50 Prozent nicht reproduzierbarer Studien an, bedeutet das, dass etwa 28 Milliarden US-Dollar pro Jahr für Forschung ausgegeben werden, die nicht reproduziert werden kann. Bilden solche Daten den Ausgangspunkt für weitere Untersuchungen oder pharmazeutische Entwicklungen, die dann auf falschen Annahmen basieren, potenziert sich der Schaden noch.

In einer anonymen Online-Umfrage unter 1.576 Wissenschaftlern gaben mehr als 70 Prozent der Forscher an, vergeblich versucht zu haben, die Experimente eines anderen Wissenschaftlers zu reproduzieren.[6] Doch Forscher sprechen andere Forscher auf derartige Probleme in der Regel nicht an und so bleiben diese unentdeckt oder allenfalls Gesprächsstoff auf den Gängen von Kongressen. Kaum ein Wissenschaftler veröffentlicht eine Wiederholungsstudie und auch die meisten wissenschaftlichen Zeitschriften, das kann ich aus eigener Erfahrung bestätigen, weisen derartige Studien als „zu uninteressant" oder „zu speziell" ab, selbst wenn die Arbeit, auf die man sich bezieht, in derselben Zeitschrift publiziert wurde. Nur 13 Prozent der fehlgeschlagenen Wiederholungen wurden veröffentlicht. Nach den möglichen Ursachen der Nicht-Reproduzierbarkeit befragt, gaben die meisten an, es existiere ein hoher Druck, Daten zu veröffentlichen und dafür selektiv nur einen Teil der Daten auszuwählen. Andere Punkte sind ein harter Wettbewerb um Stipendien und Stellen in der Forschung und wachsende Belastung durch Bürokratie, die die Zeit beschneidet, die für Planung und Durchführung von Forschung aufgewendet werden kann.

Meiner Meinung nach kratzen diese Kommentare noch zu sehr an der Oberfläche, zumindest was biomedizinische Forschung betrifft. Deren Ziel sollte es letztendlich sein, für Patienten neue Therapien, bessere Diagnostika oder bessere Vorsorge zu entdecken und zu entwickeln. Dies, und nur dies, müsste dann als Forschungsoutput gemessen werden und Grundlage bei der Vergabe von Forschungsmitteln und Hochschulkarrieren sein. Was wird stattdessen gemessen? Wie bereits beschrieben: zum einen die Zahl von Publikationen und wo diese veröffentlich wurden. Zum anderen gilt schon die Menge an eingeworbenen Drittmitteln – das heißt das Ausgeben von Geld, meist aus öffentlichen, staatlichen oder Stiftungsquellen bereitgestellt – als Leistung. Und Leistung befördert Karrieren. Da ist er wieder, der selbstzufriedene Kreislauf biomedizinischer Wissenschaft: Geld, Veröffentlichungen, mehr Geld, mehr Veröffentlichungen. Der Patient taucht hier nicht auf. Doch es lohnt sich, genauer hinzuschauen, wo genau die Schwächen bei mehr als der Hälfte aller Publikationen liegen.

Statistikmängel

Sehr häufig werden falsche oder unangemessene statistische Analysen verwendet oder die Stichprobengrößen sind zu klein.[7] Obwohl Fehlverhalten in der biomedizinischen Forschung häufiger ist als in anderen Disziplinen[8], geht es hierbei in der Mehrzahl nicht um Betrug, sondern um systematische qualitative und technische Fehler. Aber was genau läuft da schief?

Jedes biomedizinische Forschungsprojekt legt vorher fest – oder sollte dies zumindest tun –, was genau am Ende gemessen werden soll. Die wesentlichste Messung nennt man den „primären Endpunkt". Das kann bei einer Bluthochdruckstudie zum Beispiel sein: Tod durch Herzinfarkt oder Schlaganfall. Dies wäre in dem Beispiel auch der Messwert, der für eine Arzneimittelzulassung relevant ist. Daneben werden sogenannte sekundäre Endpunkte definiert, die aber lediglich zusätzliche Informationen liefern, zum Beispiel den Blutdruck, die Zahl der Krankenhauseinweisungen und so weiter.

Eine Studienhypothese könnte sein, dass Arzneimittel A den Tod durch Herzinfarkt oder Schlaganfall verhindert. Das Gegenteil, die Nullhypothese, wäre dann, dass das Arzneimittel A Tod durch Herzinfarkt oder Schlaganfall nicht verhindert. Am Ende der Studie wird nun statistisch getestet, ob diese Nullhypothese so unwahrscheinlich ist, dass sie zurückgewiesen werden kann. Diese Entscheidung fällt durch den statistisch-mathematischen Begriff der „Signifikanz". Und wenn die Nullhypothese verworfen worden ist, kann man – für den Moment – annehmen, dass Arzneimittel A tatsächlich Tod durch Herzinfarkt oder Schlaganfall verhindert. „Signifikanz" ist das absolute Zauberwort in der biomedizinischen Forschung, bedeutet es doch: Ein Befund lässt sich wahrscheinlich publizieren oder eher nicht. Aber, was gern übersehen wird, statistische Signifikanz beweist weder das eine noch das andere, sondern sagt lediglich etwas über die Wahrscheinlichkeiten aus. Welchen Grad an Wahrscheinlichkeit man nun festlegt, um zwischen „signifikant" und „nicht signifikant" zu unterscheiden, ist reine Konvention. Das bedeutet: Auch wenn ein Ergebnis signifikant war, kann es immer noch falsch sein. Um diese Jagd nach Signifikanz zu verstehen, ist ein kurzer Ausflug in die Statistik notwendig. Ich verspreche, er wird nur kurz sein, aber er wird helfen, das Problem und sein Ausmaß zu verstehen.

Statistiker klassifizieren die möglichen Fehler in zwei Typen (siehe Abbildung 19). Ein Fehler vom Typ I oder ein „falsch positives Ergebnis" ist der Fehler, etwas als wahr zu melden, wenn es nicht wahr ist, also zum Beispiel ein Schwangerschaftstest, der positiv ausfällt, obwohl eine Frau gar nicht schwanger ist, oder wenn eine Studie scheinbar zeigt, dass Medikament A Tod durch Herzinfarkt oder Schlaganfall verhindert, dies in Wahrheit aber nicht macht.

Wenn umgekehrt der Schwangerschaftstest ein negatives Ergebnis zeigt, die Frau aber doch schwanger ist (beziehungsweise die Studie

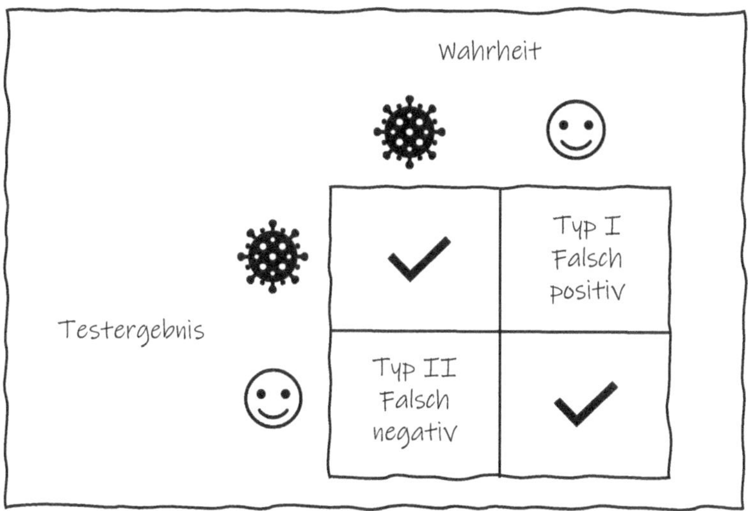

Abb. 19: Mögliche Fehler bei einem Test oder einer biomedizinischen Studie. Der Test gibt ein positives Ergebnis an, zum Beispiel SARS-CoV-2-positiv, der Patient ist aber gar nicht infiziert. Dies ist ein falsch positives Ergebnis oder ein Typ-I-Fehler. Genauso gut kann ein Test ein negatives Ergebnis zeigen, der Patient ist aber tatsächlich doch SARS-CoV-2-infiziert. Dies ist ein falsch negatives Ergebnis oder ein Typ-II-Fehler.

sagt, dass Medikament A den Tod durch Herzinfarkt oder Schlaganfall nicht verhindert, es dies aber doch macht), ist das ein „falsch negatives Ergebnis“ oder ein Typ-II-Fehler. Der Grad an Wahrscheinlichkeit für positive Ergebnisse wird üblicherweise bei 95 Prozent angesetzt. Das klingt gut, bedeutet aber noch immer, dass fünf Prozent oder eine von 20 Studien ein falsch positives Ergebnis, also einen Typ-I-Fehler, zeigen wird. Fünf Prozent Risiko für ein falsch positives Ergebnis entspricht der Schallmauer für das Zauberwort „Signifikanz“. Sie wird in der Regel nicht mit fünf Prozent, sondern als 0,05 ausgedrückt und als p-Wert (nach lateinisch *probabilitas* = Wahrscheinlichkeit) bezeichnet. Signifikant ist ein primärer Endpunkt dann, wenn der p-Wert kleiner als 0,05 ist. Dieser kleine, unscheinbare „p-Wert“ ist die heilige Kuh der gesamten biomedizinischen Wissenschaft. Um ihn dreht sich alles.

Hieraus folgt einer der Kardinalfehler der Wissenschaftskommunikation, denn so gut wie immer wird anschließend der Begriff „signifikant“ nicht mehr im Sinne seiner statistischen Definition als Wahrscheinlichkeit verwendet, sondern eher umgangssprachlich im Sinne von „wahr“, „deutlich positiv“, „wichtig“. Auch wird, wenn der p-Wert kleiner als 0,05 ist, in Publikationen oft von „Beweis“ oder „Evidenz“ gesprochen. Genau das ist eben nicht der Fall. Hier passieren die ersten groben Fehlinterpretationen von Statistik, oft durchaus verständlich, will man doch, dass den eigenen Daten Bedeutung beigemessen wird, um sie in einer High-Impact-Zeitschrift zu veröffentlichen. Und weil dieser p-Wert so wichtig ist und in der Regel über die Publizierbarkeit einer Studie entscheidet, wird er gejagt. Gejagt? Ja.

So wurden 1.177 abgeschlossene Studien untersucht, in denen insgesamt 19.584 p-Werte berechnet und veröffentlicht wurden. Nur 20 Prozent der p-Werte bezogen sich auf die relevanten primären Endpunkte, 80 Prozent auf die sekundären, nicht publikationsentscheidenden Endpunkte. Während die p-Wert-Häufigkeit bei den sekundären Endpunkten gleichmäßig verteilt war, zeigte die Verteilung der p-Werte für primäre Endpunkte eine deutliche Anomalie auf. Es

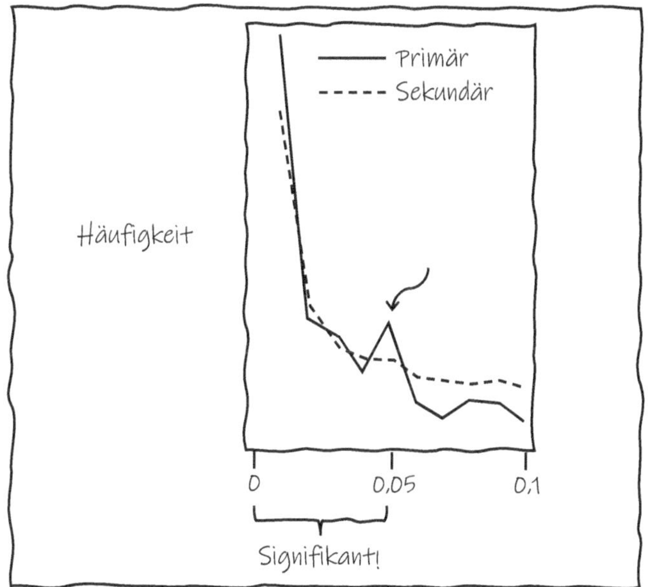

Abb. 20: p-Wert-Hacking. Starke Anomalien in der Verteilung von p-Werten für primäre (entscheidend für die Publikation/durchgehende Linie) und sekundäre (nicht entscheidend für die Publikation/gestrichelte Linie) Endpunkte. Die untere Achse zeigt die p-Wert-Intervalle an, die linke Achse die relative Häufigkeit des jeweiligen Intervalls. Deutlich zu sehen ist, dass die Verteilung der p-Werte für sekundäre Endpunkte gleichmäßig ist, während die für primäre eine Anomalie durch eine Spitze knapp unter 0,05 aufweist und die nachfolgenden p-Werte dann wieder unterrepräsentiert sind.

häuften sich die p-Werte, die ganz knapp unter dem Wert von 0,05 lagen und damit die Endpunkte signifikant und publizierbar machten (siehe Abbildung 20). Eine solche aus der sonstigen Verteilung ausscherende Häufung an einem bestimmten Punkt ist aber mathematisch völlig unmöglich und da die Daten der verschiedenen p-Werte aus denselben Studien stammten, kann auch keine Verzerrung dadurch entstanden sein, dass hier Äpfel mit Birnen verglichen wurden. Das macht es sehr wahrscheinlich, dass systematisch auf p-Werte gejagt wird. Dieses p-Wert-Hacking[9] kann zum Beispiel dadurch erfolgen, dass eine Studie abgebrochen wird, sobald der p-Wert gerade kleiner als 0,05 ist, was, je weniger Datenpunkte erhoben werden, zufälligerweise immer häufiger passieren kann. Denn je kleiner eine Stichprobe, umso größer werden die zufälligen Ausschläge.

Das zweite Problem ist, dass die Aussagekraft einer Studie nicht nur von diesem p-Wert abhängt. Hinzu kommt noch der zweite mögliche Fehler vom Typ II, ein falsch negatives Ergebnis zu haben oder, anders formuliert, ein positives Ergebnis nicht zu erkennen. Dieser Fehler hängt sehr von der Studiengröße ab, also der Zahl der Messungen oder der Zahl der Patienten. Im Allgemeinen sind Studien desto aussagekräftiger, je größer sie sind. Es kann immer durch Zufall zu einem falschen Ergebnis kommen, je kleiner sie sind. In der Biomedizin wird hierfür auch wieder ein Wert, die sogenannte „statistische Power", verwendet. Statistische Power ist die Wahrscheinlichkeit, dass ein positives Ergebnis entdeckt wird, wenn ein solches auch tatsächlich existiert. Ist diese statistische Power hoch, sinkt die Wahrscheinlichkeit, einen Typ-II-Fehler zu begehen. Per Konvention wird ein Wert von 80 Prozent für diese Wahrscheinlichkeit allgemein akzeptiert. Das bedeutet, dass von 100 Studien, die ein wahres Ergebnis testen, 20 fälschlicherweise doch befinden, dass das Ergebnis nicht wahr ist. In klinischen Studien, wenn es zum Beispiel um die Zulassung eines Arzneimittels geht, wird neben dem p-Wert diese statistische Power immer mit angegeben, in grundlagenwissenschaftlichen Studien fehlt dieser Wert in der Regel.

Basierend auf diesen beiden Konventionen für eine akzeptable Typ-I- und Typ-II-Fehlerwahrscheinlichkeit ergibt sich rein mathematisch eine mögliche Gesamtfehlerwahrscheinlichkeit von bis zu 36 Prozent.[10] Das erklärt sich so: Gehen wir als Beispiel von einer Studie aus, bei der 1.000 Patienten mit einem neuen Arzneimittel behandelt werden, und der wahre Wert wäre, dass 100 der Patienten davon profitieren. Das bedeutet gleichzeitig, dass 900 Patienten nicht profitieren. Das wäre also das wahre Ergebnis. Nun kommen die Wahrscheinlichkeiten für Fehler ins Spiel. Wir akzeptieren ja – per Konvention – bis zu fünf Prozent als falsch positiv. Bei 900 eigentlich nicht profitierenden Patienten wären fünf Prozent 45 Patienten, die fälschlich als profitierend eingestuft würden. Und was den Typ-II-Fehler betrifft, akzeptieren wir ja – auch per Konvention – über die statistische Power von 80 Prozent ein falsch negatives Ergebnis von 20 Prozent. Das heißt, dass von den 100 Patienten, die tatsächlich von der Behandlung profitieren, nur 80 auch tatsächlich als solche erfasst werden, 20 Patienten fälschlicherweise aber nicht. Im Extremfall – wenn beide Fehlertoleranzen voll ausgeschöpft werden – würde die Studie 80 Patienten richtigerweise und 45 Patienten fälschlicherweise, also insgesamt 125, als solche Patienten einstufen, die einen Vorteil von dem Arzneimittel haben. 45 von 125 Patienten sind also ein maximal möglicher Gesamtfehler von 36 Prozent falsch positiven Ergebnissen. Ganz so extrem ist es in der Realität dann doch nicht. Diese Rechnung basierte ja nur darauf, dass beide Fehlertoleranzen maximal ausgenutzt werden. Meist ist jedoch der p-Wert in einer Studie deutlich kleiner als 0,05 oder die Power deutlich höher. Empirisch bestätigt wurde, dass der gemischte Fehler bei circa 15 Prozent liegt.[11] Das heißt, dass von 100 Studien, in denen statistisch alles richtig gemacht wurde (p-Wert kleiner als 0,05 und Power größer als 80 Prozent), mindestens 15 dennoch falsch beziehungsweise nicht reproduzierbar sind. Das ist dreimal höher als die fünf Prozent, wenn man nur auf den p-Wert schaut wie die meisten Grundlagenwissenschaftler. Da in vielen grundlagenwissenschaftlichen Publikationen überhaupt keine Power angegeben wird, steht zu befürchten, dass diese wesentlich kleiner als 80 ist und damit der Typ-II-Fehler wesentlich größer, was den Gesamtfehler von empirischen 15 Prozent (und mathematisch maximal möglichen 36 Prozent) deutlich näher an die Gesamt-Reproduzierbarkeitsproblematik von über 50 Prozent aller Publikationen bringt. Aber außer diesen mathematisch zu erwartenden Fehlern – mit und ohne Angabe der statistischen Power – gibt es leider noch mehr zu entdecken, auch für Nicht-Mathematiker. Danke, dass Sie mir bis hierhin gefolgt sind. Ich mag Statistik auch nicht, aber sie ist nun einmal wichtig.

Qualitätsmängel

Neben den statistischen Mängeln und oft zu kleinen Stichprobengrößen kommen noch echte Qualitätsmängel hinzu, diese aber eher bei den vorklinischen und grundlagenwissenschaftlichen Studien. Wird zum Beispiel in einem Tierversuch die Wirkung von Medikament A auf Krankheit B untersucht, wird in der Regel auch ein Placebo-Medikament getestet. Derjenige Experimentator, der die Versuche durchführt, sollte aber bei der Durchführung nicht wissen, ob es sich um ein Placebo oder ein Medikament handelt, was „Verblindung" genannt wird. In klinischen Studien mit Menschen muss natürlich auch der Patient „verblindet" werden, was nicht heißt, dass er eine Augenbinde trägt, sondern nicht wissen darf, ob er das zu testende Medikament oder nur ein Placebo erhalten hat. Deswegen heißen klinische Studien oft Doppelblindstudien. In einem Tierversuch entfällt natürlich die Verblindung des Tieres. Denn wenn der Experimentator wüsste, wann er ein Medikament oder ein Placebo appliziert, und erwartete er ein bestimmtes Ergebnis, könnte er zum Beispiel, unbewusst oder bewusst, besondere Sorgfalt bei den Medikamenten-Experimenten walten lassen, um den Effekt auch sicher sehen zu können. Auch sollte er nicht entscheiden können, welches Tier zum Beispiel welche Behandlung (Medikament oder Placebo) erhält, sondern das sollte durch einen Zufallsmechanismus, den man „Randomisierung" nennt, gesteuert werden. Umgekehrt sollte derjenige, der die Versuche auswertet, ebenfalls verblindet sein, damit er die Ergebnisse nicht mit einer bestimmten Erwartungshaltung auswertet. All das fehlt aber aus reiner Nachlässigkeit, weil es natürlich mehr Personal erfordert als in den meisten grundlagenwissenschaftlichen Studien. Zumindest ist von alledem in den Methodenangaben solcher Studien in der Regel nichts zu lesen.[12]

Ansonsten ist die Qualität einer biomedizinischen wissenschaftlichen Veröffentlichung schwer zu messen. Wenn wir die Translation als Maßstab nehmen würden, wäre es katastrophal. Aber eine Hypothese kann ruhig falsch sein, Hauptsache, die Studie ist qualitativ sauber gemacht. Nun kann man über das Design und die Daten, die erhoben wurden, bei einer Studie möglicherweise geteilter Meinung sein. Der eine Wissenschaftler hätte es so gemacht, der andere so. Es gibt jedoch zumindest eine Art von grundlagenwissenschaftlichen Studien, deren Qualität exakt zu messen ist, und zwar solche, die Kristallstrukturen von Proteinen berichten. Es reicht, dass Sie wissen, dass es für eine Kristallstruktur einen präzisen physikalischen Wert gibt, der die Qualität beziehungsweise die Präzision der Strukturdaten exakt definiert. Teilt man die Röntgenkristallstrukturen nun nach Zeitschriften ein, in denen sie erschienen sind, zeigt sich erstaunlicherweise, dass in den höherrangigen und hochrangigsten Zeitschriften wie *Nature, Science* und *Cell* die Daten von der geringsten Qualität erschienen sind.[13]

Ist das ein Problem für diese Zeitschriften? Nein, überraschenderweise werden diese sogar dafür belohnt, qualitativ schlechtere, kontroverse bis hin zu nicht reproduzierbaren Daten zu publizieren. Denn den sogenannten High-Impact-Zeitschriften geht es ja darum, möglichst oft zitiert zu werden. Genau das macht ihren Impact aus. Jede Zeitschrift wirbt mit ihrem sogenannten Impact-Faktor. Gut bis sehr gut ist ein Wert von 5 bis 19 Zitaten, Spitzenzeitschriften erreichen Impact-Faktoren von 20 und mehr. In solchen Zeitschriften zu publizieren beflügelt ohne Frage die Karriere eines Wissenschaftlers ungemein. Eine zehnjährige retrospektive Analyse von nicht reproduzierbaren Arbeiten ergab, dass diese nach Veröffentlichung in den absoluten Top-Zeitschriften im Durchschnitt 248-mal statt 231-mal wie alle anderen zitiert wurden. Über problematische Arbeiten wird offensichtlich im Nachhinein zum Beispiel wegen Diskrepanzen zu anderen Veröffentlichungen mehr diskutiert und sie werden dadurch öfter zitiert. Für die nächste Kategorie Zeitschriften darunter, also solche, die man lediglich als gute bis sehr gute bezeichnen würde, war der Unterschied noch eklatanter: Hier wurde eine reproduzierbare Arbeit durchschnittlich 13-mal zitiert, eine nicht reproduzierbare aber durchschnittlich 169-mal, also um das 13-Fache häufiger.[14] Es lohnt sich also für eine Zeitschrift, ein solches Paper zu publizieren, denn mehr Zitate bedeuten ja einen höheren

Impact-Faktor und ein höherer Impact-Faktor mehr Einreichungen von Manuskripten. Und je attraktiver eine Zeitschrift ist, desto höher ihr Preis für Abonnenten beziehungsweise Bibliotheken. Die Umsätze der Großverlage wie *Wiley, SpringerNature* und *Elsevier* betragen zusammen circa sechs Milliarden Euro pro Jahr – kein schlechtes Geschäft dafür, dass andere die Hauptarbeit machen. Kein Wunder, dass auf diese Weise Umsatzrenditen von 30 bis 40 Prozent erwirtschaftet werden. Aber mit diesen Qualitätsmängeln sind wir noch immer nicht am Ende der Ursachen für Reproduzierbarkeitsprobleme.

Der Schubladen-Effekt

Es ist logisch, dass, wie oben beschrieben, abhängig von der Stichprobengröße falsch positive und falsch negative Ergebnisse auftreten werden. Denn wie schon gesagt: je kleiner die Stichprobe, umso größer die zufälligen Ausschläge in beide Richtungen. Nun nehmen wir einmal an, drei vorklinische oder grundlagenwissenschaftliche Gruppen führen den gleichen Versuch durch, um zu testen, ob Arzneimittel A in einem Tiermodell der Krankheit B wirkt. Gehen wir nun davon aus, wir wüssten die Wahrheit, nämlich, dass das Arzneimittel nicht wirkt. Nun findet die eine Gruppe tatsächlich diesen wahren, nämlich keinen Effekt. Die zweite findet eine signifikante (Sie erinnern sich an das Zauberwort?) Verbesserung der Krankheitssymptome und die dritte findet das Gegenteil, dass nämlich das Arzneimittel die Symptome sogar verschlimmert. Die letzte Gruppe denkt sich: Wer ist schon daran interessiert, ein Arzneimittel zu entwickeln, das eine Krankheit möglicherweise verschlimmert? Die zweite Gruppe veröffentlich mit einer Presseerklärung ihrer Universität, dass sie wahrscheinlich ein neues Arzneimittel für Krankheit B gefunden hat, zwar im Moment nur an Mäusen getestet, aber mit berechtigtem Grund zu großer Hoffnung. Die Zeitschrift mit hohem Impact-Faktor ist entzückt und nimmt das Manuskript nach dessen Begutachtung an. Die erste Gruppe ist erbost und versteht die Welt nicht mehr, denn das Arzneimittel wirkt doch gar nicht. Sie reicht ebenfalls ein Manuskript bei derselben oder einer anderen Zeitschrift ein, um zu verhindern, dass Falschinformationen zirkulieren. Das Manuskript kommt jedoch postwendend wieder zurück, ohne überhaupt begutachtet worden zu sein. Es sei „eine zu spezielle Diskussion, die man besser einer anderen, mehr spezialisierteren Zeitschrift überlassen sollte …" Aber auch die nächste Zeitschrift lehnt dankend ab. Kein Interesse. Man könne eventuell einen kurzen Leserbrief schreiben. Inzwischen ist ein ganzes Jahr ins Land gegangen. Das Manuskript wurde inzwischen noch zweimal abgelehnt und die Arbeitsgruppe hat auch noch andere Projekte und so landet auch dieses Manuskript letztlich in der Schublade des Ver-

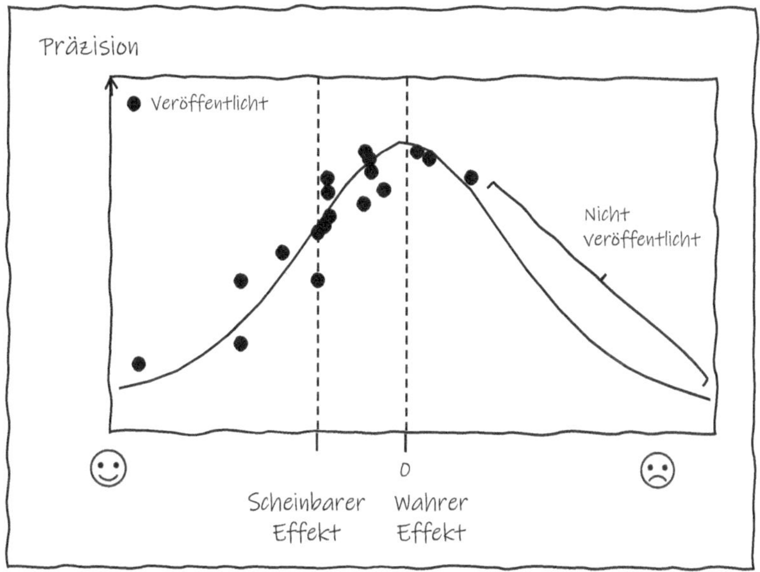

Abb. 21: Auswirkung der Bevorzugung von Studien, die scheinbar einen positiven Effekt zeigen, während die Therapie in Wahrheit keinen Effekt hat. Die untere Achse zeigt die Ergebnisse verschiedener Studien von positiver zu negativer Wirkung. Die linke Achse zeigt die Präzision der Studie. Je höher die Präzision, desto näher kommen die Ergebnisse einer Studie an den wahren Effekt (= 0). Je unpräziser, desto weiter streuen die Ergebnisse. Bevorzugt veröffentlicht werden die Studien, die eine Wirkung aufzuzeigen scheinen. Negative Studien werden von vielen Zeitschriften abgelehnt. Als Endresultat belegt die Gesamtheit aller veröffentlichten Studien scheinbar einen positiven Effekt.

gessens. Ein Einzelfall? Nein, eher die Regel: das Schubladen-Problem.[15] Und das Endergebnis? Über die Jahre akkumulieren in allen biomedizinischen Forschungsgebieten mehr und mehr positive Ergebnisse und die neutralen oder negativen landen in den Schubladen, weil die Zeitschriften positive Ergebnisse attraktiver finden als negative. Diese Verzerrung ist mittlerweile durch sogenannte Meta-Analysen bestens untersucht (siehe Abbildung 21) und beschrieben.[16] Kein Wunder also, wenn Pharmafirmen oder klinische Untersuchungen auf solche grundlagenwissenschaftlichen Daten bauen und damit anschließend scheitern.

Klinische Forschung? Findet (so gut wie) nicht statt!

Die Mängel in der Forschung, die mit ein Grund für das Scheitern so vieler Innovationsprojekte sind, beziehen sich hauptsächlich jedoch auf grundlagenwissenschaftliche Forschung. Klinische Forschung mit Studien an und für Patienten, die zum Beispiel von Professoren an Universitätskliniken qualitativ hochwertig konzipiert, geplant, finanziert, gemanagt und anschließend veröffentlicht werden, findet – zumindest in Deutschland – so gut wie nicht statt. Es gibt zwar klinische Studien an Universitätskliniken, diese sind aber in der weitaus überwiegenden Zahl sogenannte Zulassungsstudien der pharmazeutischen Industrie für ein neues Arzneimittel oder der medizintechnischen Industrie, zum Beispiel für einen neuen Herzschrittmacher. Diese Studien werden von diesen Firmen komplett konzipiert, geplant, finanziert und gemanagt. Nur auf den anschließenden Veröffentlichungen stehen Kliniker, und das sogar meist prominent an vorderster Stelle. Ausgewertet und geschrieben werden diese Veröffentlichungen jedoch meist und zu großen Teilen von der Industrie oder externen Firmen, die all diese Aufgaben gegen Bezahlung übernehmen. Es zahlt die Industrie. Und die Universitätskliniken halten kräftig die Hand auf, sodass diese Einnahmen neben denen durch Krankenkassenvergütungen und Zahlungen vom jeweiligen Bundesland für die Ausbildung von Medizinstudenten plus Personal für Forschung noch als dritte Geldquelle für sie hinzukommen.

Nicht-kommerzielle klinische Studien sind beziehungsweise wären für die Patientenversorgung essenziell. Kommerzielle klinische Studien sind oft zumindest leicht ins Positive verzerrt, unter anderem dadurch, dass vor allem solche Patienten in die Studie eingeladen werden, bei denen ein positiver Effekt sehr wahrscheinlich ist, oder negative Ergebnisse verschwiegen werden. Studien, die von einem Hersteller unabhängig sind, wären hier als ein wichtiges Korrektiv notwendig. Zudem würden Firmen verständlicherweise nie Fragestellungen bearbeiten, die keinen kommerziellen Gewinn versprechen, auch wenn diese für die Patientenversorgung relevant sind. Zum Beispiel, indem sie zwei oder mehr Therapien beziehungsweise Arzneimittel miteinander vergleichen oder die Wirksamkeit einer Therapie in einer Real-World-Studie im Unterschied zur künstlichen Situation in einer kommerziellen Zulassungsstudie mit vielen Ausschlusskriterien nachweisen oder neue Therapien entwickeln, die jedoch finanziell nicht lukrativ sind. All dies müsste eigentlich die vornehmliche Aufgabe universitärer klinischer Hochschulprofessoren und das Forschungsziel klinischer Abteilungen sein.

International liegt der Anteil von Studien, die ohne Industriefinanzierung auskommen, also mit großer Sicherheit nicht-kommerziell sind, bei circa 35 Prozent. Bei einer Befragung aller deutschen medizinischen Fakultäten durch den Bundestag wurden insgesamt 1.223 klinische Studien gemeldet, von denen 330, also 27 Prozent, nicht-kommerziell waren. Seit 2004 darf eine klinische Prüfung am Menschen nur dann begonnen werden, wenn neben der zustimmenden Bewertung durch die zuständige Ethikkommission auch die zuständige Bundesoberbehörde, entweder das Bundesinstitut für Arzneimittel und Medizinprodukte (BfArM) oder das Paul-Ehrlich-Institut, eine Genehmigung erteilt hat. Sowohl das BfArM als auch das Paul-Ehrlich-Institut gaben nur einen Anteil von 17 Prozent an nicht-kommerziellen Studien an. Diese Differenz lässt sich entweder dadurch erklären, dass nicht genehmigungspflichtige Studien, zum Beispiel ohne Arzneimittel, mitgezählt wurden, oder aber dadurch – und das ist wahrscheinlicher –, dass über die Hälfte der Fakultäten, 19 von 35, sich überhaupt nicht an der Umfrage des Bundestags beteiligten. Ein Fragebogen wurde sogar zurückgeschickt, weil keine Stelle zur dessen Beantwortung ermittelt werden konnte.

Ein wichtiges Qualitätskriterium für eine klinische Studie ist, dass sie nicht nur an einer Klinik, das heißt einem Studienzentrum, durchgeführt wird, sondern idealerweise gleichzeitig an mehreren, damit die Daten repräsentativer und unabhängig von lokalen Faktoren werden. Nur 48 Prozent der nicht-kommerziellen Studien erfüllten dieses essenzielle Qualitätskriterium. Auf europäischer Ebene ist dies besser. Dort sind 64 Prozent multizentrisch, 20 Prozent sogar multinational, das heißt, nicht nur lokale, sondern auch nationale Faktoren können so ausgeglichen werden, was die Relevanz einer solchen Studie noch weiter erhöht.

Schlussendlich nutzt aber auch die beste Studie nichts, wenn sie nicht veröffentlicht wird. Das Minimum ist hier die Einhaltung der Forderung der Europäischen Kommission, die Ergebnisse jeder klinischen Studie innerhalb von zwölf Monaten nach deren Abschluss an das EU Clinical Trials Register zu melden. Doch die Disziplin ist generell mangelhaft. Die Hälfte aller Studien hielt dies nicht ein. Dabei gab es jedoch dramatische Unterschiede zwischen kommerziellen und nicht-kommerziellen Studien. Erstere hielten sich zu 68 Prozent an die Bestimmungen und hinterlegten sämtliche Daten. Bei nicht-kommerziellen waren dies allerdings nur elf Prozent.[18] Aber auch hier ist Deutschland mit 35 Universitätskliniken einen Tick mangelhafter. TranspariMed (https://www.transparimed.org) und die Bundeskoordination Internationalismus/BUKO Pharma-Kampagne (https://www.bukopharma.de) engagieren sich international für mehr Transparenz in klinischer Forschung. Sie untersuchten alle 35 Universitätskliniken in Deutschland im Detail und fanden heraus, dass von 1.312 eingetragenen klinischen Studien mit Prüfpräparaten 477 Studien nachweislich bereits mindestens ein Jahr abgeschlossen waren. Allerdings lagen nur für 32, das sind knapp sieben Prozent, Ergebnisse im Register vor. Für die übrigen 445 Studien (93 Prozent) fehlten Ergebnisse.[19] Die Universität Münster war mit 61 Prozent der hochgeladenen Ergebnisse die mit Abstand regelkonformste Universität, mit 68 fälligen Studien ohne Eintragung in das Register hatte die Eliteuniversitätsklinik Charité in Berlin den mit Abstand größten Rückstand an nicht gemeldeten Studien. Hierzu Till Bruckner, Gründer von TranspariMED: „Nicht gemeldete Studien schaden den Patienten, untergraben die öffentliche Gesundheit und verschwenden öffentliche Mittel", und Jörg Schaaber von BUKO Pharma-Kampagnen: „Jede Studie, die nicht gemeldet wird, ist ein Verlust für die Wissenschaft, führt zu Verzerrungen [...] und zeigt einen Mangel an Respekt für die Patienten, die an der Studie teilgenommen haben." Multiplizieren wir die drei Prozentzahlen, dass nur 17 Prozent aller registrierten Studien nicht-kommerziell sind, davon nur 48 Prozent multizentrisch und davon nur sieben Prozent veröffentlicht (siehe Abbildung 22), ergibt dies, dass nur 0,5 Prozent aller klinischen Studien in Deutschland alle drei Kriterien erfüllen – ein absolutes Armutszeugnis für die deutsche klinische Forschung, die klinische Studien offensichtlich primär als zusätzliche Einnahmequelle, nicht aber als akademische Verpflichtung klinischer Hochschulprofessoren sieht.

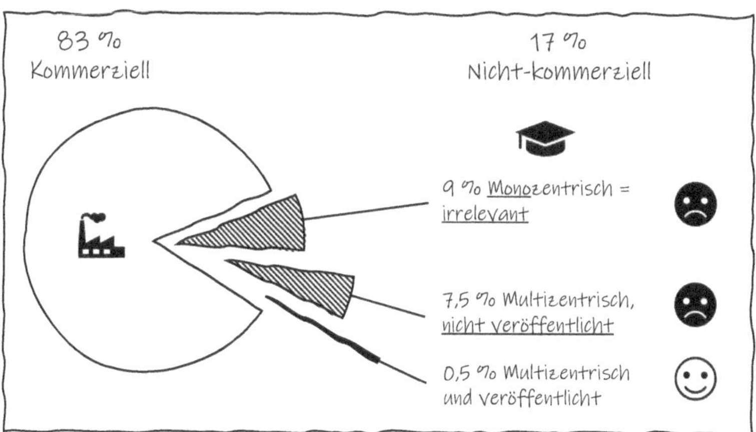

Abb. 22: Prozentuale Anteile an klinischer Forschung in Deutschland, die kommerziell beziehungsweise nicht-kommerziell/universitär ist. Nur 0,5 Prozent aller universitären Studien sind multizentrisch und werden veröffentlicht.

Ich kann also ohne Übertreibung schlussfolgern: Qualitativ hochwertige klinisch-universitäre Forschung in Deutschland findet so gut wie nicht statt! Klinische Forschungsabteilungen an Universitäten sind offensichtlich hauptsächlich damit beschäftigt, Industriestudien durchzuführen, um ihrem Klinikum diesen dritten Einnahmestrom zu sichern.

Zurückgezogen!

Bei so viel Problemen bezüglich Reproduzierbarkeit, statistischen und qualitativen Mängeln wundert es nicht, dass immer mehr Publikationen nachträglich sogar von den Verlagen komplett zurückgezogen werden müssen, das heißt, eine Zeitschrift muss eine bereits erschienene Veröffentlichung für null und nichtig erklären. Das ist die ultimative Bestrafung, die die Wissenschaft nach der Veröffentlichung erhalten kann: die offizielle Erklärung, dass ein Beitrag so fehlerhaft oder – deutlich seltener – einfach gefälscht ist, dass er aus der Literatur zurückgezogen werden muss. Diesem Phänomen hat sich *Retraction Watch* (Rückzug-Wache) verschrieben, ein vom Zentrum für wissenschaftliche Integrität gegründeter Blog, der Rückzüge von Publikationen recherchiert und darüber berichtet. Zwar werden hier Publikationen aus allen Gebieten gelistet, aber – wie könnte es anders sein – die Spitzenplätze der meistzitierten Publikationen, die zurückgezogen werden mussten, belegen wieder medizinische High-Impact-Zeitschriften: Nummer 1 das *New England Journal of Medicine*, daneben *Lancet, Blood, EMBO Journa*l und *Cancer Research*. Das Beunruhigende an den Daten von *Retraction Watch* ist, dass die Anzahl von Rückzügen exponentiell zunimmt (siehe Abbildung 23).

Jede Woche werden circa 27.000 Forschungsartikel frisch veröffentlicht und von *Web of Science*, einer riesigen Onlinedatenbank wissenschaftlicher Publikationen von Thomson Reuters, registriert. Aber circa 200 werden irgendwann mit einer Änderungsnotiz wie zum Beispiel einer Korrektur gekennzeichnet werden.[21] Circa 700 werden

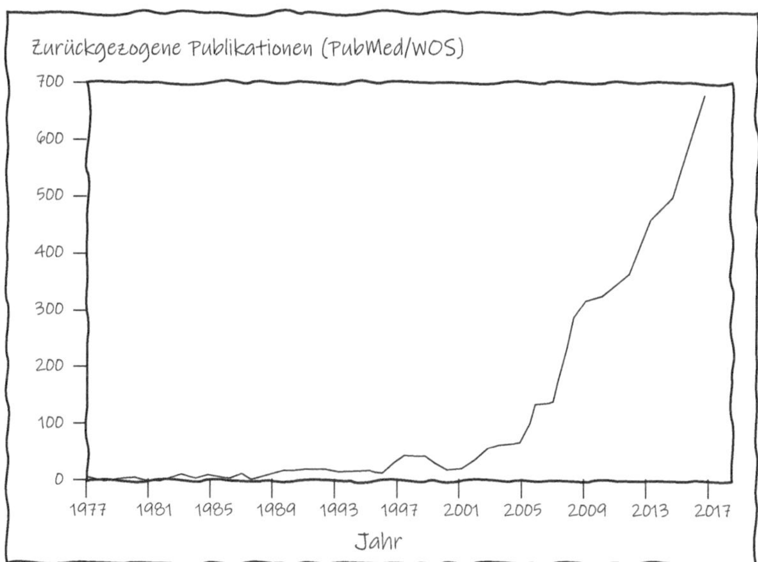

Abb. 23: Zunahme zurückgezogener wissenschaftlicher Publikationen in PubMed und World of Science (WOS).[20]

gegenwärtig pro Jahr zurückgezogen. Diese Zunahme kann natürlich auch daran liegen, dass mehr und mehr Wissenschaftler bei Publikationen genauer hinschauen, Fehler melden und insistieren, dass fehlerhafte Arbeiten auch tatsächlich zurückgezogen werden.

Bündelt man nun all das bisher Gefundene zu biomedizinischer Forschung – die mangelnde Anwendbarkeit, die mangelnde Reproduzierbarkeit, die Statistik- und Qualitätsmängel, der nahezu komplette Ausfall akademisch-klinischer Forschung und der Mangel an Offenheit sowie die exponentiell steigende Zahl an zurückgezogenen Publikationen –, kommt man auf bis zu 85 Prozent der Forschung, die reine Geld- und Zeitverschwendung darstellen und allenfalls zur Beförderung der eigenen Karriere durch die Verlängerung der Publikationsliste dienen.[22] Wohlgemerkt, damit ist nicht die methodisch saubere Beforschung einer Hypothese gemeint, die sich nun einmal auch als falsch herausstellen kann, sondern die Art von Forschung, die p-Wert-Hacking betreibt, schlechte Statistik ignoriert und Intransparenz nicht scheut.

Covid-19-Forschung

Und als hätte es noch eines weiteren Beweises bedurft, akzentuiert die Covid-19-Krise alles oben über mangelnde Forschungsqualität Gesagte wie in einem Brennglas. Natürlich war es lobenswert, dass in Anbetracht des Ausmaßes dieser Pandemiekrise so viele Wissenschaftler wie möglich zu deren Lösung beitragen wollten, sei es um Virulenzmechanismen, Therapien oder Impfungen zu beforschen. Auf der anderen Seite bot sich für viele Gruppen offensichtlich auch eine Gelegenheit, in einer der hochrangigsten Zeitschriften oder überhaupt zu veröffentlichen. Umgekehrt wollte natürlich jede dieser Zeitschriften die erste sein, die eine mögliche neue Therapie oder Impfung bekannt geben oder rechtzeitig davor warnen konnte.

Seit Beginn der Pandemie wurde eine außergewöhnliche Anzahl von Covid-19-Studien registriert. Das Register clinicaltrials.gov der *National Library of Medicine* der USA listete schnell weit über 1.000 klinische Covid-19-Studien auf. Zwar lieferten einige wenige davon tatsächlich nützliche Informationen. Die überwiegende Mehrzahl war jedoch von vornherein zu klein und schlecht geplant, um überhaupt jemals relevant werden zu können.[23] Von zum Beispiel 145 registrierten Studien mit dem von Donald Trump einst so gehypten Malariamittel Hydroxychloroquin stellte nur eine einzige ein Protokoll zur Verfügung. Diese Studienflut erzeugte daher lediglich ein gewaltiges Covid-19-Grundrauschen. Viele dieser Studien waren nur Vorabdrucke (Preprints). Das sind Manuskripte, die von den Autoren selbst archiviert und öffentlich zugänglich gemacht werden, bevor sie bei einer Zeitschrift eingereicht und begutachtet werden. MedRxiv ist zum Beispiel ein Forum für derartige Veröffentlichungen. Prinzipiell können solche Foren einen potenziell wertvollen frühen Zugang zu Studienergebnissen ermöglichen, da der Begutachtungsprozess bei wissenschaftlichen Zeitschriften leicht ein Jahr und länger dauern kann. Medien griffen diese archivierten Manuskripte allerdings wie echte Publikationen auf und verbreiteten diese gleichrangig mit begutachteten Publikationen – eine wahre „Infodemie" zur Pandemie!

So wurde der Vorabdruck der ersten berichteten Studie über Hydroxychloroquin am 20. März 2020 – eine schlecht geplante, nicht randomisierte französische Studie mit 46 Patienten[24] – 520-mal zitiert, immer wieder auch von Donald Trump, während eine größere, randomisierte und daher viel bessere Studie mit Hydroxychloroquin, die kaum einen Monat später am 14. April 2020 veröffentlicht wurde und keine Vorteile von Hydroxychloroquin zeigte, weit weniger Aufmerksamkeit erhielt. Diese unausgewogene Aufmerksamkeit für die erste, scheinbar positive Studie löste eine Welle von 135 weitgehend unnötigen Hydroxychloroquin-Studien aus. Zudem wurde Forschung zu nicht-medikamentösen Interventionen wie Distanzierung, Handhygiene, Masken, Rückverfolgung und so weiter völlig vernachlässigt – ein Mangel, der in den Monaten danach evidenzbasierte Entscheidungen hierzu nahezu unmöglich machte.

Und auch das Thema Rückzug von Publikationen fehlte nicht beim Thema Covid-19[25] und betraf die beiden absoluten Top-Medizin-Zeitschriften, das *New England Journal of Medicine* aus den USA und das britische *The Lancet*.[26] Es war der größte Forschungsskandal der Covid-19-Ära, nachdem ein Unternehmen sich geweigert hatte, die zugrunde liegenden Daten beider Arbeiten für eine unabhängige Prüfung zur Verfügung zu stellen, eigentlich etwas, was man während einer Begutachtung und vor einer Veröffentlichung machen sollte. In der *Lancet*-Publikation ging es wieder um das Malariamedikament. Es wurde behauptet, es verursache ernsthafte Schäden, ohne den Patienten zu helfen, woraufhin die Weltgesundheitsorganisation vorübergehend weltweit alle Studien hierzu stoppte.

Es gab sogar noch eine dritte Studie, die nur als Vorabdruck auf dem Preprint-Server SSRN online gestellt wurde. Darin wurde behauptet, dass das Wurmmittel Ivermectin die Sterblichkeitsrate bei Covid-19-Patienten dramatisch senke, was zu einer ungeprüften staatlichen Zulassung des Medikaments in mehreren lateinamerikanischen Ländern führte. Kurz danach verschwand der Vorabdruck zu Ivermectin online, war jedoch vom *Barcelona Institute for Global Health* vorher gesichert worden und wurde zusammen mit früheren Versionen auf dessen Website archiviert. Es gibt keine Zurückziehung, denn die Studie wurde ja nie veröffentlicht. Behandelt wird weiter.

Raubzeitschriften, Nonsense-Papers und die Achtfachpublikation

Und als i-Tüpfelchen auf dem für Sie als Leser bisher bestimmt schon recht eigentümlich anmutenden wissenschaftlichen Publikationsmarkt noch ganz kurz zur jüngsten Perversion, dem im Englischen *„predatory journals"* genannten Phänomen von Raubzeitschriften und -verlagen. Die etwas gestelzte offizielle Konsensusdefinition lautet: „Einrichtungen, die dem Eigeninteresse auf Kosten der Wissenschaft Vorrang einräumen und sich durch falsche oder irreführende Informationen, Abweichungen von den besten Redaktions- und Publikationspraktiken, mangelnde Transparenz und/oder den Einsatz aggressiver und unterschiedsloser Abwerbungspraktiken auszeichnen."[27] In der Praxis sind dies „wissenschaftliche" Zeitschriften, die – gegen eine Gebühr – alles publizieren, was wie eine wissenschaftliche Publikation aussieht. De facto kann man sich dort eine Publikation kaufen. Geprüft oder begutachtet wird diese nicht, im Gegenteil, es wird noch nicht mal ein Plausibilitätscheck gemacht. Sie werden zum Beispiel in der Beall's List (https://beallslist.net) gesammelt. Einem seriösen Wissenschaftler sollte es tunlichst nicht passieren, jemals in solch einer Zeitschrift auch nur versehentlich zu publizieren.

Die Anzahl von täglichen E-Mails, in denen ich eingeladen werde, einen Beitrag in den absurdesten Zeitschriften einzureichen, als Editor zu fungieren oder auf Barbados einen Vortrag zu halten, hat deutlich zugenommen. 99,9 Prozent kommen von Raubverlagen, Raubzeitschriften und Raubkonferenzen. Inzwischen liegen endlich erste Gerichtsurteile dazu vor. So wurde der indische OMICS-Konzern in den USA zu einer Strafe von circa 50 Millionen US-Dollar verurteilt und seine Tätigkeit in den USA weitgehend untersagt.[28]

Es wurden Artikel publiziert, die scheinbar wissenschaftliche Artikel von Michael Jackson zitieren oder Pokémon als Abbildungen enthalten.[29] Auch schier unglaublich ist ein Fall, bei dem dasselbe Manuskript achtmal mit geringen Abweichungen und jeweils verschiedenen Autoren in verschiedenen Zeitschriften veröffentlicht wurde. In dem Fall wurden die Publikationen wahrscheinlich von einer chinesischen Firma erstellt, die gefälschte Manuskripte in englischer Sprache an Ärzte in China verkauft, die eine Publikation für ihre Bewerbung benötigen. Jede der Arbeiten sieht auf den ersten Blick sogar legitim aus, es werden immer nur kleine Teile ausgetauscht oder verändert.[30]

Sicher, das sind kuriose, aber leider nicht seltene Exzesse. Ein erfahrener Wissenschaftler ignoriert solche Zeitschriften und Verlage, obwohl diese inzwischen in die Tausende und mehr gehen, doch das Internet ist voll davon. Sie stellen die Spitze dessen dar, was eine fehlgeleitete Fixierung auf Veröffentlichungen statt Patientenwohl zur Beförderung von Karrieren in der Medizin mittlerweile an Perversionen angerichtet hat. Doch bevor ich diesen ersten negativen krisenhaften Teil dieses Buches abschließe, muss ich mit Ihnen noch auf das Kardinalproblem der Medizin kommen, nämlich die fundamentale Sackgasse, in die selbst der beste biomedizinische Forscher und der beste forschende Kliniker geraten. Es gibt aber auch einen möglichen Ausweg aus dieser Sackgasse …

KAPITEL 9

ORGAN STATT MENSCH

Das Kernproblem sowohl der Medizin als auch der gesamten biomedizinischen Forschung, das auch bestehen würde, wenn jegliche Forschung reproduzierbar, statistisch korrekt und ausschließlich patientenorientiert geworden wäre, ist die Aufteilung des menschlichen Körpers nach Organen. Es ist begreiflich, dass es für einen einzelnen Menschen unmöglich ist, das gesamte medizinische Wissen tagesaktuell parat zu haben. Also musste man irgendeine Art und Weise finden, sich das Wissen und die Aufgabengebiete aufzuteilen. Die scheinbar logischste oder offensichtlichste Art und Weise war, Organ für Organ vorzugehen. So gibt es für jedes Organ einen zuständigen Facharzt (siehe Abbildung 24) und eine Klinikabteilung. Hinzu kommen natürlich noch andere ärztliche Tätigkeiten, die eher manueller Natur sind, wie Chirurgie, oder ohne direkten Patientenkontakt,

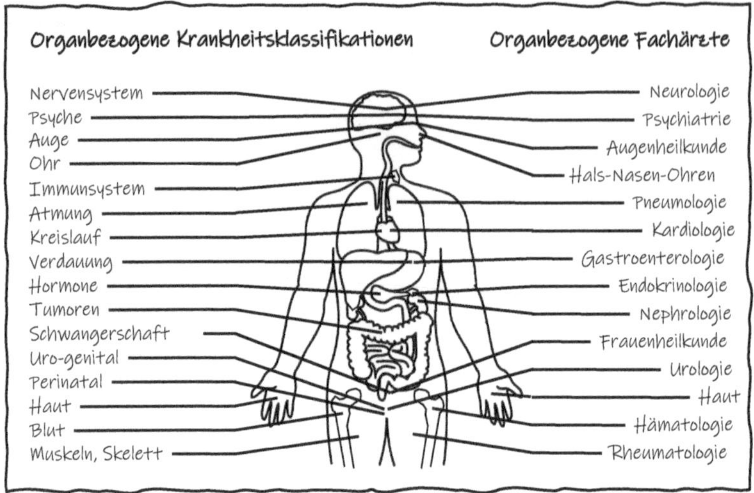

Abb. 24: Organbezogene Klassifikation von Krankheiten und ärztlichen Fachdisziplinen

wie Pathologie, Rechtsmedizin, Biochemie, Pharmakologie oder Physiologie.[1]

Bei der Krankheitsdefinition ist dies ähnlich. So werden sämtliche Erkrankungen, sowohl für die Diagnose als auch zu Abrechnungszwecken mit den Krankenkassen, mittels der *International Statistical Classification of Diseases* beziehungsweise Internationalen statistischen Klassifikation der Krankheiten (ICD) für Diagnosen in der ambulanten und stationären Versorgung in Deutschland klassifiziert. Aktuell gültig ist die Version 10.[2] Die ICD-10 ist eine monohierarchisch strukturierte Klassifikation für Diagnosen mit bis zu fünf Hierarchieebenen. Den Kernbereich bilden dabei die organspezifischen Kapitel.

Andere Erkrankungen, die keinem spezifischen Organ zugeordnet werden können, werden in den übrigen Kapiteln zusammengefasst. Innerhalb der ICD-Kapitel werden Erkrankungen oft nach einem Symptom in einem Organ (Herzinsuffizienz, Herzinfarkt, Nierenversagen, Chronisch obstruktive Lungenerkrankung, Gastritis, Colitis, Osteoporose, Myalgie, Schwerhörigkeit, Brustkrebs, Dermatitis) oder nach dem Namen eines Arztes benannt, der die Erkrankung zum ersten Mal beschrieben hat (Alzheimer, Parkinson, Crohn, Creutzfeldt-Jakob, Huntington, Menière, Pfeiffer, Dupuytren, Wilson).

„Aber warum ist das ein Problem?“, könnten Sie sich fragen. Wenn Sie sich an den Anfang des ersten Teils dieses Buchs erinnern, wissen Sie, dass wir im Grunde kaum eine Erkrankungsursache kennen beziehungsweise verstehen. Daher müssen wir warten – während diese Ursache unerkannt brodelt und brodelt –, bis Symptome auftreten. Dann erst bemerken wir überhaupt die Erkrankung. Da wir dann aber noch immer nicht die Ursache kennen, benennen wir die Erkrankung eben nach dem Symptom. Und mehr als die Behandlung des Symptoms bleibt uns dann auch nicht mit den Folgen, die Ihnen inzwischen klar sind. Solche Therapien können nur sehr unpräzise sein, sodass kaum ein Patient wirklich von ihnen profitiert und ursächlich geheilt wird.

Aber wie könnte denn eine Ursache aussehen? Was wäre das konkret und wie würden wir dann eine Erkrankung anders bezeichnen? Überraschenderweise müssen wir dazu gar nicht in die Zukunft schauen, denn es gibt eine Art von Erkrankungen, von denen wir die Ursachen in der Tat kennen und bei denen in der Regel niemand mehr auf die Idee käme, diese Erkrankung noch nach einem Symptom, einem Organ oder einem Arzt zu benennen. Es sind die seltenen Erkrankungen.

Seltene Erkrankungen als Vorbild?

Seltene Erkrankungen sind übrigens gar nicht so selten. Jede Erkrankung für sich ist es schon, aber es gibt mehr als 10.000 seltene Erkrankungen[3] und circa sechs bis acht Prozent der Bevölkerung der Europäischen Union sind von einer seltenen Erkrankung betroffen.[4] Bezogen auf die Weltbevölkerung von 7,7 Milliarden sind dies 539 Millionen Menschen, die wahrscheinlich eine seltene Erkrankung haben. Zusammen würden sie nach China und Indien bevölkerungsmäßig das drittgrößte Land der Erde repräsentieren. Da die meisten Kliniker wahrscheinlich keine Erfahrung mit der Erkennung oder Behandlung der überwiegenden Mehrheit der seltenen Krankheiten haben, wird die Diagnose oft verzögert oder falsch gestellt und ein optimales klinisches Management nur selten erreicht. Es scheitert letztlich daran, dass ein Arzt einfach nicht alle 10.000 seltenen Erkrankungen kennen kann – plus dazu noch die nicht seltenen.

Der grundlegende Unterschied zwischen seltenen und häufigeren Krankheiten ist, dass Erstere durch wenige spezifische genetische Veränderungen, meist nur an einem einzigen Gen, verursacht werden, Letztere aber meist mit Veränderungen an sehr vielen verschiedenen Genen assoziiert sind, von denen alle nur jeweils eine sehr geringe Wirkung haben und bei denen zusätzlich noch Umwelt- und Lebensstilfaktoren wichtig sind. Auf diese Weise lassen sich seltene Erkrankungen präzise durch ein Gen beziehungsweise das von diesem Gen kodierte Eiweißmolekül beschreiben. Und so heißen diese Erkrankungen auch: Aceruloplasminämie, Acetyl-CoA-Acetyltransferase-2-Mangel, Acetyl-Carnitin-Mangel, ACTH-Mangel, ACTH-Resistenz, Acyl-CoA-Oxidase-Mangel, Adenin-Phosphoribosyltransferase-Mangel, Adenosin-Monophosphat-Deaminase-1-Mangel, Adenosylhomocystein-Hydrolase-Mangel, Adenylosuccinase-Mangel und so weiter und so weiter. Derartig präzise definierte Erkrankungen sind nicht nur für Laien nahezu unaussprechlich, aber sie sind präzise zu diagnostizieren und dadurch prinzipiell – sofern eine Behandlung entwickelt wurde – auch präzise zu behandeln. Präzise heißt: nahe an einer *Number Needed to Treat* von 1, das heißt, dass jeder diagnostizierte Patient auch von seiner Behandlung einen Vorteil haben würde.

Wie sehen nun die Symptome einige dieser seltenen Erkrankungen aus? Zum Beispiel bei der ersten, Aceruloplasminämie: Im Erwachsenenalter treten Gangunsicherheit, unwillkürliche Bewegungen, Grimassieren, parkinsonähnliche Symptome, Depression, Gedächtnisstörungen, eine Erkrankung der Augennetzhaut, Diabetes mellitus und Blutarmut auf. Oder nehmen wir das letzte Beispiel, Adenylosuccinase-Mangel: Hier sind die Symptome eine psychische und motorische Entwicklungsverzögerung, epileptische Krampfanfälle und autistische Verhaltensstörungen. Würden wir die Ursache nicht

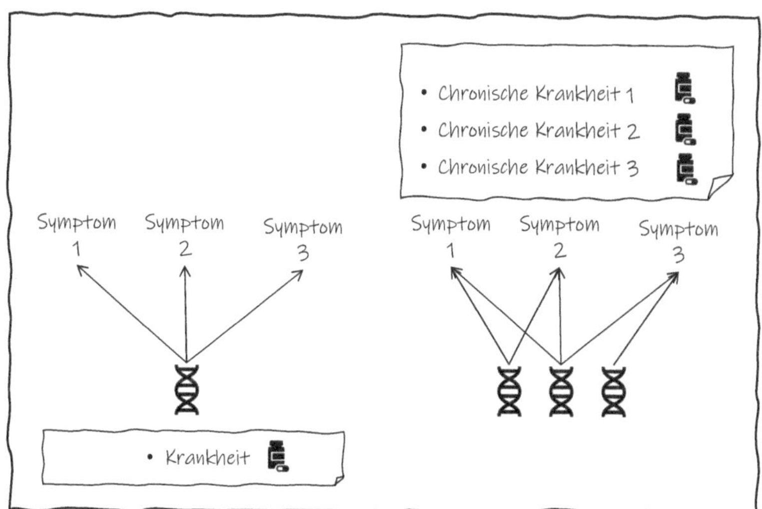

Abb. 25: Krankheitsdefinition bei einer seltenen Erkrankung (links) mit bekanntem Gen als Ursache beziehungsweise bei einer häufigeren, komplexen Erkrankung (rechts), bei der verschiedene Gene sowie Umwelt- und Lebensstilfaktoren eine Rolle spielen. Die linke, seltene Erkrankung kann präzise und heilend behandelt werden samt all ihrer Symptome, die rechte wird rein symptomatisch als drei verschiedene Erkrankungen fehldiagnostiziert, mit drei verschiedenen Arzneimitteln behandelt, kann nicht geheilt werden und wird nach aller Wahrscheinlichkeit chronisch.

kennen und Krankheiten nach Symptomen und Organ bezeichnen, könnten Patienten mit diesen Mutationen leicht mit bis zu sechs Diagnosen beziehungsweise verschiedenen Erkrankungen konfrontiert werden (siehe Abbildung 25). Genau dies passiert aber bei häufigeren, komplexeren Erkrankungen, deren – zum Beispiel genetische – Ursachen wir nicht kennen. Hier bleibt uns gegenwärtig nur die Definition, die auf Symptomen basiert. Treten diese in verschiedenen Organen auf, ist die Wahrscheinlichkeit hoch, dass der Patient mit mehreren verschiedenen Erkrankungen diagnostiziert wird, ohne dass wir erkennen, dass es – was die Ursache betrifft – dieselbe Erkrankung ist, nur eben mit verschiedenen Symptomen in verschiedenen Organen.

Die organbasierte Systematik der Krankheitsdefinition zieht 1:1 hinein in die biomedizinische Forschung. So haben die Neurowissenschaften ihre eigenen Zeitschriften, Kongresse und Tiermodelle für vorklinische Forschung, ebenso die Kardiologie ihre Herz-Kreislauf-Wissenschaften, ebenso dermatologische Forschung, immunologische Forschung, gastroenterologische, nephrologische Forschung und so weiter. Alles präzise nach Organen getrennt. Wenn wir so weitermachen, werden wir auch in 100 Jahren noch immer Symptome als Krankheit definieren und Symptome chronisch behandeln. Aber es gibt erste, wenn auch noch sehr zaghafte Anzeichen, dass langsam ein Umdenken beginnt.

Die Organgrenzen fallen

Zu den Zeiten meines Medizinstudiums in den 1980er-Jahren behandelte noch jeder Facharzt seine „eigenen" Tumorpatienten, das heißt, der Neurologe behandelte die Hirntumoren, der Gynäkologe die Brust- und Gebärmuttertumoren, der Gastroenterologe die Dickdarm- und Magentumoren und so weiter. Das gibt es an besseren Kliniken beinahe nicht mehr. Heutzutage werden alle Tumorpatienten in einem sogenannten Tumor-Board besprochen – völlig unabhängig davon, in welchem Organ der Tumor auftritt. Zwar hat sich die Behandlung nicht wesentlich verbessert und ist immer noch sehr symptomatisch, aber eben interdisziplinär. Die zugelassenen Krebsmedikamente fallen im Wesentlichen in drei Kategorien: erstens unspezifische Zellgifte, zweitens zielgerichtete Arzneistoffe, die über spezifische Mechanismen wirken, die zumindest teilweise krebsspezifisch sind, und drittens eine noch sehr kleine Zahl von Arzneistoffen, die hochspezifisch krebstreibende mutierte Proteine angreifen.[5] Langsam bilden sich ähnliche Zentren und interdisziplinäre Boards für Autoimmunerkrankungen auch völlig unabhängig davon, in welchem Organ Symptome auftreten.

Und auch in die Forschung kommt Bewegung. Biomedizinische Wissenschaftler entdecken langsam, dass die Aufteilung des menschlichen Körpers nach Organen vielleicht doch keine so gute Idee war.

Es war eine Möglichkeit, der Wissensflut Herr zu werden, hemmt jetzt aber offensichtlich den medizinischen Fortschritt. So erkennt man mehr und mehr die fundamentalen Interaktionen zwischen Darm und Gehirn, die oft die gleichen Botenstoffe beinhalten. Hierzu existiert zum Beispiel an der Universität Leuven das *Laboratory for Brain-Gut Axis Studies (LaBGAS).* Daneben wird die Interaktion des Herz-Kreislauf-Systems mit dem Gehirn, zum Beispiel die wechselseitige Beziehung zwischen Herzschwäche und Depression, durch die niederländische *Hartstichting* unterstützt. Die Max-Planck-Gesellschaft hat in Bad Nauheim das Institut für Herz- und Lungenforschung gegründet und die Deutsche Forschungsgemeinschaft fördert einen interuniversitären Sonderforschungsbereich beziehungsweise sogenannten Transregio zu Herz und Niere. Es besteht also Hoffnung, dass die von mehr und mehr *out of the box* denkenden Klinikern immer deutlicher erkannten Mängel in der Medizin zu umfassenden Veränderungen führen werden, ja führen müssen. So wird von einem Forscher bereits ein Weg aus der Krise der Kardiologie hin zu einer ganzheitlichen und personalisierten Medizin gefordert[6] und dass wir aufhören sollten, Erkrankungen – oder Symptome – wie Atherosklerose oder Bluthochdruck weiterhin zu vereinheitlichen.

Autoimmunerkrankungen neu definieren

Viele chronische entzündliche Erkrankungen sind mittlerweile als Autoimmunkrankheiten erkannt worden, bei denen sich unser Immunsystem, das eigentlich Bakterien, Viren und Krebszellen eliminieren soll, gegen gesunde, körpereigene Zellen richtet. Zu den häufigeren Formen dieser Erkrankungen gehören rheumatoide Arthritis, die Basedow'sche Erkrankung, die Hashimoto-Schilddrüsenentzündung und das Sjøgren-Syndrom. Jeweils circa ein Prozent der Weltbevölkerung ist hiervon betroffen. Daneben gibt es noch zahlreiche weitere Autoimmunerkrankungen, die weniger häufig sind: Typ-1-Diabetes, Multiple Sklerose, Morbus Crohn, Vitiligo, eine Anämie-Form, eine Form der Leberzirrhose, systemischer Lupus erythematodes und die

Bechterew'sche Erkrankung. Insgesamt sind über 80 Autoimmunerkrankungen identifiziert worden. Diese Krankheiten werden zurzeit noch nach dem Organ unterschieden, in dem Symptome auftreten, zum Beispiel Gelenke, Haut, Gehirn und Nervensystem, Darm und Bauchspeicheldrüse, und sie werden dementsprechend auch von verschiedenen Fachärzten behandelt.[7]

Innerhalb jeder einzelnen dieser Erkrankungen gibt es jedoch erhebliche Unterschiede in Bezug auf weitere Symptome und Schweregrade. Zum Beispiel gibt es bei der rheumatoiden Arthritis große Unterschiede, was das Alter bei Krankheitsbeginn betrifft, und mit zunehmendem Alter bei der Anzahl der betroffenen Gelenke und ihrer Verteilung. In einigen schwereren Fällen entwickeln Menschen Komplikationen außerhalb der Gelenke, zum Beispiel eine Lungenfibrose. Nach dem anfänglichen Erfolg, als es gelang, rheumatoide Arthritis mit Antikörpern, die das Immunsystem dämpfen, zu behandeln (Anti-TNF-Therapie – TNF, der Tumornekrosefaktor, ist ein Signalstoff des Immunsystems, der bei lokalen und systemischen Entzündungen beteiligt ist), stellte man fest, dass verwandte Krankheiten wie Morbus Crohn und Psoriasis ebenfalls auf diese Behandlung ansprechen. Alle diese Krankheiten eint, dass die gemessenen TNF-Spiegel ein wichtiges Vorzeichen für den späteren therapeutischen Erfolg darstellen. Bei anderen Autoimmunerkrankungen wie Multiple Sklerose ist diese Anti-TNF-Therapie jedoch überhaupt nicht wirksam, ja kann die Krankheit sogar verschlimmern. Ein anderes Beispiel ist ein Signalweg (IL-23), der ebenfalls bei unterschiedlichen Immunkrankheiten wie den chronisch entzündlichen Darmerkrankungen Colitis ulcerosa und Morbus Crohn, bei Psoriasis mit und ohne Gelenkbeteiligung oder bei Bechterew wirksam therapeutisch genutzt werden kann. Dies bedeutet: Man kann offensichtlich Autoimmunerkrankungen mit Symptomen in verschiedenen Organen über wirksame Arzneimittel zusammenfassen – also wieder ein Argument gegen organbezogene Krankheitsdefinitionen –, aber auch andere klar hiervon abtrennen.

Auch wenn diese Beobachtungen wahrscheinlich noch immer symptomatische Behandlungen betreffen, da ja die Ursache der Autoimmunität nicht aufgeklärt ist, weisen sie auf potenziell gemeinsame kausale Mechanismen hin. Dies legt auch hier wieder nahe, dass Diagnosen und Therapien nicht auf der Grundlage verwandter Symptome in einem Organ vorgenommen, sondern vielmehr von einem mechanistischen Verständnis der Krankheitsursache geleitet werden sollten. Konsequent zu Ende gedacht sollte man daher alle diese Erkrankungen nicht mehr nach ihrem Organ benennen, da derselbe – wenn auch noch unentdeckte – Mechanismus Symptome in verschiedenen Organen verursacht.[8] Es ist aber dieser Mechanismus, der den Schlüssel für eine präzisere Therapie und Krankheitsbezeichnung liefert. Und lassen Sie mich ein drittes Beispiel neben den Tumor- und Autoimmunerkrankungen nennen: Asthma. Auch dies ist eine Krankheitsbezeichnung, die so nicht mehr haltbar ist.

Asthma nicht mehr Asthma nennen

Sehr viel Aufsehen erregte ein Leitartikel in einer der renommierten Medizinzeitschriften, *The Lancet*, mit dem Titel *„After asthma: airways diseases need a new name and a revolution"*, „Nach Asthma: Atemwegserkrankungen brauchen einen neuen Namen und eine Revolution".[9] Die Schlussfolgerung war, dass Asthma nicht länger als adäquate Krankheitsbezeichnung dienen kann. Asthma bezeichnet eigentlich wieder nur ein Symptom. Vom griechischen Wortstamm her lässt sich das Wort mit Kurzatmigkeit oder Atemnot übersetzen. Schon 2006 stellte *The Lancet* fest, dass das Abfinden mit solch einem lediglich beschreibenden Begriff beziehungsweise Etikett für eine Familie von Atemwegserkrankungen den Fortschritt eher behindert als gefördert habe.[10] Mediziner hatten wohl registriert, dass Asthma doch nicht so einheitlich ist, und sich über die Jahre viele Unterteilungen einfallen lassen, wie zum Beispiel allergisches Asthma, Asthma im Erwachsenenalter, Belastungsasthma und berufsbedingtes Asthma. All dies sind aber letztlich noch immer keine ursächlichen Unterscheidungen und sie haben weder einen Einfluss auf die Behandlung noch den Behandlungserfolg. Danach wurden Subtypen, sogenannte Endotypen, vorgeschlagen[11], die nicht mehr das Symptom beschreiben, sondern messbare Biomarker oder das Ansprechen auf eine Behandlung. Damit begann die Dekonstruktion der Diagnose Asthma – aber die Mühlen mahlen langsam in der Medizin. *The Lancet* berief eine Kommission ein, die den Standpunkt vertrat, dass die ausschließliche Fokussierung auf die Lunge (Sie erinnern sich an meine Kritik der organbasierten Krankheitslehre und der damit verbundenen Klassifikationen, Fachärzte und Klinikstrukturen) kontraproduktiv und schlichtweg falsch sei. Stattdessen müsste genauer hingeschaut werden, welche weiteren Erkrankungen in anderen Organen auftreten (sogenannte Komorbiditäten) und auch, ob Lebensstil- und Umweltfaktoren eine Rolle spielen. Außerdem solle man nicht warten, bis Symptome auftreten, sondern sich mehr in der Primärprävention engagieren (Sie erinnern sich an Kapitel 1). Auch müsse in der Forschung der Fokus mehr auf Krankheitsveränderung und Heilung gerichtet werden (Sie erinnern sich an Kapitel 4). Es dürfe keine Trennung mehr geben zwischen Kinder-Lungenärzten (pädiatrischen Pneumologen) und Erwachsenen-Lungenärzten (Pulmonologen), da das Wachstum und die Entwicklung der Lunge schon vor der Geburt durch Umwelteinflüsse wie Luftverschmutzung in Innen- und Außenräumen, Rauchen und andere gefährliche inhalierte Substanzen in allen Altersgruppen beeinflusst werden.

Auch die Forschung müsse sich, so die *The Lancet*-Kommission, ändern. Bei Studien und epidemiologischer Forschung müsse die Frage gestellt werden: Welche Atemwegserkrankung wird tatsächlich untersucht? Die Diagnose von Asthma, so wie sie jetzt verwendet wird – eine willkürliche Bezeichnung, die aber klinisch etabliert ist –, sollte ein Anachronismus sein. Auch die Patienten müssten in dieses Umdenken einbezogen werden. Jeder Patient mit der Diagnose „Asthma“ sollte also ab sofort seinen Arzt fragen: „Welches Asthma habe ich?“ oder noch besser: „Welche chronische Atemwegserkrankung habe ich?“ Forscher und Kliniker wurden von *The Lancet* eingeladen, sich dem revolutionären Umdenken über chronische Atemwegserkrankungen anzuschließen.

Es geht als um nicht weniger als eine Revolution? Na, dann lassen wir die Revolution in Teil 2 des Buches beginnen. Schauen wir aber noch einmal zurück auf die Kernthesen zur Krise der Medizin aus dem nun kompletten Teil 1:

- Big Pharma ist in seiner heutigen Form nicht nachhaltig.
- Biomedizinische Forschung ist meist irrelevant, nicht reproduzierbar, qualitativ schlecht, nicht patientenfokussiert.
- Da man Erkrankungen weder vorbeugen noch heilen kann, werden viele chronisch.
- Diagnose und Therapie durch Organ-Fachärzte haben in eine Sackgasse geführt.
- Die wenigsten Patienten haben von ihren Arzneimitteln einen Vorteil.
- Die Zunahme der Lebenserwartung stagniert und ist in einigen Ländern rückläufig.
- Erkrankungen werden zu spät erkannt.
- Gesundheit ist ein Produkt und für manche ein Lebensziel.
- Gesundheitsdienstleister erhalten falsche Anreize zur Kommerzialisierung zulasten des Patientenwohls.
- Männer leben kürzer.
- Weniger Gebildete leben kürzer.
- Wenn Erkrankungen erkannt werden, kennt man die Ursache nicht und kann nur das Symptom behandeln.

Am Ende von Teil 2 werden wir uns diese Thesen noch einmal anschauen und ihnen die Kernthesen zur Medizin der Zukunft, wie sie in Teil 2 beschrieben wird und in Teil 3 schon heute Realität ist, gegenüberstellen. Doch lassen Sie uns kurz innehalten und überlegen, wo genau wir eigentlich hinwollen mit einer besseren Medizin ...

ZWISCHENRUF 1

WIE GESUND WOLLEN WIR SEIN?

Bevor wir durchstarten in die neue Medizin und von Teil 1 zu Teil 2 kommen, möchte ich mit Ihnen kurz innehalten und gemeinsam über zwei Aspekte nachdenken, die der deutsche Arzt und Psychiater Klaus Dörner[1] sowie der Philosoph Byung-Chul Han[2] quasi wie einen kleinen Stock in die Speichen geworfen haben. Dörner schreibt: „Man kann unendlich viel für seine Gesundheit tun. Das hat aber nicht viel, oft sogar gar nichts damit zu tun, ob und in welchem Maße man sich als gesund empfindet – und Letzteres zählt." Und Han beobachtet: „Heute herrscht überall eine ... Angst vor Schmerzen. Jeder schmerzhafte Zustand wird vermieden. ... Die Schmerztoleranz sinkt rapide." Wovor beide warnen, ist, einen Zustand kompletten Wohlbefindens anzustreben beziehungsweise sich argwöhnisch zu beobachten und selbst zu optimieren – wobei die kleinsten Befindlichkeitsstörungen zur Krankheit oder zumindest zu einem Symptom werden, das behandelt werden muss.

Gesundheit ist schwer zu definieren. Ist es ein Gefühl? Wir fühlen uns gesund, obwohl schon langsam ein Tumor in uns wächst. Das kann es also nicht sein. Ist es die komplette Abwesenheit einer Krankheit oder eines Krankheitsrisikos? Jeden Tag entstehen Tumorzellen in unserem Körper, die unser Immunsystem wieder entfernt. Wir alle tragen Risiken in uns und werden eines Tages daran oder durch einen Unfall sterben. Die Abwesenheit von Risiken kann es also auch nicht sein. Auch nicht die Definition der Weltgesundheitsorganisation, Gesundheit sei „ein Zustand vollkommenen körperlichen, geistigen und sozialen Wohlbefindens und nicht allein das Fehlen von Krankheit und Gebrechen". Denn wir tragen stets genetisch definierte Krankheitsrisiken in uns, die ohne oder erst mit Lebensstilfehlverhalten Symptome erzeugen. Völlige Freiheit von Krankheit wird es auch in der Zukunft nicht geben. Auch wenn wir uns ständig fragen, ob wir gesund sind und andauernd in uns hineinhören, kann das unser Wohlbefinden beeinträchtigen. Paradoxerweise kann man immer mehr für seine Gesundheit tun, sich aber immer weniger gesund fühlen. Am ehesten würde ich Hans-Georg Gadamers Definition folgen, dass es Gesundheit nur als Zustand gibt, in dem man vergisst, dass man gesund ist.

Wie sieht es mit dem Gegenteil, der Definition von Krankheit aus? Laut Versicherungsrecht der gesetzlichen Krankenversicherer ist Krankheit ein „objektiv fassbarer, regelwidriger, anomaler körperlicher oder geistiger Zustand, der die Notwendigkeit einer Heilbehandlung erfordert und zur Arbeitsunfähigkeit führen kann". Hier definiert also die Behandlungsbedürftigkeit die Krankheit und das ist hochsubjektiv. Han greift dies mit dem Begriff Schmerz auf. Schon am Gebrauch von Schmerzmitteln wird deutlich, dass Schmerz ausschließlich als sinnlos wahrgenommen wird. Wir können ihn aber nicht zum Verschwinden bringen, er kommt immer wieder, denn er ist keine Krankheit, sondern ein Signal unseres Körpers. Die Schmerzforschung hat sehr viel Aufwand betrieben, Schmerz zu standardisieren. Dennoch werden zwei Personen den identischen Schmerzreiz unterschiedlich stark wahrnehmen, ja selbst dieselbe Person wird diesen an unterschiedlichen Tagen in unterschiedlichen Stimmungslagen unterschiedlich empfinden. So kann leicht aus einem Signal eine Krankheit werden. Bis zu 15 Prozent der Deutschen geben an, unter Migräne zu leiden. Jeder Deutsche nimmt im Durchschnitt 52-mal pro Jahr Schmerzmittel ein.[3] Dabei ist zu bedenken, dass der Placeboeffekt bei Schmerzmitteln bis zu 60 Prozent betragen kann. Der typische Effekt – Kopfschmerz-Brausetablette auflösen, trinken und nach zehn Minuten geht es schon viel besser – ist pharmakologisch völlig unmöglich. Wenn ein Patient so empfindet, muss dies ein Placeboeffekt gewesen sein. In den USA hat der unbedingte Wille, Schmerz maximal und mit schwersten Geschützen auszuschalten, in einer Opiatkrise von historischem Ausmaß geendet. Ihr sind, auch durch kriminelle Machenschaften von Purdue, Johnson & Johnson und anderen Pharmafirmen, Zehntausende zum Opfer gefallen mit der Folge, dass unter anderem Strafen von 572 Millionen Dollar gegen die Pharmaindustrie verhängt wurden.

Das Risiko ist also, dass alltägliche Befindlichkeitsstörungen, die zum Leben dazugehören, an Hypochondrie grenzend mehr und mehr als behandlungsbedürftige Krankheiten definiert werden. So kann selbst die Heilung einer Krankheit oder eine erfolgreiche Prävention objektiv messbar die Gesundheit fördern, aber dennoch eine gefühlte Gesundheitsverschlechterung bewirken, zum Beispiel durch Überaufmerksamkeit auf sich selbst einschließlich permanenter Selbstoptimierung. Wenn Gesundheit zum Lebenszweck wird anstatt Gesundheit zum Anlass zu nehmen, sein Leben mit Sinn zu erfüllen, wenn jeder das Gesundheitssystem maximal ausnutzt mit dem Anspruch, ein einklagbares Recht auf Gesundheit zu haben, dann wird Gesundheit zum Produkt, von dem man, wenn man es sich leisten kann, immer mehr haben will. Durch die Umdefinition von Befindlichkeitsstörungen wie Erschöpfung, Nervosität, Stress, Blähungen und Verstopfungen, Aufregung oder Problemen mit Kost- und Zeitumstellung als therapiebedürftig[4] wird der Bereich des Krankhaften immer weiter ausgedehnt.

Umgekehrt haben wir wichtige Lebensbereiche wie Altwerden und Sterben nahezu komplett ausgegrenzt. Ging man früher aus dem Krankenhaus zum Sterben nach Hause, stirbt man heute in der Regel im Krankenhaus, im Heim oder im Hospiz. Der außerfamiliäre Pflegebedarf hat sich innerhalb weniger Jahrzehnte verhundertfacht. Da man heute fast nur noch im Alter stirbt, sind Sterben und Tod unsichtbar geworden, gehören nicht mehr zur als normal und „gesund" erlebten Lebenswelt. Die Gesunden können so zwar optimal am Arbeitsprozess teilnehmen, ohne „abgelenkt" zu werden, die Alten und Pflegebedürftigen werden aber isoliert, was letztlich beiden schadet. Wir werden zwar die alte Großfamilie nicht mehr wiederbeleben können, dafür aber Mehrgenerationen-Wohngemeinschaften, Häuser oder andere Wohnformen.[5]

Ein anderer Aspekt, mit dem wir umzugehen werden lernen müssen: Wie verhalten wir uns, wenn für uns ein Krankheitsrisiko oder ein Krankheitsprozess eindeutig durch neue Technologie nachgewiesen wurde, wir aber noch nicht wirklich krank sind? Sinnvoll ist es, wenn wir das als Chance verstehen, vorbeugend zu reagieren und unseren Lebensstil darauf einzustellen. Schlecht wäre es aber, wenn wir deswegen durch unser ganzes Leben mit einer Last gehen. Viele von uns werden diese Haltung aber zunächst nicht aus eigener Kraft entwickeln können, sondern dabei Rat und Coaching benötigen.

All diese Trends bergen in sich ein Potenzial, das umso destruktiver wird, je mehr es vermarktet und dem Wettbewerb überlassen wird. Denn das wirkt sich im Sozialbereich und Gesundheitswesen fatal aus. Ein vernünftiges Maß an Gesundheit, Vorsorge und Therapie sollte wie Wasser, Luft und ein Grundauskommen zur Daseinsvorsorge gehören, von wo aus sich ein sinnerfülltes Leben entwickeln kann. Die essenziellen Voraussetzungen für Gesundheit sollten aber nicht zur Dienstleistung oder Ware werden. Medizinische Einrichtungen wie Kliniken sollten nicht der Gewinnmaximierung des *Shareholder-Value* dienen.

Der Wettbewerb, wer der beste Arzt oder Chirurg ist, sollte zu hoher Qualität, nicht aber zur Mengenausweitung führen. So hat Deutschland etwa so viele Betten in Rehabilitations- und Kurkliniken wie der gesamte Rest der Welt. Rehabilitation sollte aber besser schnellstens dorthin führen, wo Menschen leben, also nicht in Rehazentren.

Zweifellos werden sich weitere Gesundheitsanbieter über die klassische Medizin hinaus bilden und das ist auch gut und nötig. So bildet sich aus den Komponenten Fitness und Wellness, die bei uns gegenwärtig noch die Aura eines Fitnessstudios beziehungsweise einer Badelandschaft mit Saunabereich bieten, in den USA bereits ein auf mindestens 4,2 Trillionen US-Dollar geschätzter Markt, der als *Wellbeing* (siehe Abbildung 26) bezeichnet wird.[6] Diese freien Märkte wären gut beraten, nicht die Umwandlung aller Gesunden in Kranke, sondern Gesunderhaltung zu fördern.

Zwar steht dabei prinzipiell der Mensch im Zentrum, doch darf er nicht zum permanenten Abnehmer von Produkten und Dienstleistungen werden, ohne die er sich nicht als optimal empfinden würde.

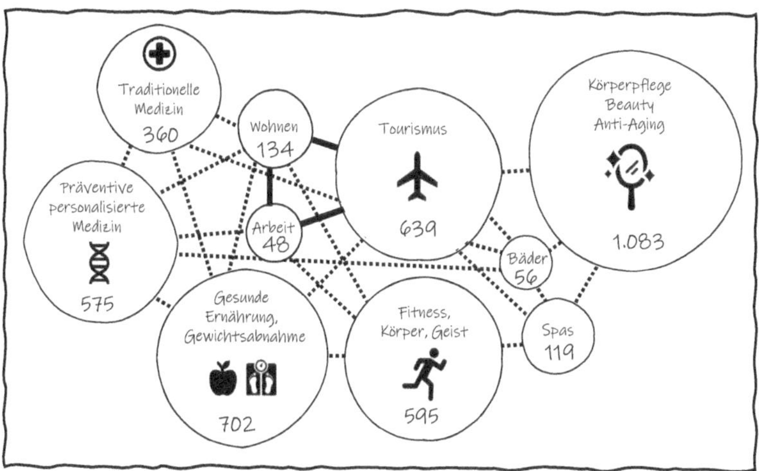

Abb. 26: Die zukünftige, weit über die traditionelle Medizin hinausgehende Wellbeingindustrie. Die in Milliarden US-Dollar angegebenen Umsatzahlen beziehen sich auf die USA.

Eine derartige Gesundheits- oder Wellnessindustrie könnte nach Dörner Gefahr laufen, zu einer „Vitalitätsvernichtungsmaschine“ zu werden. In einer vitalen Gesellschaft darf gesund zu leben nicht nur die einseitige Entlastung von Lasten bedeuten, sondern die gleichzeitige ständige Ausbalancierung mit Belastung. Das heißt zum Beispiel, nicht jeden Schmerz mit einem Schmerzmittel zu bekämpfen. Entlastung darf eben nicht maximiert werden, sondern ist zu optimieren – physisch, psychisch und sozial. Erstaunlicherweise sind Menschen mit wirklich schweren Schicksalen in der Regel stark genug, sie zu tragen.

Wir werden uns in Zukunft zwar über heute schier unglaubliche Schritte der Entlastung freuen können, die ich im Teil II des Buches beschreibe, müssen dabei aber auch immer für Belastung sorgen. Wenn zum Beispiel die Entlastung durch Autos, Rolltreppen und Lifte letztlich zu Muskelatrophie, Osteoporose, Diabetes und Herz-Kreislauf-Erkrankungen führt beziehungsweise diese verstärkt, hat sie nichts erreicht, im Gegenteil. Ich nehme zum Beispiel grundsätzlich keine Rolltreppen und einen Lift erst, wenn es mit Gepäck in den fünften Stock geht. Probieren Sie das doch auch, wenn Sie es nicht ohnehin schon machen! Wenn Stress belastet und krank macht, dann darf Stress nicht grundsätzlich vermieden werden – denn auch gelegentlicher Stress ist natürlich und gehört zu unserem Leben –, sondern wir müssen unser Stressmanagement und unsere Resilienz verbessern oder gecoacht werden, beides zu erlernen.[7] Das sind nur zwei Facetten, aber sie zeigen, worum es mir geht.

Die Frage lautet also: Wie gesund wollen Sie sein? Eingedenk dieses kleinen, von zwei klugen Männern inspirierten Einwurfs freue ich mich mit ihnen auf das Ende der Medizin, wie wir sie kennen, und auf eine Zukunft, die – wie ich Ihnen dann danach im Teil III ganz konkret aufzeigen werde – schon begonnen hat.

TEIL II

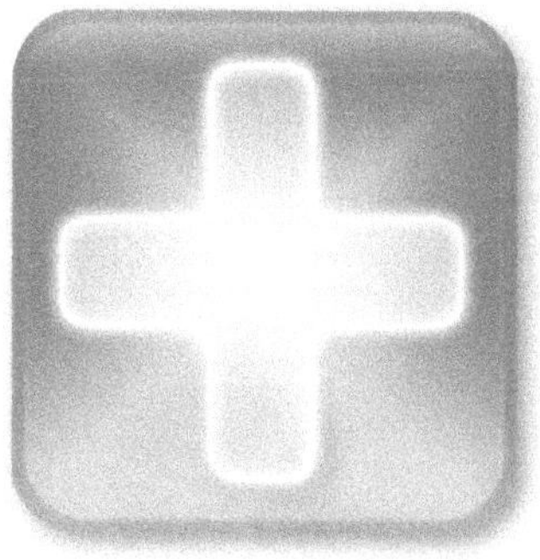

DIE MEDIZIN DER ZUKUNFT

KAPITEL **10**

MENSCH STATT ORGAN

Die erforderlichen Innovationen, um die im ersten Teil des Buches beschriebenen Fehlentwicklungen zu korrigieren, kommen einer Revolution gleich. Es geht nicht mehr darum, eine Kerze zu optimieren, sondern mit einer Glühlampe etwas komplett Neues zu erfinden. Es geht nicht darum, Segelboote irgendwie zu verbessern, größer oder schneller zu machen, sondern sie – weil ihr Optimum ausgereizt ist – durch etwas komplett Neues wie dampfbetriebene Schiffe zu ersetzen, die nicht nur schneller sind, sondern ganz andere Möglichkeiten für maschinelles Arbeiten an Bord bieten.

Welle Nummer 6

Denken wir noch einmal zurück an die fünf Kondratjew'schen Wellen, über die wir im ersten Kapitel gesprochen haben. Nicht immer baute eine Welle exakt auf der anderen auf, aber es ist sehr wahrscheinlich, dass die IT-Revolution der fünften Welle auch die sechste maßgeblich beeinflussen wird. Was könnte diese Welle sein?

Zurzeit ist viel die Rede von Industrie 4.0 und Onlinehandel. Sind dies wirklich alles Revolutionen oder wird hier nicht eher so weitergemacht wie bisher, eben einfach nur ein bisschen digital oder digitaler als zuvor? Sind Elektroautos wirklich die große Revolution, wenn es 1882 schon die ersten Elektroautos in Ungarn, den Niederlanden und den USA gab[1] und innovative Ingenieure schon am nächsten Schritt bauen, dem Wasserstoffauto, einem Elektroauto mit Wasserstoff-Brennstoffzelle, das alle Vorteile in sich vereint und das Elektroauto schon jetzt als überholt dastehen lässt?[2] Oder ist es wirklich eine Revolution, wenn die wesentlichen Abläufe in verschiedenen Industrien im Grunde genommen gleich bleiben und nur durch Digitalisierung weniger Papier entsteht beziehungsweise einige Bestell- und Fertigungsabläufe optimiert oder effizienter gestaltet werden? Oder ist der Austausch fossiler durch erneuerbare Energien, um die Klimaerwärmung abzumildern, wirklich die große Revolution, wenn es diese Technologien schon lange gibt und lediglich wir und die von uns gewählten Politiker es nicht hinbekommen, diese Technologien konsequent und sozialverträglich zu implementieren? Seit dem Mittelalter wird Wasserkraft eingesetzt, seit Ende des 19. Jahrhunderts auch zur Stromerzeugung. Die erste Silizium-Fotovoltaikzelle wurde 1954 entwickelt und 1955 wurden Solarzellen bei der Stromversorgung von Telefonverstärkern zum ersten Mal verwendet. Und schon 1891 gab es das erste Windrad zur Stromerzeugung.

All dies, Industrie 4.0, Onlinehandel und erneuerbare Energien, ist in meinen Augen keine sechste Welle. Das sind keine echten Revolutionen, sondern schrittweise Weiterentwicklungen, und was sie dem einzelnen Menschen bringen, ist unklar. Eine echte Revolution bedeutet immer, dass große Industriezweige untergehen und komplett verschwinden und dafür neue, die wir vorher nicht für möglich gehalten haben, entstehen, sodass danach nichts ist wie vorher. Und vor allem ist der Mehrwert für jeden Einzelnen bei echten Revolutionen klar erkennbar. Ein großer Teil der angeblichen Industrie 4.0 verdient höchstens das Label 3.5. Eine kontinuierliche Optimierung der Automatisierung innerhalb eines Unternehmens hat wenig mit Disruption zu tun. Erst wenn eine bessere Wertschöpfung zum Beispiel dadurch erreicht wird, Informationen unternehmensübergreifend zu teilen, wäre ein echter disruptiver Innovationseffekt denkbar.[3]

Zwar ist die Digitalisierung in vielen Bereichen eine nicht mehr wegzudenkende Technologie, aber sie allein wird nicht Träger der sechsten Welle sein[4], auch weil sie laut dem Zukunftsforscher Leo A. Nefiodow drei Hauptkriterien für eine solche neue Welle im Sinne Kondratjews nicht erfüllt: einen neuen Markt, Vollbeschäftigung und Lebenszyklus. Digitalisierung selbst stellt keinen neuen Markt dar, denn ein Kondratjew-Zyklus lässt ganz neue Märkte und mit diesen viele ganz neue Arbeitsplätze entstehen. Die Digitalisierung sorgt auch nicht für Vollbeschäftigung, denn sie wird mehr alte Arbeitsplätze einsparen, als dass sie neue generiert. Es geht ja um Effizienzsteigerung und Vereinfachung.

Und schließlich besagt der Aspekt Lebenszyklus, dass eine wirklich innovative Technologie oder ein innovatives Konzept drei Phasen hat: die Basisinnovation, das dynamische Wachstum und ein neues „Normal". Danach kann eine Technologie zwar noch gebraucht werden, aber sie ist nicht mehr Innovationstreiber. So war die Eisenbahn sicher eine solche revolutionäre Innovation, treibt aber keine neue Innovation mehr an und wird dennoch trotzdem weiter genutzt. Und so wird auch die sechste Kondratjew'sche Welle mit Sicherheit die Werkzeuge der fünften Welle, der IT-Revolution, nutzen, aber sie wird nach meiner Überzeugung etwas ganz anderes als Industrie 4.0 oder erneuerbare Energien beinhalten (die sowieso kommen, weil sie überfällig sind), nämlich eine komplette Neudefinition von psychosozialer Gesundheit (Abbildung 27). Nach 200 Jahren und fünf Kondratjew'schen Wellen begrenzen sinkende Lebenserwartung, chronische Krankheiten, explodierende Gesundheitskosten und

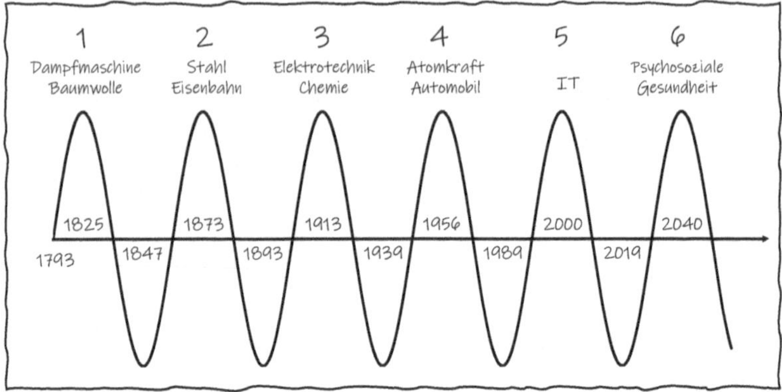

Abb. 27: Die sechste Kondratjew'sche Welle einer kompletten Neudefinition von Gesundheit

Umweltschäden die Weiterentwicklung unserer Gesellschaften zum Schaden der Volkswirtschaften. Die gigantischen finanziellen Schäden für mehrere Generationen durch Covid-19 sind lediglich ein Beispiel für die Konsequenzen, wenn wir Gesundheit und Vorsorge nicht hoch genug priorisieren.

Wir müssen und werden komplett umdenken müssen, wie wir sie, die Gesundheit und die Vorsorge, bewahren beziehungsweise wiederherstellen und wie wir dies in einem breiten gesellschaftlichen, ja globalen Konsens finanzieren können. Und warum dies keine das wirtschaftliche Wachstum behindernden Kosten verursachen wird, sondern – im Gegenteil – essenziell sein wird, um überhaupt noch nachhaltig wachsen zu können. Das Endergebnis muss eine klassenlose Medizin sein, ohne Unterschied zwischen sogenannten Industrienationen, Schwellenländern und Entwicklungsländern. Sie muss vollständig demokratisch sein, ohne falsche Anreize, die hinderliche Kostenbarrieren erzeugen.

Ein Kernpunkt wird Bildung und Zugang zu Wissen sein, dessen Mangel gegenwärtig ja noch bis zu zehn Lebensjahre und viel Lebensqualität kosten kann und ungleiche Lebenschancen erzeugt, die nie individuell bleiben, sondern in ihren Konsequenzen immer Probleme für die gesamte Gesellschaft erzeugen. Ich stimme Leo A. Nefiodow zu, der formuliert hat, dass es „ohne das Bemühen um eine Gesundung der Menschen“ nicht gelingen werde, „die Wirtschaft auf ein zukunftsorientiertes Fundament zu stellen“.

Dadurch, dass die sechste Welle diese Probleme löst, wird sie durch die vielen wirtschaftlichen Aspekte zum wahren Jobmotor und echten neuen Markt. Sie wird auch den Rückgang der Beschäftigung durch die Digitalisierung über neue Arbeitsplätze im Gesundheitswesen abfangen. Die sechste Kondratjew'sche Welle der Gesundheit wird nicht nur Krankheiten wie Bluthochdruck heilen und dessen dramatischen Folgerisiken verhindern können, was für jeden einzelnen Patienten ein Segen sein wird. Über eine fundamentale ganzheitliche Gesundung jedes Einzelnen – zumindest die Chance darauf – wird sie die nächste dominante wirtschaftliche Epoche mit völlig neuen Industrien und Wertschöpfungen ermöglichen, aber auch zum Garanten aller nachfolgenden Wellen und Innovationen werden.

Revolutionäre IT-Plattformen bestimmen mit

Es muss meines Wissens nicht so sein, dass eine vorherige Kondratjew'sche Welle die nächste beeinflusst, aber bei der sechsten wird es auf jeden Fall so sein. Denn will man die Komplexität des ganzen menschlichen Körpers tagesaktuell erfassen und parat haben und nicht mehr wie bisher nur das für unser Gehirn (oder das eines Facharztes) gerade noch beherrschbare Teilwissen zu einem Organ, dann entsteht automatisch das, was man Big Data nennt. Wir machen keine klinische Studie mit 4.000 Patienten mehr, sondern analysieren die Daten von Hunderttausenden bis Millionen von Menschen und Patienten. Dadurch eliminieren wir die Verzerrung bei der Auswahl von Patienten für eine klinische Studie und können organübergreifend Zusammenhänge erkennen. Und insbesondere durch die skandinavischen Länder und Großbritannien, in denen das Gesundheitssystem gratis ist, dafür aber die Daten aller Patienten seit Jahrzehnten anonymisiert gespeichert sind, können wir nicht nur Querschnitts-Schnappschüsse, sondern auch virtuelle Untersuchungen über die Zeit machen, was essenziell ist, um Ursache und Wirkung zu untersuchen, wenn diese 20 bis 30 Jahre auseinanderliegen. Keine der gegenwärtigen klinischen Studien kann dies leisten.

Und weil Big Data so technologieintensiv ist und unter den aktuellen Top-10-Industrien so viele IT-Plattformen sind, die alles machen können und nicht auf ein Produkt und einen Vertriebsweg fixiert sind, ist es auch keine Überraschung, wenn es genau Apple, Amazon und Alphabet sind, die sich vehement in der Gesundheitsrevolution engagieren. So ist Googles Hauptgeschäftsmodell nicht mehr, über seine Suchmaschine Werbung zu schalten, sondern altersabhängige Krankheiten zu heilen. Ja, zu heilen! Nicht darüber Daten zu sammeln, damit Patienten diese googeln können. Nein, Google will Krankheiten heilen. Das heißt, sie werden in den Biotechnologiemarkt einsteigen müssen. Werden? Google hat schon einen der Direktoren des US-amerikanischen *National Institutes of Health* rekrutiert, Verily, Calico und weitere über 350 Biotech-Firmen gegründet oder gekauft. Und Google ist damit bereits eine Gesundheitsfirma geworden, heimlich, still und leise.

Calico steht für *„California Life Company"* und erforscht Themen im Zusammenhang mit dem Altern und den damit verbundenen Krankheiten. Laut Google konzentriert sich das unabhängige Unternehmen weitgehend auf altersbedingte Erkrankungen wie Alzheimer, Krebs und Herz-Kreislauf-Erkrankungen. Google ist überzeugt, Millionen von Menschenleben verbessern zu können, wenn das Unternehmen langfristig und umfassend über Gesundheitsfürsorge und Biotechnologie nachdenkt. Natürlich verfolgt Calico einen Big-Data-Ansatz im Gesundheitsbereich und wird massive Mengen an Informationen von Patienten sammeln und analysieren, um Innovationen im Gesundheitswesen mindestens zu beschleunigen, wenn nicht zu revolutionieren. Laut Calico ist der beste Weg, das Altern zu bekämpfen, sich auf die Prävention von Krankheiten zu konzentrieren, also auf das Verhindern und Heilen statt auf das Behandeln. Drei der vier Gründer von Calico waren vorher im Bereich der Gentechnik tätig, was klar den Ansatz definiert. Seit 2014 ist Calico mit dem US-amerikanischen Pharmaunternehmen AbbVie eine strategische Allianz eingegangen, um die Forschungsarbeiten stärker auf den Alterungsprozess und altersbedingte Krankheiten zu fokussieren.[5] Auch wenn wir Krankheiten oft mit Genen assoziieren, werden Arzneimittel in der Regel gegen die Eiweißmoleküle, die von diesen Genen kodiert werden, entwickelt. Dazu ist es zumindest hilfreich, bisweilen essenziell, die 3D-Struktur dieser Eiweißmoleküle zu kennen, um Arzneistoffe so optimal zu modellieren, dass sie perfekt in eine Bindungstasche des Eiweißmoleküls passen. Die Aufklärung einer solchen 3D-Struktur war bislang ein extrem aufwendiger und nicht immer erfolgreicher Prozess und stellte eine der größten Herausforderungen der Biologie dar. Stellte! Denn ein Netzwerk künstlicher Intelligenz, das vom Google-Ableger DeepMind entwickelt wurde, hat 2020 einen gewaltigen Sprung gemacht. Das Programm AlphaFold von DeepMind übertraf bei einem zweijährlichen Wettbewerb rund 100 andere Forscherteams darin, Proteinstrukturen vorherzusagen. Googles DeepMind war schon immer besser als alle anderen Teams, aber seit 2020 spielen sie in einer eigenen Liga und haben das Problem im Grunde gelöst. Google wird also in Kürze die Strukturen aller menschlichen Proteine kennen und damit einen uneinholbaren Vorsprung bei der Entwicklung neuer – beziehungsweise der Optimierung alter – Arzneimittel haben.

Amazon kaufte 2018 zunächst den Online-Arzneimittelversand PillPack und benannte diesen dann 2020 in Amazon Pharmacy um. In den USA existieren mehrere Mittelsmänner (immer verschiedene Großhändler plus in der Regel Apothekenketten) zwischen Arzneimittelhersteller und Patient. In Deutschland sind es maximal zwei (der einzelne Apotheker plus gegebenenfalls ein Großhändler), wenn man Reimporte ausschließt. Diese Mittelsmänner hat Amazon nicht nötig, was höhere Rabatte beziehungsweise niedrigere Preise erlaubt. Dies ist insbesondere für selbst zahlende Patienten in den USA von Vorteil, da dort von den Arzneimittelfirmen mit die höchsten Arzneimittelpreise der Welt verlangt werden. Amazon wird zusätzlich zu den existierenden PillPack-Vor-Ort-Apotheken weitere gründen. Derartige Kettenapotheken sind in Deutschland allerdings (noch) verboten. Ganz offensichtlich plant Amazon, den gesamten Pharmaziemarkt der USA zu übernehmen. Die einzige Hürde auf diesem Weg ist bislang die fehlende Möglichkeit, Arzneimittel über eine Kühlkette zu versenden, was zum Beispiel für Insulin und Impfstoffe essenziell ist. Eine Besonderheit, die Amazon dank PillPack anbieten kann, ist die sogenannte Verblisterung für dauerhaft eingenommene Arzneimittel. Hierzu werden die Tabletten aus ihrer Verpackung entnommen und patientenfreundlich für jeden Tag, gegebenenfalls getrennt nach morgens, mittags, abends, neu verpackt. Dies erhöht nachgewiesenermaßen die Regelmäßigkeit der Einnahme und verhindert Dosierungsfehler. Für seine Mitarbeiter – in einer ersten Testphase begrenzt auf Seattle – gründete Amazon die virtuelle Gesundheitsklinik „Amazon Care". Ohne einen Termin ausmachen zu müssen, sollen Amazon-Mitarbeiter einen schnellen Zugang zur Gesundheitsversorgung bekommen, zeitlich und räumlich ganz nach Belieben (zu Hause, im Büro oder virtuell). Bezüglich Datensicherheit ist die Firma Oasis Medical zwischengeschaltet, um zu verhindern, dass Amazon als Arbeitgeber an sensible Mitarbeiterdaten gelangt. Allerdings ist Oasis Medical ein Tochterunternehmen von Amazon, wenn auch eigenständig. Ohne Anreise- und Wartezeiten verbindet Amazon Care Amazon-Angestellte oder deren Familienmitglieder über einen Live- oder Videochat mit einem Arzt oder einem Krankenpfleger. Für einen persönlichen Termin kann ein Krankenpfleger auch zu Hause oder bei der Arbeit vorbeikommen. Zudem können Amazon-Care-Ärzte auch Medikamente verschreiben und innerhalb weniger Stunden ausliefern lassen oder in einer Wunschapotheke zur Abholung bereitstellen. Zusätzlich kaufte Amazon das Start-up Health Navigator, das Programmierschnittstellen für den medizinischen Sektor anbietet. Hiermit will Amazon seine Amazon-Care-Kliniken in die bestehenden Apothekendienste von PillPack/Amazon Pharmacy integrieren. Und schließlich arbeitet Amazon mit mehreren Entwicklern und Gesundheitsfirmen daran, seine Künstliche-Intelligenz-Assistentin Alexa weiterzuentwickeln, um damit chronisch kranke Patienten zu betreuen, Arzneimittelverschreibungen zu planen und Medikamente nach Bedarf zu liefern.

Apple schließlich, als dritte IT-Plattform, ist auf einem ganz anderen Terrain aktiv geworden: der persönlichen Patienten- beziehungsweise Gesundheitsakte auf dem Smartphone. Die Health-App nutzt maschinelles Lernen, um individuell die wichtigsten Daten – wie Trainingsminuten, Vitalwerte und den zeitlichen Verlauf der Cholesterin- oder Blutdruckwerte – anzuzeigen. Dazu wurde die HealthKit-Schnittstelle programmiert, um anderen Entwicklern zu ermöglichen, mit ihren Apps mit der Health-App in Interaktion zu treten. Auf diese Weise reichern sich umfangreiche Daten an, die die Therapiekontrolle oder das Überwachen von Krankheitsprävention (Ernährung, Schlaf und Bewegung) beziehungsweise anspruchsvollen Fitnesszielen ermöglichen oder die Familienplanung erleichtern. Gesundheitseinträge erlauben es Patienten, Ärzten und Therapeuten, die Patientenakten – vom Smartphone aus übersichtlich dargestellt – einzusehen, ohne auf Papierdokumente angewiesen zu sein. Ferner können Patienten über die App ResearchKit die Einwilligung geben, ihre Gesundheitsdaten in anonymisierter Form für medizinische Forschungen (Asthma, Parkinson und Diabetes mellitus) zur Verfügung zu stellen. Andere ähnliche Angebote sind Google Health, HealthVault von Microsoft oder Evita von der Swisscom.

All dies sind noch nicht die revolutionären Durchbrüche, die wir für die Zukunftsmedizin brauchen werden, aber sie werden hierfür hilfreich sein. Außerdem dokumentiert es erneut, dass die tatsächliche nächste sozioökonomische Revolution die Gesundheit betrifft. Anders ist nicht zu erklären, dass die drei größten IT-Industriefirmen gleichzeitig und so massiv hier eingestiegen sind. Zudem haben sie zufällig oder abgestimmt den digitalen Gesundheitsmarkt perfekt aufgeteilt: für Google die Therapeutika, für Amazon die Logistik und für Apple die persönliche Gesundheitsakte. Es gibt kaum Überschneidungen und sehr viele Synergien.

Im deutschsprachigen Raum gibt es zahlreiche elektronische Gesundheits- beziehungsweise Patientenakten und Apps. Gesundheits- und Patientenakte sind leicht zu unterscheiden. Eine elektronische Patientenakte (im Englischen *electronic health record*) ist eine Sammlung von medizinischen Daten einer Person, ähnlich der elektronischen Krankenakte im Krankenhaus (sofern dieses digitalisiert ist und nicht noch auf Papier arbeitet) beziehungsweise dem Praxis-EDV-System des behandelnden Arztes. Gegenwärtiger Nachteil ist, dass alle diese Daten bei verschiedenen Ärzten und Kliniken, bei denen ein Patient in Behandlung war, verteilt und die Daten oft nicht kompatibel miteinander sind. Eine elektronische Gesundheitsakte (im Englischen *personal health record*) geht noch einen Schritt weiter und enthält auch nichtärztliche Informationen (Ernährung, Fitness, Schlaf). Bei allen Apps sollte der Patient die ausschließliche Datenhoheit haben, nicht jedoch ein Arzt oder die Krankenkasse. Ihnen kann ein Patient dann aber vollen oder teilweisen Lese- oder Schreibzugriff gewähren. Die Health-App von Apple hat mehr Ähnlichkeit mit einer elektronischen Gesundheitsakte, aber mit dem Ziel, sich auch zu einer vollen elektronischen Patientenakte hin zu entwickeln.

Demgegenüber kopieren viele Länder diese Apps mehr schlecht als recht. Deutschland hat eine verpflichtende elektronische Patientenakte eingeführt, Österreich die Gesundheitsakte „Elga“, gepaart mit einer „e-card“, und in der Schweiz soll ein elektronisches Patientendossier eingeführt werden. Auch der Zeit- und Kostenaufwand nationaler Programmentwickler zur Erfassung und Nachverfolgung von Risikokontakten zu Covid-19-Infizierten über Smartphones erscheint angesichts der gratis vorhandenen *Exposure Notifications Express*-Technologie von Google und Apple leicht redundant. Wie auch immer, sinnvoll wäre mindestens eine europäische Lösung. Hauptschlussfolgerung bleibt jedoch: Wenn die drei größten Plattformtechnologie-Unternehmen der Welt auf Gesundheit einschwenken, dann ist die Wahrscheinlichkeit groß, dass hier das größere Innovations- und – in deren Sicht – Marktpotenzial liegt. Ob Markt und Gesundheit sich wirklich so gut vertragen, darauf werden wir später noch einmal zurückkommen.

Wie Big Data Krankheiten neu definieren hilft

Nicht nur in das Gesundheitsmanagement (Therapeutika durch Google, Logistik durch Amazon und die persönliche Gesundheitsakte durch Apple), sondern auch in die biomedizinische Forschung hat Big Data Einzug gehalten. Dies bezog sich in der Anfangszeit, vor allem nach der Sequenzierung des menschlichen Genoms, auf die Entdeckung von Genen, die mit Krankheiten assoziiert sind. Bei seltenen, aber oft schwer bis früh tödlich verlaufenden Erkrankungen reicht oft ein Gendefekt aus (monogenetisch). Bei häufigeren und weniger schwer oder langsamer bis chronisch verlaufenden Erkrankungen wurden viele Gene gefunden, von denen aber jedes Gen für sich nur einen geringen Vorhersagewert hatte. Dieser Ansatz hat uns nicht wesentlich weitergebracht, denn diese Gen-Assoziationsstudien waren noch immer auf klassische organ- oder symptombasierte Krankheitsdefinitionen, wie zum Beispiel Bluthochdruck, bezogen. Wenn wir aber davon ausgehen, dass Bluthochdruck mehr ein Symptom darstellt, dann kann dieses Symptom verschiedene genetische und lebensstilabhängige Ursachen haben. Lassen wir den Lebensstil für den Moment einmal außer Acht und schauen auf die genetischen Ursachen. Dann kann Ursache 1 zu Bluthochdruck führen, gleichzeitig das Herzinfarktrisiko erhöhen und noch die weiteren Symptome 2 und 3 verursachen. Ursache 2 führt auch zu Bluthochdruck, erhöht gleichzeitig das Risiko für einen Schlaganfall und verursacht noch Symptom 4 und 5. Es gibt aber noch eine dritte und vierte Ursache für Bluthochdruck. Diese sind zwar noch mit weiteren Symptomen assoziiert, bilden aber kein ernstes Gesundheitsrisiko. Gern kennen und behandeln würde man also nur die Ursachen 1 und 2, Ursachen 3 und 4 müsste man gar nicht behandeln, da es ja keinen medizinischen Grund gibt. Eine genetische Untersuchung zu Bluthochdruck würde aber alle Gene finden, die erhöhten Blutdruck verursachen können. So kommen leicht 100 und mehr Gene zusammen[6] und letztlich eben kein Fortschritt, weil 95 Prozent aller Patienten noch immer mit primärer Hypertonie diagnostiziert und symptomatisch behandelt werden.

Der wesentliche konzeptionelle Durchbruch wurde durch Albert-László Barabási eingeleitet, ein ungarischer Physiker und – wie er selbst sagt – Netzwerkwissenschaftler. Er arbeitet über verschiedene Arten von Netzwerken aus riesigen Datensätzen, um hieraus durch Muster- oder Clustererkennung überraschende neue Informationen zu gewinnen. Barabási mathematisierte die Netzwerkforschung und entdeckte sogenannte skalenfreie Netzwerke. Hier sind die einzelnen Verbindungsknoten im Netzwerk nicht gleichrangig. Einige wenige Knoten (*Hubs*) weisen sehr viele Verbindungen auf und sind wichtig, die meisten anderen haben wenige Verbindungen und sind verzichtbar. Auch wir sind letztlich ein Netzwerk: zunächst aus Organen, innerhalb der Organe aus Zellen, innerhalb der Zellen aus DNA, Proteinen und so weiter, die alle miteinander in Verbindung stehen. Ein skalenfreies Netz wie das unseres Körpers ist sehr widerstandsfähig gegen den Ausfall vieler Knoten oder Verbindungen. Wenn jedoch ein *Hub* ausfällt, tritt mindestens eine schwere Netzwerkstörung auf (übersetzt für unseren Körper: ein oder mehrere Krankheitssymptome). Wenn mehrere betroffen sind, kann das Netzwerk schnell in Teilnetze zerfallen (dann liegt zum Beispiel eine so schwere Erkrankung vor, dass diese nicht mehr mit dem Leben vereinbar ist). Ein analoges Beispiel ist der Ausfall nur weniger Router im Internet, der weitreichende Auswirkungen haben kann. Auch die Infizierung eines IT-Netzwerks mit einem Computervirus ist so lange unproblematisch, bis essenzielle *Hubs* infiziert werden, dann verbreitet sich das Virus extrem rasch. Auch in Covid-19-Zeiten haben wir erlebt, dass es sogenannte *Superspreader* gibt, also Personen zum Beispiel im Gesundheitsbereich mit berufsbedingt vielen Kontakten zu gefährdeten Personen, beziehungsweise *Superspreader-Events* wie Karneval, an denen viele gefährdete Personen zusammenkamen.

Barabási übertrug das nun auf Krankheiten beziehungsweise Krankheitsgene und betrachtete unseren Körper in ähnlicher Weise als ein Netzwerk aus Organen, Zellen und darin Molekülen, das ebenso sehr widerstandsfähig gegen den Ausfall vieler Knoten oder Verbindungen ist. Wenn in einem solchen Körpernetzwerk ein *Hub* ausfällt, also ein Gen mit sehr vielen essenziellen Funktionen und mehr Verbindungen, als es die meisten anderen Gene aufweisen, tritt mindestens eine schwere Netzwerkstörung, treten also Krankheitssymptome auf. Wenn das *Hub* oder Gen zu essenziell ist, kann das Netzwerk sogar zerfallen. Der Gendefekt ist dann nicht mehr mit dem Leben vereinbar. Krankheitsgene sind nicht essenziell, das heißt, auch ein geschädigter Organismus ist noch immer lebensfähig, nur eben mit deutlichen Krankheitssymptomen oder Risiken. Je weiter entfernt ein Gen im Organismus unseres Körpers von essenziellen *Hub*-Genen liegt, desto eher kann es durch ein anderes Gen kompensiert werden beziehungsweise desto unwahrscheinlicher ist, dass ein Defekt dieses Gens eine Krankheit auslösen oder dazu beitragen kann.

Bevor ich Ihnen genauer erkläre, was so revolutionär an dieser Betrachtung von Barabási ist, müssen wir uns klarmachen, dass von unseren circa 25.000 Genen nur etwa jedes zehnte Gen mit Krankheiten in Verbindung gebracht worden ist. Und nur etwa jedes zwanzigste Gen ist so essenziell, dass ein Defekt einen Abort oder eine Totgeburt nach sich zieht.[7] Da mindestens 8.000, also ein Viertel aller Gene, in allen Zellen aktiv sind, ist davon auszugehen, dass mindestens ein Viertel aller Krankheiten in mehreren Organen Symptome hervorruft. Das heißt im Umkehrschluss, dass die Wahrscheinlichkeit extrem hoch ist, dass eine genetisch definierbare Erkrankung Symptome in mehr als einem Organ verursacht. Eine Krankheit nach Symptomen in einem Organ zu bezeichnen, wie wir das gegenwärtig machen, macht also auch aus dieser Perspektive überhaupt keinen Sinn.

Nun habe ich so etwas schon in den 80er-Jahren in meinem Medizinstudium ständig gehört. Den ganzen Menschen zu betrachten, ganzheitliche Medizin zu betreiben ist also keine neue Erfindung.

Bisher war es jedoch ein Sammelsurium an naturphilosophischen, religiösen, mystischen, esoterischen, psychosozialen oder politischen Ideen und Methoden, die letztlich keinerlei Evidenz hervorgebracht haben. Sympathisch, von der Grundidee zumindest teilweise gut gemeint, aber eben kein Fortschritt.

Durch die Analyse Tausender genetischer Studien an Millionen von Menschen und epidemiologischen Langzeitdaten- und Biobanken (eine Biobank ist eine Sammlung von Stoffen, wie Körperflüssigkeiten oder Gewebeproben, mit assoziierten, in Datenbanken verwalteten Daten) haben wir mittlerweile zumindest die Möglichkeit, alles in unserem Körper gleichzeitig analysieren zu können, ohne uns – allein schon wegen der Datenflut – auf ein Organ oder ein Symptom beschränken zu müssen. Und da sind wir wieder bei Barabási: Seine Konstruktion des Netzwerks aller menschlichen Erkrankungen, des sogenannten *diseasomes*, war eine epochale Arbeit hierzu. Als ich sie sah, drehte sich mein gesamtes Koordinatensystem, wie und was ich beforschen sollte, um 180 Grad. Nichts war danach wie vorher, denn die Schlussfolgerung, die daraus zu ziehen war, war für mich sonnenklar. Das gesamte Konzept biomedizinischer Wissenschaft musste sich ändern. Ein Heureka-Moment, wie man ihn ganz selten hat. Was hatte Barabási gemacht? Er konstruierte aus allen menschlichen Erkrankungen und allen zu diesem Zeitpunkt bekannten Genen, für die eine Assoziation mit einer Krankheit publiziert war, ein Netzwerk. Die Verbindungen oder Linien in dem Netzwerk entstanden durch solche Gene, die mit mindestens zwei Erkrankungen assoziiert waren, und aus all diesen verbindenden Genen und ihren assoziierten Erkrankungen entstand das *diseasome* (Abbildung 28). Dieses Netzwerk ist wirklich spektakulär und man kann sich als Biomediziner darin verlieren. Auf meiner Homepage finden Sie eine 3D-Visualisierung dieses Netzwerks aus einem TEDMED-Vortrag von Barabási – sehr empfehlenswert![8] In diesem Buch verwende ich ausschließlich schwarz-weiße Liniengrafiken, um wichtige Dinge so einfach wie möglich zu visualisieren. Das funktioniert in allen Fällen – wie ich finde – auch wunderbar, nur

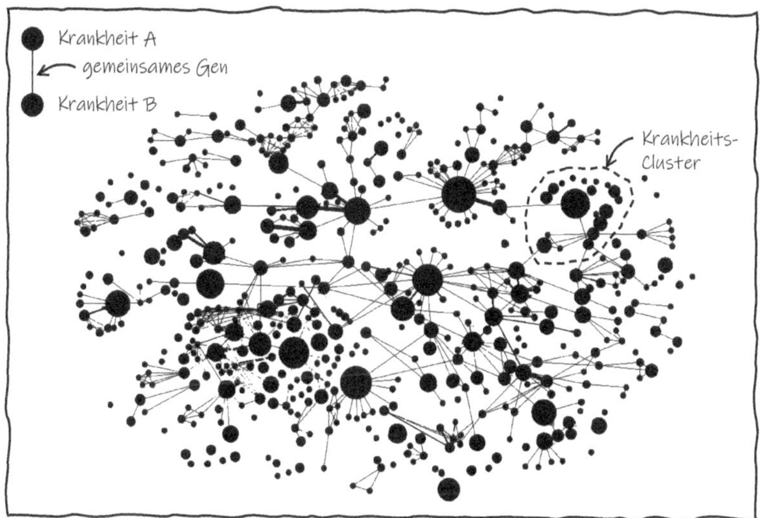

Abb. 28: Das Netzwerk aller menschlichen Erkrankungen

hier leider nicht. Einen Aspekt kann man nicht in Schwarz-Weiß darstellen, den müssen Sie mir einfach glauben oder sich die Originalpublikation, meine Website oder den TEDMED-Talk ansehen – darauf komme ich gleich noch einmal zurück. Was Sie allerdings sehen können, ist, dass das Netzwerk aller menschlichen Erkrankungen nicht regelmäßig wie ein Maschendrahtzaun ist, sondern einige Erkrankungen Gruppen (sogenannte Cluster) bilden, da sie offensichtlich sehr viele Risikogene untereinander gemeinsam haben und (so gut wie) keine mit allen anderen Erkrankungen. Die erste aufregende Hypothese, die hieraus folgt, ist, dass die für dieses Cluster spezifischen Gene den lang gesuchten Schlüssel zu den Ursachen der Erkrankungen darstellen. Dadurch wird die Gruppe von Genen zur Krankheitsdefinition, und zwar zu einer äußerst präzisen, und die Krankheiten, die damit assoziiert sind, werden „degradiert". Sie werden ab sofort nur noch Symptome dieser genetischen Ursachen.

Der zweite aufregende Aspekt war, und das geht nun leider wirklich nur in Farbe, dass Barabási alle Erkrankungen, die er als Kreise darstellte (in der Netzwerkwissenschaft werden diese Kreise als Knoten wie in einem Fischernetz bezeichnet), einer Farbe zuordnete, und zwar entsprechend der medizinischen Disziplin, die diese Erkrankung organbasiert für sich beanspruchte: also Bluthochdruck in Blau für die Kardiologie, Alzheimer in Rot für die Neurologie, Diabetes in Hellblau für die Endokrinologie, Asthma in Grün für die Pulmologie und so weiter. Nun war es nicht so, dass die durch gemeinsame Risikogene verbundenen Krankheitsgruppen nur eine Farbe hatten. Im Gegenteil, praktisch alle Cluster waren mehr oder weniger bunt gemischt. Das hieß, Krankheiten (oder ab jetzt Symptome), die wir von völlig verschiedenen Fachärzten behandeln lassen und mit denen sich völlig verschiedene Wissenschaftsdisziplinen beschäftigen, gehörten in Wahrheit zusammen. Solange wir so tun, als wären dies verschiedene Erkrankungen, die nichts miteinander zu tun hätten, werden wir nie zu den Ursachen vorstoßen. Ab hier war also endgültig klar, dass das gesamte bisherige Konzept der Medizin „Organ statt Mensch" in der Tat falsch war. Jetzt gab es aber einen nicht esoterischen, evidenzbasierten Ansatz, „Mensch statt Organ" zu beforschen und medizinisch zur Anwendung zu bringen. Das bedeutete wirklich das Ende der Medizin, wie wir sie kannten.

Ein Cluster in dieser Betrachtung sind zum Beispiel alle Tumorerkrankungen, völlig unabhängig davon, in welchem Organ der Tumor auftritt. Bezeichnungen wie Brustkrebs, Darmkrebs, Lungenkrebs oder Hirntumor sind – so verständlich das auch sein mag, denn es bezeichnet ja die Lokalisation – diagnostisch-therapeutisch so gut wie sinnfrei. Zwei Tumoren, die mikroskopisch identisch aussehen und denselben Zelltyp im selben Organ betreffen, können genetisch – und damit, was die behandelbare Ursache betrifft – völlig unterschiedlich sein. Sie sehen identisch aus, werden aber komplett anders diagnostiziert und behandelt. Ich hatte ja schon erwähnt, dass in der Onkologie in jeder besseren Klinik inzwischen alle Tumoren innerhalb eines Tumorboards besprochen werden, völlig unabhängig davon, wo der Tumor sitzt. Das Gleiche passiert mit Autoimmunerkrankungen und einigen Augenerkrankungen.

Meine Arbeitsgruppe leitet REPO-TRIAL, ein großes Projekt der Europäischen Union, die ein Cluster aus Erkrankungen bearbeitet, die man nun wirklich nicht in einen Topf geworfen hätte: Diabetes, Fettleibigkeit, Parkinson, Asthma, Herzschwäche, Schlaganfall, Atherosklerose, Demenz, Herzinfarkt und koronare Herzkrankheit, Bluthochdruck und Alzheimer und es könnten noch ein paar mehr werden. Nun haben nicht alle diese Erkrankungen die gleiche Ursache, aber bei einem genügend großen Anteil der Patienten mit diesen Symptomen ist offensichtlich eine Gruppe von Genen ursächlich. Dass man diese herausfiltern kann, konnten wir kürzlich für Bluthochdruck zeigen. Hier sind wir ziemlich sicher, für ein Fünftel aller Bluthochdruckpatienten die Ursache für ihren Bluthochdruck gefunden zu haben – und eine Möglichkeit, diese zu diagnostizieren.[9] Die hier assoziierten Gene sind auch Risikogene für Schlaganfall, koronare Herzkrankheit und Herzschwäche, beides mögliche Spätfolgen von Bluthochdruck. Dies bietet nun erstmals die Möglichkeit, für diese Untergruppe von Bluthochdruckpatienten eine heilende Therapie zu entwickeln, die nicht nur den Blutdruck senkt, sondern vor allem die Spätfolgen Schlaganfall, Herzinfarkt und Herzschwäche verhindert, denn das ist ja der eigentliche Grund, warum wir Bluthochdruck behandeln wollen.

Nun hat das genbasierte *diseasome* noch Schwächen. Eine Krankheit beziehungsweise ein Symptom, das bisher genetisch nicht untersucht wurde, kann logischerweise in einem genbasierten Netzwerk nicht auftauchen und fehlt daher im *diseasome 1.0.* Zusätzlich zu dominanten Genen wird unser Körper noch durch weniger dominante Gene im Zusammenspiel mit unserem Verhalten und unserer Umwelt beeinflusst, was zu anderen Krankheitsassoziationen führt. Um diese zu erfassen, kann man andere Krankheitsnetzwerke bilden: Treten zum Beispiel zwei Erkrankungen häufig im selben Patienten auf (Ko-Erkrankung oder Komorbidität), kann dies bedeuten, dass diese Erkrankungen dieselben Ursachen haben beziehungsweise die Symptome derselben Ursache sind. Aus allen Komorbiditäten kann man dann ein Komorbiditäts-*diseasome* erstellen. Oder haben zwei Erkrankungen dieselben Nebensymptome (das sind alle außer dem namensgebenden Leitsymptom) oder sind Blutwerte wie Cholesterol, Harnsäure oder andere Stoffwechselprodukte (sogenannte Metabolite) in ähnlicher Weise verändert, dann könnte dies auch auf eine ähnliche Ursache hindeuten. Man kann dann Erkrankungen durch ihre Nebensymptome oder diese Metabolite vernetzen in weitere *diseasomes.* Oder ist ein Arzneimittel bei zwei Erkrankungen wirksam, könnte es sein, dass diese Erkrankungen die Symptome derselben Ursache sind, die von diesem Arzneimittel korrigiert wird. Daraus lässt sich dann ein Krankheitsnetzwerk bilden, bei dem die Verbindungen durch Arzneimittel entstehen, ein Arzneimittel-*diseasome.* Keines dieser *diseasomes* wird allumfassend oder perfekt sein, aber integriert man sie alle und die darin enthaltenen Informationen über Gemeinsamkeiten zwischen den jetzigen Krankheitsbezeichnungen, erhält man ein nahezu perfektes *diseasome 2.0.*

Besonders hilfreich ist das Arzneimittelnetzwerk. Denn es ist wichtig, all diese wunderschönen, logischen und simplen Hypothesen für eine komplett neue Krankheitslehre und Systematik, die aber immer noch komplett falsch sein kann, zu testen. Und damit die Ergebnisse maximal relevant sind, sollten diese Tests nicht etwa in Tierversuchen geschehen, die oft nur eine begrenzte Aussagekraft und Übertragbarkeit auf den Menschen haben, sondern in klinischen Studien. Wenn für ein Cluster von Erkrankungen beziehungsweise Symptomen viele ursächliche Gene und Arzneimittel gemeinsam sind, dann sollten zumindest einige der Arzneimittel, die auf ein Symptom in dem Cluster wirken, auch auf andere Symptome im selben Cluster wirken. Nutzt man ein Arzneimittel für eine neue, bisher nicht zugelassene Indikation, nennt man dies Arzneimittel-Repositionierung (siehe Abbildung 29). Macht man dies mit bereits zugelassenen Arzneimitteln, deren unerwünschte Nebenwirkungen man kennt, entfällt die bis zu zehn Jahre dauernde Phase der Arzneistoffentdeckung und -entwicklung. Stattdessen kann diese neue Anwendung, wenn der erwartete Vorteil mögliche Nebenwirkungen übertrifft, in einer klinischen Studie getestet werden.

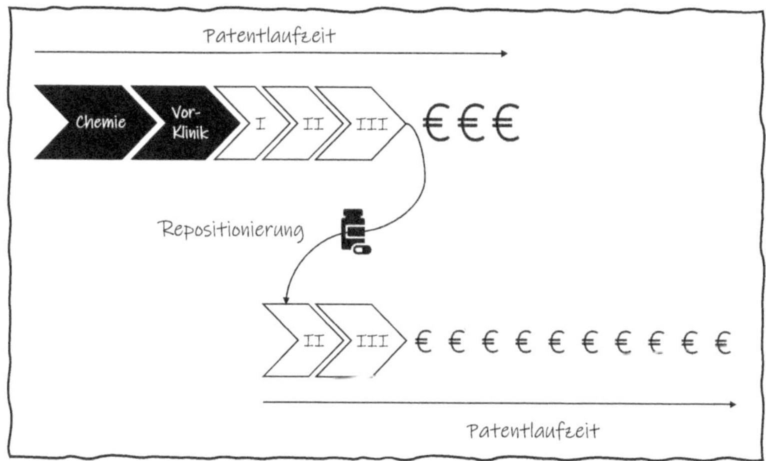

Abb. 29: Arzneimittel-Repositionierung. Im oberen Teil die normale zeitliche Abfolge einer Arzneimittelforschung und Entwicklung: zunächst die chemische Optimierung der Substanz, dann die Testung in der Vorklinik (zum Beispiel im Tierversuch), dann die drei Phasen der klinischen Prüfung bis zur Zulassung. Meist bleiben nur fünf bis sechs Jahre an Patentlaufzeit zur Refinanzierung der Entwicklungskosten. Repositioniert man ein zugelassenes Arzneimittel, kann man in der Regel in der zweiten klinischen Phase beginnen und so die Entwicklungszeit reduzieren und die verbleibende Patentlaufzeit verlängern.

So hat sich Arzneimittel-Repositionierung zu einem schnell wachsenden Forschungsgebiet entwickelt.[10] Arzneimittel-Repositionierungen gab es zwar schon früher, doch waren dies immer zufallsmäßige Beobachtungen: Zum Beispiel wurde Viagra® ursprünglich als Herz-Kreislauf-Medikament getestet, bis den klinischen Prüfern auffiel, dass die Männer die Tabletten nicht einnahmen, sondern im Nachtkästchen sammelten. Thalidomid, das Arzneimittel, das gegen Schwangerschaftsübelkeit eingesetzt wurde und für den Contergan®-Skandal verantwortlich ist, wird inzwischen sehr erfolgreich bei Lepra und Multiplem Myelom und das Osteoporosemedikament Raloxifen mittlerweile erfolgreich zur Brustkrebsprävention eingesetzt.

Die für die Pharmaindustrie zu erzielenden Preise werden bei repositionierten und bereits zugelassenen Arzneimitteln zwar niedriger sein als bei einem völlig neuen Arzneimittel, dafür ist die wirtschaftliche Nutzungszeit für die neue Indikation länger, die Entwicklungszeit kürzer und das Risiko niedriger. Aufgrund der begrenzten Zahl möglicher Krankheitsgene und weltweit circa 20.000 zugelassenen Arzneistoffen ist davon auszugehen, dass für die meisten Erkrankungen schon ein Arzneistoff gefunden ist. Wir müssen nur noch die richtige Anwendung für die richtige Erkrankung finden. Da die neue Anwendung eher eine Ursache als ein Symptom behandeln wird, kann es sogar sein, dass alte Arzneistoffanwendungen, die nur auf ein Symptom ausgerichtet waren, irgendwann durch ein neues oder repositioniertes Arzneimittel abgelöst werden. Dieser durch Big Data ermöglichte Prozess kann sehr schnell gehen. Er wird im Grunde nur durch die Schnelligkeit der Durchführung der klinischen Studien begrenzt sein, um die *am Computer getroffenen* Vorhersagen am Patienten zu bestätigen. Angesichts der schlechten Qualität akademischer Studien, die sich so schnell auch nicht ändern lässt, wird diese Organisationsleistung von Pharmafirmen erbracht werden müssen. Repositionierung ist nicht sehr beliebt bei Big Pharma, doch werden nur noch wenige komplett neue Arzneimittel gebraucht, sodass sich der Abwärtstrend klassischer Arzneimittelforschung verstärken wird und vor allem die Firmen überlebensfähig sein werden, die sich auf Repositionierung spezialisieren. Diese Firmen haben nach der Patentierung ihrer Repositionierung und der klinischen Studie(n) noch während circa 15 Jahren restlicher Patentlaufzeit das exklusive Recht der wirtschaftlichen Nutzung für diesen Arzneistoff in dieser Indikation. Demgegenüber dauert die gesamte Entwicklung eines neuen Arzneimittels in der Regel 15 Jahre, sodass nur fünf Jahre wirtschaftliche Nutzung verbleiben. Die längere wirtschaftliche Nutzung eines repositionierten Arzneimittels – 15 statt fünf Jahre – sowie dessen geringere Entwicklungskosten und Risiken kompensieren den wahrscheinlich geringeren jährlichen wirtschaftlichen Erlös.

Wenn dann für alle benötigten Ursachen entweder repositionierbare Arzneistoffe oder – wo dies nicht möglich war – neue Arzneistoffe gefunden sind, haben wir in nicht allzu ferner Zukunft alle Arzneimittel, die wir brauchen. Maximal 15 Jahre später sind diese aus dem Patentschutz und preisgünstig, da sie dann jede Firma als Generikum vermarkten darf. Danach muss es natürlich weiterhin Firmen geben, die Arzneimittel produzieren, jedoch eher Generikaproduzenten und nicht mehr forschende Firmen mit großen Gewinnmargen für patentgeschützte neue Arzneimittel. Auch kann es immer noch sein, dass hier und da ein Arzneistoff hinsichtlich Wirkstärke, Wirkdauer und Nebenwirkungen optimiert wird, aber Big Pharma, so wie wir es gegenwärtig kennen, wird es dann nicht mehr geben. Arzneimittel werden dann als Kostenfaktor im Gesundheitssystem relativ unbedeutend werden – und dies natürlich nicht nur für Industrieländer, sondern weltweit. Damit ist ein erster großer Schritt bei dem erreicht, was ich als die Demokratisierung und Entkommerzialisierung der Medizin bezeichnen würde.

Was diesen Prozess beschleunigen und erleichtern wird, ist die Tatsache, dass das klassische Konzept, dass ein Arzneistoff nur an ein einziges Eiweißmolekül bindet und nur für eine Krankheit eingesetzt werden kann, überholt ist. Alle bisherigen Arzneistoff-Repositionierungen belegen, dass ein Arzneistoff für mehrere Krankheiten eingesetzt werden kann. Mit einer digitalen 3D-Modellierung von 400 zugelassenen Arzneistoffmolekülen auf 7.895 verschiedene bekannte Proteinstrukturen konnte zudem gezeigt und experimentell verifiziert werden, dass praktisch alle bekannten Arzneistoffe nicht nur an ein Protein, sondern an mehrere binden, das heißt auch an solche, für die der Arzneistoff ursprünglich gar nicht entwickelt worden war.[11] Das könnte die lange bekannte Beobachtung erklären, dass Arzneistoffe, die eigentlich zur selben Klasse gehören, also dieselbe Zielstruktur und denselben Mechanismus haben, sich hinsichtlich ihrer Wirksamkeit oder unerwünschten Nebenwirkungen teilweise deutlich unterscheiden können, eben dadurch, dass sie an verschiedene weitere Proteine binden. Dadurch erweitert sich noch einmal das Repositionierungspotenzial für zugelassene Arzneistoffe, nämlich von den ursprünglichen Zielproteinen zu weiteren Zielproteinen und dadurch für weitere Krankheiten.

Vom Symptom zur Ursache

Wie genau kommt man nun an die Ursachen der Krankheiten (wir wollen ja nicht mehr Symptome behandeln), wie werden diese dann benannt (wir werden ja Asthma nicht mehr Asthma und Bluthochdruck nicht mehr Bluthochdruck nennen) und wie werden sie behandelt? Wie finden wir die richtigen Arzneimittel, seien es neue oder repositionierte? Bei den seltenen, monogenetischen Erkrankungen waren die ersten drei Fragen klar zu beantworten: Die Ursache ist ein einziges Gen oder Protein, die Krankheit wird nach dem Gen oder Protein benannt und das Arzneimittel muss den Gendefekt beziehungsweise dessen Konsequenz beheben. Oft wird das defekte Eiweißmolekül „einfach" ersetzt, zum Beispiel Velmanase alfa bei Alpha-Mannosidose, Faktor X bei Faktor-X-Mangel, Faktor VIII oder IX bei Hämophilie A oder B, Migalastat bei Morbus Fabry oder Eliglustat beziehungsweise Velaglucerase alfa bei Morbus Gaucher, um nur einige zu nennen. Eigentlich gehört auch Insulin bei Typ-1-Diabetes dazu.

Bei komplexeren Erkrankungen ist das komplizierter (siehe Abbildung 30). Hier sind mehrere Gene betroffen und kein einziges Gen ist allein entscheidend. Zudem bilden diese Gene in ihrer Gesamtheit eher eine Art Risikoprofil, zu dem dann noch Lebensstilfehler hinzukommen müssen, um Symptome beziehungsweise die Krankheit zum Ausbruch kommen zu lassen, die entweder direkt assoziiert gefunden wurden oder über das *diseasome* und andere Gene im selben Krankheitscluster. Sie gehören zusammen, weil sie eigentlich nur die Symptome eines gemeinsamen zugrunde liegenden Mechanismus sind. Dieser Krankheitsmechanismus lässt sich also als eine Gruppe von Genen beziehungsweise Proteinen definieren. Diese werden dann zu dem krankheitsrelevanten Signalnetzwerk zusammengesetzt, indem man das sogenannte Interaktom – das ist die Gesamtheit aller Interaktionen in einer Zelle – betrachtet. Wie in einem Stadtplan sucht

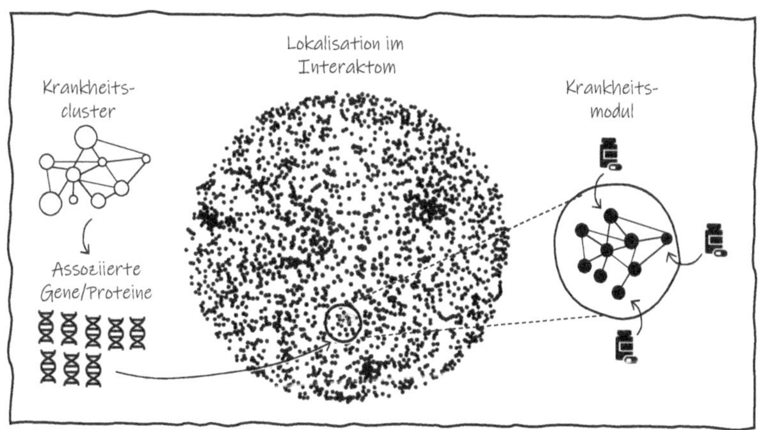

Abb. 30: Von Krankheitsursachen zur Heilung. Links oben: Über Krankheitsnetzwerke finden wir Gruppen (Cluster) von Krankheiten beziehungsweise Symptomen desselben Mechanismus. Links unten: Dieser wird durch Risikogene derer Proteine definiert. Mitte: Diese lassen sich im Interaktom (der Landkarte einer Körperzelle) als Modul lokalisieren, entsprechend einer wichtigen Autobahnkreuzung. Dessen Störung beeinträchtigt den Verkehr (Krankheitssymptome). Rechts: Zur nachhaltigen und effektiven Reparatur (Heilung) müssen mehrere dieser Komponenten mit verschiedenen Arzneimitteln behandelt werden.

man, wo diese Gene beziehungsweise die von ihnen kodierten Proteine positioniert sind. Der Krankheitsmechanismus stellt quasi eine wichtige Kreuzung dar, die, wenn sie gestört ist, Störungen (Krankheitssymptome) verursacht. Zoomt man in dieses sogenannte Krankheitsmodul genauer hinein, erkennt man mehrere Angriffspunkte für verschiedene Arzneimittel, um diese Störung zu beheben, zum Beispiel dadurch, dass man Ampeln installiert, die Zufahrt begrenzt, eine abführende Straße verbreitert und so weiter. Die Kreuzung ist zwar immer noch eine Schwachstelle dieser Stadt, aber wir haben sie unter Kontrolle.

Mit einem geeigneten diagnostischen Test kann man dann die Patienten herausfiltern, die sowohl das Symptom als auch den Krankheitsmechanismus aufweisen. Existieren dann noch Arzneimittel, die für diese Therapie repositioniert werden können, hat man eine Therapie. Sie erinnern sich an das Bluthochdruck-Beispiel? Das ist solch ein Fall. Ähnliche Ansätze wurden für 33 verschiedene Krebstypen beschrieben, die sich durch eine Kombination von zehn verschiedenen betroffenen Signalwegen definieren lassen. Je mehr Signalwege betroffen sind, je komplexer also ein Tumor wird, desto schwieriger wird eine mögliche Therapie. Ein Signalnetzwerk wird idealerweise mit zwei oder drei Substanzen therapiert. Sind zwei oder drei Signalwege betroffen, endet man leicht bei sechs, neun oder mehr Arzneimitteln, aber anders wird man einen solchen Tumor nicht in den Griff bekommen. Ein Beispiel hierfür ist die *Coordinated Undermining of Survival Paths by 9 Repurposed Drugs*(CUSP9)-Studie bei der insgesamt neun repositionierte Arzneimittel mit einem weiteren neuen Arzneimittel zur Behandlung eines Hirntumors eingesetzt werden.[12] Auf der anderen Seite besteht Hoffnung, dass darunter weniger nebenwirkungsreiche Arzneimittel sind als in der gegenwärtigen Tumortherapie. Ziel muss auch nicht sein, den Tumor „abzutöten“, sondern lediglich dem Immunsystem wieder die Oberhand zu geben, ähnlich wie bei einer bakteriellen Infektion. Dort genügt auch meist ein Antibiotikum, das das Bakterienwachstum nur bremst. Sie erinnern sich, wir bilden täglich Krebszellen, die unser Immunsystem alle wieder eliminiert.[13] Ähnliche Ansätze wurden für Autoimmunerkrankungen wie Morbus Bechterew, Morbus Crohn, Psoriasis, primär sklerosierende Cholangitis und Colitis ulcerosa beziehungsweise verschiedene Netzhauterkrankungen gefunden. Auch wenn die letztendlichen klinischen Beweise noch ausstehen, ist doch abzusehen, dass dieses Konzept, häufig vorkommende, chronische Erkrankungen nach den assoziierten Genen, Komorbiditäten und Signalwegen et cetera aufzuteilen und mechanistisch-molekular zu definieren, die Lösung des Problems der jetzt nur über Symptom und Organ definierten Erkrankungen darstellt – im Prinzip so ähnlich wie bei den seltenen Erkrankungen. Auf diese Weise werden diese Erkrankungen so effektiv behandelt, dass sie verschwinden. Eine chronische Behandlung kann dennoch notwendig sein, wenn zum Beispiel die genetische Mutation nicht korrigiert wird und der ursächliche Mechanismus bestehen bleibt. Aber der Patient bleibt dabei symptomfrei und wird auch nicht die Spätfolgen zu fürchten haben, ist also faktisch nicht mehr krank, sondern chronisch symptomfrei. Um einen Autovergleich zu gebrauchen: Nehmen wir an, die Bremsbeläge nutzen sich bei Ihrem Modell zu schnell ab. Das hätte früher zur Beschädigung der Bremsen (Symptom) und schlimmstenfalls zu einem schweren Unfall geführt (Spätfolgen). Deswegen hätte man ständig neue Bremsen eingebaut (ein symptomatisch wirkendes Arzneimittel) und hätte man das nicht rechtzeitig gemacht, hätte es immer wieder schwere Unfälle gegeben. Nun werden regelmäßig die Bremsbeläge erneuert (ein ursächlich wirkendes Arzneimittel), die Bremsen gehen nicht mehr kaputt und schwere Unfälle passieren auch keine.

Das wissenschaftliche Konzept für diese fundamentale Innovation der Medizin steht also, doch um dies alles zu bearbeiten, brauchen wir eine völlig neue Art biomedizinischer Forschung: maximal patientenorientiert und nicht primär auf Veröffentlichungen abzielend, und wenn, dann muss sich auch der Veröffentlichungsprozess anders gestalten. Die Daten müssen vor allem transparent und reproduzierbar sein und wenn die Forschung öffentlich gefördert wurde, dann sollen die Ergebnisse auch öffentlich zugänglich sein. Und natürlich wird organbasierte Forschung für die Aufklärung der meisten Krankheiten keine Rolle mehr spielen. Die neue Medizin heißt Systemmedizin und sie muss heilen statt behandeln ...

KAPITEL 11

FORSCHEN FÜR DEN PATIENTEN

Die Einsicht in die weitgehende Erfolglosigkeit unserer jetzigen biomedizinischen Forschung, jedenfalls im Hinblick auf deren Relevanz für Sie als (potenziellen) Patienten, muss zu einem radikalen Umdenken führen, wenn wir nicht weiterhin einen Großteil der Ressourcen verschwenden und helle Köpfe mit falschen Anreizen (Veröffentlichungen statt medizinischem Fortschritt) auf falsche Fährten führen wollen. All dies ist übrigens keine Kritik an meinen wissenschaftlichen Kollegen. Ich bin sicher, dass dieselben brillanten Köpfe, die jetzt all ihre Energie und Strategie darin investieren, *Nature-*, *Cell-* und *Science*-Publikationen zu produzieren und damit zur biomedizinischen Elite zählen, auch diejenigen sein werden, die mit neuen Anreizen große patientenrelevante Entdeckungen machen werden. Inhaltlich bin ich überzeugt, dass die Abschaffung der nach

Organen gegliederten Disziplinen für Kliniken, Ärzte und Forschungsrichtungen (zur Erinnerung: Neurologie, Neurologe, Neurowissenschaftler ...) essenziell sein wird. Für Wissenschaftler sollte dies einfacher sein als für Kliniker und Fachärzte, deren gesamte Karrierestrategie bisher auf ein Organ (Gehirn, Lunge, Niere) oder Organsystem (Gastroenterologie, Immunologie) ausgerichtet war. Doch dazu später mehr.

Eine neue Art, zu forschen

Biomedizinische Wissenschaftler müssen ihre *Organ-Silos* oder Elfenbeintürme verlassen, sofern sie für die Patienten relevante Forschung machen wollen. Medizinische Fakultäten, Unikliniken, biomedizinische Forschungsinstitute und andere Forschungseinrichtungen, die für sich beanspruchen, medizinisch relevante Forschung mit Bezug zu Krankheiten und für Patienten zu machen, müssen sich in Zukunft ausschließlich nach ihrer Patientenrelevanz messen lassen. Universitäten und Unikliniken dürfen nicht mehr auf Basis von Publikationsparametern Karrierewege steuern. Einige Beispiele dafür, biomedizinische Forschungsanreize zu reformieren, sind das niederländische Recognition-and-Rewards-System[1], in dem Karrierewege differenziert werden, beziehungsweise die San Francisco Declaration on Research Assessment (DORA). Ein strukturelles Dilemma ist auch, dass Schools of Medicine und Schools of Public Health oft getrennt arbeiten oder dass Public Health als akademisches Fach zum Beispiel in Deutschland unterentwickelt ist. Dagegen hätten Gesundheitswissenschaftler ja oft einen viel patientennäheren Ansatz und könnten durch Zusammenarbeit mit Klinikern und Theoretikern eine besser auf den Patienten ausgerichtete Perspektive bieten. Die Einbeziehung von sozialen Faktoren für Gesundheit in die medizinische Forschung ist ein Ansatz, der beispielsweise in den USA in der Strategie der Unikliniken, die dort übrigens mit dem Begriff der *Academic Health Centers* (Akademische Gesundheitszentren) adäquat und besser beschrieben werden, zunehmend umgesetzt wird.[2] Medizinische Forschung richtet sich dort daher zunehmend auf die Systemebene.

Forschungsförderer, die Steuermittel verteilen, müssen biomedizinische Forschung ausschließlich nach bisher erreichtem (ideal) und geplantem (suboptimal, da dies begutachtet werden muss) Patientenbenefit verteilen. Publikationen (weder nach Impact noch nach Masse beurteilt) dürfen keinerlei Rolle mehr spielen.

Zu biomedizinischer Forschung habe ich jedoch eine ganz klare Meinung. Alles, aber auch wirklich alles muss sich um den Patienten drehen (siehe Abbildung 31). Es muss viel mehr akademische klinische Studien geben, die wichtige therapeutische oder diagnostische Fragestellungen bearbeiten, jenseits von Zulassungsstudien der pharmazeutischen oder medizintechnischen Industrie. Wir müssen die vorhandene Masse an Patientendaten viel stärker nutzen und Biomediziner sollten dazu gebracht werden, intensiv mit Bioinformatikern zusammenarbeiten, um genetische, Mikrobiom- und Exposomdaten (zu all diesen Begriffen komme ich noch) und das *Internet of Things* nutzen zu können. Die wichtigste nicht-klinische Forschung muss Arzneimittel-Positionierungen, Gen- und Zelltherapien entwickeln. Ganz wichtig wird sein, statt der bisher beschreibenden Pathologie oder Krankheitslehre eine molekulare, mechanistische Krankheitslehre zu entwickeln und hierfür die notwendigen Diagnostika, Biomarker, neue bildgebende Verfahren und deren Analyse durch künstliche Intelligenz (oder besser maschinelles Lernen) bereitzustellen.

Die Rolle der sogenannten Grundlagen- und vorklinischen Forschung, die gegenwärtig fast den überwiegenden Teil der (in Bezug auf den Mehrwert für den Patienten) erfolglosen biomedizinischen Forschung ausmacht, wird auf wenige punktuelle Aspekte reduziert werden. So kann es zum Beispiel sein, dass man, bevor man eine Arzneimittel-Repositionierung in der Klinik am Patienten untersucht, allein schon aus regulatorischen Gründen noch eine vorklinische Untersuchung in einem Tiermodell einbauen muss. Selbst das wird aber die Ausnahme sein, da für die wenigsten Tiermodelle belegt ist, dass sie überhaupt für humane Erkrankungen relevant sind. Zur Bewertung des Erfolgs

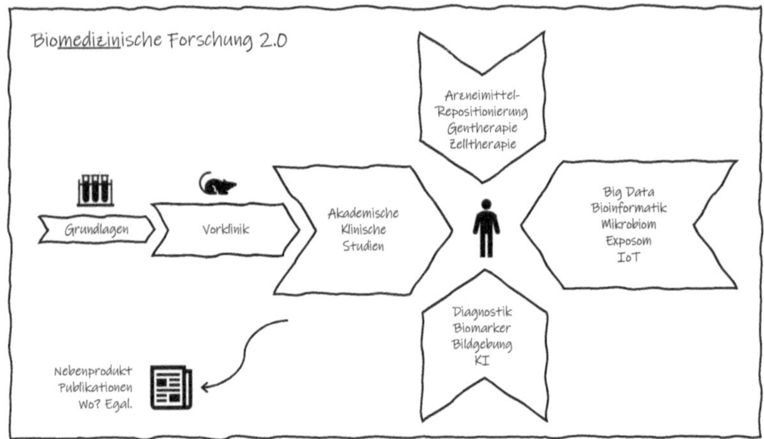

Abb. 31: Eine komplette Neuausrichtung biomedizinischer Forschung muss den Patienten ständig im Fokus haben. Sämtliche Disziplinen, bis hin zu eher neuen Mitgliedern wie Bioinformatik und maschinelles Lernen, müssen in einem Teamansatz zusammenwirken. Publikationen sind kein wesentlicher Output und Karrieremaßstab mehr, sondern einzig und allein der Teamerfolg, einen Vorteil für den Patienten erarbeitet zu haben – sei es in Prävention, Diagnose oder Therapie.

eines einzelnen Wissenschaftlers oder viel besser eines interdisziplinären Teams von Wissenschaftlern soll einzig und allein dessen Erfolg in der Patientenversorgung, Vorbeugung oder Heilung von Krankheiten zählen. Die Rolle von wissenschaftlichen Publikationen als wesentlicher Output biomedizinischer Forschung und Karrierekriterium muss drastisch an Bedeutung verlieren. Zwar müssen Daten zu Studien, Methoden und so weiter veröffentlicht werden, aber es muss völlig ausreichen, dass diese kompetent begutachtet werden und anschließend öffentlich zugänglich sind. In welcher Zeitschrift dies erfolgt, muss komplett irrelevant werden.

Ich bin sicher, dass hierdurch, ohne einen einzigen Euro mehr zu investieren, der Erfolg der biomedizinischen Forschung weltweit drastisch in die Höhe schnellen wird und dass all die Wissenschaftler in der Biomedizin, die jetzt um ihre Veröffentlichung in Top-Zeitschriften kämpfen, es lieben werden, endlich dafür Forschung zu machen, wofür sie eigentlich Medizin studiert haben: um Patienten zu helfen und nicht, um bedruckte Seiten in Zeitschriften zu füllen.

Hierzu ein kleiner Einschub aus meiner Gutachtertätigkeit, auch in Deutschland. Ich denke, ich habe hinreichend deutlich gemacht, wie sehr es – ganz besonders in Deutschland – an akademischer klinischer Forschung, die sich am Patienten orientiert, mangelt. Nun hat die Deutsche Forschungsgemeinschaft ein 27 Millionen Euro schweres Programm ins Leben gerufen, um acht innovative Konzepte mit Modellcharakter für *Clinician Scientist*-Programme (also Programme für Klinische Wissenschaftler) an universitätsmedizinischen Standorten zu fördern. Und was sollen diese *Clinician Scientists* in diesen Programmen machen? In Göttingen zum Beispiel Zellbiologie, in Kiel Evolutionsbiologie, in Gießen sollen molekulare Mechanismen von Entzündung, Infektion, Fibrose und Krebs bearbeitet werden, in München Entzündung, Blutplättchen und Blutgerinnung sowie erneut Zellbiologie und so weiter. Klinische Studien? Hier zumindest Fehlanzeige. Stattdessen werden motivierte Kliniker in die vorklinische Forschung abgezogen, die nachweislich so gut wie keinen klinischen Patientenvorteil erarbeitet.[3] Die Deutsche Forschungsgemeinschaft ist anders als alle anderen Forschungsförderer weltweit selbstorganisiert, das heißt durch Wissenschaftler. Diese staatliche Unabhängigkeit ist der Nazidiktatur geschuldet. Mittlerweile sollte man aber vielleicht doch einsehen, dass es offensichtlich nicht funktioniert, wenn der Bäcker allein bestimmt, wie groß seine Brötchen zu sein haben. Statt Bottom-up- sind in der Medizin offensichtlich mehr Top-down-Konzepte gefragt.

Ein weiteres Übel der bisherigen Forschungsabläufe ist die Organisation der Vergabe von essenziellen finanziellen Forschungsmitteln. Wissenschaftler sind ohnehin schon als Gutachter für Zeitschriften stark eingebunden. Hinzu kommen die Begutachtung von Promotionen, Berufungen von Professoren (das ist in etwa so, als wenn VW- und Audi-Mitarbeiter von Mercedes gebeten würden, ein Gutachten zu einem potenziellen neuen Mercedes-Abteilungsleiter zu schreiben) und eben

Forschungsanträge. Diese werden mittlerweile immer aufwendiger und umfangreicher, da die biomedizinische Forschung interdisziplinärer und teurer wird. Und so wird verlangt, 70 und mehr Seiten lange Anträge einzureichen. Kollegen, die sehr kompetent wären, diese Anträge zu beurteilen, da sie nah am Thema sind, haben entweder keine Zeit oder befinden sich – wenn sie ehrlich sind – in einem Interessenkonflikt, denn ein potenzieller wissenschaftlicher Konkurrent soll erzählen, was er die nächsten fünf Jahre zu forschen plant. So bleiben meist Gutachter übrig, die nicht wirklich dicht genug an einem komplexen Thema dran sind. In Deutschland mag das noch funktionieren mit einem Reichtum an Forschungsmöglichkeiten, mit der Deutschen Forschungsgemeinschaft und dem Bundesministerium für Bildung und Forschung mit im internationalen Vergleich traumhaften Annahmequoten von jedem dritten Antrag. Europäische Fördermittel liegen eher bei drei bis fünf Prozent, wenn sich zu einem Thema über 100 Teams aus ganz Europa bewerben, aber nur vier gefördert werden. Zudem kann man davon ausgehen, dass sich bei 100 Teams mit jeweils zehn Mitgliedern circa 1.000 Forscher aus ganz Europa bewerben. Diese werden aber, weil sie sich in einem vermeintlichen Interessenkonflikt befinden – einer ihrer Anträge ist ja mit dabei –, von einer Begutachtung ausgeschlossen und so begutachten Wissenschaftler Forschungsprogramme mit einem Volumen von 25 und mehr Millionen Euro, die von keinem der 100 europäischen Forscherteams angesprochen wurden, bei einem Antrag mitzumachen. Die offensichtlich fachkundigsten Wissenschaftler werden aus der Begutachtung ausgeschlossen. Dabei gibt es ganz einfache Möglichkeiten, Interessenkonflikte zu vermeiden, zum Beispiel bei thematischer Überlappung oder wenn Wissenschaftler derselben Universität einen Antrag gestellt haben. Die Mittelvergabe wird so zu einer Art Lotterie. Und weil die Begutachtung so dramatisch schlecht ist[4], hat das *Health Research Council of New Zealand* genau dies – eine Lotterie – eingeführt und andere Forschungsförderer denken ebenfalls darüber nach.[5] Das ist natürlich eine Kapitulation und eine Abkehr von der leistungs- und qualitätsbasierten Förderung von Wissenschaft.

Wie könnte aber eine ideale, simple und effektive Fördermittelvergabe in der Medizin aussehen? Ganz einfach: in den kommenden fünf Jahren die Teams fördern, die in den letzten fünf Jahren nachweislich patientenrelevante Innovationen erforscht beziehungsweise erreicht haben. Forscher, die in der Vergangenheit erfolgreich waren, haben auch in der Zukunft mehr Erfolg. Dieser sogenannte „Matthew-Effekt" wurde schon 1968 beobachtet und mehrmals bestätigt.[6] Von 13.303 Anträgen auf Forschungsförderung wurden 3.455 gefördert (26 Prozent). Für diese erlaubte die einfach zu ermittelnde vergangene Leistung eine bessere Vorhersage des zukünftigen wissenschaftlichen Outputs als die 42.905 Gutachterbewertungen. Das heißt, durch simple Messung des bisherigen Erfolgs würden Forschungsmittel gezielter und effektiver vergeben und vielen Gutachtern viel Zeit erspart und guten Antragstellern viel Frustration. Es ist grotesk, dass diese 50 Jahre alte Erkenntnis noch immer nicht angewandt wird, sondern stattdessen an qualitativ offensichtlich weniger geeigneten, arbeitsaufwendigen Gutachten festgehalten wird. Ideale Kriterien der Vergabepolitik sollten nicht etwa Veröffentlichungen sein, sondern welcher bisher nicht abgedeckte medizinische Bedarf in der Vergangenheit erfolgreich erforscht wurde.

Wer in einem Team ist, das erfolglos bei der Mittelvergabe war, sucht sich ein neues Team. Wer öfter erfolglos war, sollte sich überlegen, etwas anderes als Forschung zu machen. Nicht jeder, der sich für Opern begeistert, ist zum Opernsänger geeignet und nur, weil man Forschung interessant findet, muss man nicht dafür geeignet sein. Die Stellen an Universitäten zum Beispiel sind begrenzt. Jeder Professor wird in seinem ganzen Leben rein rechnerisch nur einen einzigen Professor als seinen Nachfolger haben. Sind von den Doktoranden beziehungsweise Postdocs eines Professors später zwei selber Professoren geworden, bedeutet das – da ja die Gesamtzahl aller Professorenstellen konstant bleibt oder eher sinkt –, dass irgendwo anders ein Professor gar keinen Nachfolger haben wird, weder lokal noch irgendwo sonst. Alle seine Doktoranden und Postdocs haben keine dauerhafte Position in der universitären Forschung finden können. So ist das eben.

Daher sind mir die vielen ständig neu aufgelegten Nachwuchsprogramme an Universitäten immer leicht schleierhaft. Natürlich ist es gut, wenn Akademiker auch einmal mit Forschung in Berührung gekommen sind, doch sollte man daraus nicht ableiten, es gäbe einen auch nur annähernd sicheren Karriereweg zu einer festen Anstellung an einer Universität. Das geben die festen Budgets der Universitäten gar nicht her, diese Stellen sind gar nicht vorhanden. Teams bieten außerdem viel bessere Möglichkeiten, junge Talente zu entdecken, zu integrieren und zu entwickeln, bis die besten von ihnen selber erfolgreiche Teams leiten können. Die Zeiten, als Einzelpersonen noch etwas in der Medizin bewirken konnten, sind lange vorbei. Selbst der beste Teamleiter ist heute nichts ohne exzellente Wissenschaftler, Techniker und eine Verwaltung um ihn oder sie herum.

Eine neue Art, zu veröffentlichen

Die bisherigen Mängel biomedizinischer Veröffentlichungen, was Qualität, Reproduzierbarkeit und medizinische Relevanz betrifft, wurden durch die Flut von Covid-19-Publikationen im Jahr 2020 noch verstärkt, die Problematik wurde aber auch erstmals öffentlich. Viele Autoren umgingen den traditionellen Begutachtungsprozess biomedizinisch-wissenschaftlicher Zeitschriften. Teilweise wurden wichtige Daten so maximal früh bekannt. Andererseits wird auch viel irrelevanter Unsinn veröffentlicht und teilweise wieder zurückgezogen.

Zeitschriften mit einem Begutachtungssystem, bei dem ein Wissenschaftler die Arbeiten eines anderen daraufhin begutachtet, ob sie zur Veröffentlichung angenommen werden sollen, entstanden ursprünglich, um sich von staatlichen Aufsichtsbehörden und deren nichtwissenschaftlichen Behördenmitarbeitern freizumachen. Aber dass Zeitschriften mit einem Begutachtungssystem nur gute Wissenschaft veröffentlichen, habe ich ja inzwischen widerlegt. Denn ich hatte – zumindest anhand der Kristallstrukturen von Proteinen –

gezeigt, dass gerade die vermeintlich besten Zeitschriften teilweise die qualitativ schlechtesten Studien veröffentlichen.

Tatsächlich lässt der Begutachtungsprozess bei Zeitschriften viel zu wünschen übrig. Wenn eine Arbeit eingereicht wird, können nur die vom Herausgeber eingeladenen zwei bis fünf Gutachter, meist anonym, auf dessen Qualität Einfluss nehmen. Entweder wird das Manuskript abgelehnt oder die Autoren erhalten die Möglichkeit, ihr Manuskript zu überarbeiten oder Experimente nachzureichen. Im Gegensatz dazu wird eine Arbeit, die als Vorabdruck veröffentlicht wird, von jedem Wissenschaftler begutachtet und jeder kann seine Kommentare mithilfe von Annotationssoftware wie zum Beispiel hypothes.is veröffentlichen oder in sozialen Medien für alle Leser zugänglich machen. Da überlegt sich ein Wissenschaftler gut, ob er vorschnell veröffentlicht, wenn ihm hinterher eine Lawine von Fehlernachweisen droht. Umgekehrt wird sich auch jeder Kritiker bemühen, seine öffentlich einsehbaren Kommentare sachgerecht zu formulieren und einen echten Diskussionsbeitrag zu liefern. Insgesamt trüge beides – die Möglichkeit für jeden Wissenschaftler, einen öffentlich einsehbaren Kommentar oder eine Bewertung zu einer Publikation zu schreiben, und auch die Tatsache, dass dieses Kommentieren mit Klarnamen und nicht anonym geschieht – zu einer besseren, rigoros auf Korrektheit der Methoden und Daten ausgerichteten Wissenschaft bei. Und obendrein kosten weder die Veröffentlichung noch deren Lesen Geld. Dieses nahezu „revolutionäre" System ist in anderen Disziplinen wie der Physik gang und gäbe.

Bei vielen Zeitschriften ist es jedoch übliche Praxis, dass ein Wissenschaftler eine Arbeit einreicht und sie anonym begutachtet wird. Die angenommene Arbeit kann entweder kostenlos veröffentlicht werden, liegt dann aber hinter einer sogenannten Paywall, also einer Bezahlwand. Nur über eine Subskription der Zeitschrift oder eine Gebühr für das Lesen des speziellen Artikels kann dieser von anderen Wissenschaftlern gelesen werden. Einen dreiseitigen Artikel in der Zeitschrift *Nature* zu lesen kostet beispielsweise 199 Euro. Oder der

Wissenschaftler zahlt eine Open-Access-Gebühr dafür, dass der Artikel frei zugänglich veröffentlicht wird (sogenannter Goldener Open Access).

Inzwischen schreiben viele Forschungsförderer vor, dass die Ergebnisse ohne eine Paywall zwischen der Arbeit und möglichen Lesern veröffentlicht werden. Dazu dienen Vorabdrucke, aber auch eher kryptische universitätseigene Selbstarchivierungssysteme. Momentan jedoch werden weder diese genutzt noch Vorabdrucke gelesen. Covid-19-Vorabdrucke waren eine atypische Ausnahme. Aber auch Vorabdrucke bergen Probleme, da eine koordinierte, umfassende förmliche Begutachtung fehlt. Im Moment erhalten die meisten Vorabdrucke, wenn überhaupt, nur sehr wenige Rezensionen. Und wie kann garantiert werden, dass unbekannte Autoren Aufmerksamkeit erhalten, oder wie verhindert werden, dass Freunde glühende Rezensionen über die Artikel des jeweils anderen schreiben?

Das Hauptargument für Vorabdrucke und Selbstarchivierung ist jedoch, die Paywall der kommerziellen wissenschaftlichen Verlagshäuser zu durchbrechen. Es macht einfach keinen Sinn, dass Wissenschaftler ihre Arbeit durch millionenschwere Forschungsmittel aus Steuergeldern finanziert bekommen, sie dann gratis für kommerzielle Zeitschriften begutachten und teilweise editieren, dann wiederum dafür zu bezahlen, um sie frei zugänglich zu machen, oder für eine Arbeit, die nicht frei zugänglich ist, zu bezahlen, um diese zu lesen. Zwar gibt es mit der Schattenbibliothek Sci-Hub, die über 60 Millionen Artikel abgespeichert hat, und anderen wie BookFi und LibGen eine Gegenbewegung, dies zu umgehen und Artikel, die hinter einer Paywall liegen, zugänglich zu machen. Diese Dienste sehen sich jedoch zunehmend rechtlichen Streitigkeiten ausgesetzt und müssen daher zum Beispiel ständig die Internetadresse ändern. Das bekannteste und umfangreichste Projekt Sci-Hub wurde von Alexandra Elbakyan aus Kasachstan als Guerilla Open Access gegründet.[7] Auf der anderen Seite sind Onlinedatenbanken wie Sci-Hub unter Wissenschaftlern in Ländern, die sich die hohen Subskriptionspreise der Verlagshäuser nicht leisten können, ein offenes Geheimnis und quasi essenziell, um wissenschaftlich up to date zu bleiben. Selbst *Nature* kürte sie 2016 zu den Top 10 der einflussreichsten Persönlichkeiten in der Wissenschaft.[8]

Demgegenüber haben Open-Access-Artikel den Vorteil, ebenso frei zugänglich zu sein, gleichzeitig aber begutachtet worden zu sein. Durch den freien Zugang werden diese Publikationen im Durchschnitt viermal häufiger heruntergeladen als Nicht-Open-Access-Artikel und 1,6-mal häufiger zitiert. Es bleibt aber die Notwendigkeit, zu bezahlen, wenn man seinen eigenen Artikel frei zugänglich machen will.

2021 führte die Europäische Kommission (EK) daher *Open Research Europe*[9] ein, eine kostenlose Open-Access-Publikationsplattform mit Begutachtung. Hier ist eine eingereichte Arbeit sofort öffentlich zugänglich und wird zusätzlich begutachtet. Auch öffentlich können parallel Kommentare abgegeben werden. Dies entspricht der jetzt schon prinzipiell existierenden Selbstarchivierung wie bei bioRxiv oder medRxiv (sogenannter Grüner Open Access), die aber gegenwärtig so gut wie kaum genutzt wird. Nach positiver Begutachtung wird die Arbeit veröffentlicht. Gebühren fallen dabei keine an, weder für die Veröffentlichung noch für den Leser

Es gab zwar schon vor *Open Research Europe* Open-Access-Zeitschriften oder Zeitschriften, die eine Open-Access-Option anboten, und dies mit Begutachtung. Diese waren aber nicht kostenlos. So bietet *Nature*, eine der High-Impact-Zeitschriften, aber mit Qualitätsproblemen (Sie erinnern sich?), seit 2020 an, Artikel *Open Access* zu veröffentlichen – für die stolze Summe von 9.800 US-Dollar pro Artikel.[10] Daneben gab es auch schon kostenlose Open-Access-Publikationsplattformen. Diese beinhalteten aber keine Begutachtung.

Bisher ist *Open Research Europe* nur für Projekte gedacht, die im Rahmen der Forschungsprogramme der Europäischen Union (Horizon 2020 und Horizon Europe) finanziert werden. Die Europäische Union finanziert dazu den redaktionellen Überbau. Schließlich müssen ja Manuskripte geprüft, an Gutachter verschickt und schließlich professionell gesetzt werden. Die eingereichten Artikel können nicht an anderer Stelle veröffentlicht werden, profitieren jedoch von einer unmittelbaren Veröffentlichung nach Einreichung. Auch sind schnelle Bearbeitungs- und Begutachtungszeiten geplant. Der gesamte Veröffentlichungsservice wird für alle Wissenschaftler kostenlos sein. Das Begutachtungsverfahren wird ungewöhnlich offen und transparent sein mit der extrem ungewöhnlichen Möglichkeit, direkt mit den Gutachtern zu interagieren. Forscher und Bürger haben Zugang zu allen veröffentlichten Forschungsergebnissen und den zugrunde liegenden Daten. Alle Forschungsarbeiten sind willkommen. Subjektive Faktoren wie „Allgemeines Interesse" oder „Neuheitsgrad" sind irrelevant. Auch Reproduktionsstudien, die vorherige Publikationen bestätigen oder widerlegen, sind geeignet. Damit wird einer der Ursachen des Reproduzierbarkeitsproblems, dem Publikations-Bias für falsch positive Ergebnisse, entgegengewirkt. Ich finde das hervorragend, sehe aber schon Probleme, das meinen jüngeren Mitarbeitern schmackhaft zu machen, die ja alle noch in einer Wissenschaftswelt sozialisiert wurden, in der es darum geht, möglichst in High-Impact-Zeitschriften zu publizieren – fast schon wie eine Sucht. Und jetzt muss ich ihnen ihre Droge *Impact Factor* wegnehmen. Ich werde aber nicht der Einzige sein, der dieses Problem lösen muss – und wird.

Wie auch immer, Forschung und Innovationen werden nicht aufzuhalten sein, seien sie auch noch so schlecht organisiert. Schauen wir uns im Detail an, worin die Innovationen bestehen werden und welche Ihrer persönlichen Big Data schon jetzt für Ihre ganz persönliche Gesundheits- oder Risikoanalyse erhoben werden können ...

KAPITEL **12**

KENNE DEINE GENE

Früher oder später – je nachdem, ob und wie gut und schnell die biomedizinische Forschung sich reformiert – werden alle Gene und ihre Bedeutung für die Erhaltung der Gesundheit und die Heilung von Krankheiten entschlüsselt sein. Sie, lieber Leser, werden persönlich jedoch davon nur profitieren können, wenn auch Sie Ihre Gene kennen. Doch wie genau sieht das aus und wie funktioniert das mit dem Kennen der eigenen Gene?

Gene werden durch vier verschiedene Buchstaben (Nukleinsäuren, die mit A, C, T und G abgekürzt werden) geschrieben (kodiert). Jeder Buchstabe wird dabei durch ein Zuckermolekül (Desoxyribose) mit dem nächsten Buchstaben verbunden. Die entstehende bis zu zwei Meter lange Kette aus Desoxyribose und den Nukleinsäuren heißt Desoxyribonukleinsäure (DNS, oder auf Englisch DNA). Die Gesamtheit aller auf der DNA kodierten Gene nennt man das Genom. Innerhalb der Zelle befindet sich die DNA im Zellkern, und zwar dicht verpackt zu sogenannten Chromosomen. Die DNA aller Menschen ist zu 99,9 Prozent identisch. In den scheinbar zu vernachlässigenden wenigen 0,1 Prozent sitzt jedoch all das, was uns Menschen jeweils voneinander unterscheidet, zu Individuen macht: Millionen verschiedene Buchstaben, an denen potenziell Variationen auftreten können.

Warum ist Ihre DNA so einzigartig?

Wir haben 46 Chromosomen, 23 von unserer Mutter, 23 von unserem Vater. Schon dadurch ist unser Genom nicht einheitlich. Zusätzlich besitzen wir von jedem Gen zwei Varianten, eine von der Mutter, eine vom Vater. Bei der Bildung der verschiedenen Keimzellen, also Ei und Samenzellen, und deren Verschmelzung werden die Gene zwischen mütterlichen und väterlichen Chromosomen ausgetauscht, sodass – außer bei eineiigen Zwillingen – Geschwister von ihren Eltern völlig unterschiedliche Chromosomen erhalten, die nicht mehr in ausschließlich väterliche oder ausschließlich mütterliche Chromosomen unterschieden werden können. Jedes Chromosom enthält somit eine einzigartige Vermischung der DNA beider Elternteile.

Durch diese Einzigartigkeit unserer DNA ist zum einen in der Rechtsmedizin durch die Untersuchung mehrerer DNA-Marker eine zweifelsfreie Zuordnung einer DNA-Spur zu einer Person möglich. Zum anderen werden durch diese ständige Gen-Durchmischung von Generation zu Generation neue Eigenschaften kreiert, bessere, neutrale, aber auch schlechtere bis hin zu Krankheiten. So funktioniert Evolution.

Durch Aufklärung der Sequenz der Buchstaben, die unsere DNA beschreiben, lässt sich daher ihr Ursprung über viele Generationen nachverfolgen, es können aber auch mehr und mehr Informationen über unsere Veranlagung für bestimmten Eigenschaften oder die Entwicklung von Krankheiten herausgelesen werden. Der Weg zu Ihrer DNA hat zwei Aspekte: einen juristischen und einen praktischen. Fangen wir lieber mit dem Ersteren an, weil sich alles, was möglich ist, nach dem deutschen beziehungsweise dem jeweils nationalen Gendiagnostikgesetz richten muss.

Das Gendiagnostikgesetz

Ziel des Gendiagnostikgesetzes ist es, die Chancen des Einsatzes genetischer Untersuchungen für den Einzelnen zu wahren, gleichzeitig mögliche Gefahren und Diskriminierung zu verhindern. Das darin enthaltene Recht auf informationelle Selbstbestimmung beinhaltet sowohl das Recht, die eigenen genetischen Befunde zu kennen (Recht auf Wissen), als auch umgekehrt, diese nicht zu kennen (Recht auf Nichtwissen). Genetische Untersuchungen dürfen daher nur durchgeführt werden, wenn Sie in die Untersuchung eingewilligt haben. Es gibt zwei große Anwendungsbereiche: DNA-Genealogie, also Familiengeschichtsforschung auf der Grundlage der DNA, und Medizin. Im medizinischen Anwendungsbereich, das heißt bei gesundheitlicher genetischer Beratung, müssen eine Ärztin oder ein Arzt eine DNA-Untersuchung begleiten beziehungsweise durchführen. Hier gibt es Einschränkungen. Untersuchungen zu Gesundheitsbeeinträchtigungen des Kindes vor oder kurz nach der Geburt sind gestattet. Vorgeburtliche genetische Untersuchungen auf Krankheiten, die erst im Erwachsenenalter ausbrechen können, sind jedoch verboten. Ich komme auf diese Problematik in meinem zweiten Zwischenruf zu sprechen.

DNA-Genealogie

Zur Familiengeschichtsforschung auf der Grundlage Ihrer DNA (DNA-Genealogie) genügt meist eine Speichelprobe in ein Röhrchen oder es werden – wie bei kriminologischen Massentests – mit einem Wattestäbchen einige Zellen der Mundschleimhaut entnommen. Speichel oder Zellen werden dann in ein Labor eingeschickt, das die DNA isoliert. Für die DNA-Genealogie wird in der Regel weniger als ein Prozent der DNA entschlüsselt und auf individuelle Unterschiede bei bestimmten Merkmalen beziehungsweise Markern hin untersucht. Die Labortechnik stammt in der Regel von der Firma Illumina.[1] Deren sogenannte

Microarray-Chips mit bis zu über eine Million Markern werden jährlich aktualisiert. Hierbei wird also nicht Ihr gesamtes Genom analysiert. Die dabei festgestellten Unterschiede oder Gemeinsamkeiten zwischen zwei oder mehr Personen lassen Rückschlüsse auf eine nähere oder fernere Verwandtschaft zu und das über mehrere Generationen. Menschen aus bestimmten Gegenden weisen zudem charakteristische „Muster" dieser Marker auf, da in den vergangenen Jahrhunderten Spanier hauptsächlich Spanierinnen, Schweden hauptsächlich Schwedinnen und Russen hauptsächlich Russinnen geheiratet haben. Aber es gab natürlich Wanderungen und Durchmischungen, sodass sich Ihre persönliche Herkunft von Ihrem individuellen „Muster" ablesen lässt beziehungsweise wie sich Ihre Vorfahren hinsichtlich Herkunft zusammensetzen. So bin ich persönlich genetisch zu 53 Prozent nordwesteuropäisch und zu 39 Prozent osteuropäisch. Der kleine Rest verteilt sich auf Südeuropa und ganz allgemein Europa. So eine DNA-Untersuchung würde ich jedem stramm rassistischen Deutschnationalen empfehlen. Jeder einzelne von ihnen wäre verwundert, dass er Gene aus ganz Europa besitzt – das könnte unter den Gesinnungsgenossen peinlich werden. Bei der Gelegenheit: Bei Menschen und selbst allen Wildtieren gibt es keine Rassen. Tierrassen gibt es nur bei Haustieren, die gezielt auf bestimmte Eigenschaften hin gezüchtet wurden, was nichts mit natürlicher Evolution zu tun hat. Arten gibt es bei Tieren schon, zum Beispiel den indischen oder den afrikanischen Elefanten. Tierarten werden aber nicht durch die Haut oder die Fellfarbe definiert, sondern durch die Tatsache, dass Tiere zweier verschiedener Arten keine zeugungsfähigen Nachkommen bekommen können. Da alle Menschen mit allen Menschen (des anderen Geschlechts natürlich) zeugungsfähige Nachkommen bekommen können, gibt es also nur eine Menschenart: Homo sapiens. Das musste an dieser Stelle einmal gesagt werden!

Pionier der DNA-Genealogie ist die US-amerikanische Firma 23andMe, die erstmals eine Datenbank für den Vergleich mit anderen Personen veröffentlichte. Ohne solch eine Datenbank fehlt ja die Zuordnungsmöglichkeit. Die Zahl 23 im Namen von 23andMe rührt daher, dass jeder Mensch 23 mütterliche und 23 väterliche Chromosomen besitzt. Von diesen insgesamt 46 sind zwei Geschlechtschromosomen. Frauen besitzen zwei X-Chromosomen, Männer je ein X- und ein Y-Chromosom. Was ich bisher verschwiegen habe, ist, dass es noch eine geringe Menge DNA in den sogenannten Mitochondrien der Zelle gibt, das sind „Kraftwerke“ der Zelle, die Sauerstoff und Energieträger wie Zucker zu Energie und Kohlendioxid verbrennen. Auch deren DNA wird für die Genealogie genutzt. Mitochondrien werden immer nur von der Eizelle der Mutter auf die Kinder weitergegeben und die Analyse ihrer DNA erlaubt daher Rückschlüsse auf die Verwandtschaft in der direkten rein weiblichen Linie und deren Geografie in den letzten Jahrtausenden. So habe ich zum Beispiel laut 23andMe und meines mütterlichen Genanteils den Typ J1c, genauso wie der englische König Richard III. aus dem 15. Jahrhundert, was meine Familie zu einer Frau zurückverfolgen lässt, die vor 13.000 Jahren in Europa lebte. Ihre Vorfahren lebten vor 57.000 Jahren auf der Arabischen Halbinsel. Und alle unsere Vorfahren stammen letztendlich von einer Frau ab, die vor 150.000 bis 200.000 Jahren in Ostafrika lebte. Obwohl dort vielleicht Tausende Frauen lebten, haben nur die Nachfahren dieser einen Frau bis heute überlebt.

In einer rechtlichen Grauzone angesiedelt ist die Tatsache, dass über eine genealogische Untersuchung von Eltern und Kindern eine Art Vaterschaftstest möglich ist. Eltern und Kinder sollten schließlich zu circa 50 Prozent das gleiche Genom haben. Allerdings ist es eine Ordnungswidrigkeit, die mit einer Geldbuße von bis zu 50.000 Euro geahndet werden kann, einen genealogischen DNA-Test zur Überprüfung oder Widerlegung einer zweifelhaften Vaterschaft an Minderjährigen ohne Wissen aller eventuell Beteiligten durchzuführen.

Mittlerweile gibt es noch zahlreiche andere Anbieter außer 23andMe, zum Beispiel FTDNA, Ancestry, MyHeritage, Living DNA und weitere. In Deutschland ist die DNA-Genealogie allerdings noch nicht sehr bekannt und wird auch nur selten genutzt, weil sie aufgrund der sehr guten Verfügbarkeit schriftlicher Quellen für die Familiengeschichtsforschung über einige wenige Generationen nicht unbedingt notwendig ist. Um aber zu erkennen, wie Ihre Vorfahren über Tausende von Jahren aus Afrika und Asien nach Europa kamen, ist die DNA-Genealogie natürlich essenziell. Um übrigens eine Referenzdatenbank für feinere DNA-Herkunftsanalysen in Mitteleuropa aufzubauen, hat Living DNA unter anderem das Projekt „One Family – The Germans" durchgeführt.

Neben DNA-Genealogie bietet 23andMe aber noch mehr, zum Beispiel recht kuriose, medizinisch aber unkritische Vorhersagen an, anders wäre dies auch in Deutschland nicht erlaubt. Zu diesen gehören bei mir zum Beispiel, dass meine Haut hell ist (stimmt) und ich im Gesicht keine Sommersprossen habe (stimmt), keine zusammengewachsenen Augenbrauen (stimmt), keine Grübchen (stimmt), aber dafür blaue Augen (stimmt fast) und ein Problem mit Ohrenschmalz (stimmt). Dass ich bei der Geburt kaum Haare hatte (stimmt), später dann leicht welliges (stimmt), dunkelblondes (stimmt) Haar, das an der Sonne schnell ausbleicht (stimmt), und leider zu einer Glatze (stimmt) und Schuppen (stimmt) neige, aber zum Glück dafür keine Rückenhaare habe (stimmt). Mein Ringfinger ist länger als der Zeigefinger (stimmt) und ich habe eine lange Großzehe (stimmt). Zudem soll ich Salziges gegenüber Süßem bevorzugen (stimmt nicht) und soll keine Höhenangst haben (stimmt nicht). Das weiß man natürlich alles, jedenfalls in meinem Alter. Für einen 40-Jährigen könnte es jedoch interessant sein, wegen der Glatzengefahr rechtzeitig, solange man es noch nicht sieht, an Haarverpflanzung zu denken. Diese Assoziationen bedeuten aber auch, dass man aus der DNA relativ viel über eine Person vorhersagen kann, zumindest über das Aussehen bis hin zu individuellen Details des menschlichen Gesichts.[2]

Ihr persönliches Genom

Medizinisch spannender wird es natürlich, wenn Sie echte Krankheitsrisiken erfahren können. Bei meinem ersten Bericht von 23andMe wurden sie mir noch angezeigt. Inzwischen ist dies in Deutschland aufgrund des Gendiagnostikgesetzes verboten und die erlaubten Informationen sind ausschließlich auf Herkunft und harmlose Eigenschaften beschränkt. Die Rechtslage ist von Land zu Land unterschiedlich. Frankreich ist zum Beispiel extrem restriktiv, was Gentests angeht.[3]

Wenn die Auswertung eine medizinisch relevante Beratung beinhaltet, muss diese durch einen Arzt und Humangenetiker erfolgen. Ein solcher Service kann auch nachträglich für medizinische oder nichtmedizinische Rohdaten von 23andMe, MyHeritage, AncestryDNA und anderen Formaten erfolgen. Beispiele sind Firmen wie DNAVisit (für medizinische und nicht-medizinische Zwecke) und der Adding-Knowledge-Service von HeartGenetics (ausschließlich für nicht-medizinische Zwecke).[4] Für die medizinisch-genetischen Diagnosen bieten beide Firmen eine Beratung durch einen zertifizierten Humangenetiker an.

In österreichischen Apotheken darf zudem eine andere Art von Gentest der deutschen Firma Humatrix unter dem Namen Stratipharm[5] verkauft werden, der individuelle Varianten auf 31 Genen untersucht, die bei der Verträglichkeit und Wirksamkeit von 280 Arzneistoffen eine Rolle spielen. Auch HeartGenetics vermarktet einen Gentest, der 32 Gene auswertet, die mit der Wirksamkeit oder dem Risiko unerwünschter Nebenwirkungen von mehr als 100 Arzneimitteln aus Psychiatrie, Schmerztherapie, Onkologie, Diabetes und Herz-Kreislauf-Therapie in Verbindung stehen. Diese Art von einmal durchgeführten Tests wird als Pharmakogenetik bezeichnet und ist geeignet, gefährliche individuelle Unter- oder Überdosierungen von Arzneimitteln zu vermeiden.

DNA-Genealogie sequenziert zwar nicht Ihr gesamtes Genom (also alle Gene), sondern nutzt lediglich charakteristische Varianten einzelner DNA-Buchstaben (Nukleotide), sogenannte *single nucleotide polymorphisms* (SNPs, ausgesprochen wie Snips), als Marker und korreliert diese, zum Beispiel mit der Herkunft, aber eben auch mit Krankheitsrisiken. Dennoch decken diese Chips die meisten seltenen Genvarianten ab und aus nur einer Million SNPs können durch ein statistisches Verfahren (Imputation) bis zu 85 Prozent der genomischen Unterschiede zwischen Individuen analysiert werden.

Einen Schritt weiter geht natürlich die Sequenzierung von Genen, also jedes einzelnen Buchstabens. Etabliert ist dies für einige wenige

Tests, die oft nur ein einziges Gen oder Teile davon im Detail analysieren. Das macht natürlich nur Sinn, wenn der Zusammenhang zwischen Genvariante und Krankheit eindeutig ist. Hierzu gehören zum Beispiel Varianten in den BRCA1- und BRCA2-Genen (BRCA steht für *breast cancer*, also Brustkrebs), bei denen das lebenslange Risiko für ein Mammakarzinom zwischen 70 und 80 Prozent liegt, dem HTT(Huntingtin)-Gen bei Chorea Huntington (Veitstanz) oder dem CFTR(Cystic Fibrosis Transmembrane Conductance Regulator)-Gen bei Mukoviszidose (zystische Fibrose).

Der finale und ultimative Schritt der genetischen Analyse ist natürlich, Zugang zur kompletten DNA-Sequenz des gesamten persönlichen Genoms (*Whole Genome Sequencing*) zu haben. Dabei werden, was vor wenigen Jahren noch als technische Revolution galt, alle Ihre Gene auf einmal sequenziert, also quasi ein Humangenomprojekt nur für Sie. Da beim Ablesen von drei Milliarden Nukleotiden (also DNA-Buchstaben) ein Fehler passieren kann, wird der Vorgang 30- bis 300-mal oder noch öfter wiederholt. Eine Analyse Ihres gesamten Genoms deckt nicht nur die Abstammung auf, sondern bewertet direkt alle Gene und alle dort vorhandenen Varianten bezüglich ihres Zusammenhangs mit Krankheiten, sofern dieser bekannt ist. Darüber hinaus wüssten Sie auch die Sequenz von den Teilen des Genoms, die noch nicht gut verstanden sind, und von Genen, deren Funktion noch nicht bekannt ist. Da in den nächsten Jahren immer mehr Menschen sequenziert werden, wird der zur Verfügung stehende Datensatz immer größer, um immer präzisere Aussagen machen zu können. Sie können jetzt praktisch schon anhand Ihrer eigenen DNA diesen Wissenszuwachs verfolgen. Die Services zur Datengenerierung und Datenanalyse boomen. Der Blog Nebula Genomics vermittelt einen aktuellen Überblick über viele der Anbieter.[6] So verwischen die Grenzen zwischen Ihrem persönlichen Genom, biomedizinischer Forschung und medizinischer Praxis.

Die Technologie, die das Humangenomprojekt ermöglicht hat, verzeichnete einen beispiellosen Kosteneinbruch, der sogar den Preisverfall der Speicher- und Prozessorchips in der IT-Industrie übersteigt. Dazu hatte Gordon Earle Moore, Chemiker, Physiker und Mitbegründer von Intel, schon 1965 das nach ihm benannte Moore'sche Gesetz formuliert. Es besagt, dass sich die Anzahl an Transistoren, die in einen integrierten Schaltkreis festgelegter Größe passen, etwa alle zwei Jahre verdoppelt (siehe Abbildung 32). Durch diesen Kosteneinbruch steht die Genanalyse einer breiteren Bevölkerung zur Verfügung. Die erste Sequenz des menschlichen Genoms von Craig Venters Celera beziehungsweise dem *Human Genome Project* wurde im Februar 2001 mit Hunderten von Sequenziermaschinen, die jahrelang in Betrieb waren, endlich erreicht.[7] Mittlerweile kann eine einzige Maschine ein vollständiges menschliches Genom innerhalb weniger Tage sequenzieren, der Preis für die reine Analytik ist mittlerweile auf circa 500

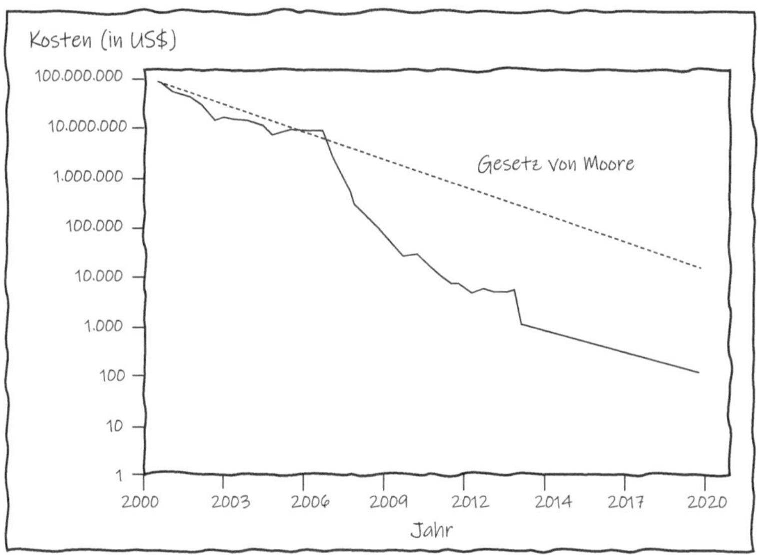

Abb. 32: Entwicklung der Kosten für die Sequenzierung eines menschlichen Genoms von 2000 bis heute im Vergleich zu dem Gesetz von Moore, nach dem sich die Kosten für gleiche Rechen- oder Speicherleistung halbieren. Der Preisverfall für die Genomsequenzierung übertrifft das Gesetz von Moore sogar noch. Quelle: National Human Genome Research Institute (NHGRI), ARK Investment Management LLC.

Euro gesunken und es ist kein Ende abzusehen. Natürlich beinhaltet dies keinerlei Datenauswertung. Ein Bericht über Ihre Daten verdoppelt in der Regel die Gesamtkosten.

So muss man kein Prophet sein, um vorauszusagen, dass die mehrfache Totalsequenzierung eines Genoms zum Standard medizinischer Diagnostik beziehungsweise Vorsorge gehören wird. Sequenziermaschinen werden immer kleiner und erschwinglicher. So ist die Teilsequenziermaschine MinION nur noch so groß wie ein Stück Seife.[8] Solange noch sehr viel Abwägung und Beratung bei der Interpretation des noch unvollkommenen Wissens um die Bedeutung aller Genvarianten notwendig ist, wird ein Arzt oder Genetiker zwingend zwischen Technik und Mensch stehen müssen. Doch man muss auch kein Prophet sein, um zu erkennen, dass mit dem Fortschreiten künstlicher Intelligenz (siehe Kapitel 15) auch die Interpretation des Genoms und die optimale Empfehlung hieraus maschinenlernbar und damit automatisierter werden wird. Die entscheidende Frage, die Sie sich werden stellen müssen, bevor die E-Mail eines Arztes mit Ihrem persönlichen humangenetischen Gutachten kommt – oder am besten, bevor Sie überhaupt den Test beauftragen –, lautet: „Will ich das alles wissen?“ Einer der schlimmsten Fälle könnte sein, eine schwere, aber unheilbare oder nicht behandelbare Krankheit präzise diagnostiziert zu bekommen. Doch solche Fälle wird es in den kommenden 10 bis 20 Jahren aufgrund von immer mehr, neuen und präziseren Therapien bis hin zu heilenden Gentherapien immer seltener geben, sodass solche Entscheidungen dann nicht mehr notwendig sein werden. Wenn alle Krankheiten mehr oder weniger gut behandelbar sind oder sogar verhindert werden können, spricht nichts mehr dagegen, über jedes seiner Gene Bescheid zu wissen.

Ein Beispiel, wie dies aussehen könnte beziehungsweise aussehen wird, ist das Tumorgen HER-2. Es ist bei etwa 30 Prozent aller Patientinnen mit Brustkrebs überaktiv, was mit einer schlechteren Prognose, erhöhter Tumorentstehung, Metastasierung und Resistenz gegen klassische Chemotherapie einhergeht.[9] Bei dieser Gruppe von Patientinnen ist jedoch die Behandlung mit Trastuzumab (Herceptin®), einem Antikörper, der an HER-2 bindet, äußerst wirksam – eines der ersten und eindrucksvollsten Beispiele für Pharmakogenetik, also eine durch Genetik gesteuerte präzise und effektive Arzneimitteltherapie. Dieser Fall stellte auch eine Zeitenwende in der Tumortherapie dar. Setzte man bis dato fast ausschließlich auf letztlich hochgiftige Substanzen mit der Hoffnung, dass die Krebszellen eher sterben als der Mensch, ist nun die Zeit für das Konzept angebrochen, die Veränderung der Tumorzelle mit hochspezifischen, nebenwirkungsarmen Arzneimitteln behandeln zu können. Insofern war es keine Vermessenheit des deutschen Gesundheitsministers Jens Spahn, sondern er hatte recht, als er 2019 die Nationale Dekade gegen Krebs ankündigte, um ihn binnen 20 Jahren beherrschbar zu machen. Genau das wird passieren.

Personal „omes"

Wenn wir die Funktion jedes einzelnen DNA-Buchstabens und seiner Varianten aufgeklärt haben, kennen wir unsere genetische Ausgangslage. Unsere Zellen bestehen aber nicht nur aus den Genen. Gene machen im Grunde selbst so gut wie nichts. Sie sind lediglich Baupläne für die eigentlichen Maschinen in unseren Zellen, die Eiweißmoleküle oder Proteine. Dies einmal verstanden zu haben ist auch wichtig, um später zu verstehen, wie Gentherapien funktionieren.

Die DNA (beziehungsweise unsere Chromosomen mit unserer genetischen Information) ist im Zellkern und dadurch vor Umwelteinflüssen auf eine Zelle etwas besser geschützt (siehe Abbildung 33). Alles, was jedoch in der Zelle passiert, wird durch Proteine vermittelt und das im Wesentlichen außerhalb des Zellkerns. Auch die Proteine selbst werden außerhalb des Zellkerns hergestellt. Damit das alles passieren kann, müssen die Baupläne auf der DNA aus dem Zellkern in Form einer Kopie in die Zelle gelangen. Hierzu wird nicht die gesamte DNA eines Chromosoms kopiert, sondern nur der Teil, der den Bauplan für ein einziges Protein enthält. Diese Kopie wird auch wieder mit Nukleinsäuren als Buchstaben geschrieben, wovon jedoch ein Buchstabe (U statt

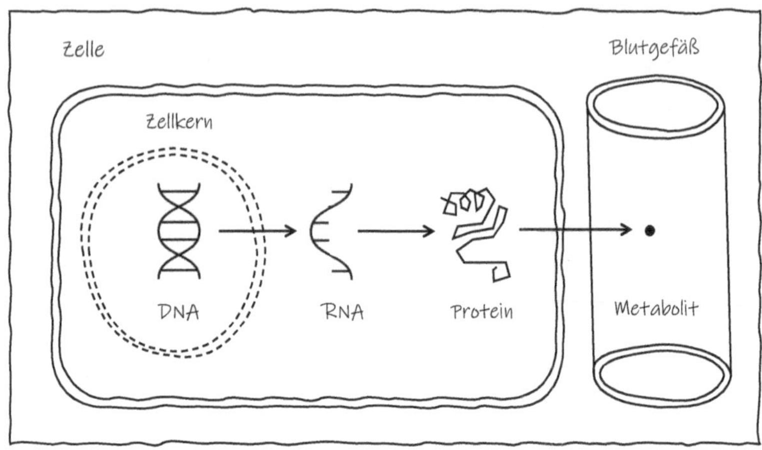

Abb. 33: Lokalisation und Funktion von DNA, RNA und Proteinsynthese in einer Zelle und deren Diagnostik über DNA- und RNA-Sequenzierung oder die Messung von Proteinen und Metaboliten im Blut.

T) anders ist als bei der DNA und auch mit einem etwas anderen Zuckermolekül verknüpft wird, der Ribose. Folglich heißt diese Kopie der DNA chemisch Ribonukleinsäure (RNS oder auf Englisch RNA). In der Zelle wartet eine Baumaschinerie, um basierend auf diesen RNA-Kopien Proteine zu bauen. Die Bausteine für Proteine sind Aminosäuren. Die so entstehenden verschiedenen Proteine sind die Arbeitspferde in unserer Zelle und können sich auf jede Zellfunktion spezialisieren. Insgesamt können unsere Zellen über 20.000 verschiedene Proteine bauen, die zum Beispiel ein Zellgerüst ausbilden, Zellen miteinander verbinden, kleine Moleküle, aber auch andere Proteine verstoffwechseln, um neue Moleküle zu bilden, Moleküle erkennen, um Signale in die Zelle hinein- oder aus der Zelle herauszusenden, und vieles mehr. Dabei liegen sie dicht an dicht gepackt in der Zelle und die Gesamtheit ihrer Interaktionen bilden das Interaktom, das wir bei der Definition von Krankheitsmodulen bereits kennengelernt haben.

Irgendwann werden wir möglicherweise die Auswirkung jedes einzelnen Buchstabens der DNA auf dem Weg zur RNA, zum Protein und zu Stoffwechselprodukten (Metaboliten) verstanden haben. Das könnte jedoch recht lange dauern, länger als meine übliche „In 10 bis 20 Jahren"-Schätzung. Ein Grund ist, dass zumindest aus medizinischer Sicht das Forschungsziel ja nicht ist, die Funktion sämtlicher DNA-Buchstaben aufzuklären, sondern die Ursachen sämtlicher Krankheiten. Diese Krankheitsursachen können ihren Ursprung in einzelnen oder mehreren veränderten Genen haben. Diese Veränderungen schlagen sich aber nachfolgend auch in der RNA, in veränderten Proteinen und veränderten Stoffwechselprodukten (Metaboliten) nieder. Das heißt, die Diagnose der Krankheit und die Aufklärung des Mechanismus kann auf allen Ebenen erfolgen. So können veränderte RNA-Mengen, veränderte Proteinmengen oder Veränderungen in einem Protein oder veränderte Metabolite alle ebenso den entscheidenden Hinweis liefern.

In der Covid-19 Pandemie konnten Sie diese Diagnostik zum Teil verfolgen. Da das SARS-CoV-2-Virus ein RNA-Virus ist, wurde es über seine RNA identifiziert. Das war der PCR-Test, bei dem zwar technisch die RNA zunächst in DNA „übersetzt wird", dies jedoch rein methodisch ist. Nachgewiesen wurde die RNA. Bei den später hinzukommenden Schnelltests wurde hingegen das Spike-Protein des Virus in der Rachenschleimhaut nachgewiesen. Proteine können auch manchmal, vor allem, wenn Zellen absterben, im Blut nachgewiesen werden, zum Beispiel Protein aus der Leber bei Leberschädigung oder das prostataspezifische Antigen (PSA-Test) zur Prostatakrebsvorsorge. Ebenso gehören Metabolite wie Cholesterol und Harnsäure zur Routinediagnostik beim Hausarzt. In diesen Fällen weiß man aber schon, wonach man sucht, und die Aussagen sind daher begrenzt auf eine einzige Krankheit.

Will man aber alle Krankheiten erfassen, und das nicht nur über das Genom, dann müsste man alle RNAs (das Transkriptom), alle Proteine (das Proteom) und alle Metabolite (das Metabolom) messen. Verrückt? Nein. Die Machbarkeit wurde schon 2012 bewiesen.[10] Der Rest, das heißt die schrittweise Einführung in die normale Diagnostik, ist wie beim *Human Genome Project* allein eine Frage der Masse. Werden mehr und mehr derartige Analysen durchgeführt, werden mehr Geräte gebaut, verbessert und die Kosten sinken. Was würde uns das bringen? Ein solches integratives persönliches Omes-Profil – „Om“ wegen der Wortendung von Genom, Transkriptom, Proteom und Metabolom – wurde zum Beispiel bei einer einzelnen Person über einen Zeitraum von 14 Monaten durchgeführt. Verschiedene medizinische Risiken wurden festgestellt, darunter ein plötzlich beginnender Typ-2-Diabetes kurz nach einer Virusinfektion. Der Verlauf konnte anhand der Messwerte quasi live mitverfolgt werden. Nachdem unmittelbar eine radikale Ernährungsumstellung und ein körperliches Trainingsprogramm initiiert wurden, normalisierte sich der diabetische Stoffwechsel wieder. Der Typ-2-Diabetes war (zunächst) abgewendet. Das heißt, „Kenne Deine Gene“ erstreckt sich aller Wahrscheinlichkeit nach in Zukunft auch auf alle Genkopien (RNAs beziehungsweise Transkriptom), alle Genprodukte (Proteine beziehungsweise Proteom) und die Produkte der Genprodukte (Metabolite beziehungsweise Metabolom).

Dann werden wir unglaublich viel mehr über uns wissen – wenn wir das wollen. Aber wird diese Masse an Daten reichen? Leider noch nicht. Denn wir sind mehr als unsere eigenen Gene und eigenen Genprodukte. Wir leben zusätzlich quasi in Symbiose mit Milliarden von Bakterien: auf unserer Haut, in unseren Lungen, in unserem Darm. Die paar Bakterien, könnten Sie denken. Lassen Sie sich überraschen ...

Und selbst damit ist es noch nicht genug. Zu Ihren Genen und Bakterien kommen nämlich noch Ihr Lebensstil und Ihre Umwelt hinzu. Ich hatte ja bereits erwähnt, dass manche genetischen Risiken bei optimalem Lebensstil im Zaum gehalten werden können. Ebenso wird ein Risiko für Lungenkrebs oder Herzinfarkt davon abhängen, ob wir rauchen oder nicht, ein Risiko für schwere Lungenerkrankungen davon, ob wir an einer Hauptverkehrsstraße mit hoher Feinstaub- oder Stickoxidbelastung leben oder nicht, ein Risiko für Dickdarmkrebs davon, ob wir viel rotes Fleisch und wenig Ballaststoffe essen oder nicht. Um all das geht es in den nächsten beiden Kapiteln 13 und 14 ...

KAPITEL 13

WIR SIND IN DER UNTERZAHL

Bisher ging es immer nur um Ihre Gene. Und dabei denken Sie wahrscheinlich nur an die Zellen Ihres Körpers. Zwar haben Sie bestimmt schon einmal gehört, dass es in und an uns noch Mikroben gibt. Gemeint sind vor allem Bakterien, Viren und Pilze, die man in ihrer Gesamtheit als unser Mikrobiom bezeichnet. Aber so wichtig kann das doch nicht sein, denken Sie sich vielleicht, oder? Das Erstaunliche ist jedoch, dass Sie als Erwachsener aus circa 30 Billionen Zellen bestehen, die Anzahl aller Ihrer Bakterien in (Lunge, Darm) und auf (Haut) Ihnen liegt demgegenüber bei circa 38 Billionen, das sind also ungefähr 1,3-mal so viele wie Ihre eigenen Zellen.[1] Da die verschiedenen Bakterienstämme alle genetisch unterschiedlich sind, kommen auf diese Weise sogar insgesamt 3,3 Millionen bakterielle Gene zustande[2] und das sind 150-mal mehr als

Ihre eigenen Gene. Genetisch sind Sie also gegenüber Ihrem Mikrobiom deutlich in der Unterzahl.

Beginnen wir mit der Haut. Das menschliche Hautmikrobiom besteht zum einen aus Bakterien, die auf jeder menschlichen Haut vorkommen und prozentual den Großteil – das sogenannte Kernmikrobiom – ausmachen. Darüber hinaus ist das Hautmikrobiom jedoch sehr individuell, und zwar von Mensch zu Mensch, aber auch in verschiedenen Körperzonen. Die meisten Mikrobiota befinden sich im Darm. Das heißt, nach einem Stuhlgang könnten wir verglichen mit unseren Zellen (kurzfristig) in der Überzahl liegen, ansonsten ist es aber wohl eher ein Unentschieden.

Wann immer Sie also von sich sprechen, müssten Sie eigentlich zur Hälfte auch von Ihren Bakterien, Viren und Pilzen sprechen. Diese sind keine unhygienische Verunreinigung, wie manche Menschen denken und insbesondere bei der Hauthygiene übertreiben beziehungsweise unvorsichtig Antibiotika einnehmen, sondern wir leben in einer Symbiose mit ihnen. Wir benötigen uns gegenseitig. Darmbakterien produzieren für uns zum Beispiel Biotin, Folsäure sowie die Vitamine B2, B12 und K. Doch der größte Risikofaktor für unser Mikrobiom sind wir selbst.

Übertriebene Hygiene

Sowohl auf das Darm- wie auch das Hautmikrobiom und dessen Vielfalt hat unser Lebensstil einen großen Einfluss. Unsere oft kritiklose Einnahme von Antibiotika und übertriebenes Hygieneverhalten können uns für Erkrankungen empfindlicher machen. So beeinflussen antimikrobielle Wirkstoffe wie Triclosan, Silber, Aluminiumsalze, Chlorverbindungen, Alkohole, Phenole, Wasserstoffperoxid und Konservierungsmittel, aber auch „natürliche" Stoffe wie Traubenkernextrakte in Körperpflegeprodukten, Kosmetika, Zahncremes und Mundspülungen unser Haut- und Mundmikrobiom – ein Problem, das während der Covid-19-Pandemie durch intensivere Handhygiene und das Tragen von Gummihandschuhen noch akzentuiert wurde.[3]

Auch ist das Mikrobiom für die Ausbildung eines ausbalancierten Immunsystems (nicht zu schwach, aber auch nicht überreagierend) notwendig. So hat unser Darm nicht nur die Funktion, Nahrungsbestandteile aufzunehmen, sondern auch eine wichtige Funktion in unserem Immunsystem. Mit einer Länge von sechs bis neun Metern und einer inneren Oberfläche, die zwei Tennisplätzen entspricht, ist der Darm unser größtes Organ. Das ist gut, um Nahrung effizient aufzunehmen, bietet aber auch Keimen, die die Magensäure passiert haben, die Gelegenheit, uns zu infizieren. Um dies zu verhindern, verfügt unser Darm über mehr Abwehrzellen als Haut und Luftwege zusammen.

Kinder, die in übermäßig „hygienischen" Bedingungen aufwachsen, neigen, da ihr Immunsystem nicht ausreichend mit unschädlichen Bakterien trainiert wurde und dadurch eben leicht und chronisch überreagiert, zu Allergien und Autoimmunerkrankungen.[4] In einer der wenigen Interventionsstudien gegen übertriebene Hygiene wurden zehn finnische Kindertagesstätten untersucht. Drei davon waren naturnah und dienten als Positivkontrolle. Die städtischen Kindertagesstätten verfügten über Höfe mit wenig oder gar keiner Grünfläche. Die Intervention bestand darin, in einigen der städtischen Kitas über einen Monat lang einen Teil des Kieses mit Waldboden und Rollrasen zu bedecken, Pflanzen sowie Torfblöcken zum Klettern und Graben. Die Intervention diversifizierte das Hautmikrobiom und im Blut den Anteil regulatorischer Immunzellen. Anti-entzündliche Faktoren waren erhöht, entzündliche erniedrigt. Eine derartige, auf das Mikrobiom abzielende sogenannte Biodiversitätsintervention verbessert daher die Immunregulation und senkt das Risiko (auto-)immunvermittelter Krankheiten.[5]

Ob es ein ideales Mikrobiom gibt und wie dieses aussieht, ist jedoch noch unklar. Sicher ist jedoch, zum Beispiel für das Darm-Mikrobiom, dass eine große Vielfalt an verschiedenen Bakterien – Diversität genannt – positiv mit unserer Gesundheit korreliert. Die Zusammensetzung variiert zwischen Personen und auch bei derselben Person über die Zeit. Personen, die zusammenleben, sowie Hundebesitzer und Hund gleichen ihre Mikrobiome übrigens an, was jeweils die Diversität der Darmflora erhöht, also zu empfehlen ist.[6] Ernährung spielt beim Darm-Mikrobiom eine wichtige Rolle, aber auch Bewegung, Stress, Lebensgewohnheiten, Alter, Geschlecht und Arzneimittel.[7] Die qualitative Einordnung einzelner Bakterien in eher gesunde und ungesunde hat jedoch begonnen und ist in der Lage, zu 74 Prozent präzise Voraussagen über den allgemeinen Gesundheitsstatus des Darm-Mikrobioms und das Vorliegen von Fettleibigkeit zu machen.[8] Doch wie erfahren Sie mehr darüber, wie es um Ihr persönliches Mikrobiom beschaffen ist?

Ihr Darm-Mikrobiom

Am weitesten entwickelt ist die Analyse des Darm-Mikrobioms. Früher musste man Bakterien, um sie zu diagnostizieren, aufwendig lebend isolieren und anzüchten, vermehren und dann unter dem Mikroskop färben, nachweisen und zählen. Die weitaus meisten Bakterien (circa 90 bis 95 Prozent) sind jedoch nicht oder kaum zu vermehren und überhaupt ist es unmöglich, aus einer Stuhlprobe Tausende verschiedene Bakterienstämme auf diese Art nachzuweisen. Heute analysiert man daher die Bakterien nicht durch Kultur, sondern sequenziert eine bestimmte DNA, die genügend Informationen für einen spezifischen Nachweis jedes Bakterienstamms im Darm bietet. Wollen Sie Ihr Mikrobiom bestimmen lassen, beginnt dies zum Beispiel mit einem kleinen Set, bestehend aus einem sterilen Probengefäß plus Wattestäbchen und einem Rückumschlag. Sie tupfen mit einem Stäbchen eine Probe vom Stuhlgang und rühren diese in ein Probengefäß ein, verschließen es und ab geht es in die Post. Das war es. Einige Wochen später kommt das Ergebnis. Dazu wird im Labor aus Ihrer Stuhlprobe DNA extrahiert und ein Gen sequenziert, das spezifisch für Bakterien, aber in jedem Bakterienstamm anders ist. Die bakterielle Zusammensetzung erlaubt dann Aussagen über die Diversität, Entzündungsfaktoren und unerwünschte Bakterien. Ihre Daten werden gegebenenfalls mit den Ergebnissen von Tausenden anderer Mikrobiomanalysen verglichen, und zwar passend zu Ihrer geografischen Region und Ihrem Lebensstil, das heißt, ein 70-jähriger „Allesesser“ mit anderen älteren „Allesessern“ und eine 18-jährige Veganerin mit anderen jungen Veganern.

Verschiedene Firmen gehen dabei unterschiedlich vor. Im deutschsprachigen Raum sind laut dem von der Redaktion von MyMicrobiome durchgeführten Darmflora-Selbsttestwettbewerb Biomes und MyBioma führend.[9] Beide unterscheiden je nach dominanten Bakterienarten und Essgewohnheiten drei Darmtypen: Typ 1 bei Fleischessern mit vor allem Bacteroides-Bakterien und der geringsten Diversität, Typ 2 bei Vegetariern und Veganern mit vor allem Prevotella-Bakterien und Typ 3 mit vor allem Ruminococcus-Bakterien. Auch Veranlagungen für bestimmte Krankheiten oder Übergewicht korrelieren mit dominierenden Bakterien, da einige zum Beispiel in der Lage sind, Nahrung gründlicher aufzuspalten als andere. So kann für den Körper mehr Energie gewonnen werden, was zu Übergewicht führen kann, während bei anderen Bakterien Nahrungsbestandteile unverwertet ausgeschieden werden.

Der Vollständigkeit halber muss gesagt werden, dass um die Sinnhaftigkeit von Mikrobiomanalysen eine ziemlich heftige Diskussion entbrannt ist, beginnend mit einer Stellungnahme der Deutschen Gesellschaft für Gastroenterologie, Verdauungs- und Stoffwechselkrankheiten (DGVS), die diese Tests zu diagnostischen Zwecken als „teuer und sinnlos“ bezeichnete.[10] In der Tat lässt sich derzeit aus der Analyse kein Hinweis auf spezifische Erkrankungen ableiten, was Firmen wie Biomes oder myBioma allerdings auch nicht behaupten. Auch gäbe es keine Evidenz, dass im Anschluss an eine solche Analyse die Gabe von Probiotika, um die Zusammensetzung der Darmflora wieder zu diversifizieren, einen Vorteil bringen würde. Gegenwärtig ließen sich auch nur wenige Bakterien in therapeutisch relevanten Mengen züchten. Zudem liegen für die meisten möglichen Einsatzzwecke bisher nur Korrelationen zwischen Mikrobiom und Krankheit vor, aber eben keine placebokontrollierten Studien zu Behandlung, Heilung oder Prävention von Krankheiten mit Probiotika. Daher kann man zurzeit – außer für einige Darmbeschwerden – die Gabe von Probiotika noch nicht breit empfehlen. Noch nicht, aber ich bin sicher, dass dieses noch junge, aber wichtige Gebiet der Medizin diese Lücken schnell schließen wird.

Verkompliziert wird die Interpretation auch möglicherweise dadurch, dass in verschiedenen Teilen unserer Verdauungsorgane – also Schleimhäute des Magens, verschiedene Darmabschnitte oder Mund – völlig unterschiedliche Bakterien zu Hause sind und sein sollen.[11] Wie diese in einer Stuhlprobe repräsentiert sind, ist unklar. Zudem repräsentiert das Ergebnis jeder Stuhlprobe nur eine Momentaufnahme. Auch Nahrungsmittel haben schnell einen großen Einfluss: Glutamat – oft in der chinesischen Küche verwendet – verändert für 24 Stunden die Zusammensetzung des Mikrobioms drastisch. Ebenso haben große Mengen Milch, Zuckeraustauschstoffe, Emulgatoren oder ungewohnte Gewürze sowie nur einige wenige Tage veganer Ernährung einen Einfluss. Man sollte sich daher in den Tagen vor einem Stuhltest repräsentativ ernähren, also so wie üblich. Auch sollte man auf einen guten Anbieter achten, der nicht nur misst, wie das Darm-Mikrobiom zusammengesetzt ist, sondern es auch kompetent und evidenzbasiert interpretieren kann sowie die Ergebnisse für den Laien sinnvoll aufbereitet und leicht verständlich und korrekt erklärt. Hierzu ist der deutschsprachige Blog MyMicrobiome sehr zu empfehlen, der zum Beispiel regelmäßig Mikrobiom-Analysefirmen testet und auch andere Aspekte wie das Hautmikrobiom abdeckt einschließlich mikrobiomfreundlicher Produkte, zum Beispiel was Hauthygiene betrifft.[12] Wie sieht es nun mit den Möglichkeiten aus, ein Darm-Mikrobiom, das aus dem Gleichgewicht geraten ist, nicht mehr divers ist, zu heilen? Durch kritiklose Einnahme von Antibiotika für Bagatellinfektionen kann man sich zum Beispiel für Monate sein Mikrobiom zerstören. Im Prinzip gibt es zwei Möglichkeiten: zum einen, das gesamte Mikrobiom eines Gesunden in Form von frischem Stuhlgang „transplantiert“ zu bekommen, oder eine Mischung von Bakterien (Probiotika) oder bakterienförderliche Nahrungsergänzungsmittel (Präbiotika) einzunehmen, wobei der Übergang von Präbiotika zu Arzneimitteln fließend ist, da auch Letztere – wie zum Beispiel Antibiotika – unser Mikrobiom beeinflussen können (PharmacoMicrobiomics).[13]

Präbiotika und Probiotika

Beide, Prä- und Probiotika, werden leider gegenwärtig sowohl kritiklos vermarktet als auch eingenommen. Präbiotika wirken indirekt, chemisch handelt es sich dabei um Nahrungsbestandteile, meist sogenannte Ballaststoffe, die unverändert vom Dünndarm in den Dickdarm gelangen und dort von Bakterien abgebaut werden. Das heißt, für uns sind Ballaststoffe „unverdaulicher Ballast“, für unser Mikrobiom aber essenzielle Nahrung. Sie stimulieren das Wachstum bestimmter Bakterien im Darm, zum Beispiel der Bifidobakterien.

Probiotika sind die lebenden Mikroorganismen, zum Beispiel Milchsäure- und andere Bakterien sowie Hefen. Zwar suggeriert der Name Probiotika, man könne mit ihnen zum Beispiel eine Schädigung des Darm-Mikrobioms durch Antibiotika ausgleichen oder korrigieren, doch ist das (noch) nicht möglich. Probiotika enthalten meist andere Bakterien als die, die durch Antibiotika verloren gehen, und welche die wirklich wichtigen dabei sind, ist noch nicht klar.[14] Die Einnahme falscher Bakterien kann sogar den Normalisierungsprozess des individuellen Darm-Mikrobioms nach einer Antibiotikatherapie stören oder verschlechtern und eine Reizdarmsymptomatik verursachen.[15] Ein Sonderfall sind hospitalisierte Patienten, die eine seltene, aber gefährliche Fehlbesiedelung des Dickdarms mit Clostridium-difficile-Bakterien erleiden können. Diese geht mit Fieber, Bauchschmerzen und Durchfall einher, kann aber auch einen lebensgefährlichen Darmverschluss und Sepsis zur Folge haben. Diese Antibiotika-assoziierte Dickdarmentzündung können Probiotika verhindern, wenn sie kurz vor oder nach der ersten Antibiotikagabe eingenommen werden.[16] Daraus ist aber nicht zu schließen, dass Probiotika kritiklos und generell bei jeder Antibiotika-Einnahme mit eingenommen werden sollten. Die jetzigen Präparate sind jedenfalls eher schädlich. Der Schutz vor Clostridium difficile zeigt jedoch, dass in Zukunft auch hier, wenn die richtigen Stämme identifiziert sind, sinnvolle Substitutionen möglich sein könnten.

Stuhltransplantation

Der noch berechtigten Kritik an oder der Limitierung probiotischer Therapien kann man am anderen Ende das Extrem gegenüberstellen, nämlich die ziemlich drastisch anmutenden, aber wirksamen Stuhltransplantationen. Es klingt extrem, nur so ist aber zu gewährleisten, dass das gesamte gesundheitsförderliche Mikrobiom übertragen beziehungsweise „transplantiert" wird. Dabei wird tatsächlich frisch produzierter Stuhlgang mittels einer Nasensonde übertragen, die direkt in den Zwölffingerdarm führt, sodass ein Reflux von Stuhl in den Magen oder gar die Speiseröhre so gut wie ausgeschlossen ist. Und hiermit lassen sich therapeutische Erfolge erzielen, die damit eine kausale oder zumindest effektive symptomatische Therapieoption mittels Korrektur des Mikrobioms belegen. Auch hier steht man erst am Anfang einer in Europa noch rein experimentellen Therapie. Hauptprobleme sind: Man kann einen gesunden Spender, aber noch nicht ein gesundes Mikrobiom definieren und man weiß nicht, ob man über Stuhltransplantationen eventuell Erkrankungen mittransplantiert.

Neben der Behandlung einer Clostridium-difficile-Infektion[17] ist Typ-1-Diabetes mellitus ein weiteres Beispiel für eine erfolgreiche Stuhltransplantation. Typ-1- ist im Unterschied zu Typ-2-Diabetes kein Lebensstilproblem, sondern eine Autoimmunerkrankung. Dabei werden die insulinproduzierenden Zellen in der Bauchspeicheldrüse sukzessive zerstört, bis der meist schon jugendliche Patient Insulin substituieren, also mehrmals täglich per Spritze oder Minipumpe injizieren muss. Die Ursache von Typ-1-Diabetes mellitus, das heißt, warum es zu dieser Autoimmunreaktion kommt, war bislang unklar.

Einige Arzneimittel, die unsere Immunabwehr hemmen, können diesen Prozess zwar aufhalten, tun dies aber (bestenfalls) nur vorübergehend, haben keine Auswirkung auf das langfristige Fortschreiten der Erkrankung und gehen mitunter mit schwerwiegenden Nebenwirkungen einher.[18] Immer mehr Daten sprechen dafür, dass Typ-1-Diabetes mellitus mit einem veränderten Darm-Mikrobiom zumindest korreliert.[19] So gibt es zwischen Typ-1-Diabetikern und gesunden Kontrollpersonen deutliche Unterschiede bezüglich des Dünndarm-Mikrobioms und deren Genen.[20] Schädliche Bakterien scheinen Oberflächenproteine oder Strukturen zu besitzen, die tragischerweise mit Oberflächenproteinen oder Strukturen der insulinproduzierenden Zellen in der Bauchspeicheldrüse identisch sind. So reagiert das Darm-Immunsystem zunächst gegen diese bakteriellen Strukturen, dann aber auch gegen die körpereigenen insulinproduzierenden Zellen in der Bauchspeicheldrüse, wodurch diese nach und nach zahlenmäßig und in ihrer Funktion abnehmen, bis die körpereigene Insulinproduktion zum Erliegen kommt. Eine generell beeinträchtigte Barrierefunktion der Darmschleimhaut könnte diesen Prozess noch beschleunigen beziehungsweise erst ermöglichen.[21] Wenn nun frischer Stuhlgang von schlanken, gesunden und gleichgeschlechtlichen Fäkalspendern auf einen Typ-1-Diabetiker, bei dem der Ausbruch der Symptome allerdings nicht länger als zwölf Monate zurückliegen darf, übertragen wird, stoppt der Rückgang der körpereigenen Insulinproduktion und damit der Untergang der insulinproduzierenden Zellen.[22] Aber auch bei Typ-2-Diabetes spielt das Darm-Mikrobiom eine Rolle.

Macht die falsche Darmflora dick?

Das Darm-Mikrobiom von Übergewichtigen unterscheidet sich deutlich von dem Normalgewichtiger, ist weniger divers und einzelne Bakterienarten sind vermehrt, andere wie Akkermansia muciniphila vermindert.[23] Auch die häufige Einnahme von Antibiotika in der Kindheit kann die Darmflora dauerhaft verändern mit einem höheren Risiko für Übergewicht.[24] Allerdings besteht noch ein „Henne oder

Ei"-Problem. Was war zuerst da, das veränderte Mikrobiom oder das Übergewicht? Sicher ist, dass Menschen mit einem für Übergewicht typischen Mikrobiom leichter zunehmen und wahrscheinlich auch größere Schwierigkeiten haben, Gewicht zu verlieren.[25] Auch führt der Transfer des Darm-Mikrobioms von einem fettleibigen Menschen in ein schlankes Tier zu Fettleibigkeit und Diabetes. Umgekehrt verbessert der Transfer des Darm-Mikrobioms von schlanken Spendern die Stoffwechselsituation bei Diabetikern.[26] Ein erster Schritt in Richtung Begleitbehandlung des Mikrobioms Typ-2-Diabetes war die Beobachtung, dass der Ausgleich des Mangels an dem Bakterium Akkermansia muciniphila zu einer leichten Gewichtsreduktion, verringertem Körperfettanteil und Hüftumfang, verbesserten Leberwerten und verringerten Entzündungswerten im Blut führt.[27]

Die Darm-Herz- beziehungsweise Darm-Hirn-Achse

Doch die Rolle des Darm-Mikrobioms scheint noch größer zu sein, über lokale Effekte auf der Haut, im Darm und Stoffwechselstörungen hinaus. Dieselben Mikrobiomkonstellationen, die mit Übergewicht korrelieren, korrelieren auch mit Entzündungen, Bluthochdruck, Atherosklerose, Herz-Kreislauf-Erkrankungen und Depression. Aber Korrelationen beweisen ja noch keine Kausalität. Andere Risikofaktoren dieser Erkrankungen, wie Rauchen, Übergewicht und Ernährung, beeinflussen ebenfalls das Mikrobiom, sodass Krankheit und Mikrobiomveränderung auch parallele Symptome einer gemeinsamen Ursache sein können, aber nicht unbedingt das gestörte Mikrobiom die Ursache der Krankheit sein muss. Was jedoch – zumindest teilweise – für einen ursächlichen Zusammenhang spricht, sind zahlreiche Stoffwechselprodukte, wie Trimethylamin(-N-Oxid) und bestimmte Fett- und Gallensäuren, die Darm-Mikroorganismen aus unserer Nahrung produzieren und die mit Herz-Kreislauf-Erkrankungen, wie Atherosklerose, Bluthochdruck, Herzversagen, und chronischen Nierenerkrankungen direkt in Verbindung gebracht werden können.[28]

Neben dieser Darm-Herz-Achse besteht noch ein weiterer funktioneller Zusammenhang in Form einer Darm-Hirn-Achse. Nach dem Gehirn besitzt der Darm nämlich mit 100 Millionen Nervenzellen das zweitgrößte Nervennetzwerk des Körpers. Zum einen regulieren diese die autonome Darmbewegung des Darms, um dessen Inhalt langsam Richtung Ausgang zu transportieren. Zum anderen senden die Darmnervenzellen auch Signale an das Gehirn.[29] Die Kommunikation läuft über Botenstoffe, die Darmzellen, das Mikrobiom oder Nervenzellen an das Gehirn senden. Eine Schlüsselsubstanz bei dieser Kommunikation scheint Serotonin zu sein, das sogenannte Glückshormon des Gehirns. Der Großteil unseres Serotonins befindet sich allerdings nicht im Gehirn, sondern zu 95 Prozent wird Serotonin im Darm gebildet und wirkt dort zum Beispiel auf die Darmbewegung. Um Serotonin herstellen zu können, braucht unser Körper Tryptophan, eine essenzielle Aminosäure, die wir nicht selbst bilden können. Tryptophan ist aber unter anderem reichlich in Eiern, Milchprodukten, Hafer, Mandeln und Schokolade enthalten. Ernährungsumstellungen sind in der Tat wirksam bei Depressionen.[30] Diese gehen immer einher mit Veränderungen des Darm-Mikrobioms, das sowohl beeinflusst, wie viel Tryptophan aus der Nahrung aufgenommen wird, als auch direkt reguliert, wie viel Serotonin in der Darmzelle produziert wird.[31] Und so korrelieren erhöhte (Anaerostipes, Klebsiella und Streptokokkus) sowie erniedrigte (Faecalibakterium und das Bifidobakterium) Mengen an bestimmten Bakterienspezies mit einer Depression[32], was die Option ermöglicht, durch Kombinationen von Ernährungsumstellungen und spezifischen Probiotika schnellere oder effektivere Wirkungen zu erzielen.

Doch vor einer therapeutischen Anwendung stehen die gegenwärtigen Bezeichnungen von Herz-Kreislauf-Erkrankungen und Depression einem gezielten Einsatz entgegen. Beides sind ja noch Symptombeschreibungen und uneinheitlich. Um auch hier die *Number Needed to Treat* für eine mikrobiombasierte Therapie (Stuhltransplantation oder Probiotika) niedrig zu halten beziehungsweise die Therapie für den einzelnen Patienten effektiv zu gestalten, wird es wichtig sein, genau die Patienten zu identifizieren, bei denen das Mikrobiom eine kausale oder zumindest wichtige Rolle spielt, und die übrigen Patienten völlig anders zu behandeln.

Auch die vollständige Aufklärung des Mikrobioms und die Assoziation mit Darm-, Herz-Kreislauf-, psychiatrischen und anderen Erkrankungen ist ein gigantisches, noch nicht abgeschlossenes Unterfangen. Es begann unter anderem mit dem *Human Microbiome Project,* gefolgt von dem *Integrative Human Microbiome Project,* zwei der größten biomedizinischen Forschungsprojekte aller Zeiten.[33] Selbst die größten Skeptiker sind überzeugt, dass wir in fünf bis zehn Jahren alle Erkenntnisse haben werden, um nach einer Mikrobiomanalyse präzise Diagnosen stellen und gezielte Interventionen formulieren zu können. Dafür ist das Gebiet zu dynamisch und ganz offensichtlich relevant. Doch was jetzt schon relativ klar ist: Jede Fehlernährung wird jede noch so gezielte Mikrobiomtherapie – sei es Fäkaltransplantation, Prä- oder Probiotika – zunichtemachen. Daher wird es immer geboten sein, gleichzeitig auf eine gesunde Ernährung zu achten, was in diesem Zusammenhang vor allem ballaststoffreich, zuckerarm und wegen des Dickdarmkrebsrisikos arm an rotem Fleisch bedeutet.[34]

Doch mit Genom und Mikrobiom ist die Komplexität Ihres Körpers noch lange nicht am Ende. Was noch fehlt, sind sämtliche Umwelteinflüsse und Ihr eigenes Verhalten und Ihr Lebensstil (Sie erinnern sich an die sieben Faktoren, die für 80 Prozent der Kosten aller chronischen Erkrankungen verantwortlich sind), also alle Expositionen, denen Ihr Körper ausgesetzt ist, zusammengefasst als ein weiteres „Om", dem Exposom. Da letztlich alles mit allem in Verbindung steht, also Ihr Genom, Mikrobiom und Ihr Exposom, müssen wir auch dies so präzise wie möglich erfassen – eine weitere, vor allem technische Herausforderung, die bis vor Kurzem noch absolut unlösbar schien, mittlerweile aber ein realistischer Teil medizinischer Diagnostik zu werden scheint.

KAPITEL 14

UNSER EXPOSOM

Gesetzt den Fall, Sie kennen all Ihre persönlichen *„ome"*, also Ihr Genom, Transkriptom, Proteom, Metabolom und Mikrobiom. Würde das reichen, um Ihre Gesundheitsrisiken vorherzusagen, effektive Prävention zu betreiben oder heilend zu intervenieren? Nein, dieser mehr oder weniger nur auf sich bezogene Ansatz reicht leider noch nicht aus, denn Sie sind mehr als die Summe Ihrer „ome".[1]

Die meisten Ihrer möglichen Krankheitsgenvarianten sind ja eher wie Schwachstellen anzusehen. Überbeansprucht man sie nicht, passiert nichts. Wenn ein Gartenschlauch etwas brüchig geworden ist, drehe ich das Wasser halt nicht maximal auf; habe ich ein Risiko für eine Lungenerkrankung, wohne ich möglichst nicht an einer Hauptverkehrsstraße mit hoher Feinstaub- und Stickstoffdioxidbelastung (in diesem Fall würden mir beispielsweise eine vegane Ernährung und viel Sport als

Lebensstilmaßnahmen nicht nützen). Wenn ich ein Diabetesrisiko habe, dann muss ich mich eben bei Zucker zurückhalten, auch wenn mein Nachbar das Dreifache isst und einfach keinen Diabetes bekommt.[2] Wenn ich ein Risiko für Atherosklerose und Schlaganfall habe, dann muss ich eben auf mein Gewicht, Stressmanagement und gesunde Ernährung mehr achten als andere.[3] Sie erinnern sich, all diese Arten von Faktoren – Luftverschmutzung, Ernährung, Stress – gehören zu den externen Risiken (wie Umwelt) und zu persönlichem Verhalten (wie Über- und Fehlernährung, mangelnde Bewegung, schlechtes Stressmanagement, Schlafmangel, Rauchen, Alkohol), die 80 Prozent aller Kosten für chronische Erkrankungen verursachen. Das heißt, bei aller „Om"-Technologie hängt der Hauptteil unserer Gesundheit noch von unserem Verhalten und unserer Umwelt ab. Das Gute daran: Wir haben es in der Hand, all diese Faktoren, sofern sie für unser genetisches Risikoprofil relevant sind, zu beeinflussen. Es gibt also keinen Grund, sich einer Hightechmedizin zu überlassen und die Verantwortung für die eigene Gesundheit gänzlich abzugeben. Wir sind weiterhin verantwortlich für uns selbst, nur präziser und effektiver als jemals zuvor.

Ein Problem bei den gegenwärtigen „Gesund leben"-Empfehlungen ist aber im Moment, dass wir allen alles empfehlen. Wir wissen ja nicht, wer welches genetische Risiko hat. Und dann kennt jeder den 95-Jährigen, der bis an sein Lebensende geraucht und nie Sport gemacht hat. Vielleicht habe ich ja auch gesunde Gene. Vielleicht. Vielleicht auch nicht. Spätestens nach dem ersten Herzinfarkt steigt der Anteil der Männer, die sich plötzlich für ihr Gewicht und für das Radfahren interessieren. Hätten sie von ihrem Risiko ein bisschen eher erfahren, vor dem Herzinfarkt, als noch Zeit war, gegenzusteuern, und zwar zu 100 Prozent verlässlich, dann wären sie sicher früher motiviert gewesen. Aber wie wollen wir Lebensstil und Umwelt, also alle Einflüsse, denen unser Körper ausgesetzt beziehungsweise exponiert ist (unser Exposom), erfassen? Die bisherigen eigenen Gesundheitsdaten waren schon relativ „big", aber wenn Sie Ihr Exposom rund um die Uhr erfassen und zu diesen Daten hinzufügen wollen, sprechen wir ganz sicher von „Big

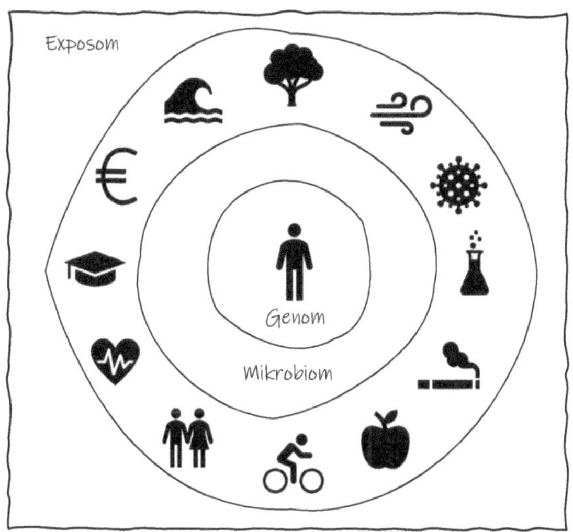

Abb. 34: Unser Exposom. Das Exposom beschreibt die Gesamtheit aller auf unseren Körper – zusätzlich zu unserem Genom und Mikrobiom – einwirkenden Faktoren. Im Uhrzeigersinn (ab „01:00 Uhr"): Luftverschmutzung, Infektionen, Chemikalien, Suchtmittel, Ernährung, körperliche Fitness, Partnerschaft/soziale Kontakte, Stress, Bildung, finanzielle Sicherheit, Wasserqualität und grünes Wohnumfeld.

Data". Auch wenn ich mich wiederhole: Ohne unser Exposom werden wir nicht unsere Gesundheitsrisiken vorhersagen, effektiv Prävention betreiben oder geheilt werden können. Doch was genau ist das Exposom?

Was ist das Exposom?

Das Exposom beschreibt die Summe aller Umwelteinflüsse (einschließlich unseres Verhaltens), die auf unseren Körper einwirken, und zwar beginnend schon vor der Geburt bis zu unserem Tod (siehe Abbildung 34). Vereinfacht könnte man sagen: alles, was nicht durch die bisherigen „ome" definiert war.

Dabei reichern sich viele Einflüsse (zum Beispiel UV-Bestrahlung unserer Haut, Rauchen, Feinstaub und Stickoxide in der Luft, der Konsum von rotem Fleisch) über die Zeit an. Es geht also immer um das, was auf uns einwirkt, und um die Dauer (siehe Abbildung 34). Diese beiden Faktoren setzen sich nicht nur quasi auf unser Genom und Mikrobiom obenauf, sondern interagieren mit diesen in beide Richtungen. Umwelt und unser Verhalten können unser Genom und Mikrobiom verändern, aber auch ein genetisches Risiko erst zum Ausbruch bringen. Umgekehrt hat unser Verhalten auch genetische Wurzeln. Gesundheitsrelevante Aspekte unseres Verhaltens sind Ernährung, körperliche Fitness (Ausdauer, Kraft und Flexibilität), die Fähigkeit, mit Stress umzugehen, Eingebundensein in Partnerschaft und soziale Kontakte und finanzielle Sicherheit. Zur Umwelt gehören Aspekte wie Luftverschmutzung, Infektionen, Chemikalien,[4] Suchtmittel wie Rauchen und Alkohol, Wasserqualität und grünes Wohnumfeld. Doch wie können Sie Ihr extrem komplexes Exposom erfassen?

Wie messe ich mein Exposom?

Die Erforschung des Exposoms wurde ursprünglich initiiert, um die Beziehungen zwischen den Einflüssen und ihren Wirkungen bei Berufskrankheiten nachzuzeichnen[5], zunächst in Bergwerken und Fabriken durch Erfassen des Staubs und chemischer Verbindungen, die von den Arbeitern eingeatmet wurden, und seit den 1950er-Jahren auch in Bezug auf städtische Schadstoffe in der Luft- und Wasserversorgung. Im städtischen Bereich gehören zu den eingesetzten Technologien GPS-Ortung und damit die Fähigkeit, Schwankungen der Expositionswerte und Schadstoffe in der Umwelt von Minute zu Minute in Echtzeit zu berücksichtigen.

Was die Erfassung betrifft, war die *Health and Environment-wide Associations based on Large Population Surveys (HEALS)*-Studie ein Meilenstein. Hier wurden die Methodik zur Messung und Quantifizierung der zahlreichen Expositionen sowie spezifischer Biomarker, denen Menschen in ihrer Umgebung ausgesetzt sind, einschließlich aller internen, allgemeinen und spezifischen externen Faktoren, erfolgreich verfeinert.[6] Der Hauptnachteil dabei war, dass die Studie sehr teuer und extrem zeitaufwendig war, was es ausschließt, diese Art von Studie in größerem Umfang oder über einen längeren Zeitraum für ganze Bevölkerungen durchzuführen.

Abgeleitet vom Internet der Dinge (Internet of Things, IoT) ist für das Exposom das Internet der medizinischen Dinge (Internet of Medical Things, IoMT) mehr und mehr relevant. Es hilft bei der Sammlung von Daten, zum Beispiel über die Verwendung von sogenannten Wearables wie Fitnessuhr und Handy oder anderen mit dem Internet verbundenen Geräten wie Kühlschrank, Herd, Fernseher und so weiter. Allein schon die Frage, wo wir sind oder wohnen, ob wir zum Beispiel an einer Hauptverkehrsstraße mit starker Luftverschmutzung oder 15 Minuten bei McDonald's gewesen sind, führt zu medizinisch relevanten Informationen. So trägt die Industrie des Internets der medizinischen Dinge dazu bei, ein größeres Bewusstsein für Lebensstilfaktoren zu schaffen und die Menschen zum Beispiel durch Gamification (Anwendung spieltypischer Elemente in einem spielfremden Kontext) oder Nudging (Einflussnahme auf politische, wirtschaftliche oder ähnliche Entscheidungen von Menschen, ohne dabei auf Verbote und Gebote zurückzugreifen oder ökonomische Anreize zu verändern) zu einem gesunden Lebensstil zu ermutigen oder – fast könnte man sagen – spielerisch zu verführen.

Schon heute ist der Nutzen beträchtlich, zum Beispiel über eine Smartwatch bei der Überwachung von Patienten einschließlich der Information und Benachrichtigung von Betreuern bei einem Sturz oder medizinischen Notfall. Darüber hinaus können gesundheitliche Probleme (wie Herzrhythmusstörungen) eher erkannt werden, bevor sie kritisch werden (Herzinfarkt); so werden die Voraussetzungen für eine präventive medizinische Intervention geschaffen.[7] Mit diesen oder anderen Komponenten des Internets der medizinischen Dinge können Aktivitätsniveau, Ernährungs- und Lebensgewohnheiten sowie Schlafmuster und Anomalien früh und vor allem objektiv gemessen werden, was präzisere Interventionen überhaupt erst ermöglicht. Der Arzt braucht – wenn Sie in die Datenanalyse und den Datentransfer zu ihm eingewilligt haben – Sie gar nicht mehr zu fragen, ob Sie sich regelmäßig bewegen und gut schlafen. Er sieht objektiv, dass Sie viel zu viel sitzen und Ihr Schlaf unregelmäßig und zu kurz ist. Vorher hätten Sie vielleicht gesagt: „Nein, Herr Doktor, alles prima." Darüber hinaus kann die Verwendung von Wearables zu einem besseren Bewusstsein über den persönlichen Gesundheitszustand führen und dazu anregen, auf einen gesunden Lebensstil zu achten – das heißt genügend körperliche Aktivität, gesunde Ernährung und so weiter. Auf diese Weise können Wearables und das Internet der medizinischen Dinge einen gesunden Lebensstil fördern und aufrechterhalten sowie die physische und psychische Gesundheit verbessern und sicherstellen. Und schließlich können mit dem Internet der medizinischen Dinge gesundheitsbezogene Daten anonymisiert über einen längeren Zeitraum gesammelt werden. Dadurch können der Einfluss des Lebensstils und die Notwendigkeit medizinischer Interventionen wissenschaftlich beurteilt werden. Regelmäßige hausärztliche Kontrolluntersuchungen könnten so durch elektronische Untersuchungen ersetzt werden, verbunden mit regelmäßigem ärztlichen und nichtärztlichen telemedizinischen Coaching. Da Lebensstilumstellungen prinzipiell kostengünstig und präventiv sind, würde zudem die Effizienz und Rentabilität des Gesundheitssektors verbessert werden. Doch wie realistisch ist es, dass Sie das wirklich alle bald für Ihre Gesundheit nutzen können? Erstaunlicherweise sehr realistisch.

Exposom in der Praxis

So fördert die Europäische Union seit 2020 mehrere miteinander synergierende Exposomprojekte (humanexposome.eu), die binnen fünf Jahren sämtliche Ergebnisse zur Entschlüsselung der lebenslangen Auswirkungen externer und interner Expositionen auf die menschliche Gesundheit liefern werden. Einige Highlights hieraus vermitteln einen Eindruck über die realistische und rasante Entwicklung dieses Gebiets: Das Programm ATHLETE misst Umweltexpositionen (städtisch, chemisch, Lebensstil und soziale Risikofaktoren) während der Schwangerschaft, Kindheit und Jugend und bringt diese mit aufgetretenen Krankheiten in Korrelation. EPHOR untersucht die Krankheitslast, die durch berufliche Einflüsse verursacht wird. EXPANSE wird eine der relevantesten Fragen für Stadtplaner, Politiker und europäische Bürger ansprechen, wie man nämlich die eigene Gesundheit in einer modernen städtischen Umwelt maximieren kann. Dazu werden die chemischen Expositions- und Gesundheitsdaten von mehr als 55 Millionen Europäern zusammengeführt und korreliert. HEDIMED versucht Exposomfaktoren zu identifizieren, die den raschen Anstieg von Immunerkrankungen wie Typ-1-Diabetes, Zöliakie, Allergien und Asthma in den vergangenen Jahren erklären können. LONGITOOLS untersucht, welches der jeweils späteste Zeitpunkt im Leben ist, an dem man eingreifen muss, um ein umweltbedingtes Gesundheitsrisiko zu verringern.

Die Exposomwirtschaft

Neben dem medizinischen Gewinn sind das Internet der medizinischen Dinge und die darauf aufbauende Exposomtechnologie natürlich auch ein riesiger Markt, der mittlerweile einen Wert von 137 Milliarden US-Dollar erreicht hat. Ein Schlüssel hierfür war die Miniaturisierung von Chips und Sensoren (also die 5. Kondratjew'sche Welle) bei gleichzeitiger besserer Leistung und vernachlässigbaren Kosten. Passend zur Exposominitiative hat die Europäische Kommission die *Alliance for Internet of Things Innovation* ins Leben gerufen (aioti.eu), unter anderem, um einen freien Datenfluss über nationale Grenzen in der EU zu entwickeln. Parallel wird natürlich die Google-Holding Alphabet ihr Portfolio ergänzen, wie zum Beispiel der Kauf von Fitbit zeigte. Mit Apples HealthKit können Entwickler von Drittanbietern auf Daten der Health-App zugreifen und so mit wenig Aufwand fundierte Gesundheitsanalysen und Fitnesslösungen erstellen. Erfolgreiche Beispiele sind Apps, die sich auf Bewegung, Schlaf, Herzgesundheit und Ernährung konzentrieren und momentan auch dazu dienen, wissenschaftliche Evidenz und Aufschlüsse über prinzipielle Machbarkeit zu liefern. So haben beispielsweise die Apps CareKit und ResearchKit die Detektion von Herzarrhythmien ermöglicht, was mit der Research-App und der Herz- und Bewegungsstudie von Apple verfeinert wird. Hier werden Herzfrequenz- und Bewegungssignale – zum Beispiel Schritttempo und Treppensteigen – mit Krankenhausaufenthalten, Stürzen und Herzgesundheit korreliert, um so ein gesundes Mindestmaß an Bewegung und Herzgesundheit zu fördern. Die

Apple-Hörstudie untersucht Faktoren, die sich auf die Hörgesundheit auswirken, und will verstehen, wie sich die tägliche Schallbelastung auf das Gehör auswirken kann. Basierend auf diesen Pilotstudien werden zukünftige Apps in der Lage sein, von der Smartwatch abgeleitete Sensordaten für wissenschaftliche Studien anonym zu verwenden und im Gegenzug deren Ergebnisse Ihnen als individuellem Nutzer und Ihrer elektronischen Gesundheitsakte als personalisierte Risikoanalyse oder zum Coaching zur Verfügung stellen. Natürlich macht Apple dies nicht aus philanthropischen Gründen, sondern weil das Unternehmen weiß, dass die personalisierte Gesundheitsüberwachung eine der Komponenten der „sechsten Welle" ist. Apple weiß auch, dass es nicht jede Lösung für jedes Problem allein erfinden kann und deshalb kooperieren muss. Andere Entwickler können sich auf die Software konzentrieren, die Hardware und vor allem die Plattform bietet Apple. Es wird schwierig sein, dem in Europa etwas Gleichwertiges entgegenzusetzen. Eine europäische Stärke könnte es jedoch sein, ein größeres Maß an Datensicherheit und Eigentumsrechten an den eigenen Daten zu haben.

Eine wirtschaftlich relevante Frage ist natürlich: Wer zahlt? Momentan ausschließlich Sie als Nutzer. Alle wollen mehr Prävention, aber wie Analysen des Exposoms und die resultierenden gesundheitsrelevanten Leistungen vergütet werden, ist unklar. Der US-amerikanische Versicherer Medicare hat Erstattungen für Fernüberwachung und patientengenerierte Gesundheitsdaten bereits genehmigt und in Versorgungspläne und für Interventionen einbezogen.[8] Auch deutsche Krankenversicherungen signalisieren einen Trend zur Akzeptanz des Internets der medizinischen Dinge, allerdings eher mit zahlreichen selbst gestrickten Lösungen wie Vivy (vivy.com), TK-App, Barmer-App et cetera.

Um die individuelle Wirkung Ihres Exposoms zu analysieren, müssen Sie natürlich ein oder mehrere Wearables tragen. Würden Sie das tun? Und wer trägt dann die Kosten? Immer Sie persönlich – oder sollte sich nicht die Krankenkasse beteiligen, wo es doch um Prävention geht und Sie letztlich der Krankenkasse Geld sparen? Noch ist die Zahl der Nutzer relativ gering. Die Analyse des Exposoms durch Datenerhebung ist für Sie aber erst dann wirklich wertvoll, wenn genügend Daten anderer Personen vorhanden sind. Dass diese Technologie kommt, ist nicht die Frage. Nur die Geschwindigkeit, mit der das geschieht, und ob Sie davon profitieren können, wird entscheidend davon abhängen, wie schnell die kritische Masse erreicht wird und genug Personen diese Innovation übernommen haben, bis sie durch Mund-zu-Mund-Propaganda selbsttragend wird.[9] Diese Art der Werbung und Vermarktung war einmal die Stärke von Apple. So ist auch hier die bewährte Strategie von Apple wiederzuerkennen, so schnell wie möglich Nutzen zu beweisen und zu kommunizieren.[10] Neben diesem Gesundheitsmotiv könnten finanzielle Anreize hinzukommen, zum Beispiel eine Ermäßigung Ihrer Versicherungsprämie oder In-App-Belohnungen. So verwendet etwa Azumio, eine Plattform, die Nahrungsmittelerkennung zur Erfassung des Ernährungsverhaltens einsetzt, die Kryptowährung Lifecoin. Lifecoins werden an Nutzer der App vergeben, die sie dann gegen Geschenkkarten und Produkte eintauschen können.

Vom Exposom zur Prävention

„Es gibt nichts Gutes. Außer man tut es." So sagte es Erich Kästner und zwar genau so: mit zwei Hauptsätzen. Die erste Hürde ist ja, dass überhaupt eine kritische Masse von Nutzern und eine ausreichende Menge relevanter Daten entsteht. Das heißt, es hilft Ihnen möglicherweise wenig, wenn in Asien oder den USA, nicht aber in Deutschland, oder in einer jungen Altersgruppe, aber nicht in Ihrer, viele Nutzer ihre Daten freigeben. Dann werden alle Voraussagen und Tipps weniger präzise sein. Insofern ist Big Data für eine bessere Medizin ein Beispiel für das „Dilemma der öffentlichen Güter". Man will eine effizientere Gesundheitsversorgung, zögert aber, eigene Daten bereitzustellen, und so wird das öffentliche Gut nicht realisiert. Ein anderes Beispiel aus jüngster Zeit ist die Covid-19-Pandemie, eine unstreitige Gesundheitsbedrohung, die aber einige Jüngere und Menschen ohne Vorerkrankung für sich als nicht so bedrohlich empfunden haben und daher weder die Corona-App noch Masken genutzt haben. Daher ist es wichtig, dass

Sie zusammen mit anderen Nutzern kollektive Ziele entwickeln wie zum Beispiel „Wir müssen die Effizienz der Medizin verbessern“ oder „Systemmedizin braucht Big Data und kann nur dann optimal funktionieren, wenn viele ihre Daten bereitstellen.“

Aber nach Überwindung dieser kritischen Masse bedeuten die Daten an sich und das ganze wunderbare Exposom und seine Analysen zunächst nichts. Sie werden erst wertvoll, wenn Sie sie auch nutzen und umsetzen. Es werden oft Lebensstilratschläge sein, wie wir sie jetzt schon kennen. Der große Unterschied wird jedoch sein, dass gegenwärtig jedem alles vorgeschlagen wird, was nur irgendwie im Verdacht steht, gesund zu sein: Jeder soll sich viel bewegen, jeder soll gesund essen, jeder soll ausreichend schlafen und so weiter. Dadurch mögen derartige allgemeine Tipps für Sie persönlich wenig verbindlich erscheinen, nicht mehr als eine Option, an die Sie sich halten können, aber nicht unbedingt müssen. Außerdem empfinden Sie die Lebensstilumstellung, um sich an alles zu halten, vielleicht auch als zu aufwendig.

Der Unterschied bei zukünftigen Lebensstilratschlägen wird sein, dass diese hochgradig individuell sind, und zwar basierend auf allen Ihren persönlichen „omen“, einschließlich ihrem Exposom. Ihnen wird dann eine Rangfolge von Tipps gegeben und einige Tipps vielleicht gar nicht. Haben Sie zum Beispiel keinerlei Disposition für eine schwere Lungenerkrankung, würden weniger Tipps zur Vermeidung von Luftverschmutzung oder Atemwegsinfektionen gegeben. Haben Sie ein extrem hohes Risiko, an Darmkrebs zu erkranken, würden Sie hingegen ständig daran erinnert, viel Ballaststoffe und wenig Fleisch zu essen und rechtzeitig den Termin für eine Darmspiegelung auszumachen. Wenn Sie ein genetisches Risiko für schwerste Spätfolgen von Diabetes haben, würden Sie ständig daran erinnert, sich ausreichend zu bewegen; Ihre Ernährungs-App würde auf Ihren Zuckerkonsum achten und Ihr Gewicht monitoren. Damit werden die Tipps für Sie relevanter und es setzt das ein, was in der Verhaltenstheorie mit Schutzmotivation bezeichnet wird. Sie geht davon aus, dass Ihre Motivation zum Schutz – hier zur gesundheitlichen Vorbeugung – aus einer für Sie persönlich und nicht allgemein wahrgenommenen

Bedrohung und aus dem Wunsch resultiert, negative Folgen für Sie zu vermeiden.[11] Dies wird durch eine Zunahme der wahrgenommenen Schwere einer Bedrohung, der Verletzlichkeit gegenüber dieser Bedrohung und der wahrgenommenen Wirksamkeit der Verhaltensänderung verstärkt. Speziell für IT-Systeme existiert das *Technology Acceptance Model*[12] über wahrgenommene Nützlichkeit und wahrgenommene Benutzerfreundlichkeit. Die wichtigste Frage zu Wearables und Vorsorge generell ist: Was wollen Sie erreichen? Was genau ist Ihr Ziel und wie tragen Wearables und Vorsorge dazu bei, dass Sie es erreichen? Hieran scheitern gegenwärtig die meisten Vorsorgeprogramme, da sie pauschale Angebote machen, die möglicherweise nichts mit Ihren Motiven zu tun haben. Ärzte können hierzu die Technik des *motivational interviewing* (motivierende Gesprächsführung) einsetzen, was gegenwärtig aus Zeitgründen aber nur selten gemacht wird. Apps können dies über clevere Algorithmen und spielerische Interaktionen (Gamification) erreichen. Da aber beim *Internet of Medical Things* einige Ihrer Ziele nicht sofort erreicht werden, wenn zum Beispiel das Ziel „Verbesserung der persönlichen Gesundheit" oder „Länger gesund leben" lautet, können die Auswirkungen erst nach Jahren oder Jahrzehnten beobachtet werden. Eine wirkungsvolle App würde Ihnen dann entweder die Gefahr durch eindeutige genetische Risikoevidenz visualisieren oder Sie dahin lenken, sich auf zeitlich nähere Ziele zu konzentrieren, die aber belegbar im Einklang mit Ihrem langfristigen Ziel stehen und von denen Sie überzeugt sind, dass Sie diese auch erreichen können. In der Psychologie nennt man das Selbstwirksamkeit.[13]

Ihre Daten

Doch einige von Ihnen, liebe Leser, haben sicherlich noch andere Vorbehalte, die sehr ernst genommen werden müssen. Selbst wenn Sie bereit sind, als Pionier mit anderen zusammen Ihre Daten zu teilen, und auch wenn Sie überzeugt sind, dass dies tatsächlich zu Ihrem Wohl geschieht und Sie einen Nutzen aus der Analyse Ihres Exposoms und Ihrer anderen „ome" ziehen können, so bleibt doch die bohrende Frage: „Wie sicher sind eigentlich meine Daten?" Von zentraler Bedeutung für die Teilnahme am Internet der medizinischen Dinge wird für Sie und jeden anderen der Schutz der Privatsphäre sein. Ohne in der Lage zu sein, die Privatsphäre der personalisierten Patientendaten zu garantieren, hätten das Exposom und die dafür notwendigen Selbstverfolgungsmethoden keine Chance. Die entscheidende technische Lösung hierbei wird der Speicherort der Daten sein. Viele aktuelle Datenstrategien basieren auf Cloud-Computing, das heißt auf dem Einsammeln und der Zentralisierung aller Daten in großen Rechenzentren, die zudem oft nicht in Europa sind und sich dadurch einer möglicherweise strengeren Regulation entziehen.

Bis 2025 wird sich – zumindest innerhalb der EU – der Trend zur Datenzentralisierung massiv umkehren: 80 Prozent aller Daten in Smart Devices werden dann beim Nutzer verbleiben können, weil sie dort – also nicht im Zentrum, sondern am Rand (Edge-Computing) – bereits ausreichend verarbeitet werden. Das heißt, Ihre Rohdaten werden dann nie in die Cloud übertragen werden müssen. In einem solchermaßen funktionierenden, sicheren Internet der medizinischen Dinge werden stattdessen aggregierte Daten (Features) von einem oder besser mehreren Nutzern an ausgewählte Verwerter oder Gesundheitsdienstleister weitergegeben und dies mit einem Blockchain-Schutz. Das heißt, jegliche Weitergabe der Daten an einen Ihnen unbekannten Dritten ist ausgeschlossen, da dieser nicht die Blockchain-Freigabe von Ihnen erhalten hat. Dem müssen sich dann auch die maschinellen Lernalgorithmen anpassen. Sie haben nicht mehr den gesamten Datensatz zur Verfügung, sondern nur aggregierte Daten mehrerer Nutzer, aus denen der einzelne aber nicht mehr identifizierbar ist. Dadurch wird die Relevanz einer der größten möglichen Schwachstellen, des Datenschutzes, für das Exposom deutlich geringer.

Finanzielle Anreize

Das *Internet of Medical Things* kann auch dazu beitragen, eines der Hauptprobleme in der Versicherungsbranche, nämlich Informationsasymmetrien, zu mildern. Informationsasymmetrien entstehen, wenn eine Partei über Informationen verfügt, die der anderen Partei fehlen. So ist eine Versicherungsgesellschaft nicht in der Lage, den Gesundheitszustand einer einzelnen Person zu beobachten. In Ländern, in denen eine Krankenversicherung nicht obligatorisch ist, führt dies dazu, dass Versicherungsgesellschaften einen Preis festsetzen, der den durchschnittlichen Versicherungskosten entspricht. Dies wiederum führt zu einer Negativauslese, da nur Personen mit hohen Gesundheitskosten bereit sein werden, eine solche Versicherung abzuschließen. Menschen mit Gesundheitskosten, die niedriger sind als die Versicherungsprämie, werden dagegen dazu nicht bereit sein, da sie für sich eine negative „Rendite“ aus der Versicherung erzielen. Das wird bei der gesetzlichen Krankenversicherung dadurch umgangen, dass sie – bis auf die Ausnahmeregelungen für Privatversicherte – verpflichtend wird. Dadurch finanzieren gesunde Menschen ungesunde mit. Geschieht „ungesund“ zu sein durch schicksalhafte genetische Risiken, folgt dies unserem Werteprinzip einer Solidargemeinschaft. Um ein der Gesundheit dienendes Verhalten zu fördern, wären prinzipiell zwei finanzielle Anreize denkbar: Bonus oder Malus.[14] Allein schon für die Freigabe Ihrer Daten wären Boni denkbar. Ein Malus erscheint mir schwer durchsetzbar, ein Bonus jedoch schon, zumal er auch in unserem gegenwärtigen Versicherungssystem bereits existiert. Bis 2015 war das noch eine „Kann-Leistung“ der Krankenversicherungen. Seitdem ist es jedoch eine „Soll-Leistung“ gegenüber Ihnen als Versichertem. Für Ihre Maßnahmen, einen gesunden Lebensstil einzuhalten, zum Beispiel Sportkurse zu besuchen oder an Raucherentwöhnung und regelmäßigen Gesundheitschecks teilzunehmen, bieten viele Krankenkassen Sachleistungen oder sogar Bonuszahlungen von bis zu mehreren Hundert Euro im Jahr. Gegenwärtig sind alle geförderten Lebensstilmaßnahmen allerdings noch zu pauschal, das heißt *one size fits all,* beziehungsweise jedem wird alles empfohlen. Sobald genügend Ihrer Daten und die vieler anderer Versicherter vorliegen und analysiert wurden, können derartige Zuschüsse oder Boni viel gezielter vergeben werden. Dann wird Ihnen nicht mehr pauschal jede mögliche Gesundheitsmaßnahme empfohlen (und subventioniert), die möglich ist, sondern nur diejenige, die zu Ihrem Risikoprofil passt. Zum Beispiel bekommen Sie einen Bonus, wenn trotz Ihres Diabetes- und Herzinfarktrisikos Ihr Body-Mass-Index und Ihr Blutdruck im Normbereich liegen. Wer hingegen seine Daten nicht freigibt oder durch Eigenverschulden und trotz intensiven Coachings eine ungesunde Lebensweise hat und erkrankt, würde zumindest von Boni ausgeschlossen werden. So würde unser etabliertes Solidarprinzip beibehalten, aber adaptiert werden. Sicherlich wird hierzu Diskussionsbedarf entstehen. Zum Beispiel mögen Sie denken: Wer ungesund lebt, stirbt doch auch früher und kostet das Gesundheitssystem weniger. Allerdings verursacht Rauchen weitaus höhere wirtschaftliche Schäden, als viele annehmen. So belaufen sich die direkten Kosten für Behandlungen, Pflege und Reha sowie die indirekten Kosten für Produktionsausfälle durch Krankschreibungen, Arbeitsunfähigkeit oder Erwerbsminderung jährlich auf 34 Milliarden Euro.[15] Zum anderen könnten Sie denken: Vielleicht haben zwei Versicherte denselben gesunden Lebensstil, einer von beiden betreibt aber Risikosportarten. Oder was ist mit jemandem, der in der Stadt und nicht auf dem Land lebt, oder jemandem, der ständig Auto und nie Fahrrad fährt, oder jemandem, der als Single lebt? Keinem dürften natürlich Gesundheitsleistungen vorenthalten werden, aber ausbleibende Boni aufgrund eines ungesunden Lebensstils könnten einen starken monetären Anreiz bieten, sowohl eigene Daten freizugeben als auch mit gezielten Maßnahmen gesünder zu leben.

Wie auch immer Sie sich entscheiden – Ihre „om“-Daten nur für sich zu behalten oder auch mit Ihrer Krankenversicherung für eventuelle Boni zu teilen –, es stellt sich die Frage, wie Sie von all diesen Daten zu irgendetwas Greifbarem kommen, das Ihnen wirklich nützt, und das nicht nur einmal, sondern während Ihres ganzen Lebens. Wie können aus Ihren Daten und denen von Millionen von Nutzern Schlussfolgerungen gezogen werden, die für Sie persönlich maßgeschneidert relevant werden? Kein Arzt könnte das auch nur für einen einzigen Patienten jemals schaffen, geschweige denn für alle seine Patienten, die er versorgt. Kein Mensch könnte das, aber ...

KAPITEL 15

BIG-DATA-MEDIZIN

Täglich werden pro Minute ungefähr drei Petabyte (in Byte gerechnet wäre das eine Zahl mit einer Drei und 15 Nullen!) Internetdaten generiert. In Anbetracht des Exposoms können viele davon im engeren oder weiteren Sinn als gesundheitsbezogene Daten deklariert werden.[1] Die Analyse gigantischer Datenmengen zum Zwecke individueller Diagnosen ist nur computerbasiert denkbar. Der klassische Ausdruck hierfür ist künstliche Intelligenz und wurde 1956 von John McCarthy auf einer legendären Konferenz am Dartmouth College im US-Bundesstaat New Hampshire eingeführt. Künstliche Intelligenz bedeutet, dass Maschinen das Lernen sowie andere Merkmale der menschlichen Intelligenz simulieren. „Logic Theorist" war das erste Künstliche-Intelligenz-Programm, das in der Lage war, Dutzende mathematische Lehrsätze zu beweisen. Der Grundstein hierfür wurde allerdings schon 20 Jahre vorher durch den britischen Mathematiker Alan Turing gelegt, der bewies, dass ein Rechenmaschinenprogramm in der Lage ist, in einzelne Schritte zerlegte Lernprozesse auszuführen.

Korrekter als der mehr zu Marketingzwecken eingesetzte Begriff künstliche Intelligenz ist daher der Begriff maschinelles Lernen, da es sich nicht um echte Intelligenz im menschlichen Sinne handelt, sondern um Mathematik und Statistik. Schon sehr früh kam ein solches Programm zur medizinischen Anwendung. Anfang der 1970er-Jahre unterstützte das computergestützte Expertensystem MYCIN Ärzte bei der Therapie von Patienten mit Infektionen, indem es das aktuelle Fachwissen durch Formeln, Regeln und eine Wissensdatenbank bündelte.[2] Viele von uns gehen seit 2011 mit maschinellem Lernen im Alltag um: mit Sprachassistenten wie Apples „Siri", der Microsoft-Software „Cortana" und Amazons „Echo", mit dem Sprachdienst „Alexa", mit Spamfiltern für E-Mails, wenn uns im Internet Kaufempfehlungen oder Musiktitel präsentiert werden, oder bei der Gesichtserkennung unseres Fotoprogramms oder bei Facebook.

Der Vorgang, diese Programme zu erstellen, ist im Grunde immer derselbe. Wie in der Schule folgt zunächst ein (maschineller) Lernprozess zu einem Problem oder einer Klasse von Problemen, aufgrund dessen Rechenvorgänge oder Handlungsvorschriften (sogenannte Algorithmen) entwickelt werden, um neue Probleme derselben Art zu lösen. Intelligentes Verhalten wird also eher simuliert. Dabei kann versucht werden, menschliches Denken zu modellieren oder unabhängig davon ein Problem zu lösen. Bei der Kombination von menschlicher Intelligenz und maschinellem Lernen zur sogenannten erweiterten Intelligenz konzentrieren sich die Algorithmen auf eine unterstützende Rolle und sollen dazu dienen, die menschliche Verarbeitung, Wahrnehmung und Arbeit zu verbessern, nicht zu ersetzen. Mittlerweile gibt es mehr als 300.000 Gesundheitsanwendungen in App Stores, wobei täglich mehr als 200 hinzugefügt werden.[3] Derzeit gibt es mindestens eine App für jedes mögliche gesundheitliche Problem, meist jedoch handelt es sich dabei noch eher um Wellness-Apps, wobei die Zahl der Apps zum Gesundheitsmanagement und echter Patientenversorgung schnell zunimmt und mittlerweile 40 Prozent aller gesundheitsbezogenen Apps ausmacht.

Wie funktioniert maschinelles Lernen?

Maschinelles Lernen hat bereits erstaunliche Fähigkeiten bei der Mustererkennung in riesigen Datensätzen bewiesen und löst text-, sprach- oder bildbasierte Klassifizierungs- und Clustering-Probleme perfekt. Die Algorithmen brillieren vor allem bei einer vorher genau definierten einzelnen Aufgabe, zum Beispiel beim Schachspielen, obwohl der eigentliche IQ gleich null ist. Maschinelles Lernen gibt Computern die Fähigkeit, zu lernen, ohne spezifisch programmiert zu werden.[4] Wenn ich ein Programm schreiben möchte, das Katzen auf Fotos erkennen kann, ist maschinelles Lernen ideal, denn wie sollte man Regeln entwerfen, nach denen ein solches Programm arbeiten sollte? Wie kann man eine Katze auf einem Foto erkennen? Also zwei Ohren, zwei Augen, vier Beine und so weiter, aber wie soll man sie eindeutig definieren? Was ist ein Ohr für ein Programm, das nur Pixel auf einem Foto „sieht“? Ein maschineller Lernalgorithmus wird demgegenüber mit Bildern gefüttert, auf denen Katzen zu sehen sind, und am besten manuell von Menschen kommentiert, um sicherzustellen, dass die Bilder, von denen das Programm lernt, auch tatsächlich Katzen enthalten. Je mehr solche kommentierten Bilder der Algorithmus sieht, desto besser wird er darin, auch auf neuen Bildern Katzen zu erkennen. Er wird nicht verstehen, was eine Katze überhaupt ist, aber er wird mit Sicherheit das erkennen, was wir für Katzen auf Fotos halten. Bei komplexeren Algorithmen wie neuronalen Netzwerken und Deep Learning erstellt der Algorithmus seine eigenen Regeln und Strategien ohne jegliche menschliche Hilfe vorweg. Von da an verstehen nicht einmal seine Entwickler, wie er zu einer Schlussfolgerung kommt oder welche Strategie er verwendet, um eine Aufgabe zu lösen. Bei medizinischen Entscheidungen würden wir gern Entscheidungsprozesse oder biologische Erklärungen verstehen. Im Fall von fortgeschrittenen Algorithmen scheint es, dass wir dazu nicht in der Lage sein werden.

Maschinelles Lernen hat viele Untertypen und kombinierte Methoden. Die drei wichtigsten Untertypen sind: überwachtes Lernen, nicht überwachtes Lernen und Lernen durch Verstärkung. Daneben gibt es noch eine vierte, extrem fortgeschrittene Methode, nämlich Deep Learning.

Um die Unterschiede besser zu verstehen, stellen wir uns eine Situation aus Lehrer (Entwickler) und Schüler (Programm) vor. Beim überwachten Lernen weiß der Lehrer, was er dem Schüler beibringen will, gibt die erwartete Antwort vor und das Kind lernt, die Aufgabe zu bewältigen. Es wird verwendet, wenn wir die Aufgabe, die der Algorithmus lernen soll, genau definieren können, basierend auf Daten, die wir bereits haben. Zum Beispiel lernt das Programm anhand eines Datensatzes von medizinischen Aufzeichnungen von Patienten der Gruppe A mit Familiengeschichte, Laborwerten und anderen Details zusammen mit der Diagnose. In einem anderen Satz sind die gleichen Daten von Patienten der Gruppe B, aber ohne deren Diagnose. Ein überwachtes Modell lernt nun von den Patienten der Gruppe A, auch den Patienten in Gruppe B die richtige Diagnose zuzuordnen.

Beim nicht überwachten Lernen beeinflusst der Lehrer nicht, wie das Kind lernt, sondern beobachtet die Schlussfolgerungen, die der Schüler aus der Lösung der Aufgabe zieht. Es ist letztlich wie Lernen ohne einen Lehrer. Wir nehmen von obigem Beispiel die Gruppe B von Patienten mit verschiedenen Datensätzen, aber ohne deren Diagnosen. Das Modell versucht nun, die Patienten anhand ähnlicher Attribute, zum Beispiel anhand von Symptomen, Laborwerten, Alter und Geschlecht, zu gruppieren (zu clustern). Als Ergebnis könnten neue Assoziationen stehen, die wir vorher nicht bemerkt oder in Erwägung gezogen haben. Ein Beispiel sind die Krankheitscluster aus dem *diseasome* (wir sprachen in Kapitel 10 darüber), die uns aufzeigen, dass aufgrund etwa von gemeinsamen Risikogenen Krankheiten zusammengehören, die in verschiedenen Organen Symptome verursachen und von verschiedenen Fachärzten behandelt werden – von denen wir also vorher nicht ihre zugrunde liegenden Gemeinsamkeiten sehen konnten. Wir stellen also am Anfang nur wenige Regeln auf, lassen den Algorithmus von selbst lernen und verändern den Algorithmus auch nicht aufgrund der Ergebnisse.

Beim verstärkenden Lernen weiß der Lehrer, was er dem Kind beibringen will, gibt aber nicht Schritt für Schritt vor, wie der Schüler lernen soll. Stattdessen gibt der Lehrer nur Feedback, nachdem die Aufgabe gelöst wurde, und bittet den Schüler, seine eigene Strategie anhand der Ergebnisse, die der Lehrer belohnt hat, zu entwickeln. Das Modell beginnt zum Beispiel mit der Ausführung der Aufgabe, wobei es nur einige grundlegende Regeln kennt, und nachdem es die Aufgabe erfolgreich oder erfolglos bewältigt hat, greift der Lehrer ein, um es dazu zu bringen, die erfolgreiche Strategie vermehrt anzuwenden. Auf diese Weise kann das Programm seine eigenen Erfahrungen aufbauen, während es die Aufgabe mehr und mehr selbstständig ausführt. Auf eine ähnliche Art und Weise trainieren wir Hunde. Wenn der Hund eine Aufgabe ausführt oder versucht, sie auszuführen, geben wir ihm nur dann ein Leckerli, wenn er sie gut ausgeführt hat.

Beim Deep Learning ist es möglich, sehr viel komplexere Datensätze aus Bildern und Videos zu analysieren, bis hin zu einer Art menschlichem Denken. Es ist mehrschichtig und ahmt nach, wie neuronale Netzwerke im Gehirn arbeiten. Das berühmteste Beispiel für diese Methode ist, wie AlphaZero lernen kann, innerhalb von Stunden der beste Schachspieler oder Gewinner in irgendeinem beliebigen 2-Spieler-Spiel zu werden, indem es Millionen von Spielen gegen sich selbst spielt. Es kennt nur die Grundregeln und die Entwickler lassen es den Algorithmus wissen, wenn ein Spiel gewonnen wurde. Deep Learning hat zwar ähnliche Funktionen wie maschinelles Lernen, hat aber eine besondere Struktur aus mehreren Schichten künstlicher neuronaler Netzwerke, inspiriert vom Netzwerk des menschlichen Gehirns. Der Vorteil ist, dass es komplexere Aufgaben lösen lernen kann, dafür aber mehr Daten und mehr Zeit zum Trainieren braucht, dann aber in der

Lage ist, Bilder, Ton und andere hochdimensionale Daten zu verarbeiten. Ein Beispiel ist ein Modell, das Licht einschaltet, wenn wir das Wort „dunkel" sagen. Ein Deep-Learning-Modell würde mit der Zeit lernen, das Licht einzuschalten, auch wenn wir nur „Ich kann nichts sehen" oder „Hier ist es dunkel" sagen.

Für alle diese Modelle gilt: Je größer der Datensatz war, an dem das Modell gelernt hat, also je mehr Bilder, Texte oder andere Quellen er hat, desto präziser wird die Vorhersage des Algorithmus. Somit ist das Problem der großen „Om"-Datenmengen, die wir bewältigen müssen, gleichzeitig die Lösung. Aufgaben, die sich häufig wiederholen und quantifizierbare Daten beinhalten, profitieren dabei am meisten vom maschinellen Lernen. Einige Beispiele:

Babylon Health hat eine App auf den Markt gebracht, die medizinische Beratung bietet. Sie nutzt die Krankengeschichte des Patienten und allgemeines medizinisches Wissen. Patienten geben ihre Symptome an, die die App mithilfe von Spracherkennung in einer Datenbank von Krankheiten überprüft und für die sie eine Handlungsoption vorschlägt.[5] Das Medizin-Start-up Sense.ly hat mit Molly eine virtuelle Krankenschwester mit einem lächelnden Gesicht und einer angenehmen Stimme. Sie unterstützt Patienten bei der Überwachung ihrer Gesundheit oder dem Krankheitsmanagement zwischen zwei Arztbesuchen.[6] Bei Katastrophen oder Überlastungen von Krankenhäusern wie in einigen Ländern während der Corona-Pandemie 2019 bis 2021 werden Triage-Programme eingesetzt, die vorhersagen können, wie angegriffen beziehungsweise aussichtsreich der Gesundheitszustand eines Patienten ist, um die frühzeitige Identifizierung derjenigen zu unterstützen, die gefährdet sind und ein hohes Risiko aufweisen, beziehungsweise derjenigen, die keine Überlebenschance haben.[7]

Auf maschinellem Lernen basierende Technologien haben bereits bewiesen, dass sie mehrere medizinische Fachgebiete unter anderem dadurch unterstützen, dass sie Diagnosen beschleunigen, Wartezeiten verkürzen, die Arzneimitteltherapie optimieren oder bei der Interpretation bildgebender Verfahren helfen.[8] Alle von der US-amerikanischen

Zulassungsbehörde seit 2016 registrierten, auf maschinellem Lernen basierenden Technologien und Apps sind seit 2020 auf einer frei zugänglichen, ständig aktualisierten Datenbank registriert.[9] Die beiden wichtigsten medizinischen Fachgebiete mit auf maschinellem Lernen basierenden medizinischen Innovationen sind die Radiologie und die Kardiologie mit 72 beziehungsweise 14 Prozent aller Geräte und Algorithmen. Die restlichen Prozent verteilen sich auf Innere Medizin/ Endokrinologie, Neurologie, Augenheilkunde, Notfallmedizin und Onkologie.

Trendsetter Radiologie und Onkologie

Der medizinische Bereich der Radiologie ist also der Trendsetter mit Bildauswertungssoftware. Beispiele sind drei Algorithmen von Arterys Inc., die mit den beiden führenden Geräteanbietern wie Siemens Healthineers AG (Deutschland) und GE Healthcare (USA) verbunden sind: in der Onkologie führen Mammografie-Analysen zur Brustkrebs-Früherkennung, in der Neurologie Bildanalysen zur Schlaganfall- und Blutungserkennung, aber auch Apps zur Erkennung von Schlafstörungen. Notfall-Algorithmen konzentrieren sich auf die Akutversorgung von Patienten mit Verdacht auf Kopf-, Wirbelsäulen-, Handgelenks- und Brustkorbverletzungen. In der Kardiologie werden Apps eingesetzt, um die Pumpeffizienz des Herzens zu beurteilen oder Herzrhythmusstörungen zu erkennen. In der Diabetologie unterstützen Apps das Management des Blutzuckerspiegels und in der Augenheilkunde die Früherkennung diabetischer Schädigungen der Netzhaut des Auges.

Was die Diagnose von Krankheiten auf Basis bildgebender Verfahren betrifft, sind maschinelle Lernalgorithmen vergleichbar gut oder leicht besser als Ärzte.[10] Maschinelle Algorithmen erreichten im Schnitt eine Sensitivität von 87 gegenüber 86 Prozent bei Ärzten und eine Spezifität von 93 im Vergleich zu 91 Prozent bei Ärzten (Sensitivität: bei welchem Prozentsatz erkrankter Patienten die Krankheit erkannt wird; Spezifität: Wahrscheinlichkeit, dass Gesunde auch als gesund erkannt werden). Zudem waren einzelne Algorithmen in der Lage, ein ebenso breites Spektrum von Krankheiten – von Krebs bis Augenerkrankungen – zu erkennen wie verschiedene Fachärzte. Überdies sind Algorithmen selbstlernend und werden jeden Tag, an dem sie genutzt werden, besser. Sie sind schon heute schneller und teilweise präziser als die meisten geschulten Radiologen. Die Analyse von Mammografien zur Brustkrebs-Früherkennung, mikroskopische Analysen sowie Entscheidungen bei Notfällen können Algorithmen schon heute besser als Ärzte. Außerdem sind maschinelle Algorithmen eben wie Maschinen: nie unkonzentriert, nie müde, sie arbeiten rund um die Uhr und sind ständig dabei, gesammelte Erfahrungen zur eigenen Verbesserung zu nutzen. Einziger Haken ist, dass diese Vergleiche bisher nur auf klinischen Studien beruhen, die zurückschauend Bilder und Befunde analysiert haben. Hier sind vorausschauende Studien notwendig, in denen tatsächlich basierend auf den diagnostischen Entscheidungen des Algorithmus beziehungsweise auf denen des Arztes behandelt und analysiert wird, ob die für den Patienten relevanten Ergebnisse tatsächlich besser sind.

In den USA wird mittlerweile für starke Raucher eine Lungenkrebs-Früherkennung empfohlen. Laut der *National Lung Screening Trial*-Studie senkt ein niedrig dosiertes radiologisches Screening die Sterblichkeit am Bronchialkarzinom.[11] Bei einer verdächtigen Aufnahme wird die Diagnose dann mit einer Lungenbiopsie abgeklärt. Das Screening ist aber umstritten, da auch erfahrene Radiologen sich bei der Befundung der Aufnahmen irren können und dies zu einer hohen Zahl an falsch positiven Befunden führt. Das beunruhigt Patienten nicht nur unnötig und verursacht hohe Kosten, sondern ist vor allem gefährlich, da die Lungenbiopsie eine äußerst riskante Untersuchung darstellt. Ein von Google entwickelter Deep-Learning-Algorithmus wurde daher an 42.290 Röntgenaufnahmen von 14.851 Rauchern der *National Lung Screening Trial*-Studie trainiert, darunter 578 Personen (immerhin jeder 25. Raucher), bei denen per Biopsie der Verdacht Lungenkrebs bestätigt wurde. Während der Radiologe zwischen circa 100 zweidimensionalen Schichtaufnahmen wechseln kann, überprüft die Software zusätzlich den dreidimensionalen Raum und dies Pixel für Pixel. Wie immer beim maschinellen Lernen wurde die Software zunächst an einer Zufallsstichprobe geschult, dann erfolgte die „Lernkontrolle" (*tuning*) an einer zweiten unabhängigen Stichprobe und schließlich kam der Härtetest der diagnostischen Zuverlässigkeit in einem dritten Testset, das die Software noch nicht gesehen hatte. Die Software erzielte eine Sensitivität von 95 und eine Spezifität von 81 Prozent; sechs erfahrene Radiologen nur von 90 beziehungsweise 70 Prozent. Dies bedeutet, dass die Software fünf Prozent mehr Fälle von Lungenkrebs erkennt und zwölf Prozent weniger falsch positive Ergebnisse liefert und damit weniger unnötige, gefährliche Lungenbiopsien veranlasst. Eine derartige Software ist also ideal geeignet, um das Screening ohne Personaleinsatz durchzuführen und lediglich verdächtige Befunde durch Ärzte prüfen zu lassen und dem Arzt eine Entscheidungshilfe für oder gegen eine Biopsie zu liefern. Da auch diese Studie lediglich zurückblickend Daten analysiert hat, muss nun abgewartet werden, ob der Ansatz „Deep Learning + Arzt" im Vergleich mit dem bisherigen Verfahren „Nur Arzt" Rauchern auch in einer vorausschauenden, randomisierten Studie Vorteile bietet und Lebenszeit verlängert – denn darauf kommt es ja letztlich an.

Brustkrebs ist der häufigste Krebs bei Frauen. Zur Früherkennung wird die Mammografie eingesetzt, die nicht nur unangenehm, sondern auch für den Befunder extrem anstrengend ist, weswegen es leicht zu Fehlern kommen kann. Google Health hat daher einen maschinellen Lernalgorithmus entwickelt, der Brustkrebs zuverlässiger erkennt als sechs erfahrene Radiologen zusammen und sowohl die Zahl der falsch positiven als auch der falsch negativen Befunde senkt.[12] Als Hilfsmittel könnte er die Arbeitsbelastung von Radiologen um 88 Prozent senken. Nach einer Lernphase, in der die korrekten Diagnosen zu den Aufnahmen genannt wurden, entwickelte die Software ihre eigenen Strategien zur Diagnose und überprüfte diese regelmäßig. Google Health testete 29.000 Frauen. Sowohl die Zahl der falsch positiven Befunde als auch der falsch negativen Befunde war niedriger als bei der ärztlichen Befundung, das heißt, Google Health erkennt Brustkrebsfälle rechtzeitiger und senkt die Zahl unnötiger Biopsien und sorgt für weniger Beunruhigung von Frauen. Auch war die Software achtmal schneller, sodass die Frauen weniger lang auf das Ergebnis warten müssen. Der Nachteil der Software ist, dass sie nur mitteilt, dass sie etwas entdeckt hat, aber nicht wo – noch nicht.

Um Blutkrebs (Leukämie) zu diagnostizieren, werden Blutausstriche gefärbt und mikroskopisch von Fachpersonal kategorisiert, um insbesondere Vorläuferzellen der weißen Blutkörperchen, die normalerweise nur im Knochenmark zu finden sind, zu identifizieren. Ein neuronales Deep-Learning-Netzwerk, das mit fast 20.000 Einzelbildern trainiert wurde, konnte dies anschließend an Blutausstrichen von 100 Patienten selbstständig ausführen und tat dies mindestens genauso gut wie das Fachpersonal.[13] Ein anderer, immer häufiger eingesetzter Bluttest ist die sogenannte Flüssigbiopsie. Sie erkennt im Blut befindliche DNA, die aus zerfallenden Krebszellen stammt.[14] Die Studie wurde an 2.482 Patienten mit einer bekannten, aber noch nicht behandelten Krebserkrankung und 4.207 Personen ohne bekannte Krebserkrankung durchgeführt. 50 verschiedene Krebserkrankungen wurden mit einer Falsch-Positiv-Rate von nur einem Prozent erkannt. Die Sensitivität, also der Anteil der richtig positiv erkannten Krebserkrankungen, lag allerdings nur bei 67 Prozent, stieg aber mit Fortschreiten der Erkrankung.

Den größten Nutzen hätte eine Flüssigbiopsie in frühen Stadien, wenn eine rechtzeitig eingeleitete Behandlung am ehesten Leben retten kann. Dies wird in der SUMMIT-Studie an 50.000 langjährigen Tabakrauchern untersucht. Eine andere Art der Flüssigbiopsie der Firma SomaLogic weist nicht DNA, sondern im Blut befindliche Proteine nach, anhand deren elf häufige Gesundheitsstörungen vorhergesagt werden können.[15] Während Gene die Veranlagung zu Erkrankungen bestimmen, könnten Proteine zeigen, ob tatsächlich eine Erkrankung bevorsteht oder eingetreten ist. Die Firma Grail schließlich kündigte im Jahr 2020 spektakulär einen Bluttest an, der 20 Krebsarten früh erkennt und dies mit einer sehr niedrigen Falsch-Positiv-Rate (Spezifität 99 Prozent), die bei vielen anderen Tests noch das Problem war. Wenn Krebs entdeckt wurde, identifizierte der Test auch in 97 Prozent der Fälle, wo sich der Krebs im Körper (dem Ursprungsgewebe) befand. Am präzisesten war der Test für zwölf besonders tödliche Krebsarten: Anal, Blase, Darm, Speiseröhre, Kopf und Hals, Leber und Gallengang, Lunge, Lymphom, Eierstock, Bauchspeicheldrüse, Plasmazellen und Magen.[16]

Maschinelles Lernen durchdringt die gesamte Medizin

Zwar waren Radiologie und Onkologie die Trendsetter, was die Testung und Nutzung von maschinellem Lernen betrifft, doch durchdringt maschinelles Lernen nach und nach die gesamte Medizin, zum Beispiel die Dermatologie, Kardiologie, Augenheilkunde und Kinderheilkunde.

In der Dermatologie kann ein übersehener schwarzer Hautkrebs (Melanom) für einen Patienten den Tod bedeuten. Eine Software hat nun gelernt, zwischen einem atypischen, aber gutartigen Muttermal und einem Melanom zu unterscheiden. Die Software wurde an der *International Skin Imaging Collaboration*, einer allgemein zugänglichen Datenbank mit Bildern von 2.169 gesicherten Melanomen und 18.566 Muttermalen, geschult und trat dann in einen Wettbewerb mit 157 Dermatologen aus zwölf deutschen Universitäts-Hautkliniken.[17] Ärzten und der Software wurden jeweils 100 Bilder, darunter 20 Melanome und 80 Muttermale, vorgelegt, um zu entscheiden, ob wegen Verdachts auf ein Melanom eine Biopsie durchgeführt werden soll. Die Dermatologen erreichten im Mittel eine Sensitivität von 74 und eine Spezifität von 60 Prozent. Die Software erreichte bei derselben Sensitivität eine Spezifität von 87 Prozent, würde also viele falsch positive Ergebnisse vermeiden, bei der Muttermale unnötigerweise biopsiert würden. Nur sechs von 100 Dermatologen waren der Software überlegen, 14 ebenbürtig, die übrigen 136 waren unterlegen. Die App kann natürlich keinen Facharzt für Dermatologie ersetzen, der bei einer körperlichen

Untersuchung zwischen mehr als 100 möglichen Diagnosen unterscheiden können muss – einige davon sehr selten, einige auf einem Bild kaum zu erkennen. Bei der spezifischen Fragestellung, ob bei einer verdächtigen Hautveränderung eine Biopsie durchgeführt werden sollte, wird eine solche Software dennoch offensichtlich in Zukunft eine Rolle spielen. Ob dies auch Patienten mit ihrem Smartphone eines Tages selbst testen können, muss noch in einer klinischen Studie untersucht werden.

Das Risiko für eine Herz-Kreislauf-Erkrankung wird gegenwärtig nach den Leitlinien kardiologischer Fachgesellschaften ermittelt, die sich dabei allerdings auf nur wenige Faktoren beschränkt. In den USA wird der Risiko-Index der *American Heart Association* und des *American College of Cardiology* verwendet, in Deutschland der PROCAM-Score.[18] Hierbei werden Alter, Cholesterolwerte, Fette, Blutdruck, Rauchen (jetzt oder im letzten Jahr), Diabetes und Herzinfarkt in der Familie (Vater, Mutter, Geschwister, Kind) abgefragt. Maschinelles Lernen erlaubt eine breitere Analyse, die mehr Aspekte der menschlichen Gesundheit einbezieht. Vier unterschiedliche Algorithmen wurden auf die Daten der *Clinical Practice Research Datalink* angewendet, die die Daten von fast 700 Familienpraxen in Großbritannien speichert. Zunächst wurden die Algorithmen anhand der Daten von 295.267 Patienten trainiert. Die dabei erlernte Risikoprognose wurde an 82.989 anderen Patienten überprüft. Alle vier Algorithmen waren dem Score der *American Heart Association* und des *American College of Cardiology* überlegen. Das beste Ergebnis erzielte einer der Algorithmen, ein neuronales Netzwerk: Es sagte 7,6 Prozent mehr Herz-Kreislauf-Ereignisse korrekt voraus und senkte gleichzeitig die Zahl der falschen Alarme um zwei Prozent. Damit wären 355 mehr Patienten behandelt worden, die anders unbehandelt geblieben waren. Wie die Algorithmen zu ihren Entscheidungen gekommen sind, bleibt jedoch im Dunkel. Methoden zur nachträglichen Identifizierung der ausschlaggebenden Daten und Werte werden noch entwickelt.[19]

Die Hornhaut im Auge besteht aus lebenden Zellen. Sterben diese ab, trübt sich die Hornhaut. Vor Hornhauttransplantationen und um

Hornhauterkrankungen rechtzeitig zu diagnostizieren, werden in mikroskopischen Aufnahmen die Zellen von Hand gezählt. Das Verfahren braucht mehrere Minuten pro Bild und die Grenzen zwischen den Zellen sind nur sehr schwer zu erkennen, was nur wenige Experten können. Die selbstlernende Software U-Net, ein neuronales Netzwerk, kann diese Aufgabe nun übernehmen.[20] Im Rahmen der Studie wurden 385 Mikroskopbilder gesunder und kranker Augen ausgewertet. Obwohl die Bilder stark in der Qualität variierten, kamen die automatisierte Bildanalyse und die „von Hand" gezählten Messwerte meist zum gleichen Ergebnis, U-Net aber innerhalb weniger Sekunden. Zusätzlich wurden nahezu alle nicht auswertbaren Bilder als solche markiert. Ein weitergehendes Diagnoseprogramm, das circa 50 augenärztliche Krankheitsbilder diagnostizieren kann, entwickelt die britische Google-Tochter DeepMind. Ein Prototyp hat bereits die Zulassung in den USA und scannt die Netzhaut von Diabetikern. Und auch Roche hat eine ähnliche Software entwickelt.[21]

Relativ weit in das Kompetenzfeld eines Facharztes geht ein maschinelles Lernprogramm, das eine Reihe von Erkrankungen bei Kindern diagnostizieren kann. Die Software lernte anhand der elektronischen Krankenakten von 567.498 kinderärztlichen Patienten mit über hundert Millionen verschiedenen Informationen.[22] Zum Vergleich: Ein Kinderarzt hat im Verlauf seines gesamten Berufslebens Kontakt zu vielleicht einigen Tausend Patienten. Zunächst sollte das Programm nur feststellen, welche Organsysteme betroffen waren, also zum Beispiel Magen-Darm, Lunge, Nervensystem und so weiter, und danach spezifische Diagnosen stellen, zum Beispiel Asthma, Pfeiffersches Drüsenfieber, 3-Tage-Fieber, Influenza, Windpocken. Wie sie das machte, blieb unklar. Danach ging die Software in einen Wettbewerb mit Kinderärzten, solchen mit weniger als acht Jahren Berufserfahrung und erfahreneren Kollegen, um 11.926 Patienten zu diagnostizieren. Verglichen mit Nachwuchsärzten war die Software treffsicherer, sowohl bei häufigen Erkrankungen wie Influenza, aber auch bei gefährlichen oder lebensbedrohlichen Erkrankungen wie einem akuten Asthmaanfall oder einer Meningitis. Insofern lässt sich die Software in jedem Fall zur Triage von kinderärztlichen Patienten in eiligen und weniger eiligen Fällen einsetzen.

Apple Watch und Smartphone

Vorhofflimmern nimmt stark zu und ist ein Risiko für schwerwiegende Herzerkrankungen wie Herzversagen und Herzinfarkt sowie Schlaganfälle.[23] Ein professionelles, aber nur zehn Sekunden dauerndes EKG mit zwölf Ableitungen wie in der gegenwärtigen klinischen Praxis verpasst wahrscheinlich ein mögliches Vorhofflimmern, wenn es in diesem Moment gerade nicht vorkam. Unentdecktes Vorhofflimmern ist daher häufig und die wenigen effektiven, kontinuierlichen Screening-Methoden sind zeit- und ressourcenintensiv.[24] Neuartige und benutzerfreundliche Wearables wie die Apple Watch haben tragbare EKG-Technologie zur Erkennung des Herzrhythmus und zur Unterstützung bei der Entdeckung von Vorhofflimmern ermöglicht.[25] In der von Apple gesponserten *Apple Heart Study*[26] wurden innerhalb von acht Monaten etwa 419.000 Teilnehmer, die ein iPhone und eine Apple Watch besaßen, über eine App rekrutiert. Die meisten Teilnehmer waren jünger als 40 Jahre und nur sechs Prozent 65 Jahre oder älter. Nicht gerade das ideale Altersprofil für eine Studie über Vorhofflimmern. Irreguläre Rhythmen wurden zunächst durch den optischen Sensor der Uhr identifiziert und durch einen Algorithmus interpretiert. Bei 0,5 Prozent der Teilnehmer wurden Rhythmusmuster erkannt, die auf Vorhofflimmern hindeuteten, was zu einer konventionelleren Überwachung mit einem per Post versandten EKG-Patch[27] führte. Bei etwas mehr als einem Drittel der Teilnehmer, die das Pflaster zurückschickten, wurde tatsächlich Vorhofflimmern dokumentiert. Die wichtigste Botschaft der Studie liegt nicht in der Technologie selbst, die sich schnell weiterentwickeln wird, sondern im konzeptionellen Übergang eines Fitnessmonitors zu einem ernst zu nehmenden medizinischen Gerät, das gesundheitliche Risiken detektiert und weitergehende Untersuchungen und Behandlungen initiiert. Wir werden immer mehr tragbare, implantierbare und sogar einnehmbare Geräte zur Erkennung, Überwachung und Behandlung von Krankheiten sehen.[28] Einfach zu bedienende, tragbare Geräte werden die medizinische Forschung erleichtern und die Erhebung unmittelbarer, bisher nicht zugänglicher Gesundheitsdaten ermöglichen. Zudem ist sie ein Beispiel für den umgekehrten Entwicklungsablauf – nicht mehr linear von Grundlagen zu Vorklinik zu klinischer Studie und dann Patient beziehungsweise Verbraucher, sondern mit Verbraucher oder Patient als direktem und zentralem Interaktionspartner in allen Phasen der Forschung und Entwicklung (siehe auch Abbildung 38).

Erhöhter Blutdruck kann permanent auftreten, aber auch nur bei bestimmten Anlässen wie Stresssituationen oder nur nachts. Praktisch wäre es also, ihn immer mal wieder zwischendurch messen zu können. Aber die Wenigsten werden ständig ein Blutdruckmessgerät bei sich haben. Mit der OptiBP-Smartphone-App wird dies in Zukunft möglich sein.[29] Sie wurde im Vergleich mit dem Goldstandard, der Blutdruckmessung beim Arzt mit Stethoskop, geprüft. Durch Verbesserung der Optik und Rechenleistung von Smartphones kann durch die Analyse des Pulses in der Fingerspitze nicht nur die Sauerstoffsättigung, sondern bald auch der Blutdruck relativ präzise geschätzt werden. Trainiert wurde der Algorithmus zur Pulswellenanalyse, indem die optischen Signale an den Fingerspitzen von 51 Patienten über ein Smartphone gesammelt wurden, während gleichzeitig der Blutdruck gemessen wurde. Anschließend sagte die Smartphone-App bei 50 anderen Teilnehmern den Blutdruck um lediglich ein mmHg niedriger voraus. Diese Methode könnte auch in solchen Ländern von Vorteil sein, in denen das Einkommen niedrig und die gesundheitliche Versorgung schlecht sind, aber Smartphones sehr verbreitet sind und so mobile Gesundheitsdiagnostik (mHealth) ermöglichen.

Fast schon unglaublich klingt eine weitere Studie, die den Blutdruck auch per Smartphone messen konnte, hier aber basierend auf einem zweiminütigen Selfie-Video.[30] Diese Technologie zeichnet den Blutfluss im Gesicht mit einer Standard-Smartphone-Videokamera auf und fängt dabei Licht ein, das vom Hämoglobin der roten Blutkörperchen unter der Haut reflektiert wird. Diese Reflektion korreliert mit den pulsierenden Arterien unter der Haut, die wiederum mit dem Blutdruck korrelieren. Ein maschineller Lernalgorithmus wurde an Selfie-Videos von 1.126 Erwachsenen trainiert und in einer separaten Gruppe von 202 Erwachsenen getestet. Verglichen mit einem kontinuierlichen Standard-Blutdruckmonitoring lag die Genauigkeit bei circa 95 Prozent. Die Studie umfasste in diesem Fall allerdings nur Erwachsene mit normalem Blutdruck. Ob die Technik zu hohen oder zu niedrigen Blutdruck erkennen kann, ist daher noch offen. Auch ist die Abhängigkeit von der Hautfarbe unklar. Dennoch eröffnet diese Technik eine weitere potenzielle mHealth-Möglichkeit zur regelmäßigen und bequemen Blutdrucküberwachung.

Maschinelles Lernen überwindet Wohlstandsgefälle

Gebärmutterhalskrebs hat in den letzten 30 Jahren zugenommen und ist in Deutschland der vierthäufigste Krebs bei Frauen. Durch frühes Screening kommen hier allerdings invasive Karzinome beziehungsweise deren Vorläufer seltener vor als zum Beispiel in Ländern mit schlechteren Früherkennungsmöglichkeiten. Wenn dort kein zellbasiertes mikroskopisches Screening zur Verfügung steht, wird der Gebärmutterhals von einem Nichtarzt fotografiert und diese Aufnahmen werden einem Arzt zur Interpretation vorgelegt. Bei einer in Costa Rica durchgeführten Studie wurden 60.000 solcher Gebärmutterhalsbilder von mehr als 9.400 Frauen digitalisiert und automatisiert ausgewertet. Dabei wurden Krebsvorstufen mit einer größeren Genauigkeit entdeckt als durch einen Arzt.[31] Die Sensitivität war sogar besser als bei den in Europa ebenfalls gebräuchlichen mikroskopischen Untersuchungen eines Zellabstrichs, die in Deutschland aber mittlerweile noch durch eine Untersuchung auf eine Infektion mit den krebsauslösenden Papillomaviren ergänzt werden. Für Länder mit geringeren Früherkennungsstandards bietet die durch maschinelles Lernen unterstützte Untersuchung den Vorteil, dass der Schulungsaufwand gering ist und lediglich ein Mobiltelefon oder eine einfache Kamera benutzt werden kann. Dieses Beispiel zeigt, dass der Einsatz von maschinellem Lernen die Auswirkung von Wohlstandsgefällen zumindest für die Gesundheitsvorsorge überwinden helfen kann.

Das Erkennen einer Tuberkulose auf einem Röntgenbild des Brustkorbs ist auch für erfahrene Radiologen schwierig. Die zwei neuronalen Netzwerke AlexNet und das von Google mitentwickelte GoogLeNet, beides Varianten des klassischen maschinellen Lernens, wurden in einer zurückschauenden Studie auf 1.007 Röntgenaufnahmen angewendet.[32] Mit 685 Bildern lernte die Software, bei weiteren 172 Bildern wurden Vorhersagen geübt und diese Fähigkeit wurde abschließend an weiteren 150 Bildern getestet. Wenn beide Algorithmen kombiniert wurden, betrug die Sensitivität 97 und die Spezifität 95 Prozent. In knapp zehn Prozent der Fälle (13 von 150) stimmten die Ergebnisse von AlexNet und GoogLeNet jedoch nicht überein. Hier wurde dann ein erfahrener Radiologe hinzugezogen, der diese Streitfälle lösen konnte und die richtige Diagnose stellte. Diese Strategie, in der zunächst die beiden künstlichen neuronalen Netzwerke befunden und dann ein Radiologe nur noch die verbleibenden zehn Prozent strittiger Bilder auswertet, steigert zwar nicht weiter die Sensitivität, aber die Spezifität auf ideale 100 Prozent, es gibt also keine falsch positiven Ergebnisse und insgesamt ein nahezu perfektes Ergebnis. In Ländern mit hoher Tuberkulose-Inzidenz wie Indien, Indonesien, Philippinen und Pakistan, in denen es häufig auch an ausgebildeten Radiologen fehlt, sollte diese Hybriddiagnostik – neuronale Netzwerke für 90 Prozent der Aufnahmen und ein erfahrener Radiologe für die verbleibenden zehn Prozent – sowohl Machbarkeit als auch Präzision erhöhen. Aber auch Radiologen in Industrieländern würden davon profitieren, sich von der Software unterstützen zu lassen, da die Tuberkulose in diesen Ländern eine seltene Diagnose geworden ist und es demzufolge an Erfahrung fehlt, sie zu erkennen. Zudem kann eine solche Software bei denselben Aufnahmen auch für andere Diagnosen, beispielsweise Rippenfellergüsse, Herzvergrößerungen und verdächtige Lymphknoten, angewendet werden.

Das neue Arzt-Patient-Verhältnis

Der Wandel vom alleine entscheidenden Arzt zu maschinellen Algorithmen als erster Instanz betrifft nicht nur jeden Arzt hinsichtlich Diagnose und Entscheidungsfindung, sondern auch die Rolle des Patienten, seine Beziehung zum Behandelnden und das Gesundheitssystem insgesamt. Werden Digitalisierung und maschinelle Lernalgorithmen dem Arzt Superkräfte geben oder ihn teilweise überflüssig machen (siehe Abbildung 35)? Musste 2021 ein Patient noch ausschließlich auf die individuelle Kompetenz und Erfahrung des ihn behandelnden Arztes bauen, unterstützen ihn 2031 seine elektronische Gesundheits- beziehungsweise Patientenakte, medizinische Datenbanken, maschinelle Lernalgorithmen und er ist beim Arztbesuch bereits vordiagnos-

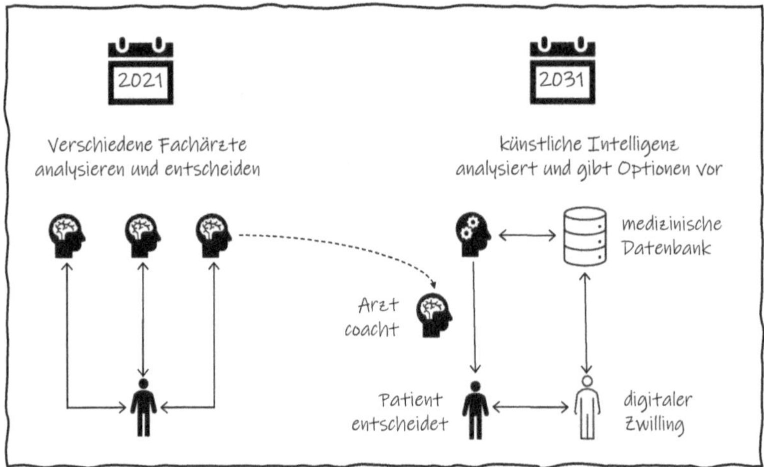

Abb. 35: Veränderung des Arzt-Patient-Verhältnisses von 2021 (links) bis 2031 (rechts). Ging ein Patient 2021 für jedes Organsymptom zu einem anderen Facharzt, wird 2031 ein Patient im Dialog mit seiner persönlichen Gesundheitsakte stehen und so einen digitalen Zwilling seiner selbst erzeugen, der wiederum im Dialog mit einer medizinischen Datenbank steht. Bei Beschwerden wird er durch maschinelle Lernalgorithmen (Kopf mit Zahnrädern) bereits vordiagnostiziert und ein Team von Gesundheitsdienstleistern berät und coacht ihn bei mehreren Optionen zu einer für ihn passenden Entscheidung.

tiziert. Diagnose, Behandlung und deren Erfolg werden wiederum in einer medizinischen Datenbank registriert, helfen dadurch anderen Patienten und aktualisieren den digitalen Zwilling des Patienten.

Letztendlich wird Digitalisierung unser Gesundheitssystem effizienter und schneller machen, menschliches Versagen reduzieren und insgesamt bessere Ergebnisse für den Patienten erzielen, egal wo und von wem er behandelt wird – also auch an Orten, die nicht über die Ressourcen eines Universitätsklinikums verfügen, beispielsweise in einer ländlichen Klinik oder bei einem weniger erfahrenen Arzt bis hin zu einem Ersthelfer. Dass maschinelle Lernalgorithmen dabei assistieren, fundiertere klinische Entscheidungen zu treffen, oder diese gar selber treffen, kann ich mir noch vorstellen. Ob Roboter oder Maschinen einmal selbstständig operieren werden, kann ich mir für die nahe Zukunft noch nicht vorstellen. In einer S-Bahn ohne Zugführer fahren wir heute schon. Würden Sie in einem Flugzeug ohne menschlichen Piloten fliegen? Eher noch nicht. Das heißt, es wird weiter Grenzen geben, die sich aber immer weiter verschieben werden.

Algorithmen machen Fehler, Ärzte auch

Ärzte machen Fehler. Was aber ist, wenn ein Deep-Learning-Algorithmus eine Diagnose verfehlt, der Arzt diese übernimmt und der Patient unter den Folgen dieser Fehler leidet? Was ist, wenn ein autonomer Operationsroboter einen Patienten während eines Eingriffs verletzt? Auch die Akzeptanz der Eltern könnte ein Hindernis sein: Wollen Eltern lieber einen Computer als einen Arzt über die Behandlung ihres Kindes entscheiden lassen? Wer wird in Zukunft haftbar gemacht werden, wenn Roboter und maschinelle Algorithmen, die autonom handeln, Patienten schädigen? Der derzeitige Konsens ist, dass der medizinische Fachmann haftbar gemacht werden kann, wenn er eine Intervention, also auch eine App, außerhalb der Zulassung (*off-label use*) oder trotz erheblicher fachlicher Zweifel an der Validität anwendet. In allen anderen Fällen fällt die Haftung auf die Ersteller und die dahinterstehenden Unternehmen zurück. Wir werden viel

Zeit brauchen, um einem autonomen Auto zu vertrauen, nachdem wir uns davon überzeugt haben, wie es in uns bekannten Situationen reagiert oder dass es in einem Notfall ähnliche Entscheidungen trifft wie wir. Folglich wird es nicht nur für Patienten, sondern auch für Mediziner noch mehr Zeit brauchen, um maschinellen Algorithmen bei medizinischen Diagnosen oder Entscheidungen zu vertrauen.

Eine weitere häufige ärztliche Fehlerquelle ist die Verschreibung von Rezepten. So passieren in England jedes Jahr mehr als 237 Millionen Medikationsfehler.[33] Ähnliche Daten existieren aus den USA und anderen Ländern der Europäischen Union. Da in Deutschland Rezepte bislang in Papierform ausgestellt werden, fehlt eine solche Möglichkeit zur digitalen Analyse und Rückverfolgung; es spricht jedoch nichts dafür, dass die Zahlen in Deutschland anders sind. In England mit seinen 55 Millionen Einwohnern verursachen diese Fehler – konservativ gerechnet – einen jährlichen Schaden von mindestens 107 Millionen Euro und fordern mehr als 1.700 Menschenleben. *Worst-Case*-Schätzungen gehen jedoch von bis zu 1,75 Milliarden Euro Schaden und 22.303 Menschenleben pro Jahr aus.

Etwa die Hälfte der Fehler passiert bei der Verabreichung und ein Viertel bei der Verschreibung des Rezepts. In räumlicher Hinsicht passiert die Hälfte der Fehler stationär (also in Pflegeheimen und Kliniken) und zur anderen Hälfte im ambulanten Bereich. Schaut man sich die Verteilung der Schwere der Fälle an, ist jedoch der ambulante Bereich das Hauptproblem: Drei Viertel aller Medikationsfehler sind eher geringfügig, etwa ein Viertel mäßig ernst und nur zwei Prozent können ernsthafte Schäden verursachen. Rund ein Drittel dieser ernsthaften, potenziell tödlichen Medikationsfehler, die zum Beispiel zu einer Krankenhauseinweisung führen, werden von niedergelassenen Ärzten verursacht.

Die beiden am häufigsten fehlverordneten Arzneimittelgruppen sind antientzündliche Schmerzmittel wie Acetylsalicylsäure und sogenannte Blutverdünner, die beide tödliche Magen-Darm-Blutungen verursachen können. Weitere Arzneimittel, bei denen häufig Fehler gemacht werden, sind solche zur Behandlung von Epilepsie, Entwässerungsmittel, kortisonhaltige Asthmasprays und Mittel bei Herzrhythmusstörungen.

Wo liegen die Hürden?

Es dauert länger als in anderen Branchen, bis maschinelles Lernen im Gesundheitswesen eingesetzt wird, weil so viel auf dem Spiel steht. Wenn Amazon einen neuen Algorithmus ausprobiert, der nicht funktioniert, könnte das Unternehmen Geld verlieren. Im Gesundheitsbereich könnten Menschen sterben.

Eines der potenziellen Hindernisse bei der Einführung kann die unter Medizinern weitverbreitete Angst sein, dass Algorithmen sie ersetzen werden. Aufgaben im Rahmen dieser Berufe, die sich hochgradig wiederholen und datenbasiert sind, werden wahrscheinlich stark von der Automatisierung betroffen sein. Maschinelles Lernen bietet jedoch die Möglichkeit, dass andere Attribute des Arztberufs, die in den fallzahlorientierten Jahren stark in den Hintergrund gerückt sind, wieder in den Vordergrund rücken können: der menschliche Kontakt, das Einfühlungsvermögen und die mitfühlende Pflege; Attribute, die durch eine Programmiersprache fast unmöglich nachgeahmt werden können. Diejenigen Mediziner, die maschinelles Lernen nutzen, werden diejenigen verdrängen, die dies nicht tun. Die Debatte sollte sich also nicht darum drehen, ob maschinelles Lernen den menschlichen Faktor oder die Kunst der Medizin eliminiert, sondern darum, was wir tun sollten, um Synergien zwischen beidem dahingehend zu erzeugen, den Arztberuf kreativer zu gestalten, sodass Ärzte mehr Zeit mit den Patienten verbringen können als jemals zuvor.

Drohen Arbeitsplatzverluste? Wenn sich Aufgaben bisher vor allem darauf beschränkt haben, Informationen weiterzuleiten und gut strukturierte, überprüfbare Fragen zu beantworten, sollten diese wahrscheinlich automatisiert werden. Die meisten ärztlichen und pflegerischen Aufgaben und Patientenbedürfnisse erfordern jedoch viel mehr Anpassungs-, Problemlösungs- und Kommunikationsfähigkeiten, als ein Computer je wird aufbringen können. Für diese Aufgaben ist gegenwärtig aufgrund von Routinetätigkeiten zu wenig Zeit – zukünftig wird dies anders sein. Ärzte und Pfleger werden viel mehr Zeit haben, sich um ihre Patienten zu kümmern.

Die Angst vor Arbeitsplatzverlusten aufgrund von Automatisierung ist daher wahrscheinlich übertrieben, aber die fortschreitende Technologie wird mit ziemlicher Sicherheit die Rollen verändern. Eine denkbare Zukunft könnte Routineaufgaben wie das Überprüfen der Vitalfunktionen des Patienten (insbesondere mit Selbstüberwachungsgeräten), das Sammeln von Laborproben, das Vorbereiten von Medikamenten für die Abholung, Dokumentation, das Ausfüllen von Formularen, das Planen von Terminen, das Abfragen von Standardfragen bei der Aufnahme eines Patienten und das Erstellen von Routinediagnosen eliminieren. Anstelle des Abbaus von Arbeitsplätzen entstehen Produktivitätsgewinne, wobei der Arbeitskräftebedarf an anderer Stelle steigt, beispielsweise in den Bereichen Kommunikation, menschlicher Kontakt, Software und Technik, Support und damit verbundene Dienstleistungen. Einige Verschiebungsprozesse können unangenehm und teuer sein, da Arbeitnehmer kostspielig umverteilt und umgeschult werden müssen. Dies kann insbesondere dann schwierig sein, wenn zwischen neuen Technologien und deren Anforderungen und den Fähigkeiten der Belegschaft ein Missverhältnis besteht.

Anhand der kinderärztlichen Software lässt sich zeigen, dass medizinische maschinelle Algorithmen bislang meist im Ausland entwickelt wurden. Dies bedingt andere Krankheitsprävalenzen (zum Beispiel kommt die in China häufige Hand-Fuß-Mund-Krankheit in Mitteleuropa deutlich seltener vor) und Basisparameter (häufige Hautfarbe, Augenform, Haarfarbe). Eine Software müsste daher an nationalen Datensätzen erneut trainiert beziehungsweise validiert werden. Angesichts der uneinheitlichen und oft noch nicht digitalen Patientenakten würde dies hierzulande häufig scheitern. Anstatt jedoch maschinelle Lernsysteme für jedes einzelne Krankenhaussystem und für jede Krankheit zu trainieren, werden sich langfristig Algorithmen durchsetzen, die sich leicht an neue Umgebungen und unterschiedliche Krankheiten anpassen.

Diese Vision von maschinellem Lernen ist noch weit entfernt vom derzeitigen Einsatz simpler elektronischer Krankenakten oder gar Karteikartensystemen in Arztpraxen. Für die Implementierung von maschinellem Lernen gibt es zahlreiche Hindernisse in der täglichen klinischen Praxis.[34] Dazu gehören Fragen zur Transparenz rund um diese Softwareprogramme und zur Datensicherheit. Eine weiterentwickelte Form des maschinellen Lernens, föderiertes Lernen[35], legt den Schwerpunkt auf Dezentralisierung der Daten, das heißt, diese müssen nicht zentralisiert in einer Cloud in Ihnen unbekannten Rechenzentren zusammengetragen werden, sondern verbleiben bei den von Ihnen genutzten Arztpraxen und Krankenhäusern beziehungsweise auf Ihren persönlichen Endgeräten wie Mobiltelefon und Wearables. Trotz dieser Dezentralisierung kann mit den aggregierten Datensätzen gearbeitet werden. Die Sicherheit der Daten bleibt dabei – wie jetzt auch schon – in Ihrer Verantwortung beziehungsweise der Ihres Arztes oder Krankenhauses. Auch bestimmen Sie über Blockchain-Schlüssel, wer Ihre Daten nutzen darf, und dies in einer jederzeit widerrufbaren Art und Weise.

Die Regulierung dieser Technologien hinkt allerdings hinter deren exponentiellem Wachstum hinterher. Das Fraunhofer-Institut für Bildgestützte Medizin (MEVIS) und das Unternehmen Siemens Healthineers wollen Ärzte mit einer Kombination aus künstlicher Intelligenz (KI) und der Auswertung großer Datenmengen bei Diagnostik und Therapie unterstützen. Bislang liegen in Kliniken und Arztpraxen Bilddaten, Befunde, Laborwerte, digitale Patientenakten und OP-Berichte meist noch getrennt voneinander vor. Fraunhofer und Siemens wollen die Daten jetzt in einem einheitlichen Softwarerahmen unterbringen. Diese Datenintegration ermöglicht nicht nur einen schnelleren Umgang mit medizinischen Informationen und bildet die Grundlage für eine effiziente Auswertung für präzisere und personalisierte klinische Entscheidungen. Neue, selbstlernende Rechneralgorithmen können auch verborgene Muster in den Daten aufspüren und den Medizinern wertvolle Unterstützung für ihre Diagnose- und Therapieentscheidungen bieten.

Beim Technologieübergang von der Dampfkraft zur Elektrizität waren die ersten Versuche, Elektrizität in der Industrie einzuführen, nicht sehr erfolgreich, weil man einfach versuchte, die Dampfmaschinen zu replizieren. Das darf bei maschinellem Lernen nicht wieder passieren. Es sollte nicht alte Verfahren imitieren, sondern mutig eine neue Medizin etablieren. Diese Technologie kommt in ein stark reguliertes Umfeld, das sich aber noch nicht wirklich mit den regulatorischen Notwendigkeiten und Risiken auseinandergesetzt hat und dem es schlichtweg noch an behördlicher Expertise fehlt. Wenn Google eine falsche Übersetzung findet oder Ihnen einen falschen Link gibt, ist das kein Problem. Wenn ein Patient die falsche Behandlung erhält oder eine Diagnose verpasst wird, kann das ernste Folgen haben. Viele Algorithmen können tatsächlich Dinge besser machen als Menschen, aber die Entscheidungskriterien der meisten Algorithmen verstehen wir nicht. Wir vertrauen unserem eigenen Verstand mehr als einem Etwas, das wir nicht verstehen. Die Frage ist, ob wir technische Lösungen wie die maschinellen Lernalgorithmen besser erklären oder die Menschen, die sie benutzen, besser aufklären beziehungsweise ausbilden müssen. Brauchen wir dann ein anderes Medizinstudium oder ganz andere Gesundheitsberufe? Wenn ein Algorithmus in einem Bild einen Tumor erkennt, kann ein Mensch in den Bereich hineinzoomen, der bei der Vorhersage betrachtet wurde, und sich von der Richtigkeit überzeugen. Aber wenn eine Maschine, wie es zunehmend passiert, Dinge tut, die ein Mensch nicht kann, was genau soll die Maschine dann zeigen, damit wir es verstehen? Wie sollte ein Hund, der viel besser riechen kann als wir, einem Menschen erklären, wie oder was er riecht? Wir haben diese Fähigkeit einfach nicht. Anstatt zu warten, bis Algorithmen sich selbst und vollständig erklären können, sollten wir uns an die jetzigen Ungenauigkeiten, Fehler und Ineffizienzen erinnern. Darum war der Teil I dieses Buches so wichtig. Die meisten Maschinen hatten eine Präzision von 90 Prozent und mehr, das heißt neun von zehn Patienten bekamen die richtige Diagnose oder Therapie. Erinnern wir uns an das Bluthochdruck-Beispiel mit einer NNT von 100, dass also nur einer von 100 behandelten Patienten einen Vorteil (verhinderter Herzinfarkt oder Schlaganfall) von seiner Blutdruckmedikation hat. Dies entspricht einer Präzision von einem Prozent versus 90 Prozent durch den Algorithmus. Wo liegt daher das größere Risiko: weiterzumachen wie bisher oder einzutauchen in die Welt der digitalen Medizin? Ein Kritiker könnte fragen: Warum hat uns maschinelles Lernen so wenig bei der Covid-19-Pandemie geholfen? Die Antwort ist einfach: weil wir im 21. Jahrhundert im Gesundheitssystem und in anderen Bereichen noch in einem grotesken Maße nicht digital sind. Denken Sie an die Zettel in Gaststätten, in denen man seinen Namen eintragen sollte, an Faxe aller deutschen Gesundheitsämter an das Robert-Koch-Institut in Berlin, an die Corona-App, die so gut wie keinen Nutzen hatte, weil aus Gründen der Datensicherheit alles, was zur Nachverfolgung Infizierter hätte verwendet werden können, abgeschaltet war. Im Ruhezustand fragt Google 40 unserer Daten pro Stunde ab. Im aktiven Gebrauch sind es sogar mehr als 90. 14 dieser 40 Abfragen pro Stunde beziehen sich dabei explizit auf Standortdaten.[36] Und Facebook? Facebook hat aufgrund zu hoher Nachfrage das Onlineformular gelöscht, mit dem man sich die gesammelten Daten auf CD schicken lassen konnte.[37]

Das Projekt „Medizin 4.0“ der Universität Bayreuth untersucht ethische Fragen im Zusammenhang mit digitalen Technologien im Gesundheitswesen, wie das Nichtschadensprinzip oder die Verschwiegenheitspflicht. Wer darf Ihre gesundheitsbezogenen Daten einsehen, die in einer Ihrer Apps erhoben werden? Und wer trägt die Verantwortung dafür beziehungsweise wem gehören diese Daten? Können/sollen von Ihnen selbst erhobene Daten in die Diagnose und Behandlungsentscheidung überhaupt einbezogen werden? Inwieweit müssen/dürfen Ihre Daten der Gesellschaft und der Forschung zur Verfügung gestellt werden? Welchen generellen Stellenwert, welchen spezifischen medizinischen Wert haben Ihre Daten? Die Lösung könnten Algorithmen sein, die Berechnungen mit verschlüsselten Daten durchführen können, ohne dass diese Ihre Geräte und Computer oder die Ihres Arztes jemals verlassen müssen. Und damit hätten wir alle Ingredienzen, um zu heilen statt nur chronisch zu behandeln ...

KAPITEL **16**

GEHEILT STATT BEHANDELT

Kommen wir noch einmal zu meinem früheren „Auto in der Werkstatt"-Beispiel zurück. Wie war das noch gleich? Plötzlich zog der Motor Ihres Autos nicht mehr so richtig. Einmal sind Sie sogar am Berg stehen geblieben. Und nun waren Sie bei Ihrer kleinen Stammwerkstatt. Die hatte irgendetwas repariert, ein paar Teile ersetzt, sagt Ihnen aber beim Abholen, Sie müssten ab jetzt alle drei Monate wieder vorbeikommen, um nach dem Rechten zu sehen, und wahrscheinlich müssten sie wieder etwas reparieren. Und so war es dann auch. Sie waren ziemlich oft in der Werkstatt und so richtig toll lief Ihr Auto seitdem nie mehr so wirklich. Es war irgendwie chronisch krank.

Jetzt aber – mit Systemmedizin und Big Data – ist alles anders. Ihr Auto fährt völlig normal, macht keinerlei Probleme. Plötzlich leuchtet eine Warnlampe auf und Ihre Smartphone-App piept, Ihre

Auspuffanlage steht kurz davor, beschädigt zu werden. Ihr Auto macht zwar immer noch keinerlei Probleme, aber Sie vertrauen den Daten und fahren also ein paar Tage später zu Ihrer inzwischen volldigitalisierten Werkstatt, deren Analysecomputer wird angeschlossen und, zack, die Antwort ist da: Der Katalysator hat ein Herstellungsproblem, das bei allen Katalysatoren mit dieser Seriennummer auftaucht, quasi eine „Katalysator-Mutante". Ihr Smartphone hat übrigens vorher schon die Werkstatt informiert, sodass der neue Katalysator (ohne „Mutation") schon bereitliegt, sofort ausgetauscht wird und weiter geht es. Ihr Auto ist nicht nur behandelt worden. Es wurde mehr ausgeführt als nur eine Reparatur, sondern wie ein defektes Gen wurde ein defektes Bauteil komplett ausgetauscht. Genauso ist das bei einer schweren monogenetischen (also durch ein einziges Gen verursachten) Erkrankung: der Defekt eines (nahezu) lebenswichtigen Gens beziehungsweise eines Proteins, das einen (Beinahe-)Komplettausfall des gesamten Körpers bedingt. Der Makel (Katalysator mit Herstellungsfehler) ist komplett aus Ihrem Auto verschwunden, genauso wie bei einer Gentherapie die Krankheit komplett aus Ihrem Körper verschwindet. In beiden Fällen – bei Ihnen und Ihrem Auto – wurde „geheilt" anstatt nur „behandelt."

Bei vielen anderen Erkrankungen, die gegenwärtig noch als chronisch bezeichnet werden, wird das etwas anders sein müssen. Sie werden zwar auch geheilt statt behandelt, aber anders. Hier ist es eher so, dass – um im Vergleich zu bleiben – zahlreiche Bauteile im Auto kleine Fertigungsfehler haben, die das gesamte Auto etwas anfälliger machen, zum Beispiel für zu starkes Beschleunigen, zu extremes Kurvenfahren oder vielleicht für Rost. Hier wird dann nicht die Lösung sein, sämtliche dieser geringfügig defekten Teile auszutauschen – das könnte leicht das halbe Auto sein –, sondern dieses Risiko rechtzeitig festzustellen und sich dann vom Fahrstil (Lebensstil) her entsprechend zu verhalten und immer wieder durch kleinere Wartungs- oder Pflegemaßnahmen (zum Beispiel ein Arzneimittel) das merkliche Auftreten von Problemen zu verhindern. Dadurch, dass Sie und Ihre Werkstatt genau wissen, wo die Schwachstellen liegen und welches Verhalten zu Schäden am Auto führen könnte, können Sie Wartung und Pflege gezielt und präventiv durchführen, sodass der latent drohende Schaden am Auto (unserem Körper) nie auftritt (nie Symptome). Auch das ist eine Art, zu heilen, statt zu behandeln: weil nie Symptome auftreten, auch wenn es aufgrund der vielen betroffenen Bauteile (beziehungsweise Gene) nicht möglich ist, eine Komplettheilung durchzuführen.

Wenn Arzneimittel, dann präzise

Einige der heutigen „Geißeln der Menschheit", wie Diabetes mellitus – eine echte Pandemie –, Bluthochdruck – tödlichster Risikofaktor überhaupt – und Krebs, werden verschwinden beziehungsweise beherrschbar werden. Die Häufigkeit von Diabetes zum Beispiel liegt ja aktuell bei abenteuerlichen acht bis neun Prozent der Bevölkerung, wird aber wieder allein schon durch Lebensstilcoaching[1] bei den identifizierten Risikopatienten auf die Zahlen der 1950er-Jahre von einem Prozent zurückfallen. Denn eines ist klar: Der Unterschied von einem Prozent in den 50er-Jahren und acht bis neun Prozent heute kommt nicht durch Gene zustande, sondern ausschließlich durch unser Verhalten und manchmal auch durch Unkenntnis darüber, was gesunde Ernährung und Lebensstil bedeuten und wie man diese einfach umsetzen kann. Unwissenheit kostet heute noch zu viele Lebensjahre. Diabetes bei Jugendlichen und überhaupt die aktuelle Diabetes-„Pandemie" werden dann vergessen sein.

Wahrscheinlich wird der Prozentsatz von Diabetes noch unter ein Prozent sinken, da wir auch die früher als Altersdiabetes bezeichnete Krankheit mehr und mehr werden heilen beziehungsweise verhindern können. Bei der Form von Altersdiabetes, die auch durch gesunden Lebensstil nicht vermeidbar ist, wird das genetische Risiko bekannt sein[2] und eine heilende beziehungsweise vorbeugende Therapie ausreichen. Risikopatienten werden ab dem notwendigen Alter regelmäßig kontrolliert werden und bevor sich erste Anzeichen für einen sich entwickelnden Altersdiabetes bemerkbar machen, wird ein Fortschreiten durch frühe Gabe hochspezifischer, nebenwirkungsarmer Arzneimittel verhindert werden. Diabetes-Risikopatienten werden keinen Diabetes mehr bekommen. Ihr Risiko ist dann unter Kontrolle und sie haben eine normale Lebenserwartung.

Auch die Krankheit Bluthochdruck wird es kaum oder gar nicht mehr geben. Wenn, dann wird man einen Bluthochdruck, der höher ist als beim Durchschnitt der Menschen, als Symptom zur Kenntnis nehmen, aber nicht automatisch behandeln. Es gibt dann keine scharfe Grenze mehr, ab wann man von Bluthochdruck spricht. Wir haben nicht alle die gleiche Körpergröße oder Haarfarbe und unterscheiden uns in vielen anderen Messwerten voneinander, ohne dass wir dies als krank bewerten. Bis dahin kennen wir die verschiedenen Gründe, warum der Blutdruck bei einigen Menschen höher ist als bei anderen. Die hierfür verantwortlichen Gene werden wir kennen. Einige dieser Genvarianten bergen tatsächlich das Risiko, auch einen Schlaganfall oder Herzinfarkt zu erleiden. Wir behandeln dann in Zukunft aber nicht mehr das Symptom Bluthochdruck, sondern nur die Bluthochdruckursache, die auch ein erhöhtes Risiko für einen Schlaganfall oder Herzinfarkt bewirkt. Der Blutdruck wird damit in diesen Fällen – quasi nebenbei – mitgesenkt. Das eigentliche Ziel der Therapie bleibt es aber, den Mechanismus zu hemmen, der zu Schlaganfall oder Herzinfarkt führen kann. Der Blutdruck ist nur das äußere Zeichen, dass die Therapie anschlägt. Durch das zusätzliche Tragen von Smartphone und Smartwatch werden wir unsere Therapie monitoren, um jegliche Restrisiken für einen Schlaganfall oder einen Herzinfarkt früh zu erkennen und um dann nachzusteuern.

Außerdem werden ungesunde Lebensmittel und Zusätze wie Zucker so hoch besteuert wie Zigaretten, sodass sie deutlich weniger gekauft beziehungsweise eingesetzt werden. Und wenn sie dennoch gekauft oder eingesetzt werden, kommen diese Steuern der Gesundheitsvorsorge zugute. Ihre Smartwatch, Ihr Smartphone, ja sogar Ihre Toilette werden messen, ob Ihre Lebensstilumstellung Früchte trägt. Ihre Gesundheitskasse (wir nennen sie dann nicht mehr Krankenkasse) wird

Ihnen zur Belohnung einen Bonus und einen Gutschein für ein Fitnessstudio geben. Das ist besser investiertes Geld, als später das Zehnfache in die Behandlung Ihres diabetischen Nierenversagens, eine jahrelange Dialysebehandlung oder in eine Nierentransplantation zu investieren. Überhaupt werden Beiträge für Gesundheitsversicherungen geringer sein und bei den Lohnnebenkosten kaum noch ins Gewicht fallen.

Und auch Krebs wird sich in diese Art von relativ normaler Arzneimitteltherapie einordnen. Vorbei die Zeit, in der Mittel gegeben wurden, die mehr oder weniger giftig waren oder ganz allgemein Zellen hemmten in der Hoffnung, dass die Krebszellen schneller starben oder verschwanden als normale Körperzellen. Doch nicht nur Krebszellen teilten sich schnell, auch Haarzellen, Immunzellen und Darmzellen – und wenn diese gehemmt wurden, fielen eben die Haare aus, brach das Immunsystem zusammen und es kam zu schweren Magen-Darm-Problemen. Besser als keine Therapie – aber hierbei kann es nicht bleiben. Das kann nicht der Weisheit letzter Schluss sein, Krebs zu behandeln. Mehrere Male schon wurden Dekaden der Krebsforschung ausgerufen, zuletzt im Februar 2020 der Europäische Plan zur Krebsbekämpfung. Im Jahr 2021 waren die meisten Krebsarten noch immer unheilbar, die erreichte Lebensverlängerung minimal und oft verbunden mit schweren Arzneimittelnebenwirkungen. In überschaubarer Zeit wird dies jedoch anders sein. Wir werden fast jeden Krebs wie jede andere Krankheit behandeln können, mit wenigen Nebenwirkungen und ohne die Lebenserwartung wesentlich zu verkürzen, in etwa vergleichbar damit, wie wir Infektionen behandeln.

Die Basis dafür wird ein anderer Blick auf den Krebs sein. Denn in unserem Körper werden ständig defekte Zellen oder – wenn man so will – Krebszellen gebildet. Solche gestressten Zellen werden in der Regel durch sogenannte natürliche Killerzellen, eine Art von Immunzelle, abgetötet, ähnlich wie bei einer Infektion Bakterien oder Viren eliminiert werden. Das Risiko einer solchen Zellentartung erhöht sich durch Mutationen in unseren Genen; diese Mutationen können vererbt sein und gefährden dann prinzipiell alle Körperzellen oder sie können durch Lebensstil (Rauchen, rotes Fleisch, wenig Ballaststoffe in der Nahrung) und Umwelt (Stickoxide oder Feinstaub in der Luft) ausgelöst werden und betreffen dann vor allem die Organe, die in Kontakt mit den krebsauslösenden Stoffen kamen (Lunge, Darm). Nicht alle Mutationen sind aber krebsauslösend. Einige sind ohne Konsequenz, andere erhöhen das Risiko für andere Erkrankungen, wieder andere haben Auswirkungen, die eine Zelle außer Kontrolle geraten lassen. Zum Beispiel ist die Zellteilung erhöht oder Zellen verlassen ihr Ursprungsorgan, wandern in Blutgefäße und Nachbarorgane ein und machen sich von der Sauerstoffversorgung teilweise unabhängig.

Die möglichen Mechanismen für eine Fehlregulation sind begrenzt. Es müssen mehrere Mutationen in einer Zelle zusammenkommen, damit einer dieser Mechanismen so fehlreguliert wird, dass sich eine Zelle unkontrolliert teilt. Wird diese vom Immunsystem übersehen oder kann die Vielzahl der Zellen nicht eliminiert werden, entsteht eine Krebserkrankung. Entscheidend ist also der genaue Mechanismus, der die Zelle fehlreguliert, nicht das Organ, in dem dies passiert – eigentlich auch nicht anders als bei allen anderen Erkrankungen. Aus diesem Grund wird in zehn Jahren kein Krebs (und auch keine andere Erkrankung) mehr nach seiner Lokalisation im Körper oder dem Organ bezeichnet werden. Das heißt, Diagnosen wie „Brustkrebs“, „Lungenkrebs“, „Hirntumor“ et cetera wird es nicht mehr geben.

Stattdessen wird das Genom vom Tumorgewebe sequenziert werden, sodass klar ist, welche Signalwege gestört sind. Diese werden mit Arzneimitteln behandelt, die diese Signalwege normalisieren, das Wachstum reduzieren und dem Immunsystem wieder die Oberhand geben. Unspezifische und mehr oder weniger giftige Arzneimittel werden kaum oder gar nicht mehr eingesetzt werden müssen. Die Nebenwirkungen einer Krebstherapie und von Krebserkrankungen werden ihren Schrecken verloren haben. Krebs wird nicht eliminiert – weil dies überhaupt nicht möglich ist, genauso, wie wir unseren Körper nicht bakterienfrei machen könnten –, sondern Krebs wird beherrschbar gemacht. Kaum noch jemand wird an, sondern allenfalls mit Krebs sterben. Medikamente, die Krebszellen gezielt hemmen, aber nicht abtöten, sind die entscheidende ungenutzte Ressource.[3] So kann eine Kombination aus zwei Arzneimitteln Krebszellen in einen Zustand permanenten Stillstands versetzen, in dem sie aufhören, sich zu teilen, was wiederum das Immunsystem veranlasst, sie zu vernichten. Solche Krebsmedikamente, die lediglich die Vermehrung von Krebszellen stoppen, wurden bisher kaum verfolgt, da wir wollten, dass der Tumor „schrumpft". Kein Schrumpfen wurde als Therapieversagen oder Resistenz interpretiert. Beide Medikamente sind keineswegs giftige Stoffe, sondern blockieren wie andere Arzneimittel auch zielgerichtet Signalwege – in diesem Fall solche, die Zellen zur Teilung veranlassen.

So wird also Heilen statt Behandeln verschiedene Facetten haben: auf der einen Seite Krankheiten mit mehreren bis hin zu vielen potenziellen Risikogenen, die erst zusammen mit Lebensstil, Mikrobiom oder Exposom zum Ausbruch einer Erkrankung führen und bei denen man aufgrund der Vielzahl der zu behandelnden Gene wahrscheinlich keine Gentherapie, sondern eine vorbeugende, dauerhafte Arzneimitteltherapie oder eine vorbeugende Lebensstiländerung durchführen wird. Diese Arzneimitteltherapie wird aber völlig anders sein als heutzutage. Wenn ein Arzneimittel gegeben wird, dann, weil ein ursächlicher molekularer Mechanismus diagnostiziert wurde und dieser gezielt mit Arzneimitteln korrigiert werden kann. Die *Number Needed to Treat* wird 1 sein – beziehungsweise die Erfolgsrate 100 Prozent – oder sehr nah dran. Das heißt, jeder Patient wird von seinem Arzneimittel einen Vorteil haben.

Auf der anderen Seite sind dann Krankheiten, die nur von einem einzigen Gen ausgehen (monogenetisch) und gleichzeitig schwerste bis lebensbedrohliche Symptome verursachen. Hier wird man mehr und mehr eine Gentherapie als primäre Option in Erwägung ziehen. Aber wie funktioniert eigentlich Gentherapie?

Fast Gentherapie: Protein ersetzen

Die einfachste Form der Gentherapie kennen Sie schon. Fehlt ein Protein, weil das Gen oder die Zelle, die das Protein produziert, defekt sind, gibt es schon seit vielen Jahren die Möglichkeit, das vom Gen kodierte Protein zu ersetzen (siehe Abbildung 36). Ältere Beispiele sind Insulin in der Therapie des Diabetes mellitus oder Gerinnungsfaktoren in der Therapie der Bluterkrankheit. In jüngerer Zeit werden auch seltene Erkrankungen so behandelt. So ersetzt Lumizyme das Enzym Acid Alfa Glucosidase, das bei Patienten mit Pompe-Krankheit fehlt, was zu Muskelschwäche, Atemlähmung und Tod führen kann. Kosten: 626.400 US-Dollar pro Jahr. Cerliponase alfa (Brineura®) wird für die Behandlung einer Stoffwechselkrankheit mit nur 20 Fällen pro Jahr eingesetzt, eine sogenannte ultrarare Krankheit. Kosten: 702.000 US-Dollar pro Jahr.

Der Nachteil all dieser Protein-Ersatztherapien ist, dass sie ständig wiederholt werden müssen, da Proteine nur eine begrenzte Haltbarkeit und Wirkung haben. Dann müssen wieder neue Proteine ersetzt werden und so weiter, ein ganzes Leben lang. Und weil Eiweißmoleküle im sauren Magen oder von den Verdauungsenzymen im Darm zerstört würden, können diese auch nicht wie andere Arzneimittel als Tablette verabreicht werden, sondern sie müssen unter Umgehung des Magen-Darm-Trakts injiziert werden, entweder in einen Muskel, von dem sie ins Blut übergehen, oder direkt in ein Blutgefäß.

Ähnliche Beispiele aus jüngster Zeit sind Naglazyme der Firma Biomarin zur Behandlung von Patienten mit der seltenen Erkrankung Mukopolysaccharidose VI. Nur wenige Dutzend Menschen pro Jahr werden mit dieser Therapie diagnostiziert und behandelt, die Kosten für das Präparat summieren sich auf über 485.000 US-Dollar im Jahr. Das Medikament Carbaglu der Firma Recordati hilft, einen Mangel an N-Acetylglutamatsynthase (NAGS) zu korrigieren, eine genetische Störung, welche die Fähigkeit des Körpers einschränkt oder blockiert, überschüssiges Ammoniak abzubauen. Ein hoher Ammoniakgehalt im Blut kann zu Gehirnschäden oder gar zum Tod führen. Da nur wenige Menschen von diesem Gendefekt betroffen sind, ist die Behandlung mit über 585.000 US-Dollar im Jahr ebenfalls sehr teuer.

Gentherapie

Gentherapie im engeren Sinn ist allerdings nur das Ersetzen oder die Reparatur eines krankheitsauslösenden Gens auf DNA-Ebene. Dies wird im Moment nur bei monogenetischen Erkrankungen als aussichtsreich angesehen und durchgeführt. Das ist zwar revolutionär genug, aber ich würde nicht ausschließen, dass wir uns in ein paar Jahren, wenn Gentherapie immer unspektakulärer und fast Routine geworden ist, auch an Erkrankungen heranwagen, die durch zwei, drei und mehr Genmutationen verursacht sind.

Monogenetische Erkrankungen sind meist auch selten. In Europa ist eine Erkrankung als „selten" definiert, wenn sie nicht häufiger als bei einem von 2.000 EU-Bürgern vorkommt. Aufgrund der Schwere der Erkrankungen ist der medizinische Bedarf auch meist so groß, dass die Zulassungsbehörden für Gentherapeutika oft sowohl einen *Fast Track-* als auch einen *Orphan Drug*-Status genehmigen. Ersterer besagt, dass die Zulassung aufgrund des medizinischen Bedarfs besonders schnell geprüft wird. Wir alle haben dies während der Zulassung des gentechnischen Covid-19-Impfstoffs gespannt verfolgen können. Einige Staaten wie England und die USA hatten sogar eine Notfallzulassung erteilt, das heißt eine Zulassung sogar noch vor Abschluss der Prüfung. Der *Orphan Drug*-Status aufgrund der Seltenheit der Erkrankung hat zwei Vorteile: Zum einen gilt dadurch der Nutzen des Arzneimittels per Definition als belegt. Zweitens wird, unabhängig vom Patentschutz, eine zehnjährige Marktexklusivität gewährt. All diese Vorteile sollen Firmen einen Anreiz bieten, in diese – zumindest ursprünglich – wirtschaftlich nicht immer lohnenden Krankheiten zu investieren. Es gibt seltene Erkrankungen, die so selten sind, dass es schwierig ist, überhaupt genügend Patienten für eine klinische Studie zu finden. Außerdem bleiben, wenn man genügend Patienten rekrutiert hat, hinterher kaum noch Patienten übrig, denen das Medikament verordnet werden kann, da die meisten schon in der Studie waren. Zudem ist gerade in den ersten Jahren der technologische Entwicklungsaufwand enorm, da ja eine komplett neue Therapieform erforscht werden muss. In letzter Zeit sind die Preise für diese Therapien jedoch teilweise explodiert, weswegen der ursprüngliche Grund, einen Anreiz zu bieten, nach und nach entfallen wird. Stattdessen treffen viele Pharmafirmen mittlerweile mit den Krankenkassen sogenannte wertbasierte Vereinbarungen. Das sind Einzelverträge, die pro Arzneimittel, pro Krankheit und pro Krankenkasse gelten. Danach wird nicht mehr das Arzneimittel *per se* von der Krankenkasse erstattet, sondern nur der vorher gemeinsam definierte therapeutische Erfolg. Wirkt das Arzneimittel nicht, fließt auch kein Geld an die Firma – an sich sehr sinnvoll und ich würde mir das angesichts der hohen *Numbers Needed to Treat* gern für alle Arzneimittel wünschen. Ein Kritikpunkt an diesen Verträgen ist allerdings, dass die Kriterien, was Wirksamkeit bedeutet, im Wesentlichen von den Krankenkassen festgelegt werden, nicht aber oder nur kaum von den eigentlich betroffenen Patienten.

Eine wichtige Einschränkung ist, dass Gentherapie nur in den Körperzellen, nicht aber in den der Fortpflanzung dienenden, sogenannten Keimbahnzellen (also Spermien und Eizellen) durchgeführt werden darf. Alle zurzeit genehmigten Gentherapien sind nur für diesen einen Patienten wirksam. Die Kinder der mit Gentherapie Behandelten können denselben Gendefekt erben. Eine Behandlung von Keimbahnzellen würde demgegenüber bedeuten, dass alle Nachkommen ohne diesen Gendefekt geboren würden und keinerlei Therapie mehr bräuchten. In Deutschland ist Keimbahntherapie gemäß Embryonenschutzgesetz verboten. Damit soll verhindert werden, dass eine gentherapeutische Veränderung der DNA an die Kinder des Patienten oder der Patientin – quasi ohne deren Willen und damit ethisch potenziell problematisch – weitervererbt wird. Zudem existieren noch methodische Sicherheitsbedenken, basierend darauf, dass wir durch Versuche an Pflanzen und Tieren von hohen Ausfallquoten wissen, das heißt, es entsteht ein hoher Prozentsatz an Embryonen, die wegen unbeabsichtigter Veränderungen in zuvor gesunden Teilen ihres Erbguts neu auftretende Fehlbildungen aufweisen, an denen sie häufig absterben.

Aber wenn dieses methodische Problem gelöst sein wird, gibt es in meinen Augen keinen Grund mehr für die immer noch sehr verbreitete Annahme, dass die Kinder die auf sie übertragene Gentherapie ihrer Eltern nachträglich ablehnen würden und lieber selbst über eine Gentherapie entschieden hätten. Doch diese ablehnende Position weicht auch schon auf. Der Deutsche Ethikrat hat hierzu Stellung genommen und ein breites Spektrum sehr unterschiedlicher Gesichtspunkte einbezogen, von den Elternwünschen über die Antizipation von Bedürfnissen künftiger Kinder bis hin zu gesellschaftlichen Belangen und zum menschlichen Selbstverständnis. Eine große Mehrheit der Ratsmitglieder hielt Keimbahneingriffe zur Vermeidung von Erkrankungen, die monogen bedingt, also nur durch ein Gen bestimmt sind, unter bestimmten Voraussetzungen für zulässig.[4] Auf diese Weise ließen sich ja schwere Erbkrankheiten letztlich eliminieren. Neue Techniken, die ausschließlich eine Mutation korrigieren und kein Gen einführen, sollten sicher sein, da ja lediglich das gesunde Gen wiederhergestellt wird. Betrachtet man, wie weit Gentherapie bis heute gekommen ist, ist es nicht vermessen, zu spekulieren, dass auch dies erreichbar sein wird und über wenige Generationen schwere genetische Erkrankungen sogar ganz eliminiert sein werden, ähnlich wie wir dies für Infektionserkrankungen wie Pocken oder Polio durch Impfung erreicht haben.

Gentherapie auf DNA-Ebene, also an unseren im Kern befindlichen Chromosomen, kann im Prinzip auf zwei Arten erfolgen (Abbildung 36): durch Einfügen des gesamten gesunden Gens oder durch die sogenannte Gen-Schere (CRISPR-Cas9). Um die hierfür notwendigen Komponenten in den Zellkern zu transportieren, werden in der Regel Helferviren eingesetzt. Das Wort „Virus“ signalisiert vielen von uns seit Covid-19 eher Gefahr statt etwas, was wir injiziert haben möchten. Doch Viren sind wie Bakterien und Pilze Teil unseres Mikrobioms, also nicht per se gefährlich. Die beiden größtmöglichen Risiken, die von ihnen potenziell ausgehen, sind, dass die von ihnen in den Kern transportierte therapeutische DNA sich an einer unpassenden Stelle innerhalb des Genoms der Patienten einfügt, wodurch andere vorher intakte Gene in ihrer Funktion beeinträchtigt werden, oder dass die Helferviren eine Immunreaktion auslösen oder in zu hoher Dosierung die Leber schädigen können.[5] Umgekehrt kann in zu niedriger Dosierung die Wirkung nicht lange genug anhalten. All diese Risiken sind mittlerweile durch Wahl geeigneter Helferviren und Anpassung der Virendosis an den Patienten minimierbar. Für den Einsatz der Gen-Schere werden inzwischen auch nicht-virale Transfertechniken erprobt, sodass dieses Risiko später einmal gänzlich wegfallen könnte.[6]

Bis 2021 wurden weltweit circa 250 Patienten mit monogenen Krankheiten, für die es zuvor keine Behandlungsmöglichkeiten gab, erfolgreich behandelt. Hierzu gehören auch Therapien, bei denen nicht auf DNA-, sondern einen Schritt weiter auf RNA-Ebene eingegriffen wird, also zwischen DNA und Protein. Der Nachteil hierbei: Auch RNA-basierte Therapien müssen ständig wiederholt werden, da ja immer wieder neue

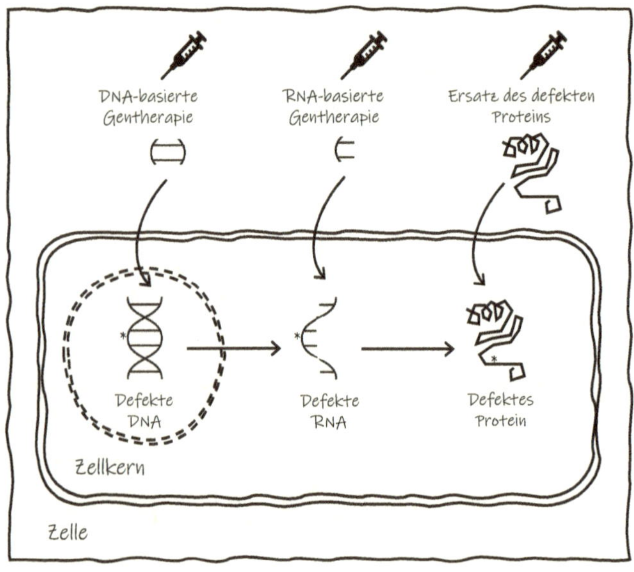

Abb. 36: Gentherapeutische Optionen. Von links nach rechts: dauerhafte Korrektur eines Gendefekts auf DNA-Ebene im Zellkern, vorübergehende Korrektur auf RNA-Ebene, Korrektur des Gendefekts durch die Gabe des vom Gen kodierten Proteins.

krankhafte RNA-Kopien von der krankhaften DNA abgelesen werden. Nimmt man noch die Patienten hinzu, die eine Behandlung mit außerhalb des Körpers genetisch veränderten Zellen, zum Beispiel sogenannten CAR-T-Zellen, erhalten haben, steigt die Zahl aller bisher gentherapierten Patienten schon jetzt in die Tausende.

Spätestens dies signalisiert, dass eine Revolution stattgefunden hat: eine grundlegende Neufokussierung in der Medizin von der Behandlung von Krankheitssymptomen hin zur Heilung von Krankheitsursachen. Zunächst erfolgte diese nur bei schwersten Erkrankungen, die unbehandelt mit hoher Wahrscheinlichkeit zu massiven Gesundheitsbeeinträchtigungen oder einer Verkürzung der Lebenserwartung führten. Vorstellbar ist aber durchaus, dass im Laufe der Jahre und mit wachsender Erfahrung mit diesen Therapien auch weniger schwere Erkrankungen gentherapiert werden. Denn warum sollten wir – im Extremfall – das ganze Leben lang Arzneimittel einnehmen, um eine Erkrankung im Zaum zu halten, wenn wir durch eine Gentherapie den Defekt ein für alle Mal korrigieren können? Danach brauchen wir keine Arzneimittel, ja überhaupt keine Therapie mehr, denn die Erkrankung ist im Idealfall aus unserem Körper verschwunden.

Für die eleganteste Methode, einen Gendefekt mit der Gen-Schere CRISPR/Cas-9 zu reparieren, wurde 2020 der Nobelpreis für Chemie verliehen.[7] Im selben Jahr gelang auch die Anwendung dieser Erfindung, und zwar bei neun Jungen im Alter von sechs bis zwölf Jahren, die seit ihrer Geburt mit der Duchenne'schen Muskeldystrophie lebten, eine genetisch bedingte Erkrankung, die zu einer fortschreitenden Degeneration und Schwächung der Muskeln führt. Sie wird durch Mutationen in dem Gen verursacht, das das Eiweißmolekül Dystrophin herstellt. Dystrophin dient dazu, Muskelfasern in Skelett- und Herzmuskeln aufzubauen und zu stärken. Da das Gen auf dem X-Chromosom liegt, betrifft die Erkrankung vor allem Jungen, zumal diese ja nur ein X-Chromosom haben und Mädchen meist ein gesundes zweites X-Chromosom, das diesen Defekt ausgleichen kann. Viele Patienten mit Duchenne'scher Muskeldystrophie landen im Rollstuhl, an Beatmungsgeräten oder beidem. Bislang gab es keine Heilung für die Krankheit, weshalb die Lebenserwartung trotz Fortschritten in der Kardiologie und Pulmologie nur bei etwas mehr als 30 Jahren lag. CRISPR/Cas-9 ersetzte das defekte Dystrophin-Gen. Ein Jahr nach der Behandlung zeigten sieben der neun Jungen eine deutliche Verbesserung der Muskelkraft und -funktion. Die Ergebnisse sind ein Meilenstein in der Gentherapie und ermutigen nicht nur Patienten mit Muskeldystrophie, sondern auch viele Patienten mit anderen genetischen Krankheiten, für die bald ähnliche Behandlungen entwickelt werden könnten. Ein Neunjähriger konnte vor der Behandlung nicht mehr als vier Treppenstufen hinaufgehen, ohne anhalten zu müssen. Innerhalb von drei Wochen nach der Behandlung war er in der Lage, die ganze Treppe hinaufzulaufen. „Ich kann schneller laufen. Ich kann besser stehen. Und ich kann [...] mehr als zwei Meilen gehen und das konnte ich vorher nicht“, wurde er zitiert. So etwas ist das Schönste, was einem biomedizinischen Wissenschaftler passieren kann, und ich freue mich riesig für alle, die an diesem Erfolg beteiligt waren, der gar nicht groß genug gefeiert werden kann. Zwar wachsen die bereits verlorenen Muskelzellen nicht wieder nach, aber die Behandlung scheint die normale Funktion des Proteins wiederherzustellen, nämlich die Muskelfasern zu fixieren und ihnen beim Wachstum zu helfen, sodass keine weitere Degeneration stattfindet.

Auch die spinale Muskelatrophie, eine ebenfalls seltene Erbkrankheit, die bei einem von 10.000 Neugeborenen auftritt, ist inzwischen behandelbar. Verursacht wird sie durch einen Defekt des *Survival Motor Neuron*-Gens (SMN1), das für den Erhalt der Nervenzellen im Rückenmark essenziell ist. Gehen diese Zellen unter, werden keine Nervenimpulse mehr an die Muskeln weitergeleitet. Die Folge sind Lähmungen und Muskelschwund. Sind Hirnnervenzellen betroffen, kommt es sogar zu Einschränkungen der Schluck-, Kau- und Sprechmuskulatur. Die zuerst eingeführte Therapie basierte auf RNA-Technologie, und zwar auf der Ebene des verwandten SMN2-Gens, das durch Nusinersen

(Spinraza®) vermehrt gebildet wird und so den Defekt des SMN1-Gens bei Kindern und Erwachsenen beheben kann. Die Kosten pro Patient belaufen sich auf 750.000 US-Dollar im ersten Jahr und 375.000 US-Dollar in jedem folgenden Jahr. In einigen Ländern verzögerte sich die Zulassung aufgrund von Kostendiskussionen, was zu Protesten von verzweifelten Eltern führte. Die Bedenken bezüglich der Kosten hielten auch nach der Zulassung an und unterscheiden sich von Land zu Land und teilweise von Krankenkasse zu Krankenkasse. Dies führt tragischerweise dazu, dass Kranke aufgrund wirtschaftlicher Faktoren keinen Zugang zur Behandlung haben. Einen weiteren technischen und medizinischen Fortschritt brachte Onasemnogen Abeparvovec (Zolgensma®), das ein funktionsfähiges SMN1-Gen einfügt und daher nur einmal gegeben werden muss. Der Preis für diese eine Dosis beträgt rund zwei Millionen US-Dollar und es ist damit eines der teuersten Arzneimittel der Welt. Doch diese eine Dosis heilt, rettet ein Leben und vermeidet teure Folgebehandlungen. Der Hersteller Novartis kündigte an, 100 Behandlungen zu verlosen, was Patientenvereinigungen und Gesundheitsminister als unethisch kritisierten.[8]

Zwei Kinderschicksale gingen zum Thema spinale Muskelatrophie durch die Presse. Der wenige Monate alte Samuel wurde zunächst mit Spinraza® behandelt. Hierbei wird nicht das krankhafte Gen ersetzt, sondern nur der nachfolgende Ablesevorgang korrigiert. Einige der so behandelten Kleinkinder können danach den Kopf aufrecht halten, greifen, stehen und sogar laufen. Eine echte Heilung bedeutet das jedoch nicht, da das Gen weiter defekt bleibt. Beim kleinen Samuel reichte dies jedoch nicht aus, sein Zustand verschlechterte sich trotz Spinraza® dramatisch. Er musste über eine Sonde künstlich ernährt und über eine Maske dauerbeatmet werden. Dann die Wende: Über ein Härtefallprogramm bekam er die Gentherapie mit Zolgensma® kostenlos zugelost, sogar noch bevor diese Behandlung in Europa zugelassen war. Der Preis hätte 2,15 Millionen Euro betragen – für eine einmalige Gabe! Diese Infusion erfolgte dann am Universitätsklinikum Gießen-Marburg. Schon wenige Monate später war klar, dass sie geholfen hatte. Der Junge ist aller Wahrscheinlichkeit nach von seiner schweren Muskelkrankheit geheilt. Man kann sich die Freude der Eltern vorstellen, die diese Behandlung wie ein Wunder empfunden haben müssen. Kurz darauf die kleine Hannah aus Berlin: Sie war schon älter, knapp zwei Jahre, konnte nicht krabbeln, ihre Beine nicht bewegen und nur mit Hilfe aufrecht sitzen. Auch hier wieder ein Erfolg: Kurz nach der Behandlung, diesmal von der Krankenkasse bezahlt, machte auch sie täglich Fortschritte, wurde beweglicher und startete mit Unterstützung ihrer Eltern Gehversuche. Ein gesundes Gen wurde in den Körper eingeschleust, das die fehlerhaften Funktionen des parallel noch vorhandenen defekten Gens ausgleicht und den andernfalls unaufhaltsamen, tödlichen Muskelschwund bremst.

Etwa 50.000 Patienten weltweit haben aufgrund einer Form von Amyloidose, einer Erkrankung, bei der es in Zellen zu Eiweißablagerungen kommt, ihre Mobilität verloren und sind bald danach an den Rollstuhl gefesselt oder gar bettlägerig. Die durchschnittliche Überlebenszeit beträgt zehn bis fünfzehn Jahre, ist zusätzlich das Herz betroffen, sind es nur zwei bis fünf Jahre. Zu den bisherigen Behandlungsoptionen gehörten die Lebertransplantation oder die Gabe von Stabilisatoren, die die Ablagerung des Proteins etwas verlangsamen. Keine dieser Behandlungen stoppte jedoch den langfristigen Krankheitsverlauf. Patisiran (Onpattro®) verhindert die Bildung des Proteins auf RNA-Ebene und kehrt den Krankheitsprozess mindestens vier Jahre lang um. Auch hier sind die Therapiekosten mit 450.000 US-Dollar pro Jahr erheblich, aber auch, um Patienten den Zugang zu Patisiran zu ermöglichen, ein Beispiel für eine wertbasierte Vereinbarung mit Krankenkassen, bei der die Kosten des Medikaments nur erstattet werden, wenn es auch gewirkt hat. Auch die Zulassung eines zweiten RNA-Medikaments gegen diese Form von Amyloidose hat nichts an den Kosten verändert. Für Inotersen (Tegsedi®) wird exakt derselbe Preis wie für Patisiran verlangt.

Gentherapie weitet sich aber auch auf Herz-Kreislauf-Erkrankungen aus. Bei einigen Patienten, zum Beispiel mit primärer Hypercholsterolämie, reicht eine Therapie mit den am häufigsten verordneten

Cholesterinsenkern, den Statinen, nicht aus, um die Cholesterinwerte auf die in den therapeutischen Leitlinien vorgeschlagenen Zielwerte zu senken. Inclisiran (Leqvio®) verbindet sich mit der RNA des PCSK9-Gens und verhindert die Bildung des gleichnamigen Proteins. PCSK9 baut normalerweise ein Protein ab, das Cholesterin aus dem Blut entfernt. Inclisiran senkt so die Cholesterinwerte um bis zu 50 Prozent. Hierfür muss es nur zweimal im Jahr unter die Haut injiziert werden.

Auch bei der eingangs erwähnten „Genersatztherapie" auf Proteinebene steht eine Innovation bei der Behandlung von Bluterkranken an. Bisher wird ja durch das Spritzen des künstlich hergestellten Gerinnungsfaktors das Blutungsrisiko so drastisch gemindert, dass die Patienten ein fast normales Leben führen können. Im Jahr 1981 kostete die Behandlung der 6.000 bundesdeutschen Bluterkranken bis zu 30.000 D-Mark pro Tag und machte zwei Prozent der gesamten Arzneimittelkosten der Bundesrepublik aus. Auch heute gehört diese Behandlung zu den teuersten Therapien überhaupt. Eine einmalige Gentherapie mit Valoctocogene roxaparvovec (Walton®) korrigiert diesen Defekt jedoch. Ein für alle Mal. Der Bluterpatient ist geheilt.[9] Kosten: zwei bis drei Millionen US-Dollar, womit es Zolgensma® von Platz 1 des teuersten Medikaments der Welt verdrängt.

Das Medikament Voretigen Neparvovec (Luxturna®) ist die erste Gentherapie, die eine frühkindliche Form von Erblindung heilt. 2018 wurde ein 13-jähriger Junge als erster Patient behandelt[10], danach der achtjährige Sam aus Kanada. Beiden brachte die Behandlung das Augenlicht zurück. Sam wurde weltweit zitiert mit „Ich habe noch nie die Sterne gesehen!" Früher konnte Sam an einem bewölkten Tag den Himmel nicht mehr sehen und im Dunkeln keine Formen mehr erkennen. Er musste immer Licht anhaben und hatte Schwierigkeiten, seine Schuhe oder Gegenstände auf dem Boden zu sehen. Und die Krankheit war fortschreitend, was bedeutet, dass es mit zunehmendem Alter immer schlimmer geworden wäre. Patienten haben auf beiden Chromosomen, dem mütterlichen und dem väterlichen, eine Mutation des RPE65-Gens.

In der Folge erleiden sie die Netzhautentzündung Retinitis pigmentosa, worauf die Netzhaut degeneriert und die Patienten die Fähigkeit der Wahrnehmung von Licht verlieren. Das Gesichtsfeld schrumpft und schrumpft und schrumpft. Eine einzige Injektion in jedes Auge genügt, um eine korrekte Version des Gens RPE65 in die Netzhaut der Augen einzubringen und so den Verfall des Gewebes zu stoppen und die Sehfähigkeit zumindest teilweise wiederherzustellen. Je früher sie eingesetzt wird, desto mehr Sehkraft wird gerettet. Kosten: 850.000 US-Dollar. Insgesamt ein großer Durchbruch in der Augenheilkunde, nicht nur für diese beiden Patienten, sondern konzeptionell. Die meisten Fortschritte in der Medizin erfolgen eher schrittweise. Ab und zu, vielleicht einmal in einer Generation, kommt etwas Revolutionäres daher, das den Verlauf der Therapie radikal verändert. Das Auge ist leicht zugänglich und geradezu prädestiniert für Gentherapie und so ist es wahrscheinlich, dass viele weitere Entwicklungen in diese Richtung folgen werden.

Gleiches gilt für die Haut. Auch diese ist ja prädestiniert für eine relativ einfache Gentherapie. Spektakuläres Beispiel ist hier eine dramatische Erkrankung: Epidermolysis bullosa. Infolge von mindestens 18 verschiedenen Gendefekten neigt die Haut schon bei leichten Verletzungen, bloßer Berührung oder sogar spontan zu großflächiger Blasenbildung, auf die sich schwere Infektionen setzen können. Nach einer Gentherapie von Hautzellen im Labor von einem schwer betroffenen siebenjährigen Jungen, der nur noch an 20 Prozent der Körperoberfläche über Haut verfügte und in einem lebensbedrohlichen Zustand war, verfügte er nach zwei Jahren Behandlung, während derer 20-mal kleine Hautstücke gentherapeutisch behandelt, in Zellkulturen vermehrt und als Zellrasen wieder rückverpflanzt wurden, an über 80 Prozent seiner Körperoberfläche über eigene Haut, konnte das Krankenhaus verlassen, besuchte kurz danach wieder die Schule und führt ein weitgehend normales Leben.[11] Wer sich die schockierenden Bilder des Jungen vor und nach der Behandlung ansieht, glaubt an ein Wunder. Mittlerweile ist eine größere klinische Studie zur Gentherapie des Kollagen-Gens COL7A1 angelaufen.

Gentherapie außerhalb des Körpers

Die aus dem Thymus (oft auch als „Wachstumsdrüse" bezeichnet) stammenden Lymphzellen oder kurz T-Zellen können gentechnisch reprogrammiert und zur Jagd auf Krebszellen eingesetzt werden. Dies hat eine Revolution in der Immuntherapie von Tumoren eingeleitet. Dazu wird ein Gen (CAR) in T-Immunzellen eingebracht, das ein Oberflächenprotein der Krebszellen erkennt. Wenn diese CAR-T-Zellen in den Patienten zurückinfundiert werden, binden sie an die Krebszellen und töten diese ab. Dies hat bei Leukämien und Lymphomen zu langen Remissionen geführt. Noch eleganter als der Gentransfer in T-Zellen ist ein mit der CRISPR-Cas9-Gen-Schere durchgeführtes Gen-Editieren von T-Zellen, die nicht nur Proteine erkennen, die auf der Oberfläche von Krebszellen vorhanden sind, sondern eine breitere Palette von Proteinen. CAR-T-Zell-Therapie ist in Deutschland an 26 Zentren verfügbar. Mehr als 300 Patienten wurden damit bereits behandelt. Die Behandlung ist komplikationsärmer als befürchtet. Die Kunst besteht in der Wahl der richtigen Therapie für den richtigen Patienten zum richtigen Zeitpunkt.

Eine andere Gentherapie an Immunzellen betrifft Patienten mit einer durch das X-Chromosom verursachten chronischen Immunschwäche.[12] Hierbei sind wichtige Immunzellen für die schnelle Bekämpfung von Bakterien und Pilzen defekt und können keine Sauerstoffradikale mehr produzieren. Die Patienten leiden unter schweren Infektionen, die sich in verschiedenen Organen zu Granulomen abkapseln – daher auch der Name Granulomatose für die Erkrankung. Die Patienten sind zeitlebens auf eine ständige antibakterielle und antimykotische Prophylaxe angewiesen. Nach einer erstmals durchgeführten Gentherapie konnten fast alle Patienten auf Antibiotika verzichten. Die Gentherapie erfolgte wieder außerhalb des Körpers an Stammzellen der Patienten und entspricht einer konventionellen Stammzelltherapie: Das alte blutbildende Knochenmark wird durch eine Chemotherapie zerstört und dann nach Infusion der Stammzellen durch ein neues Knochenmark ersetzt. Im Unterschied zur normalen Stammzelltherapie erhalten die Patienten dabei aber ihre eigenen – nur eben gentechnisch modifizierten – Stammzellen zurück. Ein Spender wird also nicht gebraucht.

Nicht minder spektakulär hat eine andere Gentherapie außerhalb des Körpers einen Parkinson-Patienten geheilt.[13] Bei dieser Erkrankung gehen im Gehirn Nervenzellen zugrunde, die den Neurotransmitter Dopamin bilden. Dopamin bewirkt eine Feinabstimmung der Muskelbewegungen durch das Zusammenspiel von An- und Entspannung. Ohne Dopamin ist es gestört. Aus einer Hautprobe wurden dem Patienten sogenannte Stammzellen entnommen. Die Stammzelle ist eine Art Reservezelle, die noch keine eigene Funktion hat, sich aber noch in viele andere Zelltypen verwandeln kann. Im Labor wurden diese Zellen dahin „umprogrammiert", Dopamin zu bilden, und dann in das Gehirn des Parkinson-Patienten transplantiert. Auch nach zwei Jahren war die Muskelfunktion noch deutlich verbessert.

Ewig leben?

Das sind allesamt wunderbare Erfolge, die das Potenzial und den Segen einer Gentherapie aufzeigen. Und Sie spüren beim Lesen dieser Zeilen wahrscheinlich meine Begeisterung hierfür. Noch sind diese Arzneientwicklungen aufwendig, fokussieren sich meist auf dramatische, tödliche Erkrankungen mit wenigen Patienten und haben einen extremen methodischen Entwicklungsaufwand, was zum Teil ihren hohen Preis erklärt. Am häufigsten erfolgt die Anwendung in eher leicht zugänglichen Organen, wie den Blutgefäßen, Auge und Haut, oder außerhalb des Körpers im Labor mit anschließender Infusion zurück. Man muss kein Prophet sein, um vorauszusagen, dass die Entwicklung von Gentherapien mehr und mehr Routine werden wird, was die Breite der Anwendungsmöglichkeiten und – wenn einmal alle notwendigen Methoden entwickelt sind – auch eine Senkung des Aufwands und der Kosten bewirken wird. Breitere Anwendung kann sowohl bedeuten, dass prinzipiell alle Organe zugänglich werden, aber auch, dass die Gentherapien für Krankheiten eingesetzt werden können, bei denen mehr als ein Gen betroffen ist. Auch wird an Methoden gearbeitet, die nicht nur „Gen an“ oder „Gen aus“ bewirken, sondern Zwischenstufen einstellbar machen, also „Gen teilweise aus“ oder „Gen teilweise an“, was einer natürlichen Genregulation noch besser entspräche. Ab einer bestimmten Anzahl betroffener Gene wird man dann abwägen müssen, ob man noch Gentherapie macht oder doch eine Behandlung mit klassischen Arzneimitteln. Der wesentliche Unterschied zu heute wird jedoch bleiben: zu heilen, statt nur Symptome zu behandeln.

Spätestens hier könnten Sie sich fragen: „Woran sterben wir denn dann überhaupt noch?“ In der Tat glaubt Googles Chef-Futurist Ray Kurzweil, dass wir ab 2029 ewig leben können. Das passt natürlich zu Googles Vision, altersabhängige Krankheiten auszuschalten. Behandeln ja, aber gänzlich ausschalten? Nein, das wird nicht gehen, von derartigen Vorhersagen halte ich nichts. Darum geht es beim Heilen statt Behandeln nicht. Menschen werden sterblich bleiben. Ziel sollte sein, so lange wie möglich gesund zu altern (sogenanntes *Healthy Aging*), das heißt, nicht an dramatischen, jahrelang behindernden Erkrankungen wie Schlaganfall oder Krebs zu leiden, sondern irgendwann im hohen Alter – im Idealfall – sanft einzuschlafen.

Viele Alterungsprozesse werden zwar bekannt sein und sich weit hinauszögern lassen, doch unsere Organe sind komplexe Gebilde, in denen viele biochemische Reaktionen und physikalische Prozesse ablaufen. Zu heilen statt zu behandeln wird also bedeuten, dass in zehn Jahren die Lebenserwartung Neugeborener 110 und mehr Jahre betragen wird. Die bisher dokumentiert älteste Frau der Welt, Jeanne Calment aus Frankreich, lebte von 1875 bis 1997 und wurde 122 Jahre alt. Laut Jan Vijg vom *Albert Einstein College of Medicine* in New York liegt die Obergrenze für das menschliche Alter bei 125 Jahren. Chaim Cohen von der israelischen Bar-Ilan-Universität und der Biologe Siegfried Hekimi von der McGill-Universität in Montreal gehen davon aus, dass Menschen diese Grenze möglicherweise sogar überschreiten und bis zu 140 Jahre alt werden können.

Für die absolute Lebenserwartung am relevantesten ist wahrscheinlich die Lunge. Sie wird beim Einatmen aktiv durch den

Zwerchfellmuskel, der den Brust- vom Bauchraum trennt, gedehnt, damit Luft einströmt. Der Vorgang des Ausatmens ist dagegen passiv. Die Lunge ist elastisch und zieht sich einfach wieder zusammen, wodurch die Luft aus der Lunge entweicht. Man kann sich die Lunge also wie einen elastischen Gummiballon vorstellen. Irgendwann lässt die Elastizität eines Gummiballons und auch der Lunge nach. Biophysikalische Schätzungen gehen davon aus, dass dies nach circa 130 Jahren der Fall ist. Auch die Zahl der Lungenbläschen (Alveolen) und der kleinen Blutgefäße geht zurück. Insgesamt gelangt dadurch weniger Sauerstoff ins Blut, die körperliche Belastbarkeit nimmt ab. Das Gebiet des Gewebe-Engineerings behauptet, menschliche Organe in Zukunft künstlich herstellen zu können. Für einzelne Zellen kann ich mir das vorstellen, nicht aber für Gewebe.

Es bleibt dabei: Irgendwann werden wir sterben müssen. Aber warten wir es ab, vielleicht täusche ich mich ja. Wie auch immer, länger leben bedeutet auch, das lange Leben mit Sinn zu erfüllen. Also nicht gesund leben, um bloß länger zu leben, sondern länger und ohne Beschwerden leben, um sinnvoll zu leben und unser ganzes Potenzial auszuschöpfen. Das, was Sie jetzt alles umgibt an Gesundheitssystem, scheint zu alledem – Big Data, Systemmedizin, Prävention – noch nicht so richtig zu passen. Es stimmt, gerade entsteht ein völlig neues Gesundheitssystem, das wirklich den Namen verdient und in dem unser jetziges Krankheitssystem – wenn überhaupt – nur ein kleiner Teil ist ...

KAPITEL 17

WELL TECH

Bevor es losgeht in das neue Gesundheitssystem, halten wir kurz inne, um uns klarzumachen, was wir alles haben und brauchen: Wie weit sind wir seit Teil I des Buches gekommen? Erkrankungen wurden zu spät erkannt. Wenn Symptome auftraten, kannte man ihre Ursache nicht und konnte nur das Symptom behandeln. Da man Erkrankungen weder vorbeugen noch heilen konnte, wurden viele Krankheiten chronisch. Die wenigsten Patienten hatten von ihren Arzneimitteln einen Vorteil. Männer lebten kürzer als Frauen, weniger Gebildete kürzer als Gebildete. Eine Medizin und eine Wissenschaft, die sich immer nur auf ein Organ fokussierte, hatten in eine Sackgasse geführt. Zudem war biomedizinische Forschung oft nicht reproduzierbar, qualitativ schlecht und nicht patientenorientiert. Selbst Big-Pharma-Giganten schienen ihrem Untergang entgegenzusteuern. Die

Zunahme der Lebenserwartung stagnierte beziehungsweise war in einigen Ländern rückläufig, obwohl die Kosten für Gesundheit stetig zunahmen.

Doch hier in Teil II änderte sich alles. Ich hoffe, ich habe zeigen können, dass es zu einem gewaltigen Innovationsschub und einer neuen Medizin kommen muss und kommen wird. Danach wird in interdisziplinären Systemmedizin-Teams geforscht und praktiziert, beides mit massiver Unterstützung durch maschinelle Lernalgorithmen. Sie verstehen wie wir bald mehr und mehr die genauen molekularen Ursachen von Krankheiten sowie mögliche Auslöser oder Verstärker im Mikrobiom und Exposom. So können wir Krankheiten früher erkennen oder sogar verhindern, dass jemals Symptome auftreten. Dadurch gibt es nun keine chronischen Krankheiten mehr, sondern nur chronische Risiken, die im Zaum gehalten oder – mit Gentherapie – sogar geheilt werden, sodass die Krankheit aus dem Körper verschwunden ist. Sie als Patient können sicher sein, von einer auf Sie individuell zugeschnittenen Prävention oder Therapie zu profitieren. Biomedizinische Forschung ist jetzt reproduzierbar, qualitativ exzellent und patientenfokussiert und hat ihre Ziele, was Krankheiten und Gesundheit betrifft, im Wesentlichen erreicht. Unsere Lebenserwartung ist gestiegen und erreicht Schritt für Schritt das menschenmögliche Maximum von circa 125 Jahren. Männer leben nun genauso lang wie Frauen und jeder Mensch ist ausreichend gebildet oder wird individuell gecoacht, sodass mangelnde Bildung bezüglich der Lebenserwartung keinen Nachteil mehr darstellt.

Und auch das Gesundheitssystem bleibt von all diesen Veränderungen nicht unbeeinflusst. Es verändert sich mit – beides immer und primär zum Wohle des Menschen. Der Mensch rückt von der peripheren Rolle des gelegentlichen Nutzers gesundheitlicher Leistungen ins Zentrum. Alles dreht sich um ihn. Ständig. Und damit ändern sich auch zahlreiche Geschäftsmodelle und Fragen der Erstattung und Finanzierung von Gesundheit und Gesunderhaltung.

Pharma-Riesen, wie wir sie einst kannten, sind verschwunden. Einige Jahre haben sie noch verbliebene Lücken bei klassischen Arzneimitteln geschlossen und danach Gen- und Zelltherapeutika entwickelt oder optimiert. Mittlerweile sind sie mehr oder weniger Herstellungsfirmen, die patentfreie Generika preisgünstig in Europa herstellen, auch um die Abhängigkeit von indischen und chinesischen Firmen und die damit zusammenhängenden häufigen Lieferschwierigkeiten zu überwinden und um manchmal die Arzneistoffe noch etwas zu optimieren. Doch es sind nicht nur Firmen verschwunden, es entstehen auch ganz neue Industrien, ja ein ganz eigener Wirtschaftszweig.

Neue Gesundheitsfirmen

Treiber und natürlich auch wirtschaftliche Profiteure dieser neuen Medizin sind völlig neue Gesundheitsfirmen und Geschäftsfelder. Alphabet und Google, Amazon und Apple habe ich ja schon mehrmals erwähnt. Aber auch andere Plattformfirmen, die weltweit zu den Top 10 gehören, zeigen zunehmendes Engagement im Gesundheitsbereich: so Microsoft mit seiner Microsoft Cloud for Healthcare und E-Health-Lösungen wie Azure Service Health; Alibaba mit Alibaba Health Information Technology; Facebook mit dem Preventive-Health-Werkzeug; oder Tencent mit Tencent Health, einer Serviceplattform auf WeChat. Somit ist keiner der führenden Plattform-Riesen nicht im Bereich Gesundheit aktiv, einige früher und intensiver, andere später und weniger intensiv, aber alle sind dabei und das ist erst der Anfang.

Wird angesichts des Booms von Gen- und Zelltherapie und der bloßen Herstellung preisgünstiger, patentfreier Generika noch etwas Spannendes bei Arzneimitteln, wie wir sie heute kennen, passieren? Oh ja, sehr viel sogar, und hierbei sind einmal nicht Google, Apple, Amazon führend mit dabei, sondern ein deutsches Unternehmen. Vergessen Sie alles, was Sie bisher über Tabletten und Kapseln wussten. Das baden-württembergische Unternehmen Digital Health Systems GmbH (DiHeSys) mit Sitz in Ulm entwickelt nämlich die für Sie persönlich zwei- und dreidimensional gedruckten Arzneimittel. Da mögen Sie sich fragen: „Okay, alles wird ja inzwischen 3D-gedruckt. Jetzt eben auch Arzneimittel. Was bitte ist die Innovation?“

Die Innovation ist gewaltig. Jeder Mensch ist einzigartig – aber medizinische Behandlungen sind es eher nicht. Körpergewicht, Geschlecht und Stoffwechsel sind nur einige der Faktoren, die Therapien beeinflussen. Ein Beispiel für den gängigen „One size fits all"-Ansatz sind Tabletten und Kapseln. Sie werden zurzeit industriell massengefertigt und dies nur in festen Dosierungen. Das erlaubt keine individuelle Therapie. Nehmen wir ein Beispiel: Arzneistoff A gibt es in der Apotheke in den Stärken 10, 20 und 50 Milligramm pro Tablette. Was aber, wenn für Sie 34 Milligramm ideal wären? Gut, Sie könnten jetzt – etwas kompliziert – eine 10-Milligramm- und eine 20-Milligramm-Tablette einnehmen oder zwei 20-Milligramm-Tabletten. Im ersten Fall wären Sie leicht unterdosiert, im zweiten Fall leicht überdosiert. Im ersten Fall hätten sie vielleicht nicht ganz die volle Wirkung, im zweiten vielleicht schon Nebenwirkungen, die Ihnen mit 34 Milligramm erspart geblieben wären. Oder vielleicht würden Sie am liebsten nur fünf Milligramm einnehmen? Diese niedrige Dosierung ist gar nicht erhältlich. Dann verwenden viele Patienten unpräzise Methoden, wie die Tabletten in zwei Hälften oder vier Viertel zu teilen.

Genau das will DiHeSys überwinden, indem die Firma Systeme entwickelt, mit denen Sie als Patient exakt Ihre 34-Milligramm-Tablette gedruckt bekommen oder – in ein bisschen fernerer Zukunft – zu Hause selber drucken können. Schaut man sich die Entwicklung der Miniaturisierung von 3D-Druckern an, erscheint es in der Tat nicht unrealistisch, dass Sie, wenn Sie über längere Zeit ein Arzneimittel einnehmen müssen, keine Fertigpackung aus der Apotheke mehr holen, also mit fester Stärke und Menge der Tabletten, sondern sich stattdessen genau die Anzahl Tabletten, die Sie pro Monat brauchen, in der für Sie notwendigen Stärke und Kombination mit anderen Arzneistoffen individualisiert ausdrucken lassen. Um in dem obigen Beispiel zu bleiben, hätte der Arzneistoff jetzt die volle Wirkstärke bei minimalen Nebenwirkungen.

In der nächsten Entwicklungsstufe hätten Sie als Patient, der dauerhaft ein Arzneimittel einnehmen müsste, einen 2D- oder 3D-Tablettendrucker zu Hause. So könnten Sie sogar Tag für Tag oder Stück für Stück die Stärke Ihrer Tablette anpassen. Dann holten Sie keine Tabletten mehr in der Apotheke, sondern eine Druckerkartusche mit Ihrem Arzneistoff. Unrealistisch? Zu unsicher? Nein. Denken Sie zum Beispiel an einen Diabetiker. Der bekommt auch eine Injektionslösung mit Insulin verordnet, injiziert sich aber dreimal am Tag komplett individuell die Dosis an Insulin, die in dem Moment genau zu seinen körperlichen Aktivitäten (Kalorienverbrauch) und seiner Nahrungsaufnahme (Kalorienaufnahme) passt. Oder der Patient benutzt eine sogenannte Closed-Loop-System-Insulinpumpe, die anhand der gemessenen Blutzuckerwerte automatisch Insulin spritzt.[1] Kein Arzt kann ihm dies im Voraus vorgeben. Genauso könnten Sie sich als Patient anhand der Wirkung oder Nebenwirkungen individuell Ihr Arzneimittel jeden Tag dosieren. Zur Sicherheit wäre denkbar, dass Arzt oder Apotheker über Dosisänderungen am 3D-Drucker per Software vorher informiert würden und diese „genehmigen" müssten – alles machbar.

Denken Sie noch an ein anderes Szenario, bei dem diese Drucktechnologie ganz offensichtlich die Zukunft darstellt. Sie müssten zum Beispiel morgens Arzneimittel A, B und C, mittags Arzneimittel B, D und E und abends Arzneimittel A und B einnehmen. Leicht vorstellbar, dass Sie dabei durcheinanderkommen, was gegenwärtig durch Pillenboxen beziehungsweise in Heimen durch Verblisterung der einzelnen Tabletten in kleine Tütchen oder Dosen verhindert wird. Ich persönlich vergesse schon Tabletten, wenn ich sieben Tage lang ein Antibiotikum einnehmen muss, weil ich es einfach nicht gewöhnt bin. Stellen Sie sich vor, Sie müssten nun täglich sechs verschiedene Arzneimittel in der richtigen Kombination dreimal am Tag einnehmen. Stattdessen könnten Sie sich für Ihre Arzneimittel in der Apotheke eine einzige Tablette für morgens, eine für mittags und eine für abends drucken lassen. Oder später einmal eine Druckerkartusche pro Arzneistoff mit nach Hause nehmen und die Kombinationen selber drucken. Mit Sicherheit würde die Einnahme von nur jeweils einer Tablette am Morgen, Mittag und Abend leichterfallen, als sich jedes Mal zu überlegen, welche nun gerade dran ist. So kämen weniger Einnahmefehler zustande. Die Extremvariante wäre eine einzige Tablette pro Tag, die auch die zeitliche Verteilung der Arzneistofffreisetzung eingedruckt bekommt, eine sogenannte 4D-Tablette. Einfacher und sicherer geht es dann wirklich nicht mehr.

Technisch sind Drucker digital gesteuerte Geräte, die den Arzneistoff und Hilfsstoffe in schichtweisen Mustern drucken. Die am häufigsten verwendeten Techniken umfassen Tintenstrahldruck und Schmelzverfahren, welche die Entwicklung und Optimierung neuer Kunststoffe wie zum Beispiel Polymilchsäure erforderten. In einer dritten exklusiven Maschinentechnik wird der Wirkstoff mit einem Strohhalm verabreicht, ideal für Kinder oder Patienten mit Schluckbeschwerden. Dieser XStraw wird mit wirkstoffhaltigen Mikrotabletten mit der exakten Dosis des gewünschten Medikaments befüllt und so individuell dosiert. Diese Methodik lässt sich auch für Kapseln anwenden.

Abhängig davon, welche Mengen gedruckt werden müssen, wäre sogar vorstellbar, dass kleine Mengen zweidimensional auf einer Art Filterpapier gedruckt werden und nur bei größeren Mengen dreidimensionale Tabletten, in etwa von der Form, wie wir sie heute kennen. Beim 2D-Digitaldruck wird der Wirkstoff in der Regel in einem unbedenklichen Lösungsmittel gelöst. Diese „Tinte“ wird dann auf einen Träger aufgebracht. Sie können sich diesen dann auf die Zunge legen. Der Film löst sich in Sekunden auf und das Medikament kann leicht geschluckt werden, ideal auch wieder für Menschen mit Schluckbeschwerden und für Kinder.

Gedruckte Tabletten sind oft kleiner als herkömmliche, weil weniger Hilfsstoffe notwendig sind. Dadurch sind sie auch leichter zu schlucken und schneller löslich. Außerdem können die Tabletten nach Farbe und Form kodiert werden: für den Morgen gelb, mittags blau und abends rot. Das erhöht für Sie wieder die Sicherheit der Arzneimitteltherapie.

Zudem ist noch eine vierte Dimension möglich, nämlich die Zeit. Innerhalb derselben Tablette wäre es möglich, drei Arzneistoffe so zu drucken, dass der eine im Magen, der andere im Dünndarm und der dritte zum Beispiel im Dickdarm freigesetzt wird, je nachdem, wo der Arzneistoff benötigt wird oder ob man die Therapie über einen möglichst langen Zeitraum gewährleisten will. Das wären dann sogenannte 4D-Tabletten.

Natürlich würde man das nicht für eine gewöhnliche Aspirintablette oder Ibuprofen machen, wo es nicht so genau auf die Dosierung ankommt, wohl aber für hochwirksame Arzneistoffe mit potenziellen Nebenwirkungen oder wenn Sie mehr als vier Arzneimittel gleichzeitig am Tag einnehmen müssen.

Und noch einen Vorteil hat diese neue Art von Tabletten. Bei den gegenwärtigen Fertigpackungen werden viele Arzneimittel unverbraucht weggeworfen und landen schlimmstenfalls im Trinkwasser. Die Hauptquellen für Humanarzneimittel im Oberflächenwasser sind zwar Patientenausscheidungen, aber, je nach Untersuchung, zu 10 bis 47 Prozent auch unsachgemäße Entsorgung über Toilette und Spüle.[2] Rund 60 Prozent des Gesamtkonsums an Diclofenac zum Beispiel gelangt ins Abwasser, wo es bis dato in Kläranlagen nicht entfernt werden kann. Beim 2D- und 3D-Druck würden immer nur exakt die Mengen an Tabletten gedruckt, die auch sicher eingenommen würden. Der Rest bliebe in der Kartusche.

Zusätzliche Probleme treten oft auf bei Patienten mit eingeschränkter Organfunktion, zum Beispiel an Nieren oder Leber. Arzneimittel werden entweder über die Niere (im Urin) oder Leber (Verstoffwechselung) abgebaut und ausgeschieden. Sind Leber oder Niere beeinträchtigt, dann beeinflusst dies natürlich auch die Blutspiegel der Arzneimittel. Zwei Patienten, die die gleiche Dosis einnehmen, aber eine unterschiedliche Nieren- oder Leberfunktion haben, werden dadurch unterschiedliche Blutspiegel, Wirkungen und Nebenwirkungen erfahren. Ganz besonders problematisch ist dies bei Arzneimitteln, bei denen zwischen der Dosis für die Wirkung und der Dosis für die Nebenwirkung nur ein schmaler Grat ist.

Der Arzt ist dann bei seiner Verschreibung völlig flexibel und wählt die Tablette, die das optimale Wirkungsprofil für Sie ermöglicht. Die

Daten jedes Medikaments sowie des individuellen Medikationsplans werden auf einer IT-Plattform verarbeitet und direkt an den Drucker übermittelt, entweder in die Apotheke oder direkt nach Hause. Somit werden auch Fehler in der Übermittlung der Verschreibung reduziert. Reine Zukunftsmusik? Nein! Zu alledem läuft bereits ein Pilotprojekt am Klinikum der Universität Tübingen. 2D- und 3D-gedruckte Tabletten werden kommen.

Was bei allen Innovationen im Teil II (Zukunft) noch bleibt und durch die derzeitigen Akteure noch nicht wirklich abgedeckt ist, ist der Punkt, dass viele Krankheiten zwar eine genetische Veranlagung haben, aber doch letztlich sehr stark durch falschen Lebensstil beeinflusst werden. Bildung und Coaching sind nachgewiesenermaßen wirksame Angebote, um die individuell abgestimmten notwendigen Lebensstiländerungen zu erkennen und umzusetzen. Klassische Gesundheitsdienstleister reichen hierfür jedoch offensichtlich nicht aus. Zudem haben Angebote mit der Vorsilbe „Gesundheit“ in der Regel eine Konnotation von Verzicht, Pflicht, Vorsorge, Genussbremse und so weiter – nicht gerade motivierend für die meisten. Wellness und Wellbeing klingen dagegen verführerisch nach Urlaub und Freizeit. Um Prävention attraktiv und effektiv zu machen, formieren sich daher gegenwärtig viele neue Gesundheitsdienstleister strategisch zu einer Wellness- beziehungsweise Wellbeing-Industrie um. Diese hat ein geschätztes weltweites Marktvolumen von vier Billionen, also 4.000 Milliarden US-Dollar. Die klassische Medizin ist auch mit dabei, aber eben nur mit dabei. Entscheidender Punkt: Sie als Patient sind nicht gelegentlicher Versicherungsnehmer, sondern permanent im Zentrum des Geschehens. Alles wird um Sie herumgebaut. Natürlich ist es ein Geschäft, aber das ist das jetzige Gesundheitssystem auch und es hat dabei mehr Ihre Krankheiten im Auge. Well Tech hat hingegen primär Ihre Gesundheit im Fokus. Lediglich bei der wissenschaftlichen Evidenz aller Elemente wird sich nach und nach die Spreu vom Weizen trennen. Die potenziellen Risiken einer solchen Well-Tech-Industrie haben wir ja schon im ersten Zwischenruf besprochen: wenn der Fokus zu stark auf Gesundheit, Optimierung und maximale Entlastung ausgerichtet wird.

Zu dieser Kernindustrie gehören Technologieangebote, Sport- und Fitnesskleidung sowie Zubehör, Apps, Wearables, Telemedizin und Telefitness, Versicherungen und Mobilität bis hin zu Urlaubs- und Freizeitplanung, aber auch eine gesundheitsförderliche Arbeitsplatzgestaltung. Während momentan unser Gesundheitssystem für sich existiert und Sie als Patient kurzzeitig oder länger von außen andocken, die Angebote kurz nutzen und dann – am liebsten so schnell wie möglich – das Gesundheitssystem wieder verlassen, sind Sie in dem neuen Well-Tech-System der König Kunde und permanenter zentraler Dreh- und Angelpunkt. Vom Medizinischen her macht das auch Sinn. Will man Prävention, dann muss diese eben permanent geschehen. Alles dreht sich um Sie. Im Idealfall bleiben Sie Kunde, werden niemals Patient – also ein echtes Gesundheitssystem, das sich aus Marketinggründen aber lieber Wellness-Wellbeing-System nennt. Dies ist der fundamentale Unterschied zu unserem jetzigen System, das – wie ich ja schon mehrmals erwähnt habe – eben kein Gesundheits-, sondern ein Krankheitssystem ist. Als Noch-Gesunder sind Sie für das jetzige System uninteressant.

Die Begriffe Wellness und Wellbeing werden dabei oft synonym verwendet, obwohl sie nicht ganz dasselbe meinen. Wellness ist der ältere Begriff und subsumiert eher Wohlfühlkonsum, den man sich im Urlaub gönnt, wie Spas, Bäder, Massagen, Aromatherapie und so weiter. Wellbeing oder Wohlbefinden geht weiter und hat einen klaren Gesundheitsbezug, vereint Wellness und weitere Komponenten zu einem Lebensstil-Coaching. Man will ja weg von Begriffen wie gesund leben und gesund essen, die einen Touch von anstrengend beziehungsweise Entsagung enthalten. Die Wellbeing-Industrie kommt sehr stark von der Motivationsebene und versucht, Angebote mit einem individuellen Ziel vor Augen – und das auf angenehmste Weise – zu machen. Hier taucht unter anderem Amazon wieder auf: mit Amazon fresh (Restaurants und *meal kits,* also Essensboxen), was Lebensmittel betrifft, Amazon Fashion, was Sport- und Funktionskleidung betrifft, und seit Neuestem mit Amazon Pharmacy und zahlreichen medizinischen Internetservices. Letztlich ist das Ziel – und in den USA schon Fakt –, die „Amazon-Welt" beim Thema Gesundheit gar nicht mehr verlassen zu müssen.

Wellbeing umfasst aber mehr als nur körperliche Gesundheit. Es berücksichtigt die gesamte Person, sowohl Körper als auch Geist, und nicht nur die „Abwesenheit von Krankheit". Sein Ansatz für „Gesundheit" schließt das Vorhandensein von positiven mentalen Zuständen, Emotionen und Stimmungen ein und identifiziert den Zustand, um ein erfülltes, selbstbestimmtes Leben zu erreichen. Wellbeing heilt nicht und Wellness schon gar nicht. Beide schaffen jedoch die notwendigen Bedingungen für körperliche, geistige und soziale Gesundheit, helfen uns, mit Widrigkeiten umzugehen und Verhaltensänderungen für mehr Ausgeglichenheit, Harmonie und soziales Wohlbefinden auszulösen und beizubehalten. Indirekt geht es um die acht Verhaltensfehler (siehe Kapitel 4), die Krankheiten auslösen.

Bei alledem spielt die Technologie eine wichtige Rolle, darum halte ich den Begriff von Well Tech für ideal und die korrekte Beschreibung. So wird Wohlbefinden auch messbar werden, was die Tür für ernst zu nehmende, evidenzbasierte Well-Tech-Angebote öffnet (*Wellbeing as a Service, WaaS*) und dadurch die Verschmelzung von zumindest Teilen der gegenwärtigen Wellness- und Gesundheitsindustrie zu einem homogenen Markt, der Well-Tech-Industrie, ermöglicht. Denn ohne Evidenz wird keiner der gegenwärtigen Kostenträger oder keine Privatperson langfristig einwilligen, für die Angebote zu zahlen, es sei denn, völlig neue Versicherungsarten – Gesundheits- im Unterschied zu Krankenversicherungen – und völlig neue Zahlungsströme kämen hinzu. Möglich wäre das, wenn die klassische Krankenversicherung und deren Konzept durch „Heilen statt Behandeln" an Bedeutung verlieren.

Well Tech ist ein Ökosystem von Technologien, die miteinander verbunden sind, um in allen Lebensbereichen und Lebenszielen zu unterstützen. Die Digitalisierung verändert Wellness und ist nicht nur etwas für sogenannte Digital Natives, Fitnessbegeisterte oder Wohlhabende. Preiswerte Geräte, Apps und ausgefeilte maschinelle Lernalgorithmen werden den Well-Tech-Markt mehr und mehr demokratisieren und zu einem globalen Phänomen machen, das hilft, die menschlichen Urbedürfnisse nach einem guten Leben zu befriedigen. Diese globale Bewegung hat bereits begonnen; unsere Gesellschaft hat eine Wende genommen. Die Menschen sind mehr denn je auf ihre körperliche, geistige und seelische Gesundheit bedacht. Manche nennen es Work-Life-Balance, aber im Grunde geht es immer darum, glücklich und gesund zu sein. Das wird zu einer Top-Priorität.

Der König von Bhutan führte schon 1979 als Maß das Bruttonationalglück anstelle des Bruttosozialprodukts ein. Frankreich, Großbritannien und Neuseeland, die OECD und UNO folgten, indem sie Wohlbefinden als Ziel definierten. Finnland hat ein Wirtschaftsförderprogramm für die Well-Tech-Industrie aufgesetzt. Und seit 2020 findet der *Frontiers Next Wellbeing*-Weltkongress statt.[3]

Die Messung von Wohlbefinden wird immer relevanter werden, weil es der beste Indikator für die Gesundheit einer Gemeinschaft, eines Landes, einer Firma oder eines Unternehmens ist. Viele Personalabteilungen großer Unternehmen verlagern ihren Fokus auf Mitarbeiterzufriedenheit und nehmen Wellbeing in ihre Gewinn- und Verlustindikatoren mit auf. Well Tech wird uns überall umgeben, wird unsere Räume am Arbeitsplatz, zu Hause und in unserer Stadt neu definieren, unsere Gemeinschaften entwickeln, unseren Geist stimulieren und unseren Körper unterstützen.

Aber Well Tech ist natürlich auch ein reales Geschäft, ein wachsender Markt mit der Erwartung eines exponentiellen Wachstums, beruhend auf dem Phänomen des exponentiellen Wachstums der Erlebniswirtschaft. Ein Bereich, in dem viele unterschiedliche Unternehmen daher eine große Chance sehen und daran teilhaben wollen. Menschen konsumieren Produkte und Dienstleistungen nicht mehr nur für ihre bloße Bedürfnisbefriedigung, sondern auch, um ihre Lebensqualität zu verbessern, um ihr Leben auf eine bessere Art und Weise zu gestalten. Menschen bitten also Unternehmen, ihnen bei der

Verwirklichung ihrer Wünsche zu helfen. Und es kann ja keinen größeren wirtschaftlichen Wert geben, den man als Unternehmen schaffen kann, als jemandem dabei zu helfen, seine Ziele zu erreichen. Dieser hohe ethische Anspruch und seine Erfüllung werden über den Erfolg eines Well-Tech-Unternehmens entscheiden. 96 Prozent der Menschen sehen in ihrem Leben einen direkten Zusammenhang zwischen Wohlbefinden, Leistung und Erfolg. Unternehmen mit hochzufriedenen, engagierten Mitarbeitern verzeichneten einen Rückgang der Fehlzeiten um 41 Prozent und eine Steigerung der Produktivität um 17 Prozent.[4] Außerdem entwickelt sich das Gesundheitswesen, wie schon gesagt, hin zu einer stärkeren Mensch- oder Kundenzentrierung, einschließlich gemeinsamer Entscheidungsfindung. Die technologischen Innovationen, insbesondere wieder maschinelles Lernen, werden Frustration, Freude, Angst, Sicherheit und andere emotionale Elemente wie Depression immer zuverlässiger einschätzen können. Wohlbefinden wird so zu einem Produkt oder einer Dienstleistung, die man abonnieren kann, wobei verschiedene Marken verschiedene Methoden und Wege anbieten werden. Und noch einmal sei an dieser Stelle auf den ersten Zwischenruf hingewiesen, dass Gesundheit das Produkt sein darf, aber nicht der Mensch. Inmitten all dieser Angebote darf der Einzelne nicht nach maximaler Entlastung suchen oder hierzu verführt werden, sondern lediglich auf einem selbstbestimmten Weg unterstützt werden. Notfalls müssen, wie auch in unserem jetzigen Krankheitssystem, regulatorische Behörden Zulassungen für seriöse Anbieter erteilen oder für unseriöse verweigern.

Was die Nutzerseite betrifft, werden die stärksten Treiber der Well-Tech-Bewegung die Millennials (Generation Y, geboren zwischen 1981 und 1996) and Centennials (Gen Z, iGen, geboren seit 1997) sein. Sie sind seit jeher mit einer Welt konfrontiert, die sich völlig von jener früherer Generationen unterscheidet. Der technologische Fortschritt hat die Preise für einige Güter dramatisch gesenkt und andere, völlig neue geschaffen. Konsumgüter – insbesondere technische Güter – sind stetig im Preis gesunken (Sie erinnern sich an das Moore'sche Gesetz in

Kapitel 12). Notwendige Dinge wie Wohnen und Essen sind jedoch im Preis gestiegen, was mit steigenden Löhnen begründet wird, obwohl der Großteil dieses Einkommensanstiegs an die bereits Wohlhabenden gegangen ist. Gleichzeitig steigen die Kosten für die Gesundheitsversorgung weiter an, die je nach System entweder durch die gesellschaftliche Solidargemeinschaft oder individuell getragen werden. Dies empfinden Millennials als Bedrohung, da ihr hoher Stresslevel und ihre typischerweise kleineren Unterstützungsnetzwerke zu mehr und häufigeren Gesundheitsproblemen geführt haben als bei früheren Generationen. Auch neigen sie mehr zur nicht mehr sinnvollen, übertriebenen und vor allem nicht spezifisch auf persönlich relevante Gesundheitsziele fokussierten Selbstoptimierung.[5] Es geht nicht darum, einen optimalen, Instagram-tauglichen Einheitsmenschen zu kreieren, sondern nur darum, die Gesundheits- oder Wellbeing-Ziele zu setzen, die aufgrund des eigenen Risikoprofils relevant sind. Zudem scheinen die mentalen und physischen Reserven von Millionen von Menschen aus allen Schichten aufgebraucht. Das Phänomen Burn-out wird mit jährlich 200 Milliarden US-Dollar an Gesundheitskosten zu teuer, um es ignorieren zu können. Burn-out ist das genaue Gegenteil von Wellbeing, ein Zustand emotionaler, körperlicher und geistiger Erschöpfung, der durch übermäßigen und lang anhaltenden Stress verursacht wird. Er tritt auf, wenn man sich überwältigt und emotional ausgelaugt fühlt und nicht in der Lage ist, die ständigen Anforderungen zu erfüllen.

Und als ob Burn-out nicht schon genug wäre, nehmen psychische Probleme bei Millennials und Centennials sprunghaft zu. Der Zugang, den die technologische Innovation zu jeder Art von Informationen und Fakten bietet, die für Laien immer schwieriger hinsichtlich ihres Wahrheitsgrads zu bewerten sind, hat sie verängstigt und in vielen Fällen haben sie keine Ahnung, wie sie damit umgehen sollen.[6] Das britische Markt- und Meinungsforschungsinstitut YouGov sieht Millennials als die einsamste Generation. 30 Prozent der Millennials geben an, dass sie sich immer oder oft einsam fühlen, verglichen mit 20 Prozent der Generation X (Altersgruppe der im Zeitraum von etwa 1965 bis 1975

Geborenen) und 15 Prozent der Boomer (die im Zeitraum von 1955 bis 1969 Geborenen). Millennials berichteten auch mehr als andere, dass sie keine Bekannten, Freunde, enge Freunde oder beste Freunde haben. Gleichzeitig hat diese Generation Inklusion, Nachhaltigkeit, Ethik und Sicherheit einschließlich emotionaler Sicherheit als hohe Werte verinnerlicht, was wiederum die notwendigen Voraussetzungen für ein starkes Streben nach Wellbeing sind. So ist sich diese Generation bewusst, dass es einen kausalen Zusammenhang zwischen Ernährung und Gesundheit (körperlich und geistig) gibt. Millennials sind auch bereit, ihre Ernährung in Richtung biologischer, nachhaltiger Lebensmittel zu ändern. Dies führt auf der anderen Seite aber auch zu einer Angst vor verarbeiteten Lebensmitteln und einem Wissensdurst nach Transparenz über die Qualität und Verarbeitung von Lebensmitteln, die durch Google-Suchen für Laien nur schwer objektiv aufzufangen sind. Auch auf die massiven anstehenden Arbeitsplatzumstrukturierungen, persönlichen Entwicklungen und Herausforderungen scheint die jüngste Generation schlecht vorbereitet, da sie eher Lösungen erwarten, die ihnen präsentiert werden oder die sie kaufen können.

Das soll keine Bewertung sein, es soll lediglich dazu dienen, realistisch zu umreißen, in welchem Spannungsfeld positiver und negativer Faktoren die hohe Nachfrage nach Lösungen zur Verbesserung des Wohlbefindens liegt. Wohlbefinden wird – zumindest in den reicheren Industrienationen – oft zu sehr durch „Haben“ denn durch „Sein“ erreicht. Vorsicht ist geboten, wenn neue Apps – die an sich sinnvoll sein können, wenn sie gezielt eingesetzt werden – dieses Bedürfnis vermeintlich ausgleichen, letztlich aber auch nur zu einem unreflektierten „Haben“ führen. Nutzer zahlen schon jetzt Hunderte von Millionen US-Dollar für digitale Well Tech und die mehr als 318.000 gesundheitsbezogenen Apps. So gibt es Apps für Schlafen, Abnehmen, Angst, Wut, Depression, Traumabehandlung, Atmung, Meditation und vieles mehr. Laut Google Trends verdoppelten sich 2019 Suchanfragen nach virtuellen Fitnesslösungen, Atem-Apps, Wellness-Resorts und gesunder Ernährung und verdreifachten sich Suchanfragen nach ganzheitlicher Heilung.

Airbnb bietet mittlerweile *Airbnb Animal Experiences* an, das auf die steigende Nachfrage nach einer Lösung zum Abbau von Angst und Stress durch Kontakt mit Tieren reagiert. Ähnlich bieten Pravassa oder Good Escapes *Transformative Travels* an. Apple erhöhte seine Präsenz im persönlichen Gesundheits- und Wellnessbereich durch neue Sensoren für Atem-Tracking und neue Health-App-Funktionen für den Menstruationszyklus und Umweltlärmpegel. Google übernahm Fitbit für 2,1 Milliarden Dollar. Talkspace und MoodPath sind Onlinetherapie-Apps, welche die menschliche Sprache nutzen, um Schläfrigkeit, Erschöpfung und Depressionen zu erkennen. Bayer investierte in OneDrop, ein Unternehmen, das sich mit Verhaltensempfehlungen befasst. Kaia Health ist eine smartphonebasierte App, um chronische Erkrankungen wie Rückenschmerzen zu managen, und gibt Nutzern über die Smartphonekamera in Echtzeit Feedback über ihre Trainingsleistung. Elovee konzentriert sich auf die Bereitstellung von Lösungen für Senioren mit Demenz, ihre Familien und Betreuer. Darüber hinaus entstehen fast täglich neue Start-ups, die Lösungen für das Wohlbefinden am Arbeitsplatz anbieten, wie zum Beispiel Diäten, Fitness, Achtsamkeit, mentale Gesundheit, Programme gegen Herzkrankheiten und Diabetes sowie eine Vielzahl von Programmen zur Familienplanung und finanziellen Sicherheit. Ein großer Teil der Achtsamkeitsbewegung dreht sich darum, die Dinge im Leben zu identifizieren, die man beeinflussen kann, und die Herausforderungen zu begrenzen, die von den Dingen ausgehen, die man nicht ändern kann. An Lösungen, die uns helfen, mit Widrigkeiten umzugehen, Seele und Körper zu bewahren, unser Leben zu verbessern und neue Gewohnheiten einzuüben, die für mehr Gleichgewicht, Harmonie und soziales Wohlbefinden führen, wird kein Weg vorbeiführen. Extrem wichtig wird jedoch sein, dass diese qualitätsgeprüft sind und nicht wahllos konsumiert werden, sondern gezielt zum eigenen „Risiko"-Profil passend eingesetzt werden. Gutes, kompetentes Coaching wird hier essenziell sein, andernfalls droht eine gigantische pseudowissenschaftliche Blase, mit der nichts gewonnen wäre.

Wir kennen also jetzt die wissenschaftlichen Grundlagen, warum unsere Medizin in der Krise ist und wie diese durch Big Data, völlig neue Krankheitsdefinitionen, Heilen statt Behandeln und noch besser durch Vorbeugen eingebunden sein wird in eine Well-Tech-Industrie und ein großes Bedürfnis nach Wohlbefinden befriedigt. War es das? Nein, noch nicht ganz. Wie verändert sich das klassische Gesundheitssystem mit seinen Sektoren? Es ist unmöglich, dass sich das gesamte Gesundheitsuniversum verändert und nur die deutschen Inseln „Krankenhaus" und „Arztpraxis" unverändert bleiben. Auch diese werden sich anpassen müssen – quasi als die letzte Meile der Veränderung. Da Medizin ein konservatives Fach mit hohem Verharrungsbestreben aller Beteiligten ist, wird diese letzte Meile wohl auf nationaler Ebene die schwerste werden. Hier ist der meiste Widerstand zu erwarten. Ohne politische Vorgaben und Entscheidungen wird es nicht gehen oder extrem lange dauern. Dass die Veränderungen kommen werden, ist offensichtlich; wann dies bei uns der Fall sein wird, hängt mit von Ihnen ab: wie sehr Sie sich persönlich auf Big Data einlassen (einige Tipps dazu folgen ja im Teil III) und wie proaktiv Sie die „Angebote" des aktuellen Gesundheitssystems mit all den Informationen, die Sie bisher gewonnen haben (und auch über meinen gleichnamigen Podcast zum Buch weiterhin beziehen können), hinterfragen und Änderungen einfordern.

Ein neues Gesundheitssystem

Während der Großteil des Well-Tech-Markts letztendlich Geschäft ist, haben Krankenhäuser und Arztpraxen, jedenfalls soweit es ihre Finanzierung durch Pflichtversicherung und Solidargemeinschaft betrifft, einen öffentlichen Auftrag im Rahmen der Daseinsvorsorge. Sicher müssen die beschriebenen Irrwege der Gewinnmaximierung des jetzigen „Krankheitssystems" zurückgedreht werden, ohne neue Irrwege der Gewinnmaximierung des mehr auf Gesundheit ausgerichteten neuen Well-Tech-Systems zu kreieren. Um zu verhindern, vom Regen in die Traufe zu kommen, müssen Sie, ich, alle Bürger unserer Gesellschaft sich darauf einigen, was sinnvolle Ansprüche sind, die die Solidargemeinschaft tragen soll, und wo ein Anspruch ungerechtfertigt ist und nicht mehr durch die Solidargemeinschaft abgedeckt werden sollte. Hierzu gehören für mich Aspekte wie: Wie nah muss ein Krankenhaus am Wohnort sein? Darf ich, wenn ich der Meinung bin, es handelt sich um einen Notfall, in die Notaufnahme eines Krankenhauses fahren? Wie oft und wie schnell brauche ich wirklich einen Arzttermin? Zu welchem Grad bin ich für meine Gesundheit selbst verantwortlich und zu welchem Grad muss die Solidargemeinschaft die Konsequenzen meines gesundheitlichen Fehlverhaltens (Stichwort Lebensstil) mitfinanzieren?

Bevor wir uns daranmachen, uns und unser „Krankheitssystem“ zu einem „Gesundheitssystem” zu reformieren, lassen Sie uns noch einmal rekapitulieren, wo wir momentan stehen. Gegenwärtig ist das öffentliche Gesundheitswesen noch ein Markt, der so niemals in der freien Wirtschaft funktionieren würde: Qualitativ verschieden gute Leistungen werden gleich vergütet. Es kommt nur auf die Menge an, also am besten viel und schnell. Praktisch alle Gesundheitsdienstleister erhalten falsche quantitative – aber keine qualitativen – Anreize, die letztlich zur Gewinnmaximierung pervertiert wurden und nicht oder nicht immer ausschließlich dem Patientenwohl dienen. Diese Fehlanreize sind aber wiederum nur Symptome der eigentlichen, noch wichtigeren Ursache, dass wir vor allem unter allen Bürgern und Patienten keinen breiten gesellschaftlichen Konsens haben, wie wir das optimale und wirtschaftlich vertretbare Patientenwohl definieren und wie wir die Anreize setzen, es zu erreichen. Dies ist aber essenziell, um die Innovation in der Medizin umzusetzen, da eine präzisere, heilende Medizin ausschließlich Qualität zum Ziel hat, diese definiert werden muss und die Mittel begrenzt sind. Die Vermeidung sinnloser Interventionen, von denen der Patient keinen Vorteil hat, reduziert natürlich Anzahl und Kosten, kann aber nicht primäres Ziel sein. Die Hypothese ist, dass durch frühe Investition in gezielte Prävention später weniger Behandlungs- und Krankheitskosten entstehen und sich dennoch mehr Lebensqualität ergibt.

In der Krankenhausversorgung muss wieder die Balance zwischen Grundversorgung in der Fläche und Spezialisierung in wenigen Zentren erreicht werden. Es kann nicht sein, dass jeder alles machen darf und erwartet, dass es die Gemeinschaft zahlt. Wenn im selben Versorgungsgebiet vier Krankenhäuser mit vier oder mehr Herzkatheterlaboren existieren, alle von Landesmitteln finanziert werden und vier Teams sich 24 Stunden und sieben Tage die Woche gegenseitig Patienten streitig machen, wird jeder und jede katheterisiert, was die viermal höheren Zahlen im Vergleich mit anderen Ländern erklärt. Keiner arbeitet wirtschaftlich sinnvoll und die Qualität bleibt auf der Strecke. Mit enormem Aufwand erzielen wir in der Breite mittelmäßige Ergebnisse, die nichtsdestotrotz für den individuellen Patienten verheerend sein können. Schluss also mit „Jeder darf und kann alles!"

Es muss dringend eine Krankenhausplanung nach bundesweit einheitlichen Kriterien durchgeführt werden, die drei Versorgungsstufen in unterschiedlicher Dichte gewährleistet: Grund-, Schwerpunkt- und Maximalversorgung. Wir müssen unter anderem die notorische Kreiskrankenhaus-Philosophie aufgeben, auch wenn sie der Stolz jedes Landrats ist, und stattdessen dringend gebrauchte kleine Zentren der ambulanten Versorgung gründen. Das bedeutet, dass nicht jedes Krankenhaus mehr alles machen kann, was es will. Der räumliche Versorgungsauftrag eines Krankenhauses kann und muss hinsichtlich einzelner Schwerpunkte eingeschränkt werden können. Und nur für diesen zugeteilten Versorgungsauftrag erhalten die Krankenhäuser entsprechend ihrer Versorgungsstufe von den Krankenkassen zum einen ihre Vorhaltekosten pauschal garantiert, zum anderen die Personalkosten bedarfs- und leistungsgerecht – also nach Qualität – erstattet. Dadurch entfällt für Kliniken jeglicher Anreiz, Fallpauschalen einzunehmen und über Personalkosteneinsparungen Gewinne zu maximieren. Bedarfsgerechte Erstattung bedeutet, dass die gegenwärtig durch Fehlanreize unnötig durchgeführten Operationen nicht erstattet werden, jedenfalls nicht durch die Krankenkassen. Abrechnungsbetrug muss Straftatbestand werden und so hoch bestraft werden, dass das finanzielle Risiko hierfür zu hoch wird.

Auch dass in Deutschland etwa 45 Prozent aller Patienten in der Notaufnahme stationär aufgenommen werden, muss auf den europäischen Durchschnitt von 33 bis sogar 22 Prozent gesenkt werden. Zum Beispiel werden in Deutschland zweimal so viele Patienten mit Angina Pectoris oder Herzschwäche stationär behandelt und bei Bluthochdruck oder Rückenschmerzen sogar dreimal so viele wie im Schnitt der sogenannten EU-15, der Mitgliedstaaten der Europäischen Union vor der sogenannten Osterweiterung, ohne dass die Lebenserwartung in Deutschland größer wäre. Oftmals ergibt dies überhaupt keinen Sinn, wenn nämlich die aufnehmenden Krankenhäuser technisch gar nicht vorbereitet sind, also keinen Computertomografen oder kein Herzkatheterlabor haben. Und das sind nicht nur abstrakte Zahlen, sondern diese haben konkrete, negative Auswirkungen für die Patienten. 54 deutsche Krankenhäuser behandeln im Durchschnitt 600 Herzinfarkte pro Jahr, 763 kleine Krankenhäuser weniger als 50. Bei den großen Krankenhäusern mit mehr Übung liegen sowohl die Sterblichkeit der Patienten um 31 Prozent als auch die Kosten niedriger. In einer Klinik mit wenig Erfahrung geht ein Patient ein wesentlich höheres Risiko ein, zu sterben. So deutlich muss man das sagen. Auf ganz Deutschland hochgerechnet hat dies natürlich Konsequenzen. Die 30-Tage-Sterblichkeit eines Herzinfarktpatienten liegt in Deutschland bei 7,7 Prozent. Das heißt, innerhalb von 30 Tagen sterben 7,7 Prozent aller Herzinfarktpatienten in Deutschland. Damit belegt Deutschland in einem internationalen Vergleich Platz 24. Dänemark hat die hier vorgeschlagene Krankenhausreform durchgeführt. Dort wurde die Versorgung von Herzinfarktpatienten auf nur noch 21 Krankenhäuser bei 5,8 Millionen Einwohnern reduziert (in Deutschland entspräche dies 300). Ergebnis: Es sterben nur vier Prozent (das sind bezogen auf die 7,7 in Deutschland eine relative Risikoreduktion von 48 Prozent, also fast die Hälfte weniger Todesfälle). Dänemark liegt damit international auf Platz 2. Es muss verhindert werden, dass auch kleine Krankenhäuser Herzkatheterlabore haben. Das führt an den großen Zentren dazu, dass dort weniger Fälle ankommen und die Ausbildungsqualität sinkt, weil den Ärzten die Übung fehlt. Die Herzinfarktversorgung kann man in Deutschland auch sehr gut mit viel weniger Katheterlaboren gewährleisten. Fahrstrecken von bis zu 20 Kilometern sind nach allen kardiologischen Leitlinien überbrückbar, um bei einem Infarkt rechtzeitig behandeln zu können. Dies ist überall in Deutschland gewährleistet, mit einer Ausnahme: der Uckermark. Hier beträgt die größte Distanz 38 Kilometer. Das wäre die einzige Region in Deutschland, wo ein Herzkatheterlabor fehlt.

Administrativ müssen sämtliche Krankenhäuser einen massiven, koordinierten Digitalisierungsschub erfahren. Mit Zettelwirtschaft und Papierformularen, wie in unseren Gesundheitsämtern während der Coronakrise, wird unsere Medizin nicht von Big Data und maschinellem Lernen profitieren können. Deutschland will mit dem Krankenhauszukunftsgesetz in der Tat den Weg zur digitalen Klinik oder zum „Smart Hospital" beschreiten.[7] Das muss bereits in der Aufnahme wie beim Check-in am Flughafen beginnen. Der überweisende Arzt oder die Patienten zu Hause haben bereits alle nötigen Unterlagen digital hochgeladen, Formulare ausgefüllt und unterschrieben. Sie können anschließend sofort auf ihr Zimmer. Auf Station liegen bereits alle wichtigen Informationen vor: bisherige Krankengeschichte, Medikation, Verpflegung und geplante Maßnahmen. Mit diesen Daten aller Patienten lassen sich alle innerbetrieblichen Abläufe effizient steuern: Logistik, Personalbesetzung, OP-Pläne und so weiter. Der Patient weiß ebenso, wann Visiten und Untersuchungen geplant sind. Derartig bundesweit einheitlich strukturierte Daten erlauben es, maschinelles Lernen und Algorithmen in die Klinikprozesse zu integrieren, womit Ärzte und Pflegekräfte schnell optimale Entscheidungen treffen können. Auch eine externe Beratung mit Kollegen ist jederzeit möglich. Bei einem Notfall sind Notarzt und Rettungswagen schon vor Ankunft digital mit der Klinik verbunden. Alle lebenswichtigen Daten, Blutgruppe und Diagnose werden in Echtzeit übertragen, sodass bereits während des Transports alle wichtigen Schritte für die weitere Behandlung vorbereitet werden. Der

Operationsplan wird aktualisiert und alle daraus sich ergebenden Verschiebungen geplanter Operationen sind in Echtzeit für alle Beteiligten einschließlich der betroffenen Patienten ersichtlich. Spezialisten werden während der Fahrt direkt in den Rettungstransportwagen per Video zugeschaltet und stehen den Kollegen, die in der Regel mehr Generalisten denn Spezialisten sind, virtuell zur Seite. So werden wertvolle Minuten gewonnen, die gerade bei Notfällen über den Ausgang für den Patienten entscheiden können. Diese Digitalisierungsinvestitionen müssen Bund und Länder an den vereinbarten Krankenhausstandorten finanzieren, zusätzlich zur Garantie einer sinnvollen Infrastruktur. Kliniken dürfen Investitionen nicht mehr aus Betriebsmitteln querfinanzieren, da diese Mittel dann an anderer Stelle, beispielsweise beim Personal, fehlen und die Qualität beeinträchtigen.

Wenn Krankenhausversorgung großräumiger geplant wird, soll das Wohl der Patienten im Fokus stehen, nicht das der Krankenhäuser. Infolgedessen werden einige Krankenhäuser wegen lokaler Überversorgung entweder schließen, durch niedergelassene Fachärzte als Belegärzte unterstützt werden oder bekämen, wie zum Beispiel in den Niederlanden, einen ambulanten Versorgungsauftrag in Form medizinischer Versorgungszentren mit angeschlossener Notfallambulanz, was sinnvoller ist als eine Klinik mit Rundumversorgung. Regionale Pflege- und Reha-Einrichtungen sollten sowohl mit Krankenhäusern als auch mit lokalen Fachärzten kooperieren. Wie viele Krankenhäuser schließen müssen, wurde von der Nationalen Akademie der Wissenschaften Leopoldina 2016 auf 1.300 der damals rund 1.600 deutschen Kliniken geschätzt. Die Bertelsmann-Stiftung schlug die Schließung von 800 Krankenhäusern vor, da 600 gut ausgestattete Kliniken für Deutschland genug wären und die Qualität dadurch sogar steigen würde. Es gäbe dann halt weniger „Chefärzte“. Nach der Coronakrise werden beide ihre Zahlen wohl noch einmal nachrechnen. Die Konzepte bleiben aber richtig. Es müssen viele Krankenhäuser geschlossen werden. Um im Notfall genügend Beatmungsplätze zu haben, braucht man kein ganzes Klinikum. Insofern hat in Deutschland die Planung für seltene

Ereignisse wie Pandemien und Katastrophen nichts mit sinnvoller Planung einer dauerhaft vorgehaltenen Krankenhausstruktur zu tun. Anders ist dies in vielen südeuropäischen Ländern, in denen nach der Bankenkrise die Krankenhäuser tatsächlich kaputtgespart wurden und während der Covid-19-Pandemie die Kapazitätsgrenzen schnell erreicht oder überschritten wurden. In diesen Ländern gab es nicht die Überkapazität an Intensivbetten, um sinnlose Eingriffe an alten Menschen zu ermöglichen.

Aber auch wir als Bürger müssen mitspielen und nicht für jedes Kreiskrankenhaus mit Bürgerbegehren kämpfen. Das ist eine Frage von gesellschaftlichem Konsens. Es geht einfach nicht, dass wie in Niedersachen die Zusammenlegung von drei kleineren Krankenhäusern in Aurich, Emden und Norden zu einem neuen, großen, modernen Zentralklinikum in maximal 17 Kilometer Entfernung von der jeweiligen Stadt nach endlosen Auseinandersetzungen durch einen Bürgerentscheid zu Fall gebracht wurde. Zum Glück ist diese Fehlentscheidung zwei Jahre später wieder korrigiert worden, aber die ursprünglich ablehnende Haltung war grotesk. Ein Klinikum ist kein Supermarkt, den man unbedingt in seiner unmittelbaren Nähe braucht. Ein anderes Beispiel sind kleine Krankenhäuser mit Geburtshilfe. Das klingt zuerst gut, aber derartig kleine Stationen werden oft nur durch Belegärzte geführt, die gar nicht vor Ort sind, sondern im Falle eines Falles zu Hause angerufen werden, wenn die Geburt im Krankenhaus beginnt. Wenn es bei einer Geburt einmal um Minuten geht, können das die entscheidenden Minuten sein.

Die häufigsten Kontakte mit dem gegenwärtigen Gesundheitssystem haben die meisten jedoch nicht mit Krankenhäusern, sondern in der ambulanten Versorgung durch niedergelassene Haus- und Fachärzte. Diese dürfen nicht weiter nebeneinander, quasi in Konkurrenz und mit teilweise antagonistischen Zielen, agieren, sondern müssen in ein ganzheitliches, gemeinsames Versorgungskonzept eingebunden werden. Kein Sektor (auch nicht Rehabilitation und Pflege als dritter Sektor) darf auf Kosten eines anderen Sektors systematisch Vorteile haben.

Dabei benötigen sowohl der ambulante Bereich als auch Rehabilitation und Pflege denselben technisch kompatiblen Digitalisierungsschub wie die Krankenhäuser. Nur so ist gewährleistet, dass der Datentransfer zwischen allen Sektoren problemlos und zum Wohle des Patienten funktioniert. Und nur so kann auch in diesen Bereichen die Macht von Big Data eingesetzt werden, zum Nutzen des Patienten, aber auch zur Effizienzsteigerung, um Zeit für wichtigere Dinge zu haben, als Formulare auszufüllen und möglichst viele Patienten pro Stunde durch die Praxis zu schleusen. Stattdessen sollten Ärzte sich darauf konzentrieren, wo der meiste Nutzen in persönlicher emphatischer Interaktion mit einem Patienten zu erzielen ist, nämlich bei Prävention durch Lebensstilberatung und Risikofaktor-Reduktion. Hierfür reichen aber nicht die üblichen fünf beziehungsweise sieben Minuten aus[8], die sich österreichische oder deutsche Ärzte im Moment für den Patienten nehmen. Selbst mit den 17 Minuten in der Schweiz dürfte es knapp werden (siehe Abbildung 37).

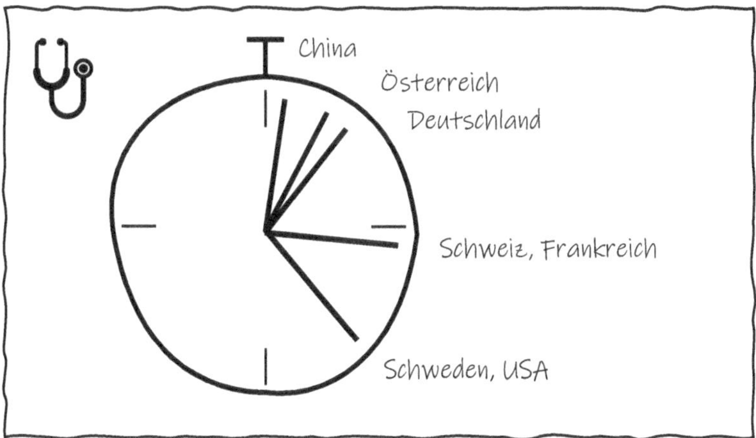

Abb. 37: Durchschnittliche Dauer des Arzt-Patient-Kontaktes in Minuten pro Patientenbesuch im Ländervergleich mit China am unteren Ende mit zwei Minuten, dazwischen Österreich und Deutschland mit fünf und sieben Minuten, der Schweiz mit 17 und Schweden und den USA mit immerhin 27 Minuten am oberen Ende.[9]

Die sogenannte „Sprechende Medizin“ kann in so wenigen Minuten keine Wirkung entfalten. Themen wie unzureichender Schlaf, zu viel Stress beziehungsweise mangelnde Fähigkeit, Stress zu vermeiden oder damit umzugehen, zu wenig körperliche Fitness (Ausdauer, Muskulatur und Beweglichkeit), ungesunde Ernährung (zu viel Kalorien, zu wenig pflanzlich, zu viel rotes Fleisch, zu viel Zucker), übermäßiger Alkoholkonsum und Rauchen können so nicht ausreichend angesprochen und behandelt werden. Es stellt sich generell die Frage, ob ein Arzt mit seinem fünfjährigen Studium alle diese Aspekte abdecken kann. Allein Ökotrophologie (Haushalts- und Ernährungswissenschaften) ist ein kompletter Bachelorstudiengang. Wahrscheinlich kann ein Sportwissenschaftler (Personal Coach) oder Krankengymnast (in vielen Ländern ein Studium, nicht in Deutschland) auch zu Themen wie Ausdauer, Muskulatur und Beweglichkeit kompetenter und individueller beraten als ein Arzt. Wahrscheinlich kann ein Psychologe zu Themen wie Stressbewältigung, Stressvermeidung und Schlaf kompetenter, besser oder genauso gut beraten. Und was die Klinik betrifft, weiß vielleicht manchmal eine Schwester oder ein Pfleger besser, was zu tun oder zu raten ist. Überhaupt wird es durch die Einführung von maschinellem Lernen und maschinellen Diagnosesystemen eine Neudefinition des Arztberufs geben, sowohl hinsichtlich Funktion als auch Ausbildung. Die Rolle der Pflege wird mehr und mehr in den Mittelpunkt rücken und muss in Deutschland akademisches Studienfach mit entsprechendem Status und Bezahlung werden. Viele Berufe, die wir gegenwärtig vielleicht noch als medizinfremd einschätzen, werden für ein echtes „Gesundheitssystem“ genauso wichtig wie ein Arzt werden. Will sagen, Sie werden vielleicht auch in Zukunft einen Hausarzt als primären Kontakt haben, danach sollte dieser aber ein Team aus Gleichberechtigten im Rücken haben, das Sie wirksam coacht. Anschließend kommen Sie vielleicht gar nicht mehr zum Arzt, sondern der Psychologe, Personal Coach oder Ernährungsberater übernehmen. Ein Arzt kann bei der Breite einer systemischen, präventiven Medizin unmöglich noch der Alleinwissende sein und sollte auch nicht mehr der Alleinentscheider sein.

Das heißt, sowohl aus Kompetenz- als auch Qualitätsgründen werden wir Abschied nehmen müssen von der kleinen romantischen Hausarztpraxis und mehr und mehr übergehen zu Medizinischen Versorgungszentren, in denen die eben genannten Disziplinen und noch weitere Fachärzte und natürlich IT-Spezialisten alle unter einem Dach gemeinsam wie ein großes Team agieren. Bis zur Größe einer Kleinstadt ist so ein Medizinisches Versorgungszentrum kein Problem. Auf dem Land fehlt es jedoch schon jetzt an Ärzten und das wird auch so bleiben. Obwohl immer mehr Medizin studieren, ziehen anschließend nur wenige junge Ärzte mit ihren Familien in einen Ort, in dem es keine Schule und keine kulturellen Angebote gibt. Dieses Verteilungsproblem ist kein Problem der Medizin, sondern ein Problem dünn besiedelter unattraktiver Gegenden. Das lässt sich folglich auch nicht mit höheren Honoraren lösen. Also müssen völlig neue Versorgungskonzepte implementiert werden. Pflegekräfte können zum Beispiel einfachere Aufgaben wie Verlaufskontrollen oder Verbandswechsel übernehmen. Statt fester Praxen werden mobile Praxen eingeführt. Dann kommt der Arzt zum Beispiel einmal in der Woche zu einem festen Termin in den Ort. Noch effizienter ist Telemedizin. Zur Rose, der Mutterkonzern von DocMorris, treibt seit Jahren die Digitalisierung voran, hat 2020 die Münchner TeleClinic (teleclinic.com) übernommen und wird so telemedizinische Dienstleistungen wie Online-Arztgespräche übernehmen. Für gesetzlich Versicherte werden die Kosten hierfür von der Krankenkasse übernommen. Google will Telemedizin auf der ganzen Welt anbieten und wird hierzu mit dem größten Telemedizinanbieter Amwell zusammenarbeiten. Während Amwell hauptsächlich Videosprechstunden per Internetbrowser oder App anbietet, will Google mit Algorithmen für maschinelles Lernen Aufnahme, Befunderhebung, Weiterleitung an den bestqualifizierten Dienstleister und automatische Sprachübersetzungsdienste unterstützen. Zusätzlich sollen hoch entwickelte Datenanalyse-Tools bei der Fernüberwachung der Gesundheit zu Hause helfen. Bisheriges Ziel ist, schlecht versorgten Senioren und Patienten mit chronischen Krankheiten auf eine neue

Art und Weise zu helfen, ohne die Qualität der Versorgung oder das Vertrauen der Benutzer zu beeinträchtigen. Das heißt, wo immer Reformen im jetzigen Gesundheitssystem initiiert werden, müssen sie sich ausschließlich daran orientieren, ob sie sinnvoll und qualitativ hochwertig sind.

Qualität statt Quantität

Doch wie misst man Qualität? In Deutschland haben wir darin so gut wie keine Erfahrung. Niemand interessiert sich gegenwärtig ernsthaft für Qualität im deutschen Gesundheitswesen. Spätestens, wenn sich im ambulanten Bereich Ärzte – aus Gründen der Qualität – mehr als sieben Minuten mit Ihnen beschäftigen wollen, um Präventionsziele zu erreichen, wenn wegrationalisierte Pflegekraftstellen in Krankenhäusern, Rehakliniken und Pflegeheimen wiederaufgebaut und höher bezahlt werden, bricht das gegenwärtige System finanziell zusammen oder der Anteil für Gesundheit am Bruttoinlandsprodukt muss von zwölf auf noch mehr Prozent aufgestockt werden. Das Beispiel USA zeigt aber schon, dass einfach mehr Geld in ein Gesundheitssystem zu stecken, ohne es zu reformieren, keinerlei Ergebnisverbesserung bringt. Im Gegenteil.

Wenn Qualität das Ziel ist, dann muss das gesamte System sich hierum neu ordnen, um maximale Qualität statt Quantität zu erreichen, und ausschließlich Qualität muss belohnt werden. Wettbewerb ist dabei kein grundsätzlich falsches Mittel, aber es darf kein Wettbewerb um Fälle – also ein rein quantitativer – sein. Im zukünftigen Wettbewerb setzen sich dann diejenigen durch, die höchste Qualität liefern, und diejenigen, die diese nicht liefern, werden weniger oder gar nicht mehr bezahlt. Qualitätsmessung erfordert allerdings Transparenz und Transparenz bedeutet lückenlose Offenheit. Offenheit ist aber eines der unbeliebtesten Worte im Gesundheitswesen und macht es gegenwärtig so anfällig für – höflich ausgedrückt – Tricksereien wie Leistungsausweitung, Optimierung, Privatliquidation und so weiter, die wiederum zu einem extrem teuren Kontroll- und Regelungsaufwand beim Gesetzgeber, der Kassenärztlichen Vereinigung, dem Medizinischen Dienst und den Krankenkassen führen.

Wie wollen wir nun in Zukunft Qualität im Gesundheitswesen messen? Gewiss nicht mit der Verweildauer im Krankenhaus. Sicher sind Sie nicht länger im Krankenhaus, als Sie müssen, aber schnellstmögliche Entlassung und hohe Fallzahlen können auch kein Ziel per se sein. Sinnvoll wäre es, sogenannte *patient-reported outcome measures* (PROMs) als Vergütungssystem zu nehmen. Das sind Fragebögen, die Sie zwecks Ihrer Gesundheit und Lebensqualität ausfüllen. Die aus diesen PROMs gesammelten Informationen helfen, Ihren gesundheitlichen Fortschritt zu überwachen, die Kommunikation zwischen Fachleuten und Ihnen zu erleichtern und die Qualität der Gesundheitsleistung zu messen und gegebenenfalls zu verbessern. Ferner kann Behandlungsqualität über Rezidivraten (beschreiben die Häufigkeit des Wiederauftretens einer Erkrankung nach temporär erfolgreicher Behandlung), Komplikationsraten und Sterblichkeit bei Operationen gemessen werden. In der ärztlichen Praxis muss klar erkennbar werden, wenn ein Arzt veraltete oder nicht mehr optimale Arzneimittel verschreibt oder seine Behandlungsmethoden Mängel haben. Führt ein Arzt überproportional bestimmte Diagnosen oder Bildgebungsverfahren durch – weil er sich zum Beispiel ein teures Gerät für Bildgebung angeschafft hat –, muss das deutlich werden. Dazu braucht es natürlich Daten und dies bundesweit oder besser europaweit einheitlich, um auch nationale Phänomene (wie die überproportional häufigen Operationen in Deutschland) leicht identifizieren zu können. Die hierfür notwendige digitale Plattform ist Ihre persönliche sogenannte digitale Patientenakte, eine lebenslange Bündelung aller Diagnosen und Therapien. Sie ist seit Jahren im Gespräch und wird in Deutschland fast unerträglich langsam aufgebaut. Lange Zeit wurden cloudbasierte Lösungen favorisiert, aus Gründen der Datensicherheit wäre aber eine dezentrale Speicherung unter ausschließlich Ihrer Kontrolle sinnvoller und würde mehr Vertrauen erzeugen. So können Sie jederzeit bestimmen, welche Gesundheitsdaten wer mit wem teilt. Und via

Blockchain-Technologie kann dies auch jederzeit widerrufen werden. Momentan bauen die Bundesregierung, fast jede Krankenkasse für sich sowie private Anbieter völlig unkoordiniert an ihren individuellen – und wahrscheinlich miteinander inkompatiblen – digitalen Patientenakten. Ohne die schnellstmögliche Einführung verbindlicher, einheitlicher Standards, die immer noch Raum für Flexibilität und individuelle Angebote lassen, macht solch eine Herangehensweise natürlich überhaupt keinen Sinn. Ist man ehrlich, sind Apple und Google mit der Health- beziehungsweise Fit-App (plus deren zusätzlichen Forschungs-Apps) diesen ersten nationalen digitalen Gehversuchen um Jahre voraus. Kooperationen wären daher weitaus sinnvoller, da wir ja letztlich europäische Lösungen anstreben sollten.

Wenn man die Behandlungsqualität kennt, wie lässt sich diese dann gegebenenfalls verbessern? Wo liegt der neue Anreiz? Die Vergütung von Ärzten und Kliniken sollte ergebnisorientiert sein. *Pay for Performance* (P4P) verfolgt das Ziel, die ärztliche Vergütung eng an das Erreichen von qualitativ oder quantitativ messbaren Zielen zu knüpfen. Dazu ist es aber notwendig, dass völlige Transparenz und wissenschaftliche Aufarbeitung gewährleistet sind und valide Daten und Kriterien zur Verfügung stehen. Wenn Krankenkassen bessere Leistungen besser bezahlten, da zum Beispiel weniger Folgekosten entstehen, hätten die Klinikverwaltungen einen Qualitätsanreiz, würden zudem ihre Daten auch veröffentlichen und Sie als Patient würden dementsprechend geleitet, was allerdings heute noch verboten ist. Junge Ärzte würden nicht zuerst ihren Ausbildungskatalog an Operationen füllen und dann lernen, welche Operationskodierung finanziell am lukrativsten ist, sondern welche Behandlung langfristig das beste Resultat für Sie bietet. In manuellen beziehungsweise operativen Fächern ergibt sich Qualität in der Medizin vor allem durch Übung, Übung, Übung. Daher sollten riskante Eingriffe und diagnostische Verfahren nur noch in Krankenhäusern mit einer Mindestzahl an Betten oder vielen, aber gerechtfertigten Behandlungen durchgeführt werden. Dadurch würden exzellente Ressourcen, insbesondere Personal, konzentriert und effizienter eingesetzt.

Und Sie als Patient? Ich empfehle Ihnen dringend, sich zu informieren und nicht mehr einfach nur ins nächstgelegene Krankenhaus oder zum nächstgelegenen niedergelassenen Arzt zu gehen, sondern zu dem, der nachweislich die beste Versorgung und die besten Resultate ermöglicht. Dazu sollten Sie ohne Umstände auf valide, transparente Daten zurückgreifen können, um diese Entscheidung zu treffen. Ein solches *Public Reporting/Public Disclosure System* sollte alle gemessenen Indikatoren und Parameter veröffentlichen, die Aussagen über Leistung und Qualität, zum Beispiel eines Krankenhauses oder einer Arztpraxis, ermöglichen. Übrigens, jede Krankenkasse, insbesondere die großen, könnten solche Ranglisten schon heute erstellen. Die Veröffentlichung kann sich entweder auf einen eingeschränkten Adressatenkreis beziehen, beispielsweise vergleichbare Einrichtungen einer Region, oder uneingeschränkt über das Internet erfolgen. Würde man heutzutage transparent über hohe Komplikationsraten in einer Klinik oder bei einem Arzt informieren, würden sofort Unterlassungsklagen drohen. Das darf nicht sein. Und lassen Sie uns noch weiterdenken: Warum sollten Sie nicht per Telemedizin von einem Arzt in einem Nachbarland behandelt werden, wenn dieser weltweit der absolute Experte ist, gerade bei seltenen Erkrankungen zum Beispiel? Warum soll jedes Land, so klein es auch ist, für jede Krankheit seinen eigenen „Experten" haben müssen? Selbst für Operationen ist es inzwischen über Robotik möglich, sie von einem Arzt in einem anderen Land durchführen zu lassen.[10]

Doch ist an der neuen Medizin alles positiv? Birgt künstliche Intelligenz nicht auch Gefahren? Können wir mit der Technisierung und Manipulation unseres Körpers zu weit gehen?

ZWISCHENRUF 2

DIE NEUEN SUPERMENSCHEN

Bei all meiner Euphorie, was eine neue wünschenswerte Epoche – oder sechste Welle – für Medizin oder besser gesagt Gesundheit betrifft und bevor ich Ihnen noch ein paar sehr konkrete Tipps geben möchte, wie Sie jetzt schon Teil der Zukunft werden können, lohnt es sich, kurz innezuhalten und die Vogelperspektive einzunehmen, sich von den Details etwas zu entfernen, mehr Überblick zu gewinnen. Vielleicht entdecken wir von hier oben neue oder andere Dinge und interpretieren bisher Gesagtes etwas anders.

Zwei Kernelemente des Endes der Medizin, wie wir sie kennen, sind zum einen die gigantische Datenvielfalt und Datentiefe, die dank maschinellen Lernens nicht nur beherrschbar werden, sondern zu völlig neuen Erkenntnissen über unseren Körper und unsere Krankheiten führen und für neue Heilmethoden nutzbar gemacht werden, und zweitens auch die Fähigkeit, unser Genom mit hoher Präzision so zu verändern, dass schwerste Krankheiten fast wie ein Wunder aus unserem Körper verschwinden. Zwei aktuelle Bücher kamen mir hier spontan in den Sinn: Yuval Noah Hararis Buch „Homo Deus“[1] und Stephen Hawkings letzte Veröffentlichung vor seinem Tod, die Essay-Sammlung „Kurze Antworten auf große Fragen“[2].

An Hararis Buch gefällt mir vor allem der Titel, weil er einen perfekten Bezug zu einem von Hawkings Essays liefert. Es wäre eigentlich meiner Meinung nach der bessere Titel für diesen Essay gewesen. Harari beschäftigt sich vor allem mit dem Begriff der künstlichen Intelligenz. Seine konkrete Befürchtung ist das Ende des Humanismus. Dieser würde durch den Informatismus ersetzt, in dem alles, was in der Welt passiert, als Informationsfluss betrachtet wird. Harari ist als Philosoph und Nichtfachmann fasziniert von der Technik und glaubt, sie sei grenzenlos. Konkret fürchtet er, dass Menschen nach Algorithmen handeln und letztlich Algorithmen sind. Doch hier scheint er mir einer Fehlinterpretation des Begriffs der künstlichen Intelligenz erlegen zu sein. Wie im Teil 2 schon ausführlich erklärt, sind Algorithmen nur eine Reihe von mathematischen Anweisungen, selbst wenn sie selbstlernend sind. Sie haben keinerlei Intelligenz. Das Gleiche gab es schon einmal, als Philosophen des 19. Jahrhunderts Maschinen und die des 20. Jahrhunderts Computer als Menschenersatz ansahen. Harari glaubt, dass Menschen sklavisch dem folgen, was Algorithmen und künstliche Intelligenz ihnen sagen, nachdem sie ihr Menschsein – den Humanismus – aufgegeben haben. Der Titel des Buches rührt her von seiner Vision, dass es einige wenige märchenhaft reiche gottähnliche Menschen (der Mensch als technikverstärkter Homo Deus) geben wird, die diese Algorithmen entwickeln und manipulieren, während alle anderen Menschen keine Arbeit, keine Möglichkeiten oder keinen Sinn mehr im Leben haben werden. Ganz ehrlich, das glaube ich nicht. Da geht er zu weit. Es gibt und wird – leider – Superreiche geben, die kaum Steuern zahlen, aber sie werden uns nicht durch Algorithmen beherrschen. Dafür sind Algorithmen zu unintelligent.

Aber: „Homo Deus“ passt perfekt zu Stephen Hawkings Befürchtung, die für mich eine echte Gefahr aufzeigt.

Für Stephen Hawking gibt es neben dem Klimawandel oder nuklearen Katastrophen noch eine weitere Bedrohung für die Menschheit – die Entstehung von „Supermenschen“. Eine Bedrohung, nicht mehr durch eine Darwin'sche Evolution, die uns über Tausende oder Millionen von Jahren intelligenter und gutmütiger macht, sondern durch eine selbst entworfene Evolution, indem wir unsere DNA und damit uns verändern und verbessern, und zwar über die Elimination von Krankheiten hinaus. Und da würde ich Hawking leider zustimmen. Ich sagte ja schon, dass ich die Keimbahn-Gentherapie nicht für unethisch halte, wenn dadurch eine schwere Krankheit bei den Kindern eines Erkrankten nicht mehr auftreten könnte. Das Risiko besteht aber, dass, nachdem alle schweren, genetisch definierten Krankheiten aufgeklärt und eliminiert (oder zumindest im Zaum gehalten) sind, sich die Forschung – und zwar die öffentliche und die private – normalen menschlichen Eigenschaften zuwendet, wie Intelligenz, kräftiger Körperbau, Muskelkraft, Langlebigkeit, Schönheit, Kreativität, Musikalität, Führungseigenschaften, emotionale Intelligenz und so weiter. Sind diese Gene bekannt, dann ist die Versuchung groß, insbesondere für diejenigen, die sich dies leisten können, sich und ihre Nachkommen nach und nach genetisch zu „Supermenschen“ zu optimieren. Jede Technik birgt die Gefahr des Missbrauchs, das musste schon Alfred Nobel, der Erfinder des Dynamits, erfahren. Zwischen den Supermenschen mit verbesserter DNA und den „gewöhnlichen“ Menschen wird es zunehmend Probleme geben. Supermenschen werden so überlegen sein, dass die gewöhnlichen Menschen letztlich aussterben oder unwichtig werden. Und hier passt der Begriff Homo Deus sehr gut, der sich von uns – jeder ist ein Homo sapiens – eigenständig in eine neue menschliche Rasse weiterentwickelt. Sie erinnern sich daran, dass wir alle auf eine einzelne Frau in Afrika zurückzuführen sind. So durchschlagend erfolgreich können einige wenige Genveränderungen sein.

Möglicherweise wird es sogar ein Wettrennen zwischen sich selbst designenden Wesen geben, die sich ständig verbessern: Chinesen gegen US-Amerikaner gegen Russen. Ich werde ein wenig traurig, während ich dies schreibe, weil es die brillante wissenschaftliche Errungenschaft der Gen-Schere ins Diabolische, quasi in den Dreck zieht und das Risiko leider nicht von der Hand zu weisen ist. Vielleicht hat sich Julius Robert Oppenheimer, einer der Väter der amerikanischen Atombombe, so gefühlt, als er nach dem Zweiten Weltkrieg vor der verheerenden Technologie warnte und ähnlich skeptisch war, was den Bau der Wasserstoffbombe betraf. Die Folge: Oppenheimer wurde verdächtigt, für die Sowjetunion spioniert zu haben. Und wie wir alle wissen und erleben: Gerät diese Technik in die falschen Hände unmenschlicher, diktatorischer Regime wie im Iran oder Nordkorea, wird sie zu einem globalen Risiko. Ähnlich muss es Stephen Hawking mit seiner Warnung, seiner letzten Botschaft an die Menschheit gegangen sein. Hawkins merkte an, dass man versuchen werde, durch gentechnologische Gesetze derartige Genmanipulationen zu unterbinden. Genauso gut kann man allerdings davon ausgehen, dass einige Menschen nicht imstande sein werden, der Versuchung zu widerstehen, sich zu optimieren.

TEIL III

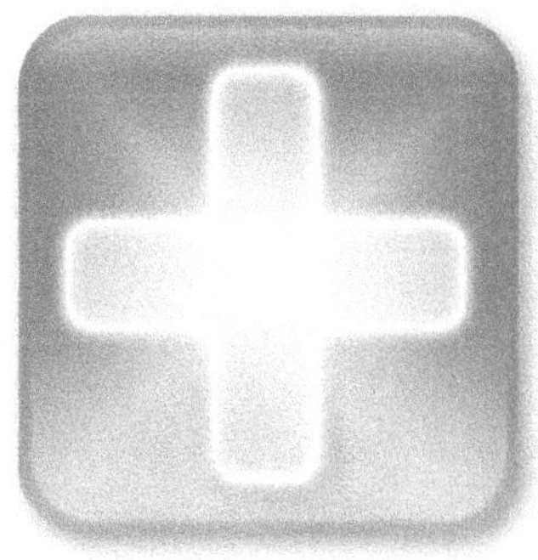

DIE ZUKUNFT HAT BEREITS BEGONNEN

KAPITEL **18**

SELBST IST DIE DIAGNOSE

Ich möchte dieses Buch nicht mit einem futuristischen Ausblick in eine wunderbare neue Welt der Gesundheit beenden, damit Sie anschließend das Buch weglegen und – zwar besser vorbereitet auf das, was da kommt – doch nur abwarten, was da kommen mag. Ich möchte gern, dass Sie heute noch mit der Zukunft anfangen, mit den Dingen, die Sie jetzt schon nutzen können. Durch das Internet „informieren" sich viele über Symptome und mögliche Krankheiten oder beste Therapien. Laut dem von vitabook durchgeführten Patienten-Radar 2018[1], für den 2.000 Bundesbürger befragt wurden, informieren sich zwei von drei Patienten vor oder nach ihrem Arztbesuch im Internet zu Gesundheitsthemen. 60 Prozent sehen sich zudem auf Augenhöhe mit ihren Ärzten, medizinische Befunde und Empfehlungen hinterfragen und diskutieren zu können.

Dr. Google und seine Suchmaschinen helfen uns aber nicht wirklich. Jeder erhält bei der gleichen Suche verschiedene Antworten von Dr. Google und sie bilden nur einen Teil aller nötigen Informationen ab. Vielleicht sind die ersten 100 Suchergebnisse völlig irrelevant für Sie, aber das 101. wäre es gewesen. So tragen solche Suchen eher zur Verunsicherung oder Fehlinformation bei. Um eine wirklich verlässliche Aussage zu bekommen oder den Stand der Wissenschaft zu erhalten, müsste man wie in der Wissenschaft im ersten Schritt einen sogenannten „Systematic Review" bewerkstelligen, eine systematische Suche mit aufwendig definierten und ausgeklügelten Suchkriterien, die sicherstellen, keine einzelne Information zu übersehen, und im zweiten Schritt eine sogenannte Meta-Analyse aller hieraus extrahierten Daten durchführen. Dies ist die einzig exakte, aber sehr zeitraubende Methode, um zu brauchbaren Ergebnissen zu gelangen. Die Gesamtzahl der Ergebnisse hört in der Regel nicht bei Nummer 100 auf, sondern geht in die Tausende von Einträgen. Anschließend müssen alle relevanten Suchergebnisse ausgewertet werden, am besten quantitativ, denn man kann ja schlecht einer Studie an zehn Patienten den gleichen Stellenwert einräumen wie einer ähnlichen Studie an 1.000 Patienten. All dies dauert Wochen bis Monate, wenn man verlässliche Ergebnisse erhalten will. Diese Arbeit wollen Sie sich sicherlich nicht machen.

Aber dann erhalten Sie eben auch nur Zufallsergebnisse, die dann noch durch Ihre Vorlieben – oder durch diejenigen, die Google für Sie bestimmt hat – verzerrt werden. Weiß Google also, dass Sie ständig nach naturheilkundlichen Themen suchen, werden Sie auf Ihre Suchen naturheilkundliche Antworten bekommen. Dadurch bestärkt sich natürlich Ihr Eindruck, dass für Fragen Ihrer Art die Antwort nur aus der Naturheilkunde kommen kann. Jemand anderes, der ausschließlich zu klassischen Arzneistoffen Wirkungen, Nebenwirkungen und Indikationen recherchiert, wird zur selben Frage klassische Arzneimittelergebnisse erhalten. Naturheilkunde war vorher für ihn kein Thema und seine Recherchen bestätigen das. Falschliegen können beide, weil vielleicht die Antwort Lebensstiländerung gewesen wäre, aber das interessiert beide nicht wirklich. Sie wollen lieber den *quick fix*, die schnelle Lösung ohne viel Mühen, entweder mit „was Natürlichem“ oder einem „richtigen Arzneimittel“. Und Google weiß das ja von Ihnen bereits und bietet Ihnen die richtigen Lösungen gar nicht an, weil Google sein Geschäft nicht damit macht, Ihnen richtige Lösungen anzubieten, sondern damit, dass Sie im ersten Fall auf die rechts, links, oben oder unten auftauchenden Werbungen für naturheilkundliche Mittel oder im anderen Fall auf die Werbung einer Versandapotheke klicken. Mit diesen Klicks hat Google ein paar Cent eingenommen. Ihr gesundheitliches Thema interessiert Google nicht wirklich, zumindest nicht deren Suchmaschine. Schätzungen zufolge belaufen sich die gesundheitsbezogenen Suchanfragen von Google auf ungefähr 70.000 pro Minute. Google liefert aber in zwei Drittel aller Fälle falsche Ergebnisse.

Wenn Sie gute Meta-Analysen lesen wollen – inzwischen geht das auch auf Deutsch –, gibt es nur eine Seite: Cochrane Deutschland (cochrane.de). Cochrane ist ein internationales Forschungsnetzwerk, das durch systematische Übersichtsarbeiten die Faktengrundlagen für evidenzbasierte Gesundheitsentscheidungen schafft. Allerdings glaube ich nicht, dass Sie sich bei jeder kleinen Frage diese Arbeit machen wollen, und es kann auch sehr wahrscheinlich sein, dass Ihr aktuelles Thema – „Mein linkes Daumengrundgelenk tut plötzlich so weh“ oder „Ich habe so einen stechenden Schmerz im rechten Oberbauch, kann das der Blinddarm sein?“ – nicht die Inhalte sind, die durch internationale Cochrane Reviews und Meta-Analysen abgedeckt sind. Dort können Sie sich besser über die optimale Therapie informieren, wenn Ihre Diagnose kristallklar ist.

Es gibt aber eine Option, und das ist mein Tipp Nummer 1, ein Tool, dem Sie genau diese Fragen nach Ihrem Daumen oder Bauchschmerz stellen können und eine brauchbare Antwort bekommen: die sogenannten Symptom-Checker oder Online-Symptom-Prüfer.

Symptom-Checker sind maschinelle Algorithmen mit Chat-Funktion, die auf interne Symptom-Datenbanken unterschiedlicher Größe zurückgreifen. Über kurz oder lang werden sie die erste Anlaufstelle eines Patienten werden, um einfacheren Zuständen selbst auf die Spur zu kommen, und Patienten werden nur dann einen Arzt aufsuchen, wenn sie ernstere Probleme haben. Parallel werden Ärzte ähnliche Diagnosetools verwenden, da von allen circa 20.000 Krankheiten ein einzelner Arzt nur etwa 400 Diagnosen selbst beherrschen kann. Es ist also eine Win-win-Situation für alle: Symptom-Checker entlasten die Ärzte und bieten Ihnen als Nutzer schnelle Hilfe ohne langes und fehlerbehaftetes Googeln im Internet. Die besten Symptom-Checker sind mittlerweile so ausgereift, dass ich sie Ihnen als einen Teil von E-Health, den Sie schon heute nutzen können, empfehlen kann. Sie sind einfach zu bedienen, entweder als App oder Online-Website, und viele sind kostenfrei. Da meist weder eine Registrierung notwendig ist noch Ihre möglicherweise vorhandene elektronische Gesundheitsakte synchronisiert wird, haben diese Symptom-Checker keine medizinische Vorgeschichte von Ihnen. So kann es sein, dass diese 30 und mehr Fragen stellen, um sorgfältig vorzugehen.

Einige Publikationen zeigen jedoch, dass Symptom-Checker nicht gleich Symptom-Checker ist und es Qualitätsunterschiede gibt. So fand eine australische Studie heraus, dass englischsprachige Symptom-Checker nur in etwa einem Drittel der Fälle genau sind.[2] Von 36 internationalen smartphone- oder webbasierten Symptom-Checkern befand sich die richtige Diagnose nur in 36 Prozent der Fälle unter den ersten Vorschlägen der Symptom-Checker und in 52 Prozent der Fälle unter den ersten drei. Das heißt, wenn Sie nicht die richtige App verwenden, verpassen Sie noch immer in der Hälfte der Fälle die richtige Diagnose. Der Rat für die Suche nach medizinischer Hilfe für Notfälle war in etwa 60 Prozent der Fälle angemessen, nicht jedoch für Nicht-Notfälle. Hier war der Rat nur in 30 bis 40 Prozent korrekt. Im Allgemeinen irrte sich der Symptom-Checker allerdings mehr zur Seite der Vorsicht hin, was in gewisser Weise beruhigend ist, aber dazu führen kann, dass Menschen in eine Notaufnahme oder zum Arzt gehen, wenn sie es nicht wirklich brauchen. Das heißt, viele dieser

Symptom-Checker sind bestenfalls unzuverlässig und können im schlimmsten Fall gefährlich sein, wenn nicht auf einen Arztbesuch hingewiesen wird, obwohl er nötig wäre.

Auch die Webseite Medical Futurist bietet einen Qualitätscheck von englischsprachigen Symptom-Checkern, von denen einer – Ada Health (ada.com) – auch auf Deutsch erhältlich ist. Die Bewertung erfolgt nach einem nicht völlig transparenten Punktesystem, nach dem Your.MD, Symptomate und Ada Health vier von fünf Punkten erreichten, WebMD und Mayo Clinic jedoch nur drei beziehungsweise zweieinhalb.[3]

Das *Deutsche Ärzteblatt* testete 2018 den Symptom-Checker Ada Health[4] anhand von Fallberichten. Zwei Ärzte bearbeiteten unabhängig voneinander 16 internistische Fallberichte, indem sie die aufgezeichneten Symptome in die App Ada Health eingaben. Die Ergebnisse der Diagnosestellung und Differenzialdiagnosen der App wurden mit dem „Goldstandard"-Lehrbuch verglichen.[5] Die durchschnittliche Bearbeitungszeit pro Fall lag bei vier Minuten, in denen durchschnittlich etwas über 30 Fragen gestellt wurden. In mindestens 13 Fällen war die richtige Diagnose unter den angegebenen Möglichkeiten, in mindestens elf Fällen war es die von der App favorisierte Option. Das ist eine Genauigkeit von 80 Prozent. Diese 20 Prozent muss man ins Verhältnis zu ärztlichen Diagnosen stellen, die eine Fehlerrate von mindestens fünf Prozent haben.[6] Schwierigkeiten entstehen, wenn gleichzeitig Symptome zweier Erkrankungen eingegeben werden. Im Vergleich zum Lehrbuch konnte Ada Health aber noch zusätzliche Diagnosen nennen, die abgeklärt werden sollten. Als Fazit wurde bestätigt, dass Ada Health eine hohe diagnostische Treffsicherheit hat, die unstrukturiertem Googeln qualitativ überlegen ist und für Laien relevante Ergebnisse liefert.

Eine dritte Studie verglich erstmals mehrere deutschsprachige Symptom-Checker, allerdings unter Beschränkung auf Fälle der Hals-Nasen-Ohren-Heilkunde. Neben Ada Health wurden auch Symptoma, FindZebra, Isabel, Mediktor und Babylon getestet. Alle

Symptom-Checker wiesen diagnostische Genauigkeitsraten innerhalb des zuvor ermittelten Bereichs auf. Eine Überraschung war Symptoma, das mit 82 Prozent der Fälle die richtige Diagnose in der Erstdiagnose und in 100 Prozent der Fälle in den Top-3-Diagnosevorschlägen hatte und eine klare Ausnahme darstellte.[7] Symptoma (symptoma.de) erreichte damit – zumindest in dieser Indikationsgruppe – hinsichtlich Präzision ein neues Qualitätsniveau. Weitere Studien sollten diese Ergebnisse auch in anderen Indikationen validieren.

Damit erweisen sich Symptoma und Ada Health im deutschsprachigen Raum als die am besten bewerteten Symptom-Checker. Beide stellten auch als besonderen Service hochpräzise eigenständige Lösungen zur schnellen Differenzialdiagnose von Covid-19 im Vergleich mit anderen Infekten zur Verfügung, eine solche wurde beispielsweise von der Stadt Wien als offizieller Chatbot eingesetzt.[8] Symptoma analysiert zudem die räumlichen und zeitlichen Daten ihres Symptom-Checkers, der in vielen anderen Sprachen ebenso verfügbar ist, und korreliert diese Daten mit der Anzahl der neu bestätigten Covid-19-Fälle. In der Tat korrelierte in vielen Länder der Prozentsatz der Symptoma-Nutzer, die laut Algorithmus ein hohes Risiko für eine SARS-CoV-2-Infektion hatten, mit der offiziellen Durchseuchung. In Ländern, wo ein hoher Anteil der Bevölkerung nachgewiesenermaßen mit SARS-CoV-2 infiziert war, sagte also auch der Algorithmus vielen Nutzern dies voraus – mehr als in anderen Ländern. Für die Mehrheit der Länder hatte Symptomas Covid-19-Symptom-Checker eine Vorhersagekraft von fünf Tagen für neue Corona-Hotspots, was die App prädestiniert, derartige Hotspots frühzeitig zu erkennen und damit ein weiteres Werkzeug im Kampf gegen diese und zukünftige Pandemien zu sein.[9]

Die Symptoma-App basiert auf 14 Jahren Forschung von Ärzten und Datenwissenschaftlern und stellt weltweit den meistgenutzten Symptom-Checker dar, und zwar sowohl bei Patienten als auch bei Ärzten mit Millionen Nutzern und Suchen pro Monat. Der Gründer, Dr. Jama Nateqi, wurde 2020 zum „Österreicher des Jahres" in der

Kategorie Forschung gewählt. Symptoma benennt eine seiner besonderen Stärken in der Diagnose seltener Erkrankungen, die oft fehldiagnostiziert beziehungsweise nicht erkannt werden. Die Geschichte des dreijährigen Isac ist ein solches Beispiel einer Fehldiagnose. Isac begann plötzlich zu grunzen und stundenlang zu schreien, als hätte er Schmerzen. Wenn er nicht schrie, starrte er ausdruckslos ins Leere. Im Alter von fünf Jahren wurde er depressiv, selbstmordgefährdet und von schrecklichen Gedanken geplagt. Wann immer ihm das Wort „Tod“ in den Sinn kam, schlug er seinen Kopf mit voller Wucht gegen Fenster und Wände, um diese Gedanken zu unterbinden. Wegen der Stimmen, die er in seinem Kopf hörte, und den Dingen, die er sah, konnte er nicht mehr alleine auf die Toilette gehen. Seine Ängste waren extrem und lähmend. Im Laufe von vier Jahren, circa hundert Arztbesuchen und einer Vielzahl von Fehldiagnosen und Fehlbehandlungen versuchten seine Eltern, sich mit dem Gedanken anzufreunden, dass ihr Sohn vielleicht nie wieder normal sein werde. Durch Glück und Zufall stießen seine Eltern über die Symptoma-App auf eine entscheidende Information, die kein Arzt für sie so leicht hätte herausfinden können: dass nämlich seine Symptome zu einer Krankheit namens PANDAS (*Pediatric Autoimmune Neuropsychiatric Disorder Associated with Streptococcal Infections*) passen, einer seltenen Autoimmunerkrankung im Zusammenhang mit einer Infektion durch Streptokokken-Bakterien. Die Behandlung war ein einfaches Antibiotikum. Die Ergebnisse waren dramatisch. Seine Ängste verschwanden über Nacht und er lächelte nach fast vier Jahren zum ersten Mal wieder. Innerhalb weniger Wochen verschwanden auch alle anderen Symptome.

Also mein Tipp Nummer 1: Nutzen Sie Symptoma (symptoma.de) und/oder Ada Health (ada.com) für die gelegentliche Selbstdiagnose und die Entscheidung, ob Sie zum Arzt müssen oder nicht. Ihr Arzt nutzt solche Algorithmen auch.

KAPITEL 19

SELBST IST DIE THERAPIE

Ihre (möglicherweise) genetisch definierten Erkrankungsrisiken, die wir nicht durch Gentherapie aus unserem Körper verschwinden lassen können, sind bei Weitem die größten und zurzeit auch der Hauptgrund für Erkrankungen. Von diesen jetzt noch oft chronischen Krankheiten sind auch bei Weitem die meisten mit hoher Wahrscheinlichkeit durch einen an Ihre persönlichen spezifischen Risiken angepassten Lebensstil zu verhindern oder doch zumindest in ihrer Symptomatik stark abzuschwächen. Und hier können und sollten Sie unbedingt selbst aktiv werden. Das muss allerdings – wie vorher schon gesagt – präzise und gezielt passieren. Lassen Sie sich nicht abspeisen mit pauschalen Tipps, die der gesamten Bevölkerung als gesunder Lebensstil empfohlen werden. Vieles davon wird nicht auf Sie zutreffen und lenkt Sie nur davon ab, sich auf das Wesentliche zu konzentrieren.

Wenn Ihnen aber ein Arzt oder Humangenetiker mit harten Fakten belegt, dass Sie persönlich ein extrem hohes genetisches Risiko haben, an Alzheimer zu erkranken[1], und insbesondere Ihre Schlafstörungen[2] und Ihr Bewegungsmangel[3] mit der Folge von erhöhtem Blutdruck[4] und Ihre latente Vorstufe von Diabetes[5] Sie in 25 Jahren mit hoher Wahrscheinlichkeit dement werden lassen, dann wird dies bei Ihnen eine gewaltige Motivation auslösen, genau an diesen spezifischen Lebensstilparametern etwas zu verändern.

Mit dieser Erkenntnis und Motivation allein ist es aber leider noch nicht getan. Lebensstilveränderungen sind langwierige Umlernprozesse. Was wir seit 40 Jahren so machen, ändern wir nicht mal eben so in zwei Wochen. Und Arzt, Lebensstil-Coach, Personal Trainer und Ernährungsberater stehen auch nicht jeden Tag neben Ihnen, schon gar nicht neben Ihrem Bett, Schreibtisch oder Fernseher, wenn Schlafenszeit ist. Bei dieser Art von Umsetzung von Erkenntnis und Motivation in Aktion werden Ihnen Apps essenzielle Therapiebegleiter sein. Ja, Begleiter bei Therapien, und zwar bei Selbsttherapien! Sie behandeln sich selbst. Einige dieser Apps werden Sie sogar auf Rezept verschrieben bekommen.

Selbst wenn wir das Wissen und die Überzeugung haben, unser Verhalten ändern zu müssen, gelingt uns dies oft nicht oder wir verhalten uns nicht immer rational. Das Problem ist, dass wir Menschen keine rein rationalen Wesen sind. Wir sind eben keine Algorithmen, wie Harari befürchtet. Selbst ein Raucher, der mit dem Rauchen aufhören will, schafft es in der Regel nicht. Jeder weiß, wie wichtig Impfungen sind, aber im Erwachsenenalter – wenn sich die Mutter und der Kinderarzt nicht mehr kümmern – werden Impftermine oft verpasst. Wir und viele andere, die große Mehrheit, haben eine positive Einstellung zur Organspende, aber nur gut 39 Prozent besitzen einen Organspendeausweis. Oder Medikamente werden nicht oder zu kurz eingenommen. Damit Ärzte, Coaches und Berater Patienten zu sinnvollen Maßnahmen animieren können, sind die Erkenntnisse der Verhaltenswissenschaft hilfreich.

In der Medizin wie auch in der öffentlichen Gesundheitsfürsorge wird meist davon ausgegangen, Menschen träfen ihre Entscheidungen rein objektiv-rational, und um sich dafür zu entscheiden, bräuchten sie allein Fakten. Dies wurde jedoch schon vor Jahrzehnten durch die Entscheidungspsychologie widerlegt. Die meisten Entscheidungen treffen wir automatisch und unbewusst oder über Faustregeln. Der Psychologe Daniel Kahneman identifizierte zwei Arten des Denkens: schnelles, instinktives und emotionales Denken (System 1) und langsames, durchdenkendes und logisches Denken (System 2).[6] Das System 2 wird schnell faul, überlastet und erschöpft und fördert dann unrealistische Denkweisen. Für das Gehirn ist es sehr schwer, statistisch korrekt in großen, aussagekräftigen Zahlenmengen zu denken, es vereinfacht daher lieber auf Einzelbeobachtungen. Aufgrund unvollständiger oder falscher Informationen kommt das Gehirn wiederum schnell zu voreiligen Schlüssen, auch Halo-Effekt genannt: „Was ich sehe, ist alles, was es gibt." Schwierig zu beantwortende Fragen werden gern durch Faustregeln (Heuristiken) vereinfacht. Das klingt alles sehr vertraut nach so einigen Meinungsäußerungen, die ich selbst von promovierten Leugnern der Coronakrise, Masken- und Impfgegnern hören und lesen konnte.

Nudging

Lieber Leser, aus eigener Erfahrung weiß auch ich, dass die Einhaltung von Lebensstiländerungen oder dauerhaften Therapien schwer ist. Wir haben ganz lange etwas nicht gemacht oder noch nie und jetzt auf einmal soll es zur Gewohnheit werden. Lassen Sie sich überlisten durch sogenanntes Nudging (Stupsen)! Ein gut gemeinter Stupser, um sich vernünftig zu verhalten, kann dann gerade ausreichen, das Richtige und Wichtige doch zu tun. Ich persönlich habe zum Beispiel das Glück, dass meine Frau mich jeden Sonntag daran erinnert und wieder erinnert und noch einmal erinnert, joggen zu gehen und mich hinterher – mir ganz verhasst – auch noch zu stretchen. Zweimal die Woche ist es abends Zeit für das Fitnessstudio. Auch dazu habe ich nicht immer

Lust, gehe dann aber doch. Und das Ganze, obwohl ich es ja nun wirklich wissen müsste und an zig Stellen hier in dem Buch geschrieben habe, dass es so gut wie kein Erkrankungsrisiko gibt, bei dem Fitness nicht ein Vorteil wäre. Der Kopf ist eben oft willig, aber das Fleisch ist schwach. Jetzt hatte ich aber auch lange Zeit ein sich immer mehr verschlechterndes Schlafproblem: spät ins Bett, in der Nacht aufwachen, schlecht schlafen, morgens wie gerädert sein, tagsüber müde werden, aber abends wieder nicht rechtzeitig müde werden; zudem habe ich ein bisschen mit Melatonin herumexperimentiert. Es hat alles nichts geholfen. Das ging so weit, dass ich mir dann selber eine Krankheit angedichtet habe, und zwar, dass ich nun mal einen zu langen Biorhythmus hätte und einfach nicht mit dem 24-Stunden-Rhythmus zurechtkäme, und da könne man nichts machen, außer auf einem anderen Planeten mit einem 28-Stunden-Tag zu leben. Dann stieß ich auf eine Studie zu einer Onlinetherapie von Schlafstörungen, doch dazu gleich mehr.

Lebensstilinterventionen zielen daher besser auf das System-1-Denken. Kommerzielle Werbung tut dies perfekt und könnte ein Vorbild sein. Warum schalten Gesundheitsminister nicht aufwendige und gut gemachte Werbekampagnen mit dem Ziel, Gesundheit zu fördern? Mit einem Bruchteil des Geldes, was man später in Behandlung und Pflege investiert, ließe sich hier eine wesentlich größere Wirkung erzielen. Das Zauberwort heißt, wie bereits erwähnt, Nudging.[7] Informationen müssen einfach und verständlich vermittelt werden, vor allem nicht nur mit Worten, sondern durch Visualisierung und grafische Darstellung numerischer Fakten. Ein bisschen habe ich das durch die sehr einfach gehaltenen, aber klaren Grafiken in diesem Buch umzusetzen versucht. Diese bleiben im Gedächtnis und ein Bild sagt oft mehr als tausend Worte. Als ein gutes Beispiel werden oft die online verfügbaren AOK-Faktenboxen[8] genannt, die wissenschaftlich fundierte Informationen zu vielen Gesundheitsthemen verständlich erklären und übersichtlich aufbereiten sollen, obwohl ich sie noch etwas zu wortlastig und unübersichtlich finde, verglichen mit einer typischen Plakat- oder Zeitungsanzeige. Anreize wie Payback-Karten oder Gamification machen Gesundheitshinweise attraktiver. Übergewichtige Patienten können sich über eine App einen „Buddy" suchen, mit dem sie jeweils ein Ziel vereinbaren und zum Beispiel etwas spenden müssen, wenn sie das Ziel nicht erreichen. Was Bewegung betrifft, gibt es ja Schrittzähler, oder Ihr Smartphone registriert Ihre Schritte, teilt Ihnen diese mit, lobt Sie für das Erreichte und versucht Sie zu animieren, dass Sie so weitermachen. Auch eine App wie Vivy, in die Früherkennungs- und Impftermine eingegeben werden oder an sie erinnert wird, betreibt Nudging. Ein Betriebsarzt könnte kleine Belohnungen wie Essensgutscheine für erreichte SMART-Ziele ausgeben.

Ziele sollten grundsätzlich SMART sein, das heißt

- **S**pezifisch: Nicht „Ich tue mehr für meine Fitness", sondern „Ich jogge regelmäßig, ich stretche und ich baue meine Muskeln auf".
- **M**essbar: Nehmen Sie sich beim Abnehmen eine exakte Kilogrammzahl vor oder beim Joggen, wie oft es sein und wie lang es dauern soll.
- **A**kzeptabel: Ist es auch wirklich realistisch? Ansonsten lieber etwas weniger vornehmen, das dann aber auch erreichen.
- **R**elevant: Überlegen Sie genau, was Sie wirklich motivieren würde: eine abstrakte Zahl auf der Waage beim Abnehmen oder wieder in die alte Jeans oder Lederjacke reinzupassen? Für Ihr System 1 ist etwas Emotionales besser als etwas Rationales.
- **T**erminiert: Nicht irgendwann, dieses Jahr oder so schnell wie möglich, sondern legen Sie ein Datum fest, bis wann Sie das Ziel erreicht haben wollen. Dabei ist es wichtig, dass es auch realistisch zu erreichen ist, sonst ist der Frust vorprogrammiert.

Und: Feiern Sie Ihre Erfolge!

Apps auf Rezept

Nur sechs Prozent aller Versicherten würden für eine medizinische App selber bezahlen. Würde sie verschrieben und von der Krankenkasse bezahlt, würden sie fast 60 Prozent nutzen. Zwei Gesundheits-Apps sind seit 2020 offiziell rezeptpflichtig und damit erstattungsfähig, nachdem das Gesetz zur digitalen Gesundheitsversorgung Ärzten erstmals offiziell die Erlaubnis erteilt, ihren Patienten Apps zu verschreiben. Damit war Deutschland erstaunlicherweise das erste Land, das dies ermöglichte. Jede App muss durch das Bundesinstitut für Arzneimittel und Medizinprodukte geprüft und als digitale Gesundheitsanwendung (diga.bfarm.de) zugelassen werden. Nach Aufnahme in das deutsche DiGa-Verzeichnis werden dann die Preise mit den Krankenkassen verhandelt. Die Kalmeda-App (kalmeda.de, 116,97 Euro) soll bei Tinnitus helfen, die Velibra-App (de.velibra.com, 476 Euro) ist ein Therapieprogramm für Angststörungen.

Die Kalmeda-Tinnitus-App bietet eine wissenschaftlich basierte, leitliniengerechte Tinnitustherapie auf der Basis einer kognitiven Verhaltenstherapie und wurde von Hals-Nasen-Ohren-Ärzten und Psychologen entwickelt.[9] Tinnitus sind Ohrgeräusche, die anhaltend oder immer wieder über einen längeren Zeitraum wahrgenommen werden. Werden diese als stark belastend empfunden, wird aus dem Symptom eine eigenständige Erkrankung, die psychotherapeutischer Unterstützung bedarf, da die Ursachen noch unklar sind. Zu Beginn wird der Patient nach seinen Beschwerden gefragt und anschließend wird ein individueller Therapieplan erstellt, um den Tinnitus zu bewältigen und die Lebensqualität zu steigern. Es geht also nicht darum, den Tinnitus zum Verschwinden zu bringen, sondern ihn „im Griff" zu behalten.

Rund 14 bis 20 Prozent der Bevölkerung in Deutschland, der Schweiz beziehungsweise Österreich sind von einer Angststörung betroffen. Durch professionelle Begleitung können Angst- und Panikstörungen bewältigt werden. Velibra vermittelt zur Eigenanwendung durch den Patienten Methoden und Übungen der kognitiven Verhaltenstherapie.[10] Die Hauptfunktion besteht in einem Dialog, in dem der Nutzer Fragen zu beantworten beginnt, die ihn am meisten interessieren oder am besten zu seiner individuellen Situation passen, auf die dann die App dynamisch eingeht und passende Informationen und Tipps vermittelt, auf die der Nutzer wiederum reagiert und so weiter. Auf diese Weise entsteht eine personalisierte Version der App nur für diesen Nutzer. Nudging erfolgt über Hausaufgaben, die im Anschluss „besprochen" werden. Das Programm kann jederzeit unterbrochen werden und der Nutzer erhält Erinnerungen für das Weitermachen. Weitere Elemente sind Textnachrichten, Fragebögen, Arbeitsblätter, Übungen und Zusammenfassungen und Audios. Die Wirksamkeit wurde im Rahmen einer placebokontrollierten klinischen Studie an 139 Patienten validiert.

Seit 2018 wird von Novartis Pharma und Sandoz Deutschland der Digitale Gesundheitspreis verliehen, zuletzt an die Neolexon-App und OPEN.IU.[11] Die Neolexon-App (neolexon.de) hilft Menschen nach einer Hirnschädigung, wie beispielsweise einem Schlaganfall, ihr Sprachvermögen wiederzuerlangen und kann als Ergänzung zur logopädischen Therapie eingesetzt werden. Das Projekt OPEN.IU will Computerspielsucht angehen, spricht Jugendliche genau in dem Medium an, in dem sie sich bewegen, und screent wissenschaftlich fundiert auf problematisches Verhalten. Das OPEN-Project steuert bei Patienten mit Typ-1-Diabetes die Insulinzufuhr über eine künstliche Bauchspeicheldrüse nahezu autonom.[12]

Sleep Cycle und Sleepio

Nun aber zu meinem Selbsttherapie-Tipp per App. Zunächst ein paar Basisinformationen: Bei ansonsten gesunden Erwachsenen haben Schlafstörungen sowohl relevante kurzfristige als auch langfristige gesundheitliche Folgen.[13] Kurzfristig verursachen Schlafstörungen eine verminderte Stresstoleranz, Schmerzen, verminderte Lebensqualität, Gedächtnis- und Leistungsdefizite und verstärktes Risikoverhalten; langfristig Bluthochdruck, Fettstoffwechselstörungen, Herz-Kreislauf-Erkrankungen, Gewichtsprobleme, Diabetes mellitus

Typ 2, Darmkrebs und bei Männern eine erhöhte Sterblichkeit. Häufige Ursachen für Schlafstörungen sind zum Beispiel schlecht verarbeiteter Stress, Alkohol (zwar schläft man eventuell schneller ein, schläft aber durch Alkohol-Abbauprodukte unruhiger und wacht nachts auf), Arzneimittel gegen Depressionen und Parkinson, Schmerzen, nächtlicher Harndrang oder Hitzewallungen, nächtliche Atemaussetzer (Schlafapnoe), Schichtarbeit, Licht oder falsche Raumtemperatur, kurz vor dem Schlafengehen intensiver Sport oder blaues Licht zum Beispiel vom Computerbildschirm oder von Smartphones. Frauen sind doppelt so häufig betroffen.

Umgekehrt lassen sich viele dieser Ursachen vermeiden oder behandeln: nur bei Müdigkeit ins Bett gehen, idealerweise feste Zubettgeh- und Aufstehzeiten (auch am Wochenende) einhalten, die eigene maximale und notwendige Schlafdauer herausfinden, maximal 18 Grad Celsius im Schlafzimmer, Licht vermeiden (eventuell durch eine Schlafbrille), sechs Stunden vor dem Schlaf weder Kaffee noch Tee, vier Stunden vor dem Schlafengehen keinen Alkohol und mindestens zwei Stunden vor dem Schlafen eine „Wind Down"-Phase, in der Sie sich nur noch mit ruhigen, entspannenden Tätigkeiten wie Lesen oder Spazierengehen beschäftigen, aber nicht mehr am Computer oder Handy sitzen und besser auch nicht mehr fernsehen. Entwickeln Sie eine Zubettgehroutine, die Ihrem Körper indirekt signalisiert, dass gleich geschlafen wird. Dazu gehört neben dem Zähneputzen, ungelöste Aufgaben auf einen Zettel zu schreiben und den nächsten Tag vorzuplanen, damit diese Dinge Ihnen nicht nachts einfallen. Wenn Sie einmal zwei bis drei Minuten wachliegen, brauchen Sie kein Problem daraus zu machen. Sie schlafen schon wieder ein. Jeder wird mal wach in der Nacht. Liegen Sie aber 15 Minuten und länger wach, sollten Sie aufstehen, an einen ruhigen Ort gehen und etwas Entspannendes machen wie Lesen, bis Sie wieder von selbst müde werden. Auf keinen Fall sollten Sie sich länger als 15 Minuten im Bett herumwälzen, sonst verlieren Sie die unbewusste sogenannte Bett-Schlaf-Kopplung: Wenn Sie zu viele andere Tätigkeiten im Bett machen (lesen, fernsehen, frühstücken, lange wach liegen und so weiter), verliert Ihr Körper den unterbewussten Zubettgeh-Einschlafimpuls. Zusätzlich können Entspannungstechniken wie progressive Muskelentspannung nach Jacobsen sinnvoll sein, auf keinen Fall aber dauerhaft Schlafmittel. All dies wird unter dem Begriff „Schlafhygiene“ zusammengefasst, was nicht bedeutet, sich vor dem Schlafengehen zu duschen, sondern diese festen Rituale und Regeln einzuhalten, die Ihren Schlaf fördern. Dazu gehört Disziplin. Ob Nickerchen tagsüber gut sind, ist nicht eindeutig untersucht. Ich persönlich bin kein Freund davon. Der Tag ist dazu da, wach zu sein. Wird man tagsüber müde, ist das ein Zeichen dafür, dass der Nachtschlaf nicht erholsam genug war. Die Tatsache, dass man sich nach einem Nickerchen wieder besser fühlt, besagt ja noch nicht, dass das ein wünschenswertes Szenario ist. Wenn Sie nur noch zwei Treppen steigen können, ohne eine Pause zu machen, und sich nach der Pause besser fühlen, würden Sie das ja auch eher als beunruhigendes Phänomen sehen. So ist es übrigens auch mit dem Nickerchen: Ein häufiger gewohnheitsmäßiger Powernap wird mit einer Reihe von negativen Folgeerscheinungen in Verbindung gebracht, darunter ein erhöhtes Risiko für Bluthochdruck, Depressionen, Diabetes, Osteoporose, erhöhte Sterblichkeit und geistiger Abbau, nicht nur bei älteren Erwachsenen, sondern auch im mittleren Alter und bei jungen Erwachsenen.[14]

Wollen Sie Ihren Schlaf analysieren, dann können Sie dies mit Apps wie Sleep Cycle tun, mit der ich selbst gute Erfahrungen gemacht habe.[15] Neben der Weckfunktion zeichnet die App meine nächtlichen Schlafzyklen auf (siehe Abbildung 38). Zusätzlich kann ich eingeben, wie mein Tag war, was ich gegessen und getrunken oder sonst vor dem Schlafen gemacht habe. Über die Zeit errechnet der Algorithmus der App ganz individuell, welche Faktoren meinen Schlaf fördern, welche ihn behindern. Bei mir kam zum Beispiel seltsamerweise eine ganz deutliche Abhängigkeit von den Mondphasen heraus, was ich natürlich so nicht glauben wollte, bis mir einfiel, dass bei Vollmond tatsächlich etwas mehr Licht ins Schlafzimmer dringt. Da mein Schlaf offensichtlich sehr lichtempfindlich ist, habe ich mir eine

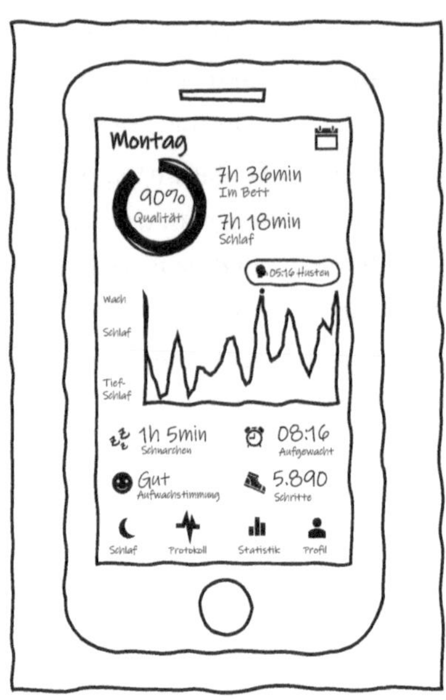

Abb. 38: Funktionsprofil einer Smartphone-App zur Dauerbeobachtung und Auswertung der eigenen Schlafzyklen und der Schlafqualität

angenehm zu tragende Schlafmaske gekauft und weg war sowohl die „Mond-Abhängigkeit" als auch mein schlechterer Schlaf im Hochsommer, wenn die Sonne früh aufgeht.

Am wichtigsten ist die Aufzeichnung Ihrer Schlafzyklen pro Nacht. Ein durchschnittlicher Schlaf-Wach-Zyklus umfasst fünf Schlafphasen: Die Phasen 1 bis 2 sind der Leichtschlaf, 3 bis 4 der Tiefschlaf und die fünfte Phase der *Rapid Eye Movement* (REM)-Schlaf. Im Leichtschlaf driften Sie in den Schlaf hinein, aber auch wieder heraus. Ihre Augen bewegen sich langsam, Ihre Muskelaktivität ist gering und Sie sind leicht zu wecken. Im Tiefschlaf verändern sich Ihre Gehirnwellen zu fast ausschließlich langsamen Deltawellen. Im fünften Stadium, dem REM-Schlaf, sind Ihre Augen zwar geschlossen, bewegen sich aber aufgrund der wieder intensiven Gehirn- und Traumaktivität schnell von Seite zu Seite. Sleep Cycle nutzt das eingebaute Mikrofon Ihres Smartphones über eine Geräuschanalyse – die Sprechen und Schnarchen herausfiltert

– und den eingebauten Beschleunigungssensor, um Ihre Bewegungen im Schlaf zu analysieren und Schlafzustände zu erkennen.

Doch all dies sind nur Beobachtungen. Sie reichen nicht aus, um hartnäckige Schlafstörungen zu behandeln. Dies gelingt mit Apps. Im Rahmen eines mehrwöchigen Kurses, basierend auf kognitiver Verhaltenstherapie, werden die Schlafeigenschaften von Patienten mit chronischen Schlafstörungen nachhaltig verbessert.[16] Sleepio wurde an 3.755 Patienten validiert (www.sleepio.com). Dabei lernen die Patienten Techniken wie Schlafrestriktion (regelmäßige Schlafzeiten werden festgelegt, die eingehalten werden müssen) und Stimuluskontrolle (schlafverhindernde Aktivitäten wie Smartphone-Nutzung im Schlafzimmer werden gemieden und schlaffördernde erlernt, die nachweislich die Schlafqualität erhöhen). Der menschliche Therapeut wird dabei durch einen maschinellen Algorithmus ersetzt, der einen Therapeuten wirkungsvoll simuliert. Vor Beginn der Beratung beantwortet der Patient Fragen zu seinem Schlafverhalten und beginnt dieses zu analysieren (zum Beispiel mit Sleep Cycle). Diese Angaben und die Daten des Schlaftagebuchs bilden dann die Grundlage für eine eingehende Analyse und individuelle Beratung, währenddessen die verschiedenen Probleme abgearbeitet werden.

Das sind nur ein paar Beispiele dafür, wie Sie sich mit validierten und einfachen Methoden, die sogar etwas Spaß machen und ziemlich unterhaltsam sein können, zu einem für Sie passenden gesünderen Lebensstil nudgen können. Probieren Sie es aus, aber informieren Sie sich, welche Apps wirklich wissenschaftlich fundiert sind. Bei den rezeptpflichtigen und den Preisträgern des Digitalen Gesundheitspreises können Sie davon ausgehen. Hören Sie auch gern in meinen Podcast. rein Dort werde ich immer mal wieder validierte neue Apps vorstellen.

Daher mein Tipp Nummer 2 für Sie, und zwar für sofort: Nutzen Sie Sleep Cycle zur Kontrolle Ihres Schlafs und Sleepio zur Korrektur eines nicht optimalen Schlafs. Wenn Sie zurzeit 40 sind, werden Sie es sich, wenn Sie 65 sind, danken.

KAPITEL 20

IHR DIGITALER ZWILLING

Werden Sie digital. Kreieren Sie Ihren digitalen Zwilling. Lassen Sie jetzt Ihr Genom sequenzieren, bestimmen Sie Ihr Mikrobiom, nutzen Sie eine elektronische Gesundheitsakte, aber bestimmen Sie, wer Ihre Daten nutzt und wozu. Ich halte den Begriff und die Funktion der elektronischen Gesundheitsakte für attraktiver und wichtiger als den häufiger gebrauchten Ausdruck „elektronische Patientenakte". Letzterer suggeriert, dass dieses Tool für Sie nur relevant wird, wenn Sie krank sind, also Patient werden. Das wird der viel größeren Bedeutung von Digitalisierung in der Prävention und Verhinderung von Krankheit nicht gerecht. Der Begriff „elektronische Gesundheitsakte" drückt dieses Ziel viel besser aus und sammelt auch wesentlich mehr Daten, nämlich die, falls Sie mal krank sind, aber auch Genom, Mikrobiom, Exposom und so weiter.

Die zweite Frage, die sich stellt, ist, wo die Gesundheitsdaten gespeichert werden sollen: zentral auf einem Server der Regierung oder eines Anbieters oder dezentral auf dem PC Ihres Arztes, im System des Krankenhauses beziehungsweise auf Ihrem Smartphone. Das Problem einer zentralen Speicherung, dass bei einem erfolgreichen Hackerangriff alle Daten verloren oder gestohlen sind. Bei dezentraler Speicherung hat jeder Teil vom Netzwerk nur die für ihn relevanten Daten. Sofern Zugriff auf weitere Daten benötigt wird, müssen diese erfragt werden. Ein Vorteil ist, dass ein Angreifer kein offensichtliches Ziel hat, auf das er sich fokussieren kann. Allerdings ist diese Lösung nicht völlig risikolos, wenn die Daten zwar dezentral abgelegt sind, aber von einem Großteil der Nutzer eine Standardsoftware verwendet wird. Gibt es dabei eine Lücke, können auch massenweise einzelne Teilnehmer angegriffen werden. So übernahm im Jahr 2016 das Botnetz Mirai über eine Software-Lücke 500.000 weitverbreitete Heimrouter (DSL der Telekom) und IoT-Geräte. Bei einer dezentralen Speicherung sind fachlich hierfür nicht ausgebildete Personen für die Sicherung und Wartung der Software zuständig. Zudem muss im Notfall das behandelnde Personal schnell an Patientendaten gelangen können, um zum Beispiel lebensgefährliche Allergien und Vorerkrankungen berücksichtigen zu können. Auch macht es einen Unterschied, ob alle Daten einer Arztpraxis oder nur die eines einzelnen Nutzers auf seinem Smartphone verloren gehen. Der Idealfall ist wohl ein Hybrid zwischen beiden. So bauen aktuelle Gesundheits-Apps wie Vivy auf dezentrale Speicherung. Jeder beteiligte Anbieter kann sein eigenes, von Experten überwachtes Rechenzentrum haben, sodass nicht alle Daten an einem zentralen Ort liegen. Zudem kann jeder Nutzer lokale oder cloudbasierte verschlüsselte individuelle Back-up-Optionen nutzen.

In Deutschland wurde die Telematikinfrastruktur[1] aufgebaut, um alle Sektoren des Gesundheitswesens im Bereich der gesetzlichen Krankenversicherung zu vernetzen und den sicheren Austausch von Patienteninformationen zwischen diesen zu ermöglichen. Sie ist ein geschlossenes Netz, zu dem neben dem jeweiligen Patienten nur re-

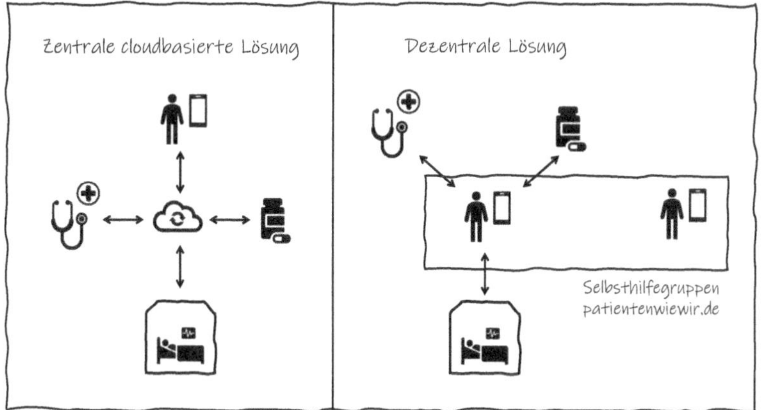

Abb. 39: Zentrale cloudbasierte und dezentrale Lösungen für Ihre elektronische Patientenakte, mit Einsichtnahme durch Arzt, Krankenhaus und Apotheke, sowie Ihre möglichen sozialen Patientennetzwerke wie patientenwiewir.de, Selbsthilfegruppen und Komponenten Ihrer elektronischen Gesundheitsakte auf dem Smartphone.

gistrierte Nutzer (Personen oder Institutionen) mit einem elektronischen Heilberufs- und Praxisausweis Zugang erhalten. Die Telematikinfrastruktur versucht, sowohl zentrale als auch dezentrale Datenspeicherung zu kombinieren. So werden Praxen vernetzt, was den Datenaustausch untereinander ermöglicht, ohne dass hierfür eine komplette Zentralisierung notwendig wäre. Zentrales technisches Element sind Konnektoren, eine Art Router, die eine vom Internet abgeschirmte, verschlüsselte Kommunikation zwischen Arztpraxen und zum Beispiel der Hausapotheke des Patienten ermöglichen.

Neben dieser Vernetzung von Leistungserbringern im Gesundheitssystem ist ein Ziel der Einführung der elektronischen Patientenakte, Sie, lieber Leser, darin zu bestärken, souverän und eigenverantwortlich mit Ihren Gesundheitsdaten umzugehen. So werden Sie quasi eingebunden, Gesundheitsleistungen nicht passiv zu konsumieren, sondern sich um Ihre Gesundheit mitzukümmern. Um Ihnen dabei die Möglichkeit der Entscheidung zu geben, wer auf Ihre einzelnen Dokumente Zugriff hat und wer nicht, wird es ein Rechtemanagement geben.

Ideal wäre eine Blockchain-Technologie, da hierbei jederzeit – auch nach dem Herunterladen der Daten – ein Zugriffsrecht widerrufen werden kann.

Um die elektronische Patientenakte inhaltlich einheitlich und übersichtlich zu gestalten, ist sie in einzelne sogenannte Medizinische Informationsobjekte unterteilt. Beispiele für diese Dokumente sind ein elektronischer Medikationsplan, ein Notfalldatensatz, das zahnärztliche Bonusheft, die *International Patient Summary* – eine englischsprachige, international verwendbare Patientenkurzakte –, Pflegedokumente, Krankenhaus-Entlassbriefe, Laborbefunde und ein elektronischer Impfpass, den Sie auf diese Weise nicht mehr verlieren können. Ich habe leider inzwischen vier, weil ich ihn schon dreimal verlegt hatte. Unnötige Wiederholungsimpfungen, wie zum Beispiel Tetanus, weil gerade der Impfpass nicht gefunden wurde oder der Patient nicht weiß, ob er geimpft ist, entfallen damit. Allerdings fehlt eine Erinnerungsfunktion, die automatisch über anstehende Impfungen informiert. Dies wäre zum Beispiel über die auf Ihrem Smartphone gespiegelten Daten und die dort installierte App möglich. Solch ein elektronischer Impfpass könnte dann als digitale Gesundheitsanwendung eine weitere App auf Rezept werden. Hier aber tut sich ein Problem der elektronischen Patientenakte auf, welches die viel wirksamere Ausweitung in eine elektronische Gesundheitsakte erschweren könnte: Gesetzliche und private Krankenversicherungen haben nämlich gegenwärtig das Monopol, die elektronische Patientenakte zu entwickeln, was viele Drittanbieter von Gesundheits-Apps a priori ausschließt. Wir können nur hoffen, dass ein Patient auf seinem Smartphone oder Heimcomputer seine Daten mit diesen Anwendungen zum eigenen Nutzen, zum Beispiel der Prävention, verbinden kann, denn es ist zu bezweifeln, dass die elektronische Patientenakte Informationen wie Genom, Mikrobiom und Exposom erfassen und verarbeiten kann. Es würde mich überraschen, wenn hier nicht Drittanbieter einschließlich maschineller Algorithmen technisch um Jahre voraus wären.

Die Entwicklung hat in diesem Bereich viel zu lange gedauert, sie begann, als es weder Smartphones noch Cloud gab. Auch die Versichertenkarte, zu Beginn noch essenziell, taugt heutzutage nicht mehr zur Identifikation. Hier muss zügig eine elektronische Identifikationsmöglichkeit kommen. Zudem stehen die teuren Konnektoren in der Kritik, für die es schnellere und sicherere Software-Alternativen geben soll. Dennoch sollten Sie, liebe Leser, zu den „Early Adopters" werden und nicht auf die perfekte Lösung warten, damit sich das System durch Ihr Feedback schnell verbessern kann, insbesondere von der elektronischen Patienten- zur Gesundheitsakte. Einige Krankenkassen, wie die Techniker Krankenkasse, sind hier schon vorangeschritten und bieten ihren Versicherten in Zusammenarbeit mit IBM bereits eine elektronische Gesundheitsakte an, die gematikzertifizierte „TK-Safe" (gematik wurde 2005 von den Spitzenorganisationen des deutschen Gesundheitswesens gegründet, um die Einführung, Pflege und Weiterentwicklung der elektronischen Gesundheitskarte – eGK – und ihrer Infrastruktur in Deutschland voranzutreiben, zu koordinieren und die Zusammenarbeit der beteiligten Komponenten sicherzustellen), die mittlerweile bereits 300.000 aktive Nutzer hat.

Arzneimittelsicherheit

Eine weitere Stärke der elektronischen Patientenakte wird die Verbesserung der Arzneimittelsicherheit sein, die mangels Transparenz und fehlender Vernetzung zwischen den verschiedenen Sektoren des Gesundheitssystems gegenwärtig praktisch nicht existiert. Das betrifft vor allem Patienten, die vier oder mehr Medikamente gleichzeitig einnehmen. Bei solcher Polypharmazie werden Wechselwirkungen zwischen den Arzneimitteln und arzneimittelbedingte Nebenwirkungen immer wahrscheinlicher. Dies betrifft rund 40 Prozent der über 80-Jährigen und ein Drittel der 65- bis 79-Jährigen. Bei 71 Prozent der Patienten fehlt bei der Aufnahme ins Krankenhaus ein bundeseinheitlicher Medikationsplan, der einen QR-Code zum Einlesen der Medikation enthält. Rund 17 Prozent der Patienten verfügen über gar keine Aufstellung ihrer Medikamente. Die Hälfte der Patienten hat zumindest einen Medikationsplan, wenn auch ohne QR-Code. Dieser ist allerdings meist unvollständig, weil die Patienten zuvor von mehreren Ärzten behandelt wurden. Der Informationsverlust zwischen dem ambulanten und stationären Sektor gefährdet die Patientensicherheit. Der Fehler liegt nicht unbedingt bei den einzelnen Ärzten, sondern im System. Die Arzneimittelversorgung ist schlecht organisiert, intransparent und nicht digital genug. Jeder zweite in ein Krankenhaus aufgenommene Patient ist ein Notfall. Hier ist die Informationslage noch schlechter als bei geplanten Krankenhauseinweisungen. Bei der Entlassung aus dem Krankenhaus und beim Übergang zum ambulanten Sektor wiederholt sich der Informationsbruch. Über 40 Prozent der Klinikpatienten erhalten während ihrer Behandlung mindestens ein neues Arzneimittel, aber keinen neuen Medikationsplan. Medikamente, die nur für den kurzen Gebrauch bestimmt waren, werden so weiter verordnet. Aber auch in der Dauerbehandlung durch Haus- und Fachärzte gibt es Kommunikationsprobleme und die Dokumentation der Selbstmedikation ist oft völlig lückenhaft. Ein erster Schritt ist natürlich, vom Medikationsplan auf einem Zettel zu einem digitalen Medikationsplan überzugehen, an dem sich die kompetenteste Stelle in der Arzneimittelversorgung, die Apotheke, idealerweise federführend beteiligt.

Zusätzlich können Informationen zur medikamentösen Behandlung freiwillig als elektronischer Medikationsplan – kurz: E-Medikationsplan – auf der Gesundheitskarte gespeichert werden, sofern Sie dies ausdrücklich wünschen und in die Speicherung einwilligen. Ärzte, Zahnärzte, Psychotherapeuten und Apotheker haben hierüber Zugriff auf die medikamentöse Behandlung sowie eventuelle Allergien und können so mögliche Wechselwirkungen der Arzneimittel berücksichtigen, wenn Ihnen neue Arzneimittel verordnet werden, Sie in der Apotheke rezeptfreie Arzneimittel kaufen (Selbstmedikation), sich der Einnahmezeitpunkt oder die Dosis eines Arzneimittels ändert, die Einnahme eines Arzneimittels ausgesetzt wird, Nebenwirkungen auftreten oder sich Handelsnamen von Arzneimitteln ändern.

Wichtig wäre allerdings auch, dass Medikationspläne von Ihnen einsehbar und für Sie verständlich sind. Die wenigsten, meist älteren Polymedikationspatienten verstehen, was sie eigentlich wofür oder wogegen einnehmen. Vorbildlich wäre hier der Heidelberger Medikationsplan[2], der keine Abkürzungen enthält und den Grund für die Anwendung eines Arzneimittels erklärt, zum Beispiel Asthma-Dauertherapie oder Asthmaanfall (siehe Abbildung 40). Ferner wird der Zeitpunkt der Einnahme (vor dem Essen, nach dem Essen, zur Nacht) erklärt und es gibt Platz für Hinweise zur Anwendung, wie etwa, die Tabletten nicht zu teilen, das Spray vor Gebrauch zu schütteln und auch, wie lange beispielsweise Augentropfen nach dem Öffnen haltbar sind.

Da viele Medikamente gerade bei älteren Patienten Verwirrtheit bis hin zur medikamentös verursachten Demenz fördern, die Sturzgefahr erhöhen und die Behandlungszeiten im Krankenhaus verlängern und es praktisch keine evidenzbasierten Leitlinien für ältere Patienten gibt, muss die Arzneimitteltherapie durch Arzt und Apotheker individuell kontrolliert und angepasst werden. Das gegenwärtige Optimum stellt die *Fit fOR The Aged*(FORTA)-Liste dar.[3] Diese Liste gibt auf der einen Seite die für ältere Patienten untauglichen Arzneimittel wie in einer

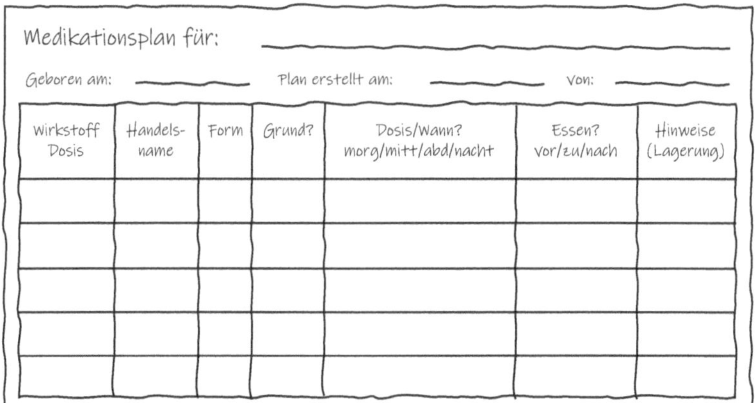

Medikationsplan für: ____________

Geboren am: ______ Plan erstellt am: ______ Von: ______

Wirkstoff Dosis	Handelsname	Form	Grund?	Dosis/Wann? morg/mitt/abd/nacht	Essen? vor/zu/nach	Hinweise (Lagerung)

Wichtige Hinweise (z.B. Allergien):

Abb. 40: Prinzipieller Aufbau des patientengerechten Heidelberger Medikationsplans

reinen Negativliste an, benennt aber auch die nachweislich nützlichen Arzneimittel, ist also auch eine Positivliste. Sie benutzt dazu vier Kategorien: unverzichtbar, vorteilhaft, fragwürdig, vermeiden. Das erlaubt es auch einem älteren Patienten, seine Therapie kritisch zu hinterfragen. Das FORTA-Prinzip ist in mehreren Studien hinsichtlich Sinnhaftigkeit und Vorteil für den Patienten positiv bestätigt worden und führt zu 20 Prozent weniger Nebenwirkungen, entsprechend einer Number Needed to Treat von fünf Patienten, um eine unerwünschte Wirkung zu verhindern. Die Liste ist im Netz online einsehbar, als PDF herunterladbar und es existiert auch eine App.

Was schließlich die Verordnung der Arzneimittel selbst sowie deren Erfassung betrifft, soll das ab 2022 verpflichtende elektronische Rezept (E-Rezept) die Abläufe bei der Arzneimittelversorgung in Deutschland verbessern. Dies aber vor allem, was die Arzneimitteltherapiesicherheit bei der einzelnen Verordnung betrifft. Schreibfehler oder unpräzise Angaben seitens des Arztes sollen so vermieden werden. Der Zugang erfolgt über einen QR-Code, was digital mittels E-Rezept-App der gematik auf dem Smartphone oder einem Papierausdruck erfolgen kann.

Patienten wie wir

Ein Informationselement, das in der Telematik-Infrastruktur nicht berücksichtigt wird, weil es vielleicht auch technisch gar nicht möglich ist, ist Ihre Vernetzung mit anderen Patienten. Sie kennen so etwas vielleicht als lokal oder im Internet zu einer bestimmten Krankheit vernetzte Selbsthilfegruppen.[4] Allein in Deutschland existieren circa 100.000 solcher Selbsthilfegruppen. Dies sind freiwillige, meist lose Zusammenschlüsse von Menschen, deren Aktivitäten sich auf die gemeinsame Bewältigung einer Krankheit richten. Entweder sind sie selbst oder als Angehörige betroffen. Ihre Ziele sind, sich gegenseitig zu unterstützen, wertvolle Tipps auszutauschen und gelegentlich auch für ihre Belange in der Bevölkerung Bewusstsein zu erzeugen und so sozialpolitische Maßnahmen zu bewirken. Die Gruppe hilft, die äußere und innere Isolation aufzubrechen. Im Unterschied zu anderen

Formen des Bürgerengagements richten sich die Ziele von Selbsthilfegruppen vor allem auf ihre Mitglieder und nicht an Außenstehende. Selbsthilfegruppen werden in der Regel nicht von Fachleuten, sondern von Laien geleitet, die jedoch stärker als andere Sektoren vor allem die praktische Patientensicht im Fokus haben. Gelegentlich werden nationale oder lokale Experten zu bestimmten Fragestellungen hinzugezogen. Die gemeinsamen Erfahrungen der Mitglieder einer Selbsthilfegruppe bewirken oft, dass sie ähnliche Gefühle, Sorgen, Alltagsprobleme, Behandlungsentscheidungen oder Behandlungsnebenwirkungen haben.

Selbsthilfegruppen bergen aber auch Risiken oder können Nachteile haben. Effektive Gruppen hängen im Allgemeinen sehr von dem jeweiligen Moderator ab, der zu vermeiden helfen sollte, dass die Gespräche oder die schriftliche Kommunikation bei Onlinegruppen von Klagen und Negativität dominiert werden, Vertraulichkeit gebrochen wird, ungeeignete oder nicht evidenzbasierte medizinische Ratschläge verbreitet werden. Auch ist es leicht möglich, dass lokale Selbsthilfegruppen, insbesondere in kleinen Städten, eine zu geringe Größe haben, sodass es an Kontinuität oder Erfahrung fehlt, wobei eine Vernetzung vieler kleiner lokaler Selbsthilfegruppen dieses Problem überwinden könnte.

Aus diesem Grund wurden Online-Selbsthilfegruppen gegründet. Die weltweit größte ist PatientsLikeMe, die sich zudem als eine Datenplattform vermarktet. Sie ging ursprünglich aus einer Selbsthilfegruppe für amyotrophe Lateralsklerose hervor und vereint mittlerweile 830.000 Menschen mit über 2.900 Erkrankungen. Eine Besonderheit ist, dass die von den Patienten selbst generierten Daten systematisch gesammelt und quantifiziert werden, was zu mehr als 100 Veröffentlichungen in medizinischen und wissenschaftlichen Fachzeitschriften, aber auch zu intensiven Kooperationen mit der pharmazeutischen Industrie führte. So ist PatientsLikeMe inzwischen eine Firma mit Investoren, die Daten mit dem Argument verkauft, dass Patienten indirekt und langfristig davon profitieren sollen, dass Medikamente und Produkte entwickelt werden, die ihren Bedürfnissen besser entsprechen. Zu den Vorteilen von Onlinegruppen gehören häufigere und flexiblere Teilnahme – wann Sie eben Zeit haben, ähnlich einem sozialen Netzwerk. Möglicherweise ist das die einzige Option für Menschen, die keine lokalen Selbsthilfegruppen vor Ort haben, und es bietet ein höheres Maß an Privatsphäre beziehungsweise Anonymität sowie einen Zugriff auf mehr Ressourcen und Informationen. So kann ein Patient in München für einen Patienten in Hamburg einen entscheidenden Tipp haben, was auf andere Weise nie passiert wäre, da beide sich nie kennengelernt hätten. Auch werden Experten einer einzigen Onlinegruppe eher beitreten als Dutzenden kleinen regionalen Gruppen. Zu den Nachteilen beziehungsweise Risiken von Online-Selbsthilfegruppen gehört, dass die Kommunikation im Wesentlichen schriftlich erfolgt und deshalb eher zu Missverständnissen oder Verwirrung führen kann. Live-Chats würden dies allerdings verhindern. Anonymität kann zu unangemessenen oder respektlosen Kommentaren oder Verhaltensweisen führen. Online-Gemeinschaften können besonders anfällig für Fehlinformationen oder Informationsüberflutung sein. Da meiner Meinung nach aber bei guter Moderierung die Vorteile mögliche Nachteile einer Online-Selbsthilfegruppe überwiegen, habe ich mit meinem Kollegen Christoph Pies die deutschsprachige Plattform PatientenWieWir (patientenwiewir.de) gegründet, die Patienten in frei wählbaren Gruppen im gesamten deutschsprachigen Raum verbindet. Zusätzlich schlagen wir und weitere Moderatoren einige Themen vor, die sich inhaltlich mit unseren Podcasts sinnvoll ergänzen.[5]

Zu lokalen Selbsthilfegruppen beraten die Nationale Kontakt- und Informationsstelle zur Anregung und Unterstützung von Selbsthilfegruppen, die Bundesarbeitsgemeinschaft Selbsthilfe von Menschen mit Behinderung, chronischer Erkrankung und ihren Angehörigen oder vernetzdich.de, ein Gemeinschaftsprojekt der gesetzlichen Krankenkassen in Nordrhein-Westfalen. Nutzen Sie daher unbedingt solche Angebote, entweder lokal oder online. Diese existieren nicht etwa nur für seltene Erkrankungen, sondern auch für Diabetes, Schilddrüsenerkrankungen, Schlafstörungen und so weiter. Sie erinnern sich, der informierte Patient ist ein Schlüssel im neuen Gesundheitssystem. Sie sind im Zentrum. Nutzen Sie auch diese Möglichkeit.

Daher mein Tipp Nummer 3 für Sie: Werden Sie digital! In jedem Fall in Form der elektronischen Patientenakte der Bundesregierung, besser noch zusätzlich mittels elektronischer Gesundheitsakten, die vor allem der Prävention dienen sollen, bevor Sie Patient werden. Zwar ist der „Markt" noch etwas unübersichtlich, es werden sich aber bald die überzeugendsten Lösungen herauskristallisieren. Mein Tipp bleiben hier die Gesundheits-Apps der Smartphones selbst. Und vernetzen Sie sich als Patient, entweder lokal oder online, zum Beispiel in patienten-wiewir.de. Nutzen Sie einen für Sie verständlichen Medikationsplan und bereinigen Sie als älterer Patient Ihre Medikation gemäß der FORTA-Liste, natürlich in Absprache mit Ihrem Arzt und Ihrem Apotheker.

EPILOG

RICHTIG KRANK IST NIEMAND MEHR

Vor 25 Jahren war das World Wide Web gerade geboren. Wenn man also an die Medizin in 25 Jahren denkt, macht es nur Sinn, groß und ohne Grenzen zu denken. 2045 werden Sie eine globale Well-Tech-Infrastruktur nutzen können, die auf detaillierten, vielseitigen Daten (Genom, Mikrobiom, Exposom) von Milliarden von Menschen beruht, die über mehrere Lebensphasen gesammelt wurden und weit über Krankheit und Gesundheit hinausgehen. Diese auf das persönliche Wellbeing jedes einzelnen Nutzers ausgerichtete Infrastruktur besteht aus hybriden Modellen von maschinellem Lernen – einschließlich neuronaler Netze und noch zu entwickelnder Systeme – und menschlicher Empathie. Virtuelle und reale Coaches helfen Ihnen bei Ihrer individuellen Prävention und dem optimalen Management eventueller Erkrankungen.

Besuchen wir Max vom Prolog. Wir schreiben jetzt das Jahr 2036. Max geht es bestens. Noch 20 Jahre, dann wird er mit 80 in Rente gehen. Er hat schon früh, als die Technik erschwinglich und noch nicht von den Krankenkassen übernommen wurde, sein gesamtes Genom sequenzieren und sein Mikrobiom bestimmen lassen. So fand man heraus, dass er keinen der bekannten Risiko-Signalwege für Herzinfarkt hat, aber ein kleines Schlaganfallrisiko, das durch seinen damals noch trägen Lebensstil mit Übergewicht und erhöhtem Blutdruck gefährlich verstärkt wurde. Ohne weitere Maßnahmen hätte er mit hoher Wahrscheinlichkeit inzwischen kleinere oder einen großen Schlaganfall erlitten, mit hoher Wahrscheinlichkeit danach einen zweiten und mit ebenso hoher Wahrscheinlichkeit danach Ausfälle, was Bewegung und Sprache betrifft. Immerhin war, als er 40 war, Schlaganfall noch die dritthäufigste Todesursache. Heute kennt er niemanden, der noch einen Schlaganfall hat und schon gar keine Langzeitfolgen.

Die Health-App auf seinem Handy sammelt nicht nur alle seine medizinischen Daten, sondern misst auch, wie viele Schritte er geht, wie viele Stockwerke er steigt sowie Blutdruck, Puls und Blutzucker, Schlaf, Sauerstoffsättigung, Herzrhythmus, Stresslevel und viele andere Umwelteinflüsse. Statt von einem Hausarzt wird er jetzt von einem Gesundheitszentrum in seinem Stadtteil betreut; dort sind Ärzte aller Disziplinen, Psychologen, Physiotherapeuten und Ernährungsberater und sein Personal Trainer. Er geht dort aber fast nie hin; das Team überwacht seine Gesundheit rund um die Uhr und er bekommt eine Nachricht oder einen Anruf, wenn irgendetwas nicht stimmt.

Sein Schlaganfallrisiko wurde übrigens durch ein hochwirksames Mittel, das den ursächlichen gestörten Signalweg für seinen erhöhten Blutdruck normalisiert, auf null Prozent gebracht. Früher musste er mehrere Tabletten über den Tag verteilt nehmen, jetzt nur noch eine pro Tag. Er holt diese aber nicht mehr aus der Apotheke, sondern druckt sie sich jeden Tag selbst. Wie viel, das steuert seine Well-Tech-App mit einem kleinen Heimtest und passt seine tägliche Dosis dementsprechend an. Lediglich die Druckerkartuschen holt er in seiner

Stammapotheke, die jetzt übrigens auch Teil des Gesundheitszentrums ist und sein gesamtes Medikationsmanagement leitet. Der Arzt wird bei allen Diagnosen und Maßnahmen durch Computeralgorithmen unterstützt. Diese kennen alle Krankheiten der Welt und alle Symptome, die jemals bei Patienten aufgetreten sind. Nach der Diagnose sucht der Apotheker dann das optimale Medikament aus. Auf „Patienten wie ich" ist Max übrigens einer Selbsthilfegruppe beigetreten, die das gleiche Risikoprofil hat wie er, und so tauscht er sich aus, gibt Tipps, erhält Tipps und nötigenfalls manchmal ein bisschen Motivation, um sich beispielsweise ausreichend zu bewegen, oder mal ein leckeres Kochrezept.

Als Max' Sohn geboren wurde, machte er sich natürlich Sorgen, ob dieser auch ein Schlaganfallrisiko hat. Das Gesundheitszentrum konnte Max jedoch beruhigen. Kein Risiko. Dafür besteht bei seinem Sohn allerdings eine Neigung, Asthma zu entwickeln, aber dem wird früh vorgebeugt. Sein Sohn wird nie Asthma bekommen – vor zehn Jahren wäre das wahrscheinlich noch passiert. Die Lebenserwartung seines Sohnes beträgt übrigens 120 Jahre.

Wahnsinn, was sich alles getan hat. Wenn Max etwas fehlt oder sonst der Schuh mit einer Kleinigkeit drückt, spricht er mit seinem Symptom-Checker auf seinem Smartphone. Der fragt so lange, bis das Problem eingekreist ist, Max sich selber helfen kann oder das Gesundheitszentrum eine Mitteilung bekommt und Max kontaktiert beziehungsweise einbestellt. Richtig krank ist eigentlich niemand mehr, den Max kennt, Max ja eigentlich auch nicht. Selbst Krebs wird inzwischen extrem früh erkannt, bei der täglichen Dusche wird Max zum Beispiel mit einem Ultraschall gescannt, der kleinste Veränderungen in seinem Körper über die Zeit feststellt und sich im Falle eines Falles melden würde. Die Behandlung von Krebserkrankungen ist wie bei einer Infektion. Keiner stirbt mehr an Krebs, nur eventuell mit Krebs.

In seinem Bekanntenkreis kennt er eigentlich keinen, der über seine Krankheit redet, auch nicht die Älteren. Den Begriff „chronisch krank" gibt es überhaupt nicht mehr. Ein paar Freunde oder deren

Kinder hatten wohl einmal etwas Ernstes, aber sie wurden gentherapiert und das Risiko war eliminiert. Dafür gab es vor ein paar Jahren den Nobelpreis. Oops, da meldet sich die „Patienten wie ich"-Gruppe, Max muss los ...

Und ich, lieber Leser, bin auch am Ende – mit diesem Buch. Ich danke Ihnen herzlich dafür, dass Sie mir bis hierhin gefolgt sind. Ich hoffe, ich konnte Sie überzeugen, dass sich in der Medizin zwar gewaltig etwas ändern muss, dass aber auf der anderen Seite die Lösungen dafür nicht nur futuristische Zukunftsvisionen sind, sondern die Tür zu einer komplett neuen Welt von Gesundheit und Wohlbefinden und einem viel tiefergehenden Verständnis unseres Körpers bereits aufgestoßen ist. All dies wird so effizient und dadurch kostengünstig sein, dass es jedem Menschen auf der Welt zur Verfügung steht, was von allen Ungleichheiten, die heute existieren, zumindest die gesundheitlichen beseitigt haben wird.

Was also muss und wird dafür passieren?

Machen wir uns alle ehrlich: Unsere Medizin und die biomedizinische Forschung sind bei Weitem nicht so erfolgreich, wie wir Mediziner und Wissenschaftler uns das gern einreden oder Sie als Patient gern glauben möchten. Ich möchte mit diesem Buch niemandem einen Vorwurf machen, da ich selber erstaunt war, als ich die vielen Fakten nach und nach zusammengetragen und Zusammenhänge erkannt hatte. Doch wer nach dem Lesen dieses Buches noch meint, wir könnten so weitermachen wie bisher, dem werfe ich Ignoranz vor. Deshalb soll am Ende meines Buches ein Appell an Ärzte, Wissenschaftler, Politiker und Sie, liebe Leser, mit den fünf Punkten stehen, die mir besonders am Herzen liegen:

1. Die Medizin muss ihre auf jeweils ein Organ ausgerichtete Struktur in Kliniken und bei Fachärzten aufgeben und syste-

misch werden. Qualität (Heilen und Vorbeugen) und nicht Quantität (Behandeln) muss der wesentliche Anreiz werden.

2. Pharmaunternehmen müssen sich daran messen lassen, ob ihre Therapien heilen oder nur chronisch behandeln.
3. Biomedizinische Wissenschaftler müssen einzig und allein das Patientenwohl zum Ziel haben und nicht ein pervertiertes Streben nach bedrucktem Papier in irgendwelchen vermeintlich wichtigen Zeitschriften, deren Inhalte dann mehrheitlich noch nicht einmal reproduzierbar sind. Und weil biomedizinische Wissenschaft teuer ist und sich Biomediziner zwangsläufig danach richten, woher die Forschungsfördermittel kommen, stehen primär diejenigen in der Verantwortung, die die Vergaberichtlinien für Forschungsförderung erstellen. Hören Sie bitte auf, Publikationen und Impact-Faktoren zu zählen, schauen Sie bitte ausschließlich auf das bisher erzielte Patientenwohl.
4. Die zum Himmel schreienden Ungerechtigkeiten, dass mangelnde Bildung und sozialer Status sowie männliches Geschlecht die Lebenserwartung um viele Jahre mindern, müssen zu Hauptthemen in Forschung und Gesundheitspolitik werden.
5. Sie als Leser lassen sich bitte auf Big Data zum Wohle Ihrer Gesundheit ein, um so schnell wie möglich selbst von all den kommenden Innovationen profitieren zu können. Fangen Sie mit den drei Tipps aus Teil III des Buches an: Nutzen Sie Symptoma und/oder Ada Health für die Selbstdiagnose; nutzen Sie Sleep Cycle und Sleepio zur Kontrolle und Korrektur Ihres Schlafes; werden Sie digital in Form der elektronischen Patientenakte. Und: Hinterfragen Sie ab jetzt alles kritisch, was Ihnen medizinisch widerfährt oder widerfahren soll!

Auf Wiederlesen oder -hören!

Bleiben Sie gesund!

ENDNOTEN

Kapitel 1

[1] *Merkel, C.* (2004), Die Industrialisierung der Handelsschifffahrt in der zweiten Hälfte des 19. Jahrhunderts. Das Beispiel der „Hamburg-Amerikanischen Packetfahrt-Aktiengesellschaft“ (HAPAG), Helmut-Schmidt-Universität/Universität der Bundeswehr Hamburg, https://edoc.sub.uni-hamburg.de//hsu/volltexte/2018/3203/pdf/Merkel_Christoph_Die_Industrialisierung_der_Handelsschifffahrt_in_der_zweiten_Haelfte_des_19._Jahrhunderts._Das_Beispiel_der_HAPAG.pdf.

Kapitel 2

[1] Adaptiert von: *Schork, N. J.* (2015), Personalized medicine: Time for one-person trials. Nature 520:609–611, https://doi.org/10.1038/520609a.

[2] *Mukherjee, D. & Topol, E. J.* (2002), Pharmacogenomics in cardiovascular diseases. Prog Cardiovasc Dis 44:479–498, https://doi.org/10.1053/pcad.2002.123467.

[3] *Currie, G. P., et al.* (2006), Long-acting beta2-agonists in asthma: not so SMART? Drug Saf 29:647–656, https://doi.org/10.2165/00002018-200629080-00002.

[4] *Abkürzungen:* 4S: *Kjekshus, J., Pedersen, T. R.,* Reducing the risk of coronary events: Evidence from the Scandinavian Simvastatin Survival Study (4S) Am J Cardiol, 76 (1995), pp. 64C–68C; HOPE: *Yusuf, S., Sleight, P., Pogue, J., et al.,* Effects of an angiotensin-converting-enzyme inhibitor, ramipril, on cardiovascular events in high-risk patients. The Heart Outcomes Prevention Evaluation Study Investigators N Engl J Med, 342 (2000), pp. 145–153; APTC: Antiplatelet Trialists' Collaboration. Collaborative overview of randomised trials of antiplatelet therapy–I: Prevention of death, myocardial infarction, and stroke by prolonged antiplatelet therapy in various categories of patients., Br Med J, 308 (1994), pp. 81–106; FTT: Fibrinolytic Therapy Trialists' FTT Collaborative Group Indications for fibrinolytic therapy in suspected acute myocardial infarction: Collaborative overview of early mortality and major morbidity results from all randomised trials of more than 1000 patients. Fibrinolytic Therapy Trialists' (FTT) Collaborative Group Lancet, 343 (1994), pp. 311–322; EPIC: The EPIC Investigation. Use of a monoclonal antibody directed against the platelet glycoprotein IIb/IIIa receptor in high-risk coronary angioplasty. N Engl J Med, 330 (1994), pp. 956–961; CURE: *Yusuf, S., Zhao, F., Mehta, S. R., et al.,* Effects of clopidogrel in addition to aspirin in patients with acute coronary syndromes without ST-segment elevation N Engl J Med, 345 (2001), pp. 494–502.

[5] The NNT. Therapy (NNT) Reviews https://www.thennt.com/home-nnt/.

[6] Cochrane Deutschland. Systematische Übersichtsarbeiten von Cochrane. https://www.cochrane.de/de/systematische-uebersichtsarbeiten.

[7] The NNT. Statin Drugs Given for 5 Years for Heart Disease Prevention (Without Known Heart Disease) https://www.thennt.com/nnt/statins-for-heart-disease-prevention-without-prior-heart-disease-2.

[8] *Fernandez, G., et al.* (2011), Statin myopathy: a common dilemma not reflected in clinical trials. Cleve Clin J Med. 78:393–403.

[9] *Jackevicius, C. A., et al.* (2002), Adherence with statin therapy in elderly patients with and without acute coronary syndromes. JAMA. 2002; 288:462–467.

[10] *Culver, A. L., et al.* (2012), Statin use and risk of diabetes mellitus in postmenopausal women in the Women's Health Initiative. Arch Intern Med 172:144–152.

[11] Verfahren der Nutzenbewertung nach § 35a SGB V. Gemeinsamer Bundesausschuss. https://www.g-ba.de/bewertungsverfahren/nutzenbewertung/.

[12] *Wieseler, B., et al.* (2019), New drugs: where did we go wrong and what can we do better? BMJ 366:I4340.

[13] *Makady, A., et al.* (2018), Using Real-world Data in Health Technology Assessment (HTA) Practice: A Comparative Study of Five HTA Agencies. Pharmacoeconomics. 36:359–368, https://doi.org/10.1007/s40273-017-0596-z.

[14] *Eichler, H. G., et al.* (2015), From adaptive licensing to adaptive pathways: delivering a flexible life-span approach to bring new drugs to patients. Clin Pharmacol Ther 97:234–246, https://doi.org/10.1002/cpt.59 pmid:25669457.

[15] *Davis, C., et al.* (2017), Availability of evidence of benefits on overall survival and quality of life of cancer drugs approved by European Medicines Agency: retrospective cohort study of drug approvals 2009–13. BMJ 359:j4530, https://doi.org/10.1136/bmj.j4530 pmid:28978555.

[16] *Pease, A. M., et al.* (2017), Postapproval studies of drugs initially approved by the FDA on the basis of limited evidence: systematic review. BMJ 357:j1680, https://doi.org/10.1136/bmj.j1680 pmid:28468750.

[17] *Gyawali, B., et al.* (2019), Assessment of the clinical benefit of cancer drugs receiving accelerated approval. JAMA Intern Med, https://doi.org/10.1001/jamainternmed.2019.0462 pmid:31135808.

[18] *Woloshin, S., et al.* (2017), The fate of FDA postapproval studies. N Engl J Med 377:1114–1117, https://doi.org/10.1056/NEJMp1705800 pmid:28930510.

[19] *Tang, J., et al.* (2018), Comprehensive analysis of the clinical immuno-oncology landscape. Ann Oncol 29:84–91, https://doi.org/10.1093/annonc/mdx755 pmid:29228097.

[20] *Fojo, T.* (2017), Cancer therapies and the problem of me too many. Semin Oncol 44:113, https://doi.org/10.1053/j.seminoncol.2017.06.004 pmid:28923208.

[21] *Weeks, J. C., et al.* (2012), Patients' expectations about effects of chemotherapy for advanced cancer. N Engl J Med 367:1616–1625, https://doi.org/10.1056/NEJ-Moa1204410 pmid:23094723; *London, A. J. & Kimmelman, J.* (2016), Accelerated drug approval and health inequality. JAMA Intern Med 176:883–884, https://doi.org/10.1001/jamainternmed.2016.2534 pmid:27295005.
Wise, P. H. (2016), Cancer drugs, survival, and ethics. BMJ 355:i5792, https://doi.org/10.1136/bmj.i5792 pmid:27920029.

[22] *Gordon, N., et al.* (2018), Trajectories of Injectable Cancer Drug Costs After Launch in the United States. JCO 36:319–325.

[23] *Tang, J., et al.* (2018), Comprehensive analysis of the clinical immuno-oncology landscape. Ann Oncol 2,9:84–91.

[24] *Van den Akker, M., et al.* (1998), Multimorbidity in general practice: prevalence, incidence, and determinants of co-occurring chronic and recurrent diseases. J Clin Epidemiol 51:367–375.

[25] Barmer GEK Arzneimittelverordnungsreport 2013, www.khbrisch.de/files/barmer_gek_arzneimittelreport_2013.pdf.

[26] *Budnitz, D. S., et al.* (2006), National surveillance of emergency department visits for outpatient adverse drug events. JAMA 296:1858–1866.

[27] *Schurig, A., et al.* (2018), Unerwünschte Arzneimittelwirkungen (UAW) in der Krankenhausnotaufnahme. Deutsches Ärzteblatt Int. 115:251–258, https://doi.org/10.3238/arztebl.2018.0251.

[28] *Light, D.* (2010), Bearing the risks of prescription drugs. In: Light DW, ed. The Risks of Prescription Drugs. New York, NY: Columbia University Press, S. 1–39.

[29] *Wehling, M.* (2011), Guideline-driven polypharmacy in elderly, multimorbid patients is basically flawed: there are almost no guidelines for these patients. J Am Geriatr Soc 59:376–377.

[30] *Holt, S., et al.* (2010), Potentially inappropriate medications in the elderly: the PRISCUS list. Deutsches Ärzteblatt Int. 107:543–551.
Page, R. L. & Ruscin, J. M. (2006), The risk of adverse drug events and hospital-related morbidity and mortality among older adults with potentially inappropriate medication use. Am J Geriatr Pharmacother 4:297–305.

[31] Apothekerkammer Niedersachsen, 2017. Für ein Mehr an Patientensicherheit: Warum brauchen wir Stationsapotheker? https://www.apothekerkammer-niedersachsen.de/index.php?did=26&view=3319,4&print=1.

[32] *Sucker-Sket, K.* (2018), Krankenhausgesellschaft zweifelt an Stationsapothekern. Deutsche Apotheker Zeitung. https://www.deutsche-apotheker-zeitung.de/news/artikel/2018/10/25/krankenhausgesellschaft-zweifelt-an-stationsapothekern.

[33] Muster Bundeseinheitlicher Medikationsplan – BMP. 2018. Kassenärztliche Bundesvereinigung. https://www.kbv.de/media/sp/Beispiel_BMP_2018.pdf.

[34] *Beeger, B.* (2016), Krankenkassen verpulvern Geld für Drückerkolonnen. Frankfurter Allgemeine Zeitung, https://www.faz.net/aktuell/wirtschaft/wirtschaftspolitik/.tkk-chef-baas-beschuldigt-krankenkassen-der-manipulation-14476798.html.

Kapitel 3

[1] Kompendium „Chronisch Kranksein in Deutschland – Zahlen, Fakten, Versorgungserfahrungen“, Institut für Allgemeinmedizin der Goethe-Universität Frankfurt http://publikationen.ub.uni-frankfurt.de/frontdoor/index/index/docId/55045.

[2] *Fichter, M., et al.* (2000), Deutsches Ärzteblatt 97: A-1148–1154, https://www.aerzteblatt.de/archiv/22758/Praevalenz-koerperlicher-und-seelischer-Erkrankungen-Daten-einer-repraesentativen-Stichprobe-obdachloser-Maenner; *Bäuml, J., et al.* (2016), Wohnungslosigkeit oder seelische Erkrankung – was war zuerst? Ergebnisse der Münchner SEEWOLF-Studie (Seelische Erkrankungsrate in den Einrichtungen der Wohnungslosenhilfe im Großraum München), Gesundheitswesen 78:V83, https://doi.org/10.1055/s-0036-1578898.

[3] Einsamkeit und Gesundheit. In: Das Einsamkeits-Buch. Wie Gesundheitsberufe einsame Menschen verstehen, begleiten und integrieren können, 2018, Hrsg. *Hax-Schoppenhorst, T.*, hogrefe AG, Bern, Schweiz.

[4] Europäische Stiftung zur Verbesserung der Lebens- und Arbeitsbedingungen, European Quality of Life Survey, 2003, https://www.eurofound.europa.eu/de/surveys/european-quality-of-life-surveys/european-quality-of-life-survey-2003/eqls-2003-main-findings; Eurostat, European Union Survey of Income and Living Conditions" (EU-SILC), 2006, https://ec.europa.eu/eurostat/de/web/microdata/european-union-statistics-on-income-and-living-conditions; European Social Survey (ESS), 2008, https://www.europeansocialsurvey.org.

[5] *Armstrong, G. L.* (1999). Trends in Infectious Disease Mortality in the United States During the 20th Century. JAMA, 281(1), 61. https://doi.org/10.1001/jama.281.1.61.

[6] Centers for Disease Control and Prevention (1998), Update: isolation of avian influenza A(H5N1) viruses from humans–Hongkong, 1997-1998. MMWR Morb Mortal Wkly Rep. 46:1245–1247.

[7] *Caballero-Anthony, M.* (2009), Pandemic Preparedness in Asia, RSIS, NTU, Singapur.

[8] *Bokhari, A. & Sharfstein, J. M.* (2019), Declining US Life Expectancy and the 2020 Presidential Election. JAMA Health Forum, https://jamanetwork.com/channels/health-forum/fullarticle/2759637.

[9] World Economic Forum (2016), Health Systems Leapfrogging in Emerging Economies: Ecosystem of Partnerships for Leapfrogging. https://image-src.bcg.com/Images/WEF_Health_Systems_Leapfrogging_Emerging_Economies_report_tcm55-85769.pdf.

Kapitel 4

[1] Kompendium Chronisch krank sein in Deutschland – Zahlen, Fakten und Versorgungserfahrungen, Institut für Allgemeinmedizin der Goethe-Universität Frankfurt http://publikationen.ub.uni-frankfurt.de/frontdoor/index/index/docId/55045.

[2] Centers for Disease Control and Prevention (2009), The Power of Prevention: Chronic disease . . . the public health Challenge of the 21st Century, https://www.cdc.gov/chronicdisease/pdf/2009-power-of-prevention.pdf.

[3] *Pies, C.* (2019), Check-up Mann: Das Praxis-Handbuch zur Männergesundheit, Herbig Verlag, Stuttgart.

[4] WHO (2005), Preventing chronic diseases: a vital investment, WHO global report, https://www.who.int/chp/chronic_disease_report/contents/en/.

[5] *Krogsbøll, L. T., et al.* (2019), General health checks in adults for reducing morbidity and mortality from disease. The Cochrane database of systematic reviews 1:1,CD009009, https://doi.org/10.1002/14651858.CD009009.pub3.

[6] *Jørgensen, T., et al.* (2014), Effect of screening and lifestyle counselling on incidence of ischaemic heart disease in general population: Inter99 randomised trial. BMJ 348:g3617, https://doi.org/10.1136/bmj.g3617.

[7] *Waller, D., et al.* (1990), Health checks in general practice: another example of inverse care? BMJ 300:1115–1118.

[8] *Peres, M., et al.* (2019), Oral diseases: a global public health challenge. The Lancet 394:249–260, https://www.thelancet.com/journals/lancet/article/PIIS0140-6736(19)31146-8/fulltext; *Watt, R. G., et al.*: The Lancet, 20. Juli 2019 https://www.thelancet.com/journals/lancet/article/PIIS0140-6736(19)31133-X/fulltext.

[9] *Adolfo Patiño, G.* (1985), The surgeon-dentist Pierre Fauchard. Revista de la Federacion Odontologica Colombiana 34:117–123.

[10] *Kay, E. J.* (1999), How often should we go to the dentist? About once a year – but rates of disease progression vary greatly. BMJ 319:204–205, https://doi.org/10.1136/bmj.319.7204.204.

[11] *Riley, P., et al.* (2013), Recall Intervals for Oral Health in Primary Care Patients. Cochrane Database of Systematic Reviews 12:CD004346; *Lamont, T., et al.* (2018), Routine Scale and Polish for Periodontal Health in Adults. Cochrane Database of Systematic Reviews 12:CD004625.

[12] *O'Brien, M.* (1994), Children's dental health in the United Kingdom 1993. London: HMSO.

[13] *Todd, J. E. & Lader, D.* (1989), Adult dental health 1988 United Kingdom. London: HMSO.

[14] *Tickle, M., et al.* (1999), The effects of socio-economic status and dental attendance on dental caries experience, and treatment patterns in 5 year old children. Br Dent J 186:135–137.

[15] *Eddie, S. & Davies, J. A.* (1985), The effect of social class on attendance frequency and dental treatment received in the General Dental Service in Scotland. Br Dent J 159:370–372.

[16] *Sheiham, A.* (1977), Is there a scientific basis for six-monthly dental examinations? Lancet 2:442–444, https://doi.org/10.1016/s0140-6736(77)90620-1.

[17] *Kay, E. J., et al.* (1995), Restoration of approximal carious lesions – application of decision analysis. Comm Dent Oral Epidemiol 23:271–275.

[18] *Clarkson, J. E., et al.* (2018), INTERVAL (investigation of NICE technologies for enabling risk-variable-adjusted-length) dental recalls trial: a multicentre randomised controlled trial investigating the best dental recall interval for

optimum, cost-effective maintenance of oral health in dentate adults attending dental primary care. BMC Oral Health 18:135.

[19] *Frame, P. S., et al.* (2000), Preventive Dentistry: Practitioners' Recommendations for Low-Risk Patients Compared with Scientific Evidence and Practice Guidelines. American Journal of Preventive Medicine, https://doi.org/10.1016/s0749-3797(99)00138-5.

[20] *Worthington, H. V., et al.* (2013), Routineskala und -politur für Parodontalgesundheit bei Erwachsenen. Cochrane Database Syst Rev 11:CD004625.

[21] *Ramsay, C. R., et al.* (2018), Improving the Quality of Dentistry (IQuaD): A Cluster Factorial Randomised Controlled Trial Comparing the Effectiveness and Cost-Benefit of Oral Hygiene Advice and/or Periodontal Instrumentation with Routine Care for the Prevention and Management of Periodontal Disease in Dentate Adults Attending Dental Primary Care. Health Technology Assessment 22:1–144.

[22] *Lamont, T., et al.* (2018), Routine Scale and Polish for Periodontal Health in Adults. Cochrane Database of Systematic Reviews 12:CD004625.

[23] *Clarkson, J. E., et al.* (2018), INTERVAL (investigation of NICE technologies for enabling risk-variable-adjusted-length) dental recalls trial: a multicentre randomised controlled trial investigating the best dental recall interval for optimum, cost-effective maintenance of oral health in dentate adults attending dental primary care. BMC Oral Health 18:135.

[24] *Kearns, C. E., et al.* (2015), Sugar Industry Influence on the Scientific Agenda of the National Institute of Dental Research's 1971 National Caries Program: A Historical Analysis of Internal Documents. PLOS Med 12:e1001798, https://doi.org/10.1371/journal.pmed.1001798.

[25] http://www.zuckerverbaende.de.

[26] https://www.imeonline.de.

[27] https://www.zeit.de/wirtschaft/2016-10/zuckerlobby-tarnverein-zahngesundheit.

[28] https://www.schmecktrichtig.de/wp-content/uploads/2017/12/Schmeckt_Richtig_Pocketguide_Entscheidend_ist_die_Energiebilanz.pdf.

[29] YouTube-Video: https://www.srf.ch/play/tv/redirect/detail/116b34f9-c87a-4819-8058-75b08fd33232.

[30] *Kearns, C. E., et al.* (2016), Sugar Industry and Coronary Heart Disease Research: A Historical Analysis of Internal Industry Documents. JAMA Intern Med 176:1680–1685, https://doi.org/10.1001/jamainternmed.2016.5394.

[31] *Yudkin, J.* (1957), Diet and coronary thrombosis. Lancet 270:155–162, https://doi.org/10.1016/S0140-6736(57)90614-1; *Yudkin, J.* (1964), Dietary fat and dietary sugar in relation to ischaemic heart-disease and diabetes. Lancet 2:4–5, https://doi.org/10.1016/s0140-6736(64)90002-9.

[32] *Keys, A. & Grande, F.* (1957), Role of Dietary Fat in Human Nutrition. III. Diet and the Epidemiology of Coronary Heart Disease. Am J Public Health Nations Health. 47:1520–1530, https://doi.org/10.2105/ajph.47.12.1520.

[33] *McGandy, et al.* (1967), Dietary Fats, Carbohydrates and Atherosclerotic Vascular Disease. N Engl J Med 277:186-192, https://doi.org/10.1056/NEJM196707272770405.

[34] *Scharf, R. J., et al.* (2013), Longitudinal evaluation of milk type consumed and weight status in preschoolers. Archives of Disease in Childhood 98:335–340, https://doi.org/10.1136/archdischild-2012-302941.

[35] *Bes-Rastrollo, M., et al.* (2013), Financial Conflicts of Interest and Reporting Bias Regarding the Association between Sugar-Sweetened Beverages and Weight Gain: A Systematic Review of Systematic Reviews. PLoS Medicine 10:e1001578, https://doi.org/10.1371/journal.pmed.1001578.

[36] *Schillinger, D., et al.* (2016), Do Sugar-Sweetened Beverages Cause Obesity and Diabetes? Industry and the Manufacture of Scientific Controversy. Annals of Internal Medicine 165:897–895, https://doi.org/10.7326/L16-0534.

[37] *O'Connor, A.* (2015), Coca-Cola Funds Scientists Who Shift Blame for Obesity Away From Bad Diets. New York Times https://well.blogs.nytimes.com/2015/08/09/coca-cola-funds-scientists-who-shift-blame-for-obesity-away-from-bad-diets/?mtrref=www.google.com&assetType=REGIWALL.

[38] *Imamura, F., et al.* (2015), Consumption of sugar sweetened beverages, artificially sweetened beverages, and fruit juice and incidence of type 2 diabetes: systematic review, meta-analysis, and estimation of population attributable fraction. BMJ 351:h3576 doi: https://doi.org/10.1136/bmj.h3576.

[39] *Weeratunga, P., et al.* (2014), Per capita sugar consumption and prevalence of diabetes mellitus – global and regional associations. BMC Public Health 14:186 (2014). https://doi.org/10.1186/1471-2458-14-186.

[40] *Basu, S., et al.* (2013), The Relationship of Sugar to Population-Level Diabetes Prevalence: An Econometric Analysis of Repeated Cross-Sectional Data. PLOS One 8:e57873. doi: https://doi.org/10.1371/journal.pone.0057873.

[41] CDC Division of Diabetes Translation, United States Diabetes Surveillance System http://www.cdc.gov/diabetes/data.

[42] *Tamayo, T., et al.* (2016), Prävalenz und Inzidenz von Diabetes mellitus in Deutschland. Auswertung von 65 Millionen Versichertendaten der gesetzlichen Krankenkassen aus den Jahren 2009 und 2010. Deutsches Ärzteblatt Int.; 113:177–182, https://doi.org/10.3238/arztebl.2016.0177; *Heidemann, C. & Scheidt-Nave, C.* (2017), Prävalenz, Inzidenz und Mortalität von Diabetes mellitus bei Erwachsenen in Deutschland.

Journal of Health Monitoring 2:105129, https://doi.org/10.17886/RKI-GBE-2017-050.

[43] *Niessner, A., et al.* (2018), Antidiabetische Medikation von Patienten mit kardiovaskulärer Erkrankung – Zusammenfassung der Literatur und Anwendung in der klinischen Praxis. J für Kardiologie 25:124–127.

[44] *Goran, M. I., et al.* (2017), Simplified and age-appropriate recommendations for added sugars in children. Pediatric Obesity 13:269–272, https://doi.org/10.1111/ijpo.12235.

[45] *McTiernan, A., et al.* (2007), Exercise Effect on Weight and Body Fat in Men and Women. Obesity 15:1496–1512, https://doi.org/10.1038/oby.2007.178.

[46] *Suez, J., et al.* (2014), Artificial sweeteners induce glucose intolerance by altering the gut microbiota. Nature 514:181–186, https://doi.org/10.1038/nature13793.

[47] Wissenschaftliche Dienste des Bundestags (2018), Ausgestaltung einer Zuckersteuer in ausgewählten Ländern und ihre Auswirkung auf Kaufverhalten, Preise und Reformulierung. https://www.bundestag.de/resource/blob/561136/48c40ebb6f02c5e1dbc6f0984c45ddbf/wd-5-064-18-pdf-data.pdf.

[48] *Pan, A., et al.* (2012), Red Meat Consumption and Mortality: Results from 2 Prospective Cohort Studies. Archives of Internal Medicine 172:555–563.

[49] *Hall, K. D., et al.* (2019), Ultra-Processed Diets Cause Excess Calorie Intake and Weight Gain: An Inpatient Randomized Controlled Trial of Ad Libitum Food Intake. Cell Metabolism, https://doi.org/10.1016/j.cmet.2019.05.008.

[50] *Vuik, F. E., et al.* (2019), Increasing incidence of colorectal cancer in young adults in Europe over the last 25 years. Gut 68:1820-1826; *Araghi, M., et al.* (2019), Changes in colorectal cancer incidence in seven high-income countries: a population-based study. The Lancet Gastroenterology & Hepatology 4:511–518, https://doi.org/10.1016/S2468-1253(19)30147-5.

[51] *Heianza, Y.* (2017), Gut Microbiota Metabolites and Risk of Major Adverse Cardiovascular Disease Events and Death: A Systematic Review and Meta-Analysis of Prospective Studies. Journal of the American Heart Association 6:e004947, https://doi.org/10.1161/JAHA.116.004947.

[52] *Tang, W. H. W., et al.* (2014), Gut Microbiota-Dependent Trimethylamine N-Oxide (TMAO) Pathway Contributes to Both Development of Renal Insufficiency and Mortality Risk in Chronic Kidney Disease. Circulation Research 116:448–455, https://doi.org/10.1161/CIRCRESAHA.116.305360.

[53] *Millwood, I. Y., et al.* (2019), Conventional and genetic evidence on alcohol and vascular disease aetiology: a prospective study of 500 000 men and women in China. 393:1831–1842; https://doi.org/10.1016/S0140-6736(18)31772-0.

[54] *Rees, K., et al.* (2019), Mediterranean-style diet for the primary and secondary prevention of cardiovascular disease. Cochrane Database of Systematic Reviews 3:CD009825, https://doi.org/10.1002/14651858.CD009825.pub3.

[55] *Mann, J.* (2001), Dietary Fibre and Diabetes Revisited. European Journal of Clinical Nutrition 55:919–921.

[56] *Reynolds, A., et al.* (2019), Carbohydrate Quality and Human Health: A Series of Systematic Reviews and Meta-Analyses. The Lancet 393:4344–4345.

[57] *Rubin, R.* (2019), High-Fiber Diet Might Protect Against Range of Conditions. JAMA 321:1653–1655, https://doi.org/10.1001/jama.2019.2539.

[58] Deutschland, wie es isst – der BMEL-Ernährungsreport 2019. https://www.bmel.de/DE/themen/ernaehrung/ernaehrungsreport2019.html.

[59] *Hall, D., et al.* (2019), Ultra-Processed Diets Cause Excess Calorie Intake and Weight Gain: An Inpatient Randomized Controlled Trial of Ad Libitum Food Intake. Cell Metabolism 30:67–77.e3

[60] *Abbasi, J.* (2019), For Mortality, Busting the Myth of 10 000 Steps per Day. JAMA 322:492–493, https://doi.org/10.1001/jama.2019.10042.

[61] *Williams, P. T. & Thompson, P. D.* (2013), Walking Versus Running for Hypertension, Cholesterol, and Diabetes Mellitus Risk Reduction. Arteriosclerosis, Thrombosis, and Vascular Biology 33:1085–1091, https://doi.org/10.1161/ATVBAHA.112.300878.

[62] *McLeod, M.* (2016), Live strong and prosper: the importance of skeletal muscle strength for healthy ageing. Biogerontology 17:497–510, https://doi.org/10.1007/s10522-015-9631-7.

[63] *Kim, S.* (2014), The Association between the Low Muscle Mass and Osteoporosis in Elderly Korean People. J Korean Med Sci. 29:995–1000, https://10.3346/jkms.2014.29.7.995.

[64] *King, A. C.* (2000), Comparative effects of two physical activity programs on measured and perceived physical functioning and other health-related quality of life outcomes in older adults. J Gerontol A Biol Sci Med Sci 55:M74–83, https://doi.org/10.1093/gerona/55.2.m74.

[65] *Kneifen, G.* (2016), Schlafstörungen: Häufig – und deutlich unterschätzt. Deutsches Ärzteblatt 113:A-234 / B-199 / C-197, https://www.aerzteblatt.de/archiv/174912/Schlafstoerungen-Haeufig-und-deutlich-unterschaetzt.

[66] *Shan, Z., et al.* (2015), Sleep Duration and Risk of Type 2 Diabetes: A Meta-analysis of Prospective Studies. Diabetes Care 38:529–537, https://doi.org/10.2337/dc14-2073; *Stenvers, D. J., et al.* (2019), Circadian clocks and insulin resistance. Nat Rev Endocrinol 15:75–89, https://doi.org/10.1038/s41574-018-0122-1.

[67] *Shokri-Kojori, E., et al.* (2018), β-Amyloid accumulation in the human brain after one night of sleep deprivation. Proceedings of the National Academy of Sciences U.S.A. 115:4483–4488, https://doi.org/10.1073/pnas.1721694115.

[68] *Framke, E., et al.* (2020), Contribution of income and job strain to the association between education and cardiovascular disease in 1.6 million Danish employees. European Heart Journal 41:1164–1178, https://doi.org/10.1093/eurheartj/ehz870.

[69] Deutsches Ärzteblatt (2019), Stress und niedriges Einkommen erhöhen Herz-Kreislauf-Risiko bei niedrigem Bildungsniveau; https://www.aerzteblatt.de/nachrichten/108302/Studie-Stress-und-niedriges-Einkommen-erhoehen-Herz-Kreislauf-Risiko-bei-niedrigem-Bildungsniveau.

[70] *Brandt, A. M.* (2012), Inventing Conflicts of Interest: A History of Tobacco Industry Tactics. American Journal of Public Health 102:63–71, https://doi.org/10.2105/AJPH.2011.300292.

[71] *Saunois, M.* (2016), The global methane budget 2000–2012. Earth Syst. Sci. Data 8:697–751, https://doi.org/10.5194/essd-8-697-2016; *Nisbet, E. G., et al.* (2019), Very Strong Atmospheric Methane Growth in the 4 Years 2014–2017: Implications for the Paris Agreement. Global Biogeochemical Cycles 33:318–342, https://doi.org/10.1029/2018GB006009.

Kapitel 5

[1] *Zaninotto, P., et al.* (2020), Socioeconomic Inequalities in Disability-free Life Expectancy in Older People from England and the United States: A Cross-national Population-Based Study. The Journals of Gerontology: Series A 75:906–913, https://doi.org/10.1093/gerona/glz266.

[2] The English Longitudinal Study of Ageing (ELSA), https://www.elsa-project.ac.uk.

[3] The Health and Retirement Study, https://hrs.isr.umich.edu/welcome-health-and-retirement-study.

[4] *Lampert, T. & Kroll, L. E.* (2014), Soziale Unterschiede in der Mortalität und Lebenserwartung. Hrsg. Robert Koch-Institut, Berlin. GBE kompakt 5, https://edoc.rki.de/bitstream/handle/176904/3128/2_de.pdf?sequence=1&isAllowed=y; *Lampert, T., et al.* (2007), Soziale Ungleichheit der Lebenserwartung in Deutschland. Aus Politik und Zeitgeschichte 42:11–18, http://www.bpb.de.

[5] *Neumann, S.* (1847), Die öffentliche Gesundheitspflege und das Eigenthum. Kritisches und Positives mit Bezug auf die preußische Medizinalverfassungs-Frage. Adolph Rieß, Berlin 1847, https://books.google.de/books?id=sy0CAAAAcAAJ.

[6] *Huebener, M. & Marcus, J.* (2019), Menschen mit niedriger gebildeter Mutter haben geringere Lebenserwartung. Deutsches Institut für Wirtschaftsforschung,

Wochenbericht 86:198–204, https://www.diw.de/documents/publikationen/73/diw_01.c.617294.de/19-12.pdf.

[7] Bulletin der Weltgesundheitsorganisation 2014; 92: 618–620, http://dx.doi.org/10.2471/BLT.13.132795, https://www.who.int/bulletin/volumes/92/8/13-132795/en/.

[8] *Wang, H., et al.* (2012), Age-specific and sex-specific mortality in 187 countries, 1970–2010: a systematic analysis for the Global Burden of Disease Study 2010. Lancet 380:2071–94.

[9] UCL Institute of Health Equity (2013), Review of social determinants and the health divide in the WHO European Region: final report. Copenhagen: World Health Organization, Regional Office for Europe, http://www.instituteofhealthequity.org/projects/who-european-review.

[10] European Commission (2011), The state of men's health in Europe report. Brussels: European Union, http://ec.europa.eu/health/population_groups/docs/men_health_report_en.pdf.

[11] Centers for Disease Control and Prevention (2012), Workers Memorial Day. MMWR Morb Mortal Wkly Rep. 61:281.

[12] *Hawkes, S. & Buse, K.* (2013), Gender and global health: evidence, policy, and inconvenient truths. Lancet 381:1783–1787.

[13] *Sakalauskienė, Ž., et al.* (2011), Factors related to gender differences in toothbrushing among Lithuanian middle-aged university employees. Medicina (Kaunas) 47:180–186.

[14] Max-Rubner-Institut. Nationale Verzehrstudie II, https://www.mri.bund.de/fileadmin/MRI/Institute/EV/NVSII_Abschlussbericht_Teil_2.pdf.

[15] *Lim, S., et al.* (2012), A comparative risk assessment of burden of disease and injury attributable to 67 risk factors and risk factor clusters in 21 regions, 1990–2010: a systematic analysis for the Global Burden of Disease Study 2010. Lancet 380:2224–60.

[16] *Hinote, B. P. & Webber, G. R.* (2012), Drinking toward manhood: masculinity and alcohol in the former USSR. Men Masc 15:292–310.

[17] PubMed.gov, https://pubmed.ncbi.nlm.nih.gov/?term=women%27s+health, https://pubmed.ncbi.nlm.nih.gov/?term=men%27s+health, abgefragt am 28.12.2020.

[18] *McKinlay, E., et al.* (2009), New Zealand men's health care: are we meeting the needs of men in general practice? J Primary Health Care 1:302–310.

[19] *Barker, G., et al.* (2010), Questioning gender norms with men to improve health outcomes: evidence of impact. Glob Public Health 5:539–553.

[20] *Juel, K. & Christensen, K.* (2008), Are men seeking medical advice too late? Contacts to general practitioners and hospital admissions in Denmark 2005. J Public Health (Oxf) 30:111–113.

[21] *White, A., et al.* (2011), Europe's men need their own health strategy. BMJ 343:d739.

[22] *Hunt, K., et al.* (2014), A gender-sensitised weight loss and healthy living programme for overweight and obese men delivered by Scottish Premier League football clubs (FFIT): a pragmatic randomised controlled trial. Lancet. 383:1211–1221, http://do.org/10.1016/S0140-6736(13)62420-4.

[23] *Dworkin, S. L., et al.* (2013), Gender-transformative interventions to reduce HIV risks and violence with heterosexually active men: a review of the global evidence. AIDS Behav 17:2845–2863.

[24] https://www.uke-io.de/medical-services/medical-treatment/mens-health.html.

[25] *de Kretser, D. M.* (2010), Determinants of male health: the interaction of biological and social factors. Asian J Androl 12:291–297, https://doi.org/10.1038/aja.2010.15.

[26] https://gamh.org.

[27] *Hagedoorn, M., et al.* (2001), Chronic disease in elderly couples: are women more responsive to their spouses' health condition than men? J Psychosom Res 51:693–696.

[28] *El-Mafaalani, A.* (2020), Mythos Bildung: Die ungerechte Gesellschaft, ihr Bildungssystem und seine Zukunft. 320 S., Kiepenheuer & Witsch, Köln, ISBN-10: 346205368X.

Kapitel 6

[1] *Baasch, A.* (2019), Rudolf Virchow: Politik als Medizin im Großen. Demokratiegeschichten; https://www.demokratiegeschichten.de/rudolf-virchow-politik-als-medizin-im-grossen/.

[2] Daten zum Gesundheitswesen: Ausgaben (2020), Verband der Ersatzkassen; https://www.vdek.com/presse/daten/d_versorgung_leistungsausgaben.html.

[3] *Jahns, T.,* Umsatz einer Zahnarztpraxis, https://www.praxisgruendungen.de/umsatz-einer-zahnarztpraxis/.

[4] *Zieglmeier, M.* (2020), Der verschwiegene Grund. Deutsche Apotheker Zeitung 25:42, https://www.deutsche-apotheker-zeitung.de/daz-az/2020/daz-25-2020/der-verschwiegene-grund.

[5] *Moßhammer, D., et al.* (2016), Polypharmazie – Tendenz steigend, Folgen schwer kalkulierbar. Deutsches Ärzteblatt Int. 113: 627–633; DOI: 10.3238/arztebl.2016.0627.

[6] Quelle Statistisches Bundesamt: Bestandsaufnahme zur Krankenhausplanung und Investitionsfinanzierung in den Bundesländern der Deutschen Krankenhausgesellschaft.

[7] Aachener Zeitung (2010), Betrug: Uniklinikum hat jetzt 60.000 Euro Spielgeld, https://www.aachener-zeitung.de/nrw-region/betrug-uniklinikum-hat-jetzt-60000-euro-spielgeld_aid-27210397.

[8] *Fuchs, F.* (2010), Gefährlicher Keim im Klinikum. Süddeutsche Zeitung, https://www.sueddeutsche.de/muenchen/patienten-mit-erreger-infiziert-gefaehrlicher-keim-im-klinikum-1.149298.

[9] Deutsche Krankenhausgesellschaft (2019), Bestandsaufnahme zur Krankenhausplanung und Investitionsfinanzierung in den Bundesländern, https://www.dkgev.de/fileadmin/default/Mediapool/3_Service/3.4._Publikationen/2019_DKG_Bestandsaufnahme_KH-Planung_Investitionsfinanzierung.pdf.

[10] Deutsche Gesellschaft für Orthopädie und Unfallchirurgie (2015), Fallpauschalen liefern falsche Anreize, https://dgou.de/presse/pressemitteilungen/detailansicht-pressemitteilungen/artikel/dkou-2015-fallpauschalen-liefern-falsche-anreize/; Deutsche Krankenhaus-Gesellschaft (2019), Bestandsaufnahme zur Krankenhausplanung und Investitionsfinanzierung in den Bundesländern, https://www.dkgev.de/fileadmin/default/Mediapool/3_Service/3.4._Publikationen/2019_DKG_Bestandsaufnahme_KH-Planung_Investitionsfinanzierung.pdf; *Habit, S.* (2013), Falsche Anreize, überflüssige Operationen. OVB Online, https://www.ovb-online.de/weltspiegel/wirtschaft/falsche-anreize-ueberfluessige-operationen-2992387.html; *Editorial* (2012), Techniker Krankenkasse kritisiert überflüssige Rücken-OPs. Deutsches Ärzteblatt, https://www.aerzteblatt.de/nachrichten/49679/Techniker-Krankenkasse-kritisiert-ueberfluessige-Ruecken-OPs.

[11] *Beard, D. J., et al.* (2018), Arthroscopic subacromial decompression for subacromial shoulder pain (CSAW): a multicentre, pragmatic, parallel group, placebo-controlled, three-group, randomised surgical trial. Lancet 391:329–338, https://doi.org/10.1016/S0140-6736(17)32457-1.

[12] *Hillienhof, A. & Hibbeler, B.* (2011), Zweitmeinungsportal: Anzeige gegen vorsicht-operation.de. Deutsches Ärzteblatt 108:A-1819/B-1555/C-1547, https://www.aerzteblatt.de/archiv/105195/Zweitmeinungsportal-Anzeige-gegen-vorsicht-operation-de.

[13] *Thöns, M.* (2018), Patient ohne Verfügung – Das Geschäft mit dem Lebensende, Piper, 336 S.; https://www.piper.de/buecher/patient-ohne-verfuegung-isbn-978-3-492-31219-6.

[14] DIGAB (2017), Ambulante Intensivpflege nach Tracheotomie. Deutsche Medizinische Wochenschrift 142:909–911, https://doi.org/10.1055/s-0043-109101.

[15] *Spierling, J.* (2019), Kodierleitdaten für Intensivmedizinische Zusammenhänge. Medtronic, https://medinfoweb.de/data/CMM_Multicontents/files/PM/20190731_medtronic_kodierhilfe_intensivmedizin.pdf.

[16] *Thöns, M.* (2018), Übertherapie in der Intensivmedizin: Das Medizinproblem dieses Jahrhunderts. Pflege Professionell, https://pflege-professionell.at/uebertherapie-in-der-intensivmedizin-das-medizinproblem-dieses-jahrhunderts#_edn30.

[17] *Damuth, E., et al.* (2015), Long-term survival of critically ill patients treated with prolonged mechanical ventilation. A systematic review and meta-analysis. Lancet Respiratory Medicine 3:544–553, https://www.thelancet.com/journals/lanres/article/PIIS2213-2600(15)00150-2/fulltext.

[18] https://www.justiz.bayern.de/gerichte-und-behoerden/oberlandesgerichte/muenchen/presse/2017/91.php.

[19] *Langer, S., et al.* (2013), Umgang mit Patientenverfügungen: Probleme durch pauschale Formulierungen. Deutsches Ärzteblatt 110:A-2186 / B-1924 / C-1870, https://www.aerzteblatt.de/archiv/149204/Umgang-mit-Patientenverfuegungen-Probleme-durch-pauschale-Formulierungen.

[20] Patientenverfügung (2019), Bundesministerium für Justiz und Verbraucherschutz, https://www.bmjv.de/SharedDocs/Publikationen/DE/Patientenverfuegung.html.

[21] Palliativnetz Witten e. V. (2020), Schriftliche Patientenverfügung und Vorsorgevollmacht, http://palliativnetz-witten.de/websitebaker/media/patientenverfuegung%2004-2020%20corona.pdf.

[22] *Kopetsch, T.* (2008), Bedarfsplanung: Paradoxe Entwicklungen. Deutsches Ärzteblatt 105:A-1716 / B-1482 / C-1450; https://www.aerzteblatt.de/archiv/inhalt?heftid=2831.

Kapitel 7

[1] *Wouters, O. J., et al.* (2020), Estimated research and development investment needed to bring a new medicine to market, 2009–2018. JAMA 323:844–853, https://doi.org/10.1001/jama.2020.1166.

[2] Tufts Center for the Study of Drug Development (2017), Cost of Developing a New Drug/Tufts CSDD Cost Study, https://csdd.tufts.edu/tufts-csdd-cost-study; *DiMasi, J. A., et al.* (2016), Innovation in the pharmaceutical industry: new estimates of R&D costs. Journal of Health Economics 47:20–33.

[3] Santos, R., et al. (2016), A comprehensive map of molecular drug targets. Nature Reviews Drug Discovery. 16:19–34, https://doi.org/10.1038/nrd.2016.230.

[4] *Huseyin, N., et al.* (2019), Design characteristics, risk of bias, and reporting of randomised controlled trials supporting approvals of cancer drugs by European

Medicines Agency, 2014–16: cross sectional analysis. BMJ 366:l5221, https://www.bmj.com/content/366/bmj.l5221.

[5] *Scannell, J. W., et al.* (2012), Diagnosing the decline in pharmaceutical R&D efficiency. Nature Reviews Drug Discovery 11:191–200, https://doi.org/10.1038/nrd3681.

[6] *Stott, K.* (2017), Pharma's broken business model: An industry on the brink of terminal decline. EndpointNews; https://endpts.com/pharmas-broken-business-model-an-industry-on-the-brink-of-terminal-decline/; *Stott, K.* (2018), Pharma's broken business model – Part 2: Scraping the barrel in drug discovery. Endpoint-News; https://endpts.com/pharmas-broken-business-model-part-2-scraping-the-barrel-in-drug-discovery/.

[7] *Flintrop, J.* (2003), Die „Krankheitserfinder": Der ehrliche Arzt ist der Dumme. Deutsches Ärzteblatt 100:A-3352 / B-27.91 / C-2611; https://www.aerzteblatt.de/archiv/39864/Die-Krankheitserfinder-Der-ehrliche-Arzt-ist-der-Dumme; *Blech, J.* (2005), Die Krankheitserfinder: Wie wir zu Patienten gemacht werden, Fischer.

[8] https://milfordasset.com/insights/largest-companies-2008-vs-2018-lot-changed; https://www.bloomberg.com/news/articles/2019-01-07/amazon-becomes-most-valuable-company-inching-past-microsoft.

[9] *Jefferson, T., et al.* (2014), Neuraminidase inhibitors for preventing and treating influenza in healthy adults and children. Cochrane Database of Systematic Reviews:CD008965, https://10.1002/14651858.CD008965.pub4.

[10] *Wilson, D.* (2011), Merck to Pay $950 Million Over Vioxx. New York Times, https://www.nytimes.com/2011/11/23/business/merck-agrees-to-pay-950-million-in-vioxx-case.html.

[11] *Krumholz, H., et al.* (2007), What have we learnt from Vioxx? BMJ 334:120, *https://doi.org/10.1136/bmj.39024.487720.68.*

[12] *Harris, G.* (2009), Pfizer Pays $2.3 Billion to Settle Marketing Case. New York Times, https://www.nytimes.com/2009/09/03/business/03health.html?_r=0&auth=redirect-apple.

[13] *Serafino, P. & Kitamura, M.* (2011), Glaxo to Pay $3 Billion to Settle U.S. Sales, Avandia Cases. Bloomberg, https://www.bloomberg.com/news/articles/2011-11-03/glaxo-agrees-to-pay-3-billion-to-settle-u-s-probe-into-sales-marketing.

[14] *Curfman, G. D.* (1997), Diet Pills Redux. N Engl J Med 337:629–630, http://www.nejm.org/doi/full/10.1056/NEJM199708283370909; *Mark, E. J., et al.* (1997), Fatal pulmonary hypertension associated with short-term use of fenfluramine and phentermine. N Engl J Med 337:602–606.

[15] *Tansey, B.* (2004), Huge penalty in drug fraud / Pfizer settles felony case in Neurontin off-label promotion. SFGATE, https://www.sfgate.com/business/article/Huge-penalty-in-drug-fraud-Pfizer-settles-2759293.php; Reuters Redaktion (2010), US jury's Neurontin ruling to cost Pfizer $141 mln. Reuters, https://de.reuters.com/article/pfizer-neurontin/us-jurys-neurontin-ruling-to-cost-pfizer-141-mln-idUSN2597789201003 25.

[16] *Editor* (2018), Telithromycin: a welcome market withdrawal. Prescrire Int 27:210, https://english.prescrire.org/en/81/168/55234/0/NewsDetails.aspx; *Ross, D. B.* (2007), The FDA and the Case of Ketek. N Engl J Med 356:1601–1604, https://doi.org/10.1056/NEJMp078032.

Kapitel 8

[1] *Schulz, F.* (2019), Effekte der steuerlichen Forschungsförderung im Nachbarland Österreich. Finanzen Markt & Meinungen, http://www.fmm-magazin.de/effekte-der-steuerlichen-forschungsfoerderung-im-nachbarland-oesterreich-finanzen-mm_kat8_id9033.html# ; *King, D.* (2004), The scientific impact of nations. Nature 430:311-316, https://doi.org/10.1038/430311a.

[2] *Contopoulos-Ioannidis, D. G., et al.* (2003), Translation of highly promising basic science research into clinical applications. The American Journal of Medicine 114:477–484, https://doi.org/10.1016/S0002-9343(03)00013-5.

[3] *Prinz, F., et al.* (2011), Believe it or not: how much can we rely on published data on potential drug targets? Nature Reviews Drug Discovery 10:712–713, http://www.nature.com/nrd/journal/v10/n9/full/nrd3439-c1.html.

[4] *Begley, C. & Ellis, L.* (2012), Raise standards for preclinical cancer research. Nature 483:531–533, https://doi.org/10.1038/483531a.

[5] *Freedman, L. P., et al.* (2015), The Economics of Reproducibility in Preclinical Research. PLOS Biology 13:e1002165, https://doi.org/10.1371/journal.pbio.1002165.

[6] *Baker, M.* (2016), 1,500 scientists lift the lid on reproducibility: Survey sheds light on the ‚crisis' rocking research. Nature 533:452–454, https://www.nature.com/news/1-500-scientists-lift-the-lid-on-reproducibility-1.19970.

[7] *Ioannidis, J. P. A.* (2016), Why Most Clinical Research Is Not Useful. PLoS Medicine 13:e1002049, https://doi.org/10.1371/journal.pmed.1002049; *Ioannidis, J. P. A.* (2005), Why Most Published Research Findings Are False. PLoS Medicine 2:e124, https://doi.org/10.1371/journal.pmed.0020124.

[8] *Fanelli, D.* (2009), How many scientists fabricate and falsify research? A systematic review and meta-analysis of survey data. PLoS One 4:e5738, https://doi.org/10.1371/journal.pone.0005738.

[9] *Belas, N., et al.* (2017), P-Hacking in clinical trials: A meta-analytical approach. Working Paper Series 19. Otto-von-Guericke-Universität Magdeburg, Fakultät

für Wirtschaftswissenschaft, https://www.fww.ovgu.de/fww_media/femm/femm_2017/2017_19-p-8998.pdf.

[10] *Havenaar, M.* (2018), Replication Crisis: Why up to 35% of published clinical findings may be false. Castor Blog, https://www.castoredc.com/blog/replication-crisis-false-clinical-findings/.

[11] *Jager, L. R. & Leek, J. T.* (2014), An estimate of the science-wise false discovery rate and application to the top medical literature. Biostatistics 15:1–12, https://doi.org/10.1093/biostatistics/kxt007.

[12] *Kleikers, P. W., et al.* (2015), A combined pre-clinical meta-analysis and randomized confirmatory trial approach to improve data validity for therapeutic target validation. Scientific Reports 5:13428, https://doi.org/10.1038/srep13428; *Kleinschnitz, C., et al.* (2016), NOS knockout or inhibition but not disrupting PSD-95-NOS interaction protect against ischemic brain damage. Journal of Cerebral Blood Flow & Metabolism 36:1508–1512, https://doi.org/10.1177/0271678X16657094.

[13] *Brembs, B.* (2018), Prestigious Science Journals Struggle to Reach Even Average Reliability. Frontiers in Human Neuroscience 12:1–7, https://doi.org/10.3389/fnhum.2018.00037; *Brown, E. N. & Ramaswamy, S.* (2007), Quality of protein crystal structures. Acta Crystallogr. D Biol. Crystallogr, 63:941–950, https://doi.org/10.1107/S0907444907033847.

[14] *Begley, C. G. & Ellis, L. M.* (2012), Raise standards for preclinical cancer research. Nature 483:531–533, https://doi.org/10.1038/483531a.

[15] *Rosenthal, R.* (1979), The file drawer problem and tolerance for null results. Psychological bulletin, 86:638–641, https://doi.org/10.1037/0033-2909.86.3.638.

[16] *Sena, E. S.* (2010), Publication Bias in Reports of Animal Stroke Studies Leads to Major Overstatement of Efficacy. PLOS Biology 8:e1000344, https://doi.org/10.1371/journal.pbio.1000344.

[17] *Bührlen, B., et al.* (2010), Stand und Bedingungen klinischer Forschung in Deutschland und im Vergleich zu anderen Ländern unter besonderer Berücksichtigung nicht-kommerzieller Studien. TAB-Berichte beim Deutschen Bundestag 135, https://www.tab-beim-bundestag.de/de/pdf/publikationen/berichte/TAB-Arbeitsbericht-ab135.pdf.

[18] *Goldacre, B., et al.* (2018), Compliance with requirement to report results on the EU Clinical Trials Register: cohort study and web resource. BMJ 362:k3218, https://doi.org/10.1136/bmj.k3218.

[19] *Bruckner, T.* (2019), Clinical Trial Transparency at German Universities Mapping unreported drug trials, https://988e032c-518c-4d3b-b8e1-0f903f16a792.filesusr.com/ugd/01f35d_ec9d7c1e10424d189a861500313021c9.pdf.

[20] Retraction Watch: Tracking retractions as a window into the scientific process, https://retractionwatch.com.

[21] *Van Noorden, R.* (2011), Science publishing: The trouble with retractions – A surge in withdrawn papers is highlighting weaknesses in the system for handling them. Nature 478:26–28, https://doi.org/10.1038/478026a.

[22] *Chalmers, I. & Glasziou, P.* (2009), Avoidable waste in the production and reporting of research evidence. Lancet 374:86–89, https://doi.org/10.1016/S0140-6736(09)60329-9.

[23] *Glasziou, P., et al.* (2020), Waste in covid-19 research. BMJ 369:m1847, https://doi.org/10.1136/bmj.m1847.

[24] *Gautret, P., et al.* (2020), Hydroxychloroquine and azithromycin as a treatment of COVID-19: results of an open-label non-randomized clinical trial. Int J Antimicrob Agents 105949, https://doi.org/10.1016/j.ijantimicag.2020.105949.

[25] Retractionwatch Covid-19, https://retractionwatch.com/retracted-coronavirus-covid-19-papers/.

[26] *Piller, C. & Servick, K.* (2020), Two elite medical journals retract coronavirus papers over data integrity questions. Science, https://doi.org/10.1126/science.abd1697.

[27] *Grudniewicz, A.* (2019), Predatory journals: no definition, no defence. Nature 576:210–212, https://doi.org/10.1038/d41586-019-03759-y.

[28] *Navarro, G. M.* (2019), United States District Court – District of Nevada, https://www.courthousenews.com/wp-content/uploads/2019/04/Publishing.pdf.

[29] *Ferro, S.* (2013), Nonsense Paper That Cites Michael Jackson And Ron Jeremy Actually Gets Published. Popular Science, https://www.popsci.com/article/science/nonsense-paper-cites-michael-jackson-and-ron-jeremy-actually-gets-published/; *Shelomi, M.* (2020), Opinion: Using Pokémon to Detect Scientific Misinformation. The Scientist, https://www.the-scientist.com/critic-at-large/opinion-using-pokmon-to-detect-scientific-misinformation-68098.

[30] *Forster, V.* (2020), Eight Fraudulent Cancer Research Studies Contained The Same Copied Results. How Does This Happen? Forbes, https://www.forbes.com/sites/victoriaforster/2020/06/09/eight-fraudulent-cancer-research-studies-contained-same-copied-results-how-does-this-happen/.

Kapitel 9

[1] Liste der Facharztbezeichnungen, DocCheckFlexikon, https://flexikon.doccheck.com/de/Liste_der_Facharztbezeichnungen.

[2] Aufbau der vierstelligen ausführlichen Systematik der ICD-10-GM. Bundesinstitut für Arzneimittel und Medizinprodukte, https://www.dimdi.de/dynamic/de/klassifikationen/icd/icd-10-gm/systematik/systematik/.

[3] *Haendel, M.* (2020), How many rare diseases are there? Nature Reviews Drug Discovery, 19:77–78, https://doi.org/10.1038/d41573-019-00180-y.

[4] European Organisation for Rare Diseases (2005), Rare Diseases: Understanding This Public Health Priority, Paris, https://www.eurordis.org/IMG/pdf/princeps_document-EN.pdf.

[5] *Santos, R., et al.* (2017), A comprehensive map of molecular drug targets. Nature Reviews Drug Discovery, 16:19–34, https://doi.org/10.1038/nrd.2016.230.

[6] *Niroomand, F.* (2013), Kardiologie: Ein Weg aus der Krise. Deutsches Ärzteblatt, 110:A-1946 / B-1721 / C-1685, https://www.aerzteblatt.de/archiv/147784/Kardiologie-Ein-Weg-aus-der-Krise.

[7] *Cho, J. & Feldman, M.* (2015), Heterogeneity of autoimmune diseases: pathophysiologic insights from genetics and implications for new therapies. Nat Med 21:730–738, https://doi.org/10.1038/nm.3897.

[8] *Firestein, G. S.* (2014), The disease formerly known as rheumatoid arthritis. Arthritis Res Ther 16:114, https://doi.org/10.1186/ar4593.

[9] *Kleinert, S. & Horton, R.* (2018), After asthma: airways diseases need a new name and a revolution. The Lancet, 391:292–294, https://doi.org/10.1016/S0140-6736(17)32205-5.

[10] *Editors* (2006), A plea to abandon asthma as a disease concept. The Lancet, 368:705, https://doi.org/10.1016/S0140-6736(06)69257-X.

[11] *Anderson, G. P.* (2008), Endotyping asthma: new insights into key pathogenic mechanisms in a complex, heterogeneous disease. Lancet 372:1107–1119, https://doi.org/10.1016/S0140-6736(08)61452-X.

Zwischenruf 1

[1] *Dörner, K.* (2002), Gesundheitssystem: In der Fortschrittsfalle. Deutsches Ärzteblatt 99:A-2462–2466 / B-2104 / C-1970, https://www.aerzteblatt.de/archiv/32976/Gesundheitssystem-In-der-Fortschrittsfalle.

[2] *Han, B.-C.* (2020), Palliativgesellschaft – Schmerz heute. Fröhliche Wissenschaft 169, MSB Matthes & Seitz, Berlin, https://www.matthes-seitz-berlin.de/buch/palliativgesellschaft.html?lid=2.

[3] *Diener, H.-C., et al.* (2008), Pro-Kopf-Verbrauch von Schmerzmitteln. Eine Erhebung in neun Ländern über 20 Jahre (1985 bis 2005). Pharmazeutische Zeitung, https://www.pharmazeutische-zeitung.de/ausgabe-372008/pro-kopf-verbrauch-von-schmerzmitteln/.

[4] *Hennrich, D.*, Initiative „Homöopathie hilft!“, https://www.homoeopathiehilft.at.

[5] https://www.wohnen-im-alter-nrw.de/wohnformen/gemeinschaftliche-wohnformen/praxisbeispiel-alt-und-jung, https://www.wg-gesucht.de/artikel/

mehrgenerationen-wg-miteinander-von-jung-und-alt-statt-allein, https://www.forschungsinformationssystem.de/servlet/is/217216/.

[6] Global Wellness Economy Monitor (2018), Global Wellness Institute, https://globalwellnessinstitute.org/industry-research/2018-global-wellness-economy-monitor/.

[7] *Wulff, T.*, Stressismus, https://www.stressismus.de.

Kapitel 10

[1] Timeline: History of the Electric Car, https://www.energy.gov/timeline/timeline-history-electric-car.

[2] *Stegmaier, G.* (2020), Die Wahrheit über die Brennstoffzelle. Auto Motor Sport, https://www.auto-motor-und-sport.de/tech-zukunft/alternative-antriebe/wasserstoffauto-brennstoffzelle-co2-neutral-batterie-lithium/.

[3] https://de.cloudflight.io/presse/industrie-4-0-hype-blockiert-iot-innovationen-und-digitale-produkte-24582/.

[4] *Nefiodow, L. A.* (1996), Der sechste Kondratieff: Wege zur Produktivität und Vollbeschäftigung im Zeitalter der Information, Rhein-Sieg-Verlag, St. Augustin, 223 S., https://www.kondratieff.net/der-sechste-kondratieff; *Händeler, E.* (1997), Der Sechste Kondratieff: Gesundheit wird zu einer wirtschaftlichen Macht. Deutsches Ärzteblatt 94:A-1116 / B-948 / C-891.

[5] *Petri, A.* (2013), Google to banish death with new company, Calico. The Washington Post, https://www.washingtonpost.com/blogs/compost/wp/2013/09/18/google-to-banish-death-with-new-company-calico/; *Dougherty, C.* (2014), Calico, Google's Anti-Aging Company, Announces New Research Facility. New York Times, https://bits.blogs.nytimes.com/2014/09/03/googles-anti-aging-company-announces-new-research-facility/?_php=true&_type=blogs&_r=0; *Callaway, E.* (2020), ‚It will change everything': DeepMind's AI makes gigantic leap in solving protein structures. Nature, https://www.nature.com/articles/d41586-020-03348-4.

[6] *Padmanabhan, S., et al.* (2012), Genetic basis of blood pressure and hypertension. Trends in Genetics 28:397-408, http://linkinghub.elsevier.com/retrieve/pii/S0168952512000546; *Ehret, G. B., et al.* (2011), Genetic variants in novel pathways influence blood pressure and cardiovascular disease risk. Nature, 478:103–109, http://www.nature.com/doifinder/10.1038/nature10405; *Oikonen, M.* (2011), Genetic variants and blood pressure in a population-based cohort: the Cardiovascular Risk in Young Finns study. Hypertension 58:1079–1085, https://hyper.ahajournals.org/content/58/6/1079.full; *Miyaki, K., et al.* (2012), The combined impact of 12 common variants on hypertension in Japanese men, considering GWAS results. Journal of Human Hypertension, 26:430–436, https://doi.org/10.1038/jhh.2011.50; *Warren, H. R., et al.* (2017), Genome-wide association

analysis identifies novel blood pressure loci and offers biological insights into cardiovascular risk. Nat Genet 49:403–415 http://dx.doi.org/10.1038/ng.3768.

[7] *Goh, K.-I., et al.* (2007), The human disease network. Proceedings of the National Academy of Sciences of the United States of America 104:8685-8690, https://doi.org/10.1073/pnas.0701361104; *Barabási, A. L.* (2011), Network medicine: a network-based approach to human disease. Nat Rev Genet 12:56–68, https://doi.org/10.1038/nrg2918; *Ramsköld, D., et al.* (2009), An Abundance of Ubiquitously Expressed Genes Revealed by Tissue Transcriptome Sequence Data. PLoS Comput Biol 5:e1000598, https://doi.org/10.1371/journal.pcbi.1000598.

[8] Bonus-3D-Visualisierung des diseasomes, https://3hwschmidt.wordpress.com/geheiltstattbehandelt/, aus Barabásis TEDMED-Vortrag, https://youtu.be/10oQMHadGos.

[9] *Elbatreek, M. H. et al.* (2020), NOX5-induced uncoupling of endothelial NO synthase is a causal mechanism and theragnostic target of an age-related hypertension endotype. PLOS Biology 8:e3000885, https://doi.org/10.1371/journal.pbio.3000885; *Casas, A. I., et al.* (2019), From single drug targets to synergistic network pharmacology in ischemic stroke. Proceedings of the National Academy of Sciences 116:7129–7136, https://doi.org/10.1073/pnas.1820799116; *Casas, A. I., et al.* (2019), Calcium-dependent blood-brain barrier breakdown by NOX5 limits postreperfusion benefit in stroke. Journal of Clinical Investigation 129:1772–1778, https://doi.org/10.1172/JCI124283; *Langhauser, F., et al.* (2018), A diseasome cluster-based drug repurposing of soluble guanylate cyclase activators from smooth muscle relaxation to direct neuroprotection. NPJ Systems Biology and Applications 4:8, https://doi.org/10.1038/s41540-017-0039-7; *Casas, A. I.* (2017), NOX4-dependent neuronal autotoxicity and BBB breakdown explain the superior sensitivity of the brain to ischemic damage. Proceedings of the National Academy of Sciences of the United States of America 114:12315–12320, https://doi.org/10.1073/pnas.1705034114; *Kleinschnitz, C., et al.* (2010), Post-stroke inhibition of induced NADPH Oxidase type 4 prevents oxidative stress and neurodegeneration. PLoS Biology 8;e1000479, https://doi.org/10.1371/journal.pbio.1000479.

[10] *Pushpakom, S., et al.* (2019), Drug repurposing: progress, challenges and recommendations. Nat Rev Drug Discov 18:41–58, https://doi.org/10.1038/nrd.2018.168.

[11] *Chartier, M.* (2017), Large-scale detection of drug off-targets: hypotheses for drug repurposing and understanding side-effects. BMC Pharmacology and Toxicology 18:18, https://doi.org/10.1186/s40360-017-0128-7.

[12] A proof-of-concept clinical trial assessing the safety of the coordinated undermining of survival paths by 9 repurposed drugs combined with metronomic

temozolomide for recurrent glioblastoma (CUSP9v3), https://www.anticancerfund.org/en/projects/combination-9-repurposed-drugs-low-dose-chemotherapy-brain-cancer, https://www.anticancerfund.org/sites/default/files/attachments/poster_sno.pdf.

[13] *Sanchez-Vega, F., et al.* (2018), Oncogenic Signaling Pathways in The Cancer Genome Atlas. Cell 173:321–337, e10, https://doi.org/10.1016/j.cell.2018.03.035; *Ellinghaus, D., et al.* (2016), Analysis of five chronic inflammatory diseases identifies 27 new associations and highlights disease-specific patterns at shared loci. Nature Genetics 48:510–518, https://doi.org/10.1038/ng.3528; *Kiel, C., et al.* (2017), Simple and complex retinal dystrophies are associated with profoundly different disease networks. Scientific Reports 7:41835, https://doi.org/10.1038/srep41835.

Kapitel 11

[1] VSNU, NFU, KNAW, NWO & ZonMw (2019), Room for everyone's talent: Towards a new balance in recognising and rewarding academics towards a new balance in the recognition and rewards of academics. Den Haag, https://www.vsnu.nl/files/documenten/Domeinen/Onderzoek/Position%20paper%20Room%20for%20everyone's%20talent.pdf; Hatch A (2020) San Francisco Declaration on Research Assessment, The American Society for Cell Biology, https://sfdora.org/read/.

[2] Association of Academic Health Centers. Academic health centers and the social determinants of health: challenges & barriers, responses & solutions, http://wherehealthbegins.org/pdf/AAHC-SDOH-Report-ExecSum-Final.pdf; *Dzau, V. J., et al.* (2010), The role of academic health science systems in the transformation of medicine. Lancet 375:949–953, https://doi.org/10.1016/S0140-6736(09)61082-5; Channing Division of Network Medicine, Harvard University, https://www.brighamandwomens.org/research/departments/channing-division-of-network-medicine/overview.

[3] Deutsche Forschungsgemeinschaft (2018), DFG fördert Clinician Scientist-Programme an 13 Medizinischen Fakultäten. Information für die Wissenschaft 89, https://www.dfg.de/foerderung/info_wissenschaft/2018/info_wissenschaft_18_89/index.html.

[4] *Piper, K.* (2019), Science funding is a mess. Could grant lotteries make it better? Vox, https://www.vox.com/future-perfect/2019/1/18/18183939/science-funding-grant-lotteries-research.

[5] *Adam, D.* (2019), Science funders gamble on grant lotteries. A growing number of research agencies are assigning money randomly. Nature 575:574–575, https://doi.org/10.1038/d41586-019-03572-7.

[6] *Merton, R. K.* (1968), The Matthew Effect in Science. The reward and communication systems of science are considered. Science 159:56–63; *Bornmann, L., et al.*

(2017), Does the hα-index reinforce the Matthew effect in science? The introduction of agent-based simulations into scientometrics. Quantitative Science Studies 1:331–346, https://doi.org/10.1162/qss_a_00008; *Bol, T., et al.* (2018), The Matthew effect in science funding. Proceedings of the National Academy of Sciences of the United States of America 115:4887–4890.

[7] *Herb, U.* (2016), Guerilla Open Access und Robin-Hood-PR gegen Marktversagen. Telepolis, https://www.heise.de/tp/features/Guerilla-Open-Access-und-Robin-Hood-PR-gegen-Marktversagen-3378648.html; *Kühl, E.* (2016), Wer will das Wissen? Die Zeit, https://www.zeit.de/digital/internet/2016-02/sci-hub-open-access-wissenschaft-paper-gratis; *Hummel, P.* (2016), Millionen Fachartikel illegal im Netz verfügbar, Spektrum der Wissenschaft, https://www.spektrum.de/news/sci-hub-millionen-fachartikel-illegal-im-netz-verfuegbar/1399718.

[8] *Van Noorden, R.* (2016), Nature's 10: Paper pirate. The founder of an illegal hub for paywalled papers has attracted litigation and acclaim. Nature 540:512, https://www.nature.com/news/polopoly_fs/1.21157!/menu/main/topColumns/topLeftColumn/pdf/540507a.pdf.

[9] https://open-research-europe.ec.europa.eu.

[10] https://www.nature.com/nature-research/open-access.

Kapitel 12

[1] *Wojcik, G. L., et al.* (2019), Genetic analyses of diverse populations improves discovery for complex traits. Nature 570:514–518, https://doi.org/10.1038/s41586-019-1310-4.

[2] *White, J. D., et al.* (2021), Insights into the genetic architecture of the human face. Nat Genet 53:45–53, https://doi.org/10.1038/s41588-020-00741-7.

[3] International Society of Genetic Genealogy (2016), Regulation of genetic tests, https://isogg.org/wiki/Regulation_of_genetic_tests.

[4] https://www.heartgenetics.com/product/addingknowledge/.

[5] https://www.stratipharm.de.

[6] https://blog.nebula.org/de/dna-sites/.

[7] *Venter, J. C., et al.* (2001), The Sequence of the Human Genome, Science 291:1304–1351, https://doi.org/10.1126/science.1058040; *Lander, E. S., et al.* (2001), Initial sequencing and analysis of the human genome. Nature 409:860–921, https://doi.org/10.1038/35057062.

[8] https://nanoporetech.com/products/minion.

[9] *Slamon, D. J., et al.* (1989), Studies of the HER-2/neu proto-oncogene in human breast and ovarian cancer, Science, 244:707–712; *Slamon, D. J., et al.* (1987), Human breast cancer: Correlation of relapse and survival with amplification of the HER-2/

neu oncogene. Science 235:177–182; *Baselga, J., et al.* (1999), Phase II study of weekly intravenous trastuzumab (Herceptin) in patients with HER2/neu-overexpressing metastatic breast cancer, Semin Oncol 26:78–83; *Shak, S., et al.* (1999), Overview of the trastuzumab (Herceptin) anti-HER2 monoclonal antibody clinical program in HER2-overexpressing metastatic breast cancer. Herceptin Multinational Investigator Study Group, Semin Oncol 26:71–77; *Editor* (1998), Pharmacogenomics at work. Nat Biotechnol 16:885; *Mass, R.* (2000), The role of HER-2 expression in predicting response to therapy in breast cancer. Semin Oncol 27:46–52; *Haseltine, W. A.* (2000), Not quite pharmacogenomics. Nat Biotechnol 16:1295.

[10] *Chen, R., et al.* (2012), Personal Omics Profiling Reveals Dynamic Molecular and Medical Phenotypes. Cell 148:1293–1307, http://dx.doi.org/10.1016/j.cell.2012.02.009.

Kapitel 13

[1] *Sender, R.* (2016), Revised Estimates for the Number of Human and Bacteria Cells in the Body. PLOS Biology 14:e1002533, https://doi.org/10.1371/journal.pbio.1002533.

[2] *Qin, J., et al.* (2010), A human gut microbial gene catalogue established by metagenomic sequencing. Nature 464:59–65, https://doi.org/10.1038/nature08821.

[3] Redaktion (2020), Ärzte rechnen mit mehr Hautschäden wegen häufigen Händewaschens. Deutsches Ärzteblatt, https://www.aerzteblatt.de/nachrichten/112786/Aerzte-rechnen-mit-mehr-Hautschaeden-wegen-haeufigen-Haendewaschens; *Larson, E. L., et al.* (1998), Changes in bacterial flora associated with skin damage on hands of health care personnel. Am J Infect Control 26:513-21, https://doi.org/10.1016/s0196-6553(98)70025-2.

[4] *Vandegrift, R., et al.* (2017), Cleanliness in context: reconciling hygiene with a modern microbial perspective. Microbiome 5:76, https://doi.org/10.1186/s40168-017-0294-2.

[5] *Roslund, M., et al.* (2020), Biodiversity intervention enhances immune regulation and health-associated commensal microbiota among daycare children. Science Advances 6:eaba2578, https://advances.sciencemag.org/content/6/42/eaba2578.

[6] *Song, S. J., et al.* (2013), Cohabiting family members share microbiota with one another and with their dogs. Elife 2:e00458, https://doi.org/10.7554/eLife.00458.001.

[7] *Rothschild, D., et al.* (2018), Environment dominates over host genetics in shaping human gut microbiota. Nature 555:210–215, https://doi.org/10.1038/nature25973.

[8] *Gupta, V., et al.* (2020), A predictive index for health status using species-level gut microbiome profiling. Nature Communication 11:4635, https://www.nature.com/articles/s41467-020-18476-8.

[9] Microbiome friendly (2018), Mikrobiom-Testkits unter die Lupe genommen – Auswertung, https://www.mymicrobiome.info/mikrobiom-test-kits.html; Microbiome friendly (2020), Mikrobiom Testkits unter der Lupe – Klappe, die zweite, https://www.mymicrobiome.info/darm-mikrobiom-test-kits-2020.html.

[10] DCCV e.V. (2018), Teuer und sinnlos: DGVS rät von Stuhltests zur Analyse des Darm-Mikrobioms ab, https://www.dccv.de/aktuelles/nachricht/news/detail/News/teuer-und-sinnlos-dgvs-raet-von-stuhltests-zur-analyse-des-darm-mikrobioms-ab/.

[11] *Martinez-Guryn, K.* (2019), Regional Diversity of the Gastrointestinal Microbiome. Cell Host & Microbe 26:314-324, https://doi.org/10.1016/j.chom.2019.08.011; *Vasapolli, R.* (2019), Analysis of Transcriptionally Active Bacteria Throughout the Gastrointestinal Tract of Healthy Individuals. Gastroenterology 157:1081–1092.E3, https://doi.org/10.1053/j.gastro.2019.05.068.

[12] MyMicrobiome, https://www.mymicrobiome.info.

[13] *Heuer, H.* (2016), Arzneistoffe und das Mikrobiom. Deutsche Apotheker Zeitung 45:52, https://www.deutsche-apotheker-zeitung.de/daz-az/2016/daz-45-2016/arzneistoffe-und-das-mikrobiom.

[14] *Palleja, A., et al.* (2018), Recovery of gut microbiota of healthy adults following antibiotic exposure. Nature Microbiology 3:1255, https://www.nature.com/articles/s41564-018-0257-9.

[15] *Suez, J., et al.* (2018), Post-Antibiotic Gut Mucosal Microbiome Reconstitution Is Impaired by Probiotics and Improved by Autologous FMT. Cell 174:1406-1423.E16, https://doi.org/10.1016/j.cell.2018.08.047.

[16] *Shen, N. T., et al.* (2017), Gastroenterology 152:1889-1900.e9, https://doi.org/10.1053/j.gastro.2017.02.003.

[17] *McDonald, L. C., et al.* (2018), Clinical Practice Guidelines for Clostridium difficile Infection in Adults and Children: 2017 Update by the Infectious Diseases Society of America (IDSA) and Society for Healthcare Epidemiology of America (SHEA). Clin Infect Dis 66:e1.

[18] *Roep, B. O., et al.* (2019), Antigen-Based immune modulation therapy for type 1 diabetes: the era of precision medicine. Lancet Diabetes Endocrinol 7:65–74, http://www.ncbi.nlm.nih.gov/pubmed/30528100; *Atkinson, M. A., et al.* (2020), The challenge of modulating β-cell autoimmunity in type 1 diabetes. Lancet Diabetes Endocrinol 7:52–64, http://www.ncbi.nlm.nih.gov/pubmed/30528099.

[19] *Brown, C. T., et al.* (2011), Gut microbiome metagenomics analysis suggests a functional model for the development of autoimmunity for type 1 diabetes. PLoS One 6:e25792, http://www.ncbi.nlm.nih.gov/pubmed/22043294; *de Goffau, M. C., et al.* (2014), Aberrant gut microbiota composition at the onset of type 1

diabetes in young children. Diabetologia 57:1569–77, http://www.ncbi.nlm.nih.gov/pubmed/24930037; *de Goffau, M. C., et al.* (2013), Fecal microbiota composition differs between children with β-cell autoimmunity and those without. Diabetes 62:1238–1244, http://www.ncbi.nlm.nih.gov/pubmed/23274889; *Davis-Richardson, A. G. & Triplett, E. W.* (2015), A model for the role of gut bacteria in the development of autoimmunity for type 1 diabetes. Diabetologia 58:1386–1393, http://www.ncbi.nlm.nih.gov/pubmed/25957231; *de Groot, P. F., et al.* (2017), Distinct fecal and oral microbiota composition in human type 1 diabetes, an observational study. PLoS One 12:e0188475, http://www.ncbi.nlm.nih.gov/pubmed/29211757.

[20] *Pellegrini, S., et al.* (2017), Duodenal mucosa of patients with type 1 diabetes shows distinctive inflammatory profile and microbiota. J Clin Endocrinol Metab 102:1468–77, http://www.ncbi.nlm.nih.gov/pubmed/28324102; *Vatanen, T., et al.* (2018), The human gut microbiome in early-onset type 1 diabetes from the TEDDY study. Nature 562:589–594, https://doi.org/10.1038/s41586-018-0620-2.

[21] *Culina, S., et al.* (2018), Islet-reactive CD8+ T cell frequencies in the pancreas, but not in blood, distinguish type 1 diabetic patients from healthy donors. Sci Immunol 3:eaao4013, http://www.ncbi.nlm.nih.gov/pubmed/29429978; *Hand, T. W., et al.* (2020), Acute gastrointestinal infection induces long-lived microbiota-specific T cell responses. Science 337:1553–1556, http://www.ncbi.nlm.nih.gov/pubmed/22923434.

[22] *de Groot, P., et al.* (2021), Faecal microbiota transplantation halts progression of human new-onset type 1 diabetes in a randomised controlled trial. Gut 70:92–105, https://doi.org/10.1136/gutjnl-2020-322630.

[23] *Crovesy, L., et al.* (2020), Profile of the gut microbiota of adults with obesity: a systematic review. Eur J Clin Nutr 74:1251–1262, https://doi.org/10.1038/s41430-020-0607-6; *Forslund, K., et al.* (2015), Disentangling type 2 diabetes and metformin treatment signatures in the human gut microbiota. Nature 528, 262; *Zhernakova, A., et al.* (2016), Population-based metagenomics analysis reveals markers for gut microbiome composition and diversity. Science 352:565–569; *Fan, Y. & Pedersen, O.* (2020), Gut microbiota in human metabolic health and disease. Nat Rev Microbiol, https://doi.org/10.1038/s41579-020-0433-9.

[24] *Cox, L. & Blaser, M.* (2015), Antibiotics in early life and obesity. Nat Rev Endocrinol 11:182–190, https://doi.org/10.1038/nrendo.2014.210.

[25] *Haslam, D. W. & James, W. P.* (2005), Obesity. Lancet, 366:1197–209; *Turnbaugh, P. J., et al.* (2009), A core gut microbiome in obese and lean twins. Nature. 457:480–484; *Mayengbam, S., et al.* (2018), Impact of dietary fiber supplementation on modulating microbiota-host-metabolic axes in obesity. J Nutritional Biochem 64:228–236, https://doi.org/10.1016/j.jnutbio.2018.11.003; *Tims, S., et*

al. (2013), Microbiota conservation and BMI signatures in adult monozygotic twins. Isme J 7:707; *Million, M., et al.* (2011), Obesity-associated gut microbiota is enriched in Lactobacillus reuteri and depleted in Bifidobacterium animalis and Methanobrevibacter smithii. Int J Obesity 36:817.

[26] *Fei, N. & Zhao, L.* (2013), An opportunistic pathogen isolated from the gut of an obese human causes obesity in germfree mice. ISME J 7:880–884, https://doi.org/10.1038/ismej.2012.153; *Turnbaugh, P., et al.* (2006), An obesity-associated gut microbiome with increased capacity for energy harvest. Nature 444:1027–1031, https://doi.org/10.1038/nature05414; *Pérez-Matute, P., et al.* (2020), Autologous fecal transplantation from a lean state potentiates caloric restriction effects on body weight and adiposity in obese mice. Sci Rep 10, 9388, https://doi.org/10.1038/s41598-020-64961-x; *Vrieze, A., et al.* (2012), Transfer of intestinal microbiota from lean donors increases insulin sensitivity in individuals with metabolic syndrome. Gastroenterology 143:913–916.e7, https://doi.org/10.1053/j.gastro.2012.06.031, Erratum in: Gastroenterology 144:250.

[27] *Depommier, C., et al.* (2019), Supplementation with Akkermansia muciniphila in overweight and obese human volunteers: a proof-of-concept exploratory study. Nat Med 25:1096–1103, https://doi.org/10.1038/s41591-019-0495-2.

[28] *Tang, W. H. W., et al.* (2019), Dietary metabolism, the gut microbiome, and heart failure. Nat Rev Cardiol 16:137-154, https://doi.org/10.1038/s41569-018-0108-7.

[29] *Khlevner, J., et al.* (2018), Brain-Gut Axis: Clinical Implications. Gastroenterol Clin North Am 47:727–739; *Martin, CR.* (2018), The Brain-Gut-Microbiome Axis. Cell Mol Gastroenterol Hepatol 6:133–148.

[30] *Francis, H. M., et al.* (2019), A brief diet intervention can reduce symptoms of depression in young adults – A randomised controlled trial. PLoS One 14:e0222768, https://doi.org/10.1371/journal.pone.0222768.

[31] *Yano, J. M., et al.* (2015), Indigenous bacteria from the gut microbiota regulate host serotonin biosynthesis. Cell 161:264–276, doi:10.1016/j.cell.2015.02.047; *Sugisawa, E., et al.* (2020), RNA Sensing by Gut Piezo1 Is Essential for Systemic Serotonin Synthesis. Cell 182:609–624.e21, https://doi.org/10.1016/j.cell.2020.06.022; *Matute, J. D., et al.* (2020), Microbial RNAs Pressure Piezo1 to Respond. Cell 182:542–544, https://doi.org/10.1016/j.cell.2020.07.015.

[32] *Cheung, S. G., et al.* (2019), Systematic Review of Gut Microbiota and Major Depression. Front Psychiatry 10:34.

[33] *Proctor, L. M., et al.* (2019), The Integrative Human Microbiome Project. Nature 569:641–648, https://doi.org/10.1038/s41586-019-1238-8.

[34] *Zmora, N., et al.* (2018), You are what you eat: diet, health and the gut microbiota. Nat Rev Gastroenterol Hepatol 16:35–56.

Kapitel 14

[1] *Wild, C. P.* (2005), Complementing the Genome with an ‚Exposome': The Outstanding Challenge of Environmental Exposure Measurement in Molecular Epidemiology. Cancer Epidemiology, Biomarkers & Prevention 14:1847–1850.

[2] *Tamayo, T., et al.* (2016), The prevalence and incidence of diabetes in Germany – an analysis of statutory health insurance data on 65 million individuals from the years 2009 and 2010. Deutsches Ärzteblatt Int. 113:177–182, https://doi.org/10.3238/arztebl.2016.0177.

[3] *Wirth, A.* (2004), Lebensstiländerung zur Prävention und Therapie von arteriosklerotischen Krankheiten. Deutsches Ärzteblatt 101:A 1745–1752.

[4] *Vermeulen, R., et al.* (2020), The exposome and health: Where chemistry meets biology. Science 367:392–396, https://doi.org/10.1126/science.aay3164.

[5] *Olympio, K. P. K., et al.* (2019), The Human Exposome Unraveling the Impact of Environment on Health. Revista de Saúde Pública 53:6.

[6] *Steckling, N., et al.* (2018), Biomarkers of Exposure in Environment-Wide Association Studies – Opportunities to Decode the Exposome Using Human Biomonitoring Data. Environmental Research 164:597–624.

[7] *Marr, B.* (2018), Forbes. Why the Internet of Medical Things (IoMT) Will Start to Transform Healthcare in 2018, https://www.forbes.com/sites/bernard-marr/2018/01/25/why-the-intern...ngs-iomt-will-start-to-transform-healthcare-in-2018.

[8] *Comstock, B.* (2018), Big changes are coming to Medicare reimbursement for connected health. Retrieved from: https://www.mobihealthnews.com/content/big-changes-are-coming-medicare-reimbursement-connected-health.

[9] *Rogers, E.* (1983) Diffusion of Innovations. 3rd Edition. New York: The Free Press; *Sattler, D. N. & Kerr, N. L.* (1991), Might versus morality explored: Motivational and cognitive bases for social motives. Journal of Personality and Social Psychology, 60, 756–765.

[10] *Krüger-Brand, E.* (2020), Digitale Gesundheit: Tech-Konzerne als Treiber. Deutsches Ärzteblatt 117:A-375 / B-327 / C-315, https://www.aerzteblatt.de/archiv/212720/Digitale-Gesundheit-Tech-Konzerne-als-Treiber.

[11] *Floyd, D. L., et al.* (2000), A meta-analysis of research on protection motivation theory. Journal of Applied Social Psychology 30:407–429.

[12] *Davis, F. D., et al.* (1989), User acceptance of computer technology: a comparison of two theoretical models. Management Science 35:982–1003.

[13] *Martin, J.* (2004), Self-Regulated Learning, Social Cognitive Theory, and Agency. Educational Psychologist 39:135–145.

[14] *Perloff, R. M.* (2016), The Dynamics of Persuasion: Communication and Attitudes in the Twenty-First Century, Routledge, New York, 648 S., https://doi.org/10.4324/9781315657714, eBook ISBN 9781315657714.

[15] *Adams, M. & Effertz, T.* (2009), Die Kosten des Rauchens für Gesundheitswesen und Volkswirtschaft in Deutschland, dkfz, https://www.zahnarzt-dr-jochum.de/pdf/Die_Kosten_des_Rauchens.pdf.

Kapitel 15

[1] Data Never Sleeps 7.0 (2019), DOMO, https://www.domo.com/learn/data-never-sleeps-7.

[2] *Shortliffe, E.* (1976), Computer-Based Medical Consultations: MYCIN, Elsevier, 264 S., eBook ISBN: 9780444601735.

[3] *Aitken, M.*, et al. (2017), The growing value of digital health: evidence and impact on human health and the healthcare system. IQVIA Institute for Human Data Science, https://www.iqvia.com/institute/reports/the-growing-value-of-digital-health.

[4] *Samuel, A. L.* (2000), Some studies in machine learning using the game of checkers. IBM J Res Dev 44:206–226.

[5] *Lunden, I.* (2020), Babylon Health is building an integrated, AI-based health app to serve a city of 300K in England. Techcrunch, https://techcrunch.com/2020/01/22/babylon-health-is-building-an-integrated-ai-based-health-app-to-serve-a-city-of-300k-in-england.

[6] *Ricci, M.* (2017), Sensely and Mayo Clinic take virtual nurse one step further. Pharmaphorum, https://pharmaphorum.com/news/sensely-mayo-clinic-develop-virtual-doctor.

[7] *Kang, D. Y., et al.* (2020), Artificial intelligence algorithm to predict the need for critical care in prehospital emergency medical services. Scand J Trauma Resusc Emerg Med 28:17.

[8] *Benjamens, S., et al.* (2020), The state of artificial intelligence-based FDA-approved medical devices and algorithms: an online database. npj Digit Med 3:118, https://doi.org/10.1038/s41746-020-00324-0.

[9] https://medicalfuturist.com/fda-approved-ai-based-algorithms/.

[10] *Liu, X., et al.* (2019), A comparison of deep learning performance against health-care professionals in detecting diseases from medical imaging: a systematic review and meta-analysis. Lancet Digital Health 1:e271–97, https://doi.org/10.1016/S2589-7500(19)30123-2.

[11] *Ardila, D., et al.* (2019), End-to-end lung cancer screening with three-dimensional deep learning on low-dose chest computed tomography. Nat Med 25:954–961, https://doi.org/10.1038/s41591-019-0447-x.

[12] *McKinney, S. M., et al.* (2020), International evaluation of an AI system for breast cancer screening. Nature 577:89–94, https://doi.org/10.1038/s41586-019-1799-6.

[13] *Matek, C., et al.* (2019), Human-level recognition of blast cells in acute myeloid leukaemia with convolutional neural networks. Nat Mach Intell 1:538–544, https://doi.org/10.1038/s42256-019-0101-9.

[14] *Liu, M .C., et al.* (2020), Sensitive and specific multi-cancer detection and localization using methylation signatures in cell-free DNA. Annals of Oncology 31:745–759, https://doi.org/10.1016/j.annonc.2020.02.011.

[15] *Williams, S. A., et al.* (2019), Plasma protein patterns as comprehensive indicators of health. Nat Med 25:1851–1857, https://doi.org/10.1038/s41591-019-0665-2.

[16] *Ofman, J. J.* (2020), GRAIL and the quest for earlier multi-cancer detection. Nature, https://media.nature.com/original/magazine-assets/d42473-020-00079-y/d42473-020-00079-y.pdf.

[17] *Brinker, T. J., et al.* (2019), Deep learning outperformed 136 of 157 dermatologists in a head-to-head dermoscopic melanoma image classification task. Eur J of Cancer 113:47–54, https://doi.org/10.1016/j.ejca.2019.04.001.

[18] *Assmann, G., et al.* (2002), Simple scoring scheme for calculating the risk of acute coronary events based on the 10-year follow-up of the prospective cardiovascular Münster (PROCAM) study. Circulation. 105:310–315, https://doi.org/10.1161/hc0302.102575, Erratum (2002), Circulation 105:900, PMID: 11804985, PROCAM-Score Rechner: http://www.scores.bnk.de/procam.html.

[19] *Weng, S. F., et al.* (2017), Can machine-learning improve cardiovascular risk prediction using routine clinical data? PLOS One, 12:e0174944, https://doi.org/10.1371/journal.pone.0174944.

[20] *Daniel, M. C., et al.* (2019), Automated segmentation of the corneal endothelium in a large set of ‚real-world' specular microscopy images using the U-Net architecture. Sci Rep 9:4752, https://doi.org/10.1038/s41598-019-41034-2.

[21] *De Fauw, J., et al.* (2018), Clinically applicable deep learning for diagnosis and referral in retinal disease. Nat Med 24:1342–1350, https://doi.org/10.1038/s41591-018-0107-6; *Arcadu, F., et al.* (2019), Deep learning algorithm predicts diabetic retinopathy progression in individual patients. npj Digit Med. 2:92, https://doi.org/10.1038/s41746-019-0172-3.

[22] *Liang, H., et al.* (2019), Evaluation and accurate diagnoses of pediatric diseases using artificial intelligence. Nat Med 25:433–438, https://doi.org/10.1038/s41591-018-0335-9.

[23] *Chugh, S. S., et al.* (2014), Worldwide epidemiology of atrial fibrillation: a Global Burden of Disease 2010 Study. Circulation 129:837–847; *Gallagher, C., et al.* (2019), Increasing trends in hospitalisations due to atrial fibrillation in Australia

from 1993 to 2013. Heart 105:1358–1363, https://doi.org/10.1136/heartjnl-2018-314471.

[24] *Sanna, T., et al.* (2014), Cryptogenic stroke and underlying atrial fibrillation. N Engl J Med 370:2478–2486.

[25] *Dorr, M., et al.* (2019), The WATCH AF trial: smartwatches for detection of atrial fibrillation. JACC Clin Electrophysiol 5:199–208; *Kotecha, D., et al.* (2018), European Society of Cardiology smartphone and tablet applications for patients with atrial fibrillation and their health care providers. Europace 20:225–233.

[26] *Perez, M. V., et al.* (2019), Large-Scale Assessment of a Smartwatch to Identify Atrial Fibrillation. N Engl J Med 381:1909–1917, https://doi.org/10.1056/NEJMoa1901183.

[27] Vivalink, https://www.vivalnk.com/products/medical-wearable-sensors/continuous-ecg-monitor.

[28] *Sim, I.* (2019), Mobile devices and health. N Engl J Med, 381:956–968, DOI: 10.1056/NEJMe1913980.

[29] *Schoettker, P., et al.* (2020), Blood pressure measurements with the OptiBP smartphone app validated against reference auscultatory measurements. Sci Rep 10:17827, https://doi.org/10.1038/s41598-020-74955-4.

[30] *Luo, H.* (2019), Smartphone-based blood pressure measurement using transdermal optical imaging technology. Circulation: Cardiovascular Imaging 12:1-10, https://doi.org/10.1161/CIRCIMAGING.119.008857.

[31] *Hu, L., et al.* (2019), An Observational Study of Deep Learning and Automated Evaluation of Cervical Images for Cancer Screening. Journal of the National Cancer Institute, 111:923–932, https://doi.org/10.1093/jnci/djy225.

[32] *Lakhani, P. & Sundaram, B.* (2017), Deep learning at chest radiography: Automated Classification of Pulmonary Tuberculosis by Using Convolutional Neural Networks. Radiology 284:574–582, https://doi.org/10.1148/radiol.2017162326.

[33] *Elliott, R. A., et al.* (2019), Economic analysis of the prevalence and clinical and economic burden of medication error in England. BMJ Quality & Safety 010206, http://dx.doi.org/10.1136/bmjqs-2019-010206.

[34] *Topol, E. J.* (2019), High-performance medicine: the convergence of human and artificial intelligence. Nat Med 25:44–56, https://doi.org/10.1038/s41591-018-0300-7.

[35] *McMahan, H. B., et al.* (2017), Proceedings of the 20th International Conference on Artificial Intelligence and Statistics (AISTATS) Fort Lauderdale, Florida, USA. JMLR: W&CP 54, http://proceedings.mlr.press/v54/mcmahan17a/mcmahan17a.pdf.

[36] https://www.basicthinking.de/blog/2018/08/29/daten-pro-stunde-google/.

[37] Jedoch können Sie eine E-Mail-Anfrage versuchen, um an diese CD heranzukommen. Schreiben Sie eine E-Mail von dem Account, den Sie bei Facebook hinterlegt haben, an datarequests@fb.com. Als Betreff schreiben Sie „Access Request“ und als Text: „To whom it may concern, I wish to make an access request under the Data Protection Acts 1988 and 2003 for a copy of any information you keep about me, on computer or in manual form. I am making this request under section 4 of the Data Protection Acts. My name: My e-mail: My birthdate:“ Ergänzen Sie Namen, E-Mail und Geburtsdatum und senden Sie die E-Mail. Laut europe-v-facebook.org wird diese Anfrage bearbeitet. Danach sollten Sie keine Bedenken mehr gegen eine Corona-App oder eine elektronische Gesundheitsakte haben.

Kapitel 16

[1] *Kelly, J., et al.* (2020), Type 2 Diabetes Remission and Lifestyle Medicine: A Position Statement From the American College of Lifestyle Medicine. American Journal of Lifestyle Medicine. 14:406–419, https://doi.org/10.1177/1559827620930962.

[2] *Li, L., et al.* (2014), Defects in β-Cell Ca2+ Dynamics in Age-Induced Diabetes. Diabetes 63:4100–4114, https://doi.org/10.2337/db13-1855.

[3] *Ruscetti, M., et al.* (2018), NK cell-mediated cytotoxicity contributes to tumor control by a cytostatic drug combination. Science 362:1416–1422, https://doi.org/10.1126/science.aas9090.

[4] Deutscher Ethikrat (2019), Ethikrat: Keimbahneingriffe derzeit zu risikoreich, aber ethisch nicht grundsätzlich auszuschließen, https://www.ethikrat.org/mitteilungen/2019/ethikrat-keimbahneingriffe-derzeit-zu-risikoreich-aber-ethisch-nicht-grundsaetzlich-auszuschliessen/.

[5] *Stolberg, S. G.* (1999), The biotech death of Jesse Gelsinger. New York Times Magazine 136:49–50, https://www.nytimes.com/1999/11/28/magazine/the-biotech-death-of-jesse-gelsinger.html; *Editor* (2020), High-dose AAV gene therapy deaths. Nat Biotechnol 38:910, https://doi.org/10.1038/s41587-020-0642-9.

[6] *Finn, J. D., et al.* (2018), A Single Administration of CRISPR/Cas9 Lipid Nanoparticles Achieves Robust and Persistent In Vivo Genome Editing. Cell Rep 22:2227-2235, https://doi.org/10.1016/j.celrep.2018.02.014; *Cheng, Q., et al.* (2020), Selective organ targeting (SORT) nanoparticles for tissue-specific mRNA delivery and CRISPR-Cas gene editing. Nat Nanotechnol 15:313–320, https://doi.org/10.1038/s41565-020-0669-6.

[7] The Royal Swedish Academy of Sciences (2020), Scientific Background on the Nobel Prize in Chemistry 2020. A Tool For Genome Editing, https://www.nobelprize.org/uploads/2020/10/advanced-chemistryprize2020.pdf.

[8] *Dyer, O.* (2020), Health ministers condemn Novartis lottery for Zolgensma, the world's most expensive drug. BMJ 368:m580, https://doi.org/10.1136/bmj.m580.

[9] *Pasi, K. J., et al.* (2020), Multiyear Follow-up of AAV5-hFVIII-SQ Gene Therapy for Hemophilia A. N Engl J Med 382:29-40, https://doi.org/10.1056/NEJMoa1908490.

[10] STAT (2018), ‚That's $425,000 right there' – the anxious launch of a gene therapy with a record sticker price.

[11] *Hirsch, T., et al.* (2017), Regeneration of the entire human epidermis using transgenic stem cells. Nature 551:327-332, https://doi.org/10.1038/nature24487; *Fox, M.* (2017), Gene Therapy Skin Grafts Save Boy With Rare Disease. NBC News, https://www.nbcnews.com/health/health-news/gene-engineered-skin-grafts-save-boy-rare-disease-n818936.

[12] *Kohn, D. B., et al.* (2020), Lentiviral gene therapy for X-linked chronic granulomatous disease. Nat Med 26:200-206, https://doi.org/10.1038/s41591-019-0735-5.

[13] *Schweitzer, J. S., et al.* (2020), Personalized iPSC-Derived Dopamine Progenitor Cells for Parkinson's Disease. N Engl J Med. 382:1926–1932, https://doi.org/10.1056/NEJMoa1915872.

Kapitel 17

[1] *Tauschmann, M., et al.* (2018), Closed-loop insulin delivery in suboptimally controlled type 1 diabetes: a multicentre, 12-week randomised trial. Lancet 392:1321–1329, https://doi.org/10.1016/S0140-6736(18)31947-0.

[2] *Zylka-Menhorn, V.* (2018), Arzneimittelrückstände im Wasser: Vermeidung und Elimination. Deutsches Ärzteblatt 115:A-1054, https://www.aerzteblatt.de/archiv/198237/Arzneimittelrueckstaende-im-Wasser-Vermeidung-und-Elimination.

[3] Frontiers Next Wellbeing, Mailand, Italien, https://www.frontiersconferences.com/our-conferences/frontiers-next.

[4] *Sorenson, S.* (2013), How Employee Engagement Drives Growth. Gallup Workplace, https://www.gallup.com/workplace/236927/employee-engagement-drives-growth.aspx.

[5] *Beaton, C.* (2016), Never Good Enough: Why Millennials Are Obsessed With Self-Improvement. Forbes, https://www.forbes.com/sites/carolinebeaton/2016/02/25/never-good-enough-why-millennials-are-obsessed-with-self-improvement/; *Petersen, A. H.* (2019), How Millennials Became The Burnout Generation. BuzzFeed, https://www.buzzfeednews.com/article/annehelenpetersen/millennials-burnout-generation-debt-work

[6] *Hoffower, H. & Akhtar, A.* (2019), Lonely, burned out, and depressed: The state of millennials' mental health in 2019. Business Insider, https://www.businessinsider

.de/international/millennials-mental-health-burnout-lonely-depressed-money-stress-2/#if-youre-struggling-with-depression-get-help-14.

[7] *Krüger-Brand, H. E.* (2018), Smart Hospital: Richtungswechsel im Denken. Deutsches Ärzteblatt 115: A-570, https://www.aerzteblatt.de/archiv/197114/Smart-Hospital-Richtungswechsel-im-Denken.

[8] *Winnat, C.* (2017), Deutsche Ärzte nehmen sich rund sieben Minuten Zeit pro Patient. Ärztezeitung, https://www.aerztezeitung.de/Wirtschaft/Deutsche-Aerzte-nehmen-sich-rund-sieben-Minuten-Zeit-pro-Patient-298572.html.

[9] *Irving, G., et al.* (2017), International variations in primary care physician consultation time: a systematic review of 67 countries. BMJ Open 7:e017902, https://doi.org/10.1136/bmjopen-2017-017902.

[10] *Kottasová, I.* (2019), Doctor uses 5G to direct surgery live from a stage at Mobile World Congress. CNN Business, https://edition.cnn.com/2019/02/27/tech/5g-surgery-mobile-world-congress/index.html.

Zwischenruf 2

[1] *Harari, Y. N.* (2020), Homo Deus. Eine Geschichte von Morgen, 653 S., 12. Auflage, C. H. Beck, München.

[2] *Hawking, S.* (2020), Kurze Antworten auf große Fragen. 253 S., 1. Auflage, Klett-Cotta, Stuttgart.

Kapitel 18

[1] vitabook (2018), Dr. Google fordert Ärzte und Patienten zur Teamarbeit auf, https://www.vitabook.de/presse/dr-google-fordert-aerzte-und-patienten-zur-teamarbeit-auf/.

[2] *Hill, M. G., et al.* (2020), The quality of diagnosis and triage advice provided by free online symptom checkers and apps in Australia. Med J Aust 212:514–519, https://doi.org/10.5694/mja2.50600.

[3] *Editor* (2019), Feeling sick? There's an app for that! – The Big Symptom Checker Review. Medical Futurist, https://medicalfuturist.com/the-big-symptom-checker-review/.

[4] *Kuhn, S., et al.* (2018), Künstliche Intelligenz für Ärzte und Patienten: „Googeln" war gestern. Deutsches Ärzteblatt 115:A-1262, https://www.aerzteblatt.de/archiv/198854/Kuenstliche-Intelligenz-fuer-Aerzte-und-Patienten-Googeln-war-gestern.

[5] *Pottgießer, T. & Ophoven, S.* (2015), Die 50 wichtigsten Fälle Innere Medizin (3. Auflage), Urban & Fischer, München.

[6] *Singh, H., et al.* (2014), The frequency of diagnostic errors in outpatient care: estimations from three large observational studies involving US adult

populations. BMJ Qual Saf 23:727–731, https://doi.org/10.1016/S0140-6736(18)32819-8.

[7] *Nateqi, J., et al.* (2019), Vom Symptom zur Diagnose – Tauglichkeit von Symptom-Checkern: Update aus Sicht der HNO. HNO 67:334-342, https://doi.org/10.1007/s00106-019-0666-y.

[8] Ada Health Covid-19-Screener https://ada.com/de/covid-19-screener/; Symptoma Covid-19 https://www.symptoma.de/de/info/covid-19#test.

[9] *Zobel, M., et al.* (2020), Predicting Global Trends in Covid-19 Cases Via Online Symptom Checkers Self-Assessments Social Science Research Network, https://ssrn.com/abstract=3729913 or http://dx.doi.org/10.2139/ssrn.3729913; *Munsch, N., et al.* (2020), Diagnostic Accuracy of Web-Based Covid-19 Symptom Checkers: Comparison Study. J Med Internet Res 22:e21299, https://doi.org/10.2196/21299; *Martin, A., et al.* (2020), An artificial intelligence-based first-line defence against Covid-19: digitally screening citizens for risks via a chatbot. Sci Rep 10:19012, https://doi.org/10.1038/s41598-020-75912-x.

Kapitel 19

[1] National Institute of Aging (2019), Alzheimer's Disease Genetics Fact Sheet. Health Information, https://www.nia.nih.gov/health/alzheimers-disease-genetics-fact-sheet.

[2] *Brzecka, A., et al.* (2018), Sleep Disorders Associated With Alzheimer's Disease: A Perspective. Frontiers in neuroscience 12:330, https://doi.org/10.3389/fnins.2018.00330.

[3] *Meng, Q., et al.* (2020), Relationship Between Exercise and Alzheimer's Disease: A Narrative Literature Review. Frontiers in neuroscience 14:131, https://doi.org/10.3389/fnins.2020.00131.

[4] *Ding, J., et al.* (2019), Antihypertensive medications and risk for incident dementia and Alzheimer's disease: a meta-analysis of individual participant data from prospective cohort studies. Lancet Neurology, pii:S1474-4422(19)30393-X, https://doi.org/10.1016/S1474-4422(19)30393-X.

[5] *Vieira, M. N., et al.* (2018), Connecting Alzheimer's disease to diabetes: underlying mechanisms and potential therapeutic targets. Neuropharmacology 136:160–171, https://doi.org/10.1016/j.neuropharm.2017.11.014; *Rosales-Corral, S., et al.* (2015), Diabetes and Alzheimer disease, two overlapping pathologies with the same background: Oxidative stress. Oxidative Medicine and Cellular Longevity 985845, https://doi.org/10.1155/2015/985845.

[6] *Kahneman, D.* (2012), Schnelles Denken, Langsames Denken. Siedler Verlag, München, ISBN 978-3-88680-886-1.

[7] #nudge2021 Onlinekonferenz, https://www.laeuft.eu/konferenz-nudging-und-gesundheit/.

[8] Faktenboxen: Orientierung für Ihre Gesundheit. AOK, https://www.aok.de/pk/uni/medizin-versorgung/aok-faktenboxen/

[9] *Cima, R. F. F., et al.* (2019), A Multidisciplinary European Tinnitus Guideline: Diagnostics, Treatment and Outcomes. HNO 67(Suppl 1):10–42, https://doi.org/10.1007/s00106-019-0633-7.

[10] *Berger, T., et al.* (2017), Effects of a transdiagnostic unguided Internet intervention (‚velibra') for anxiety disorders in primary care: results of a randomized controlled trial. Psychol Med. 47:67–80, https://doi.org/10.1017/S0033291716002270.

[11] https://www.novartis.de/aktuelles/digitaler-gesundheitspreis/rueckblick.

[12] *O'Donnell, S., et al.* (2019), Evidence on User-Led Innovation in Diabetes Technology (The OPEN Project): Protocol for a Mixed Methods Study. JMIR Research Protocols 8:e15368, https://doi.org/10.2196/15368.

[13] *Medic, G., et al.* (2017), Short- and long-term health consequences of sleep disruption. Nature and science of sleep 9:151–161, https://doi.org/10.2147/NSS.S134864.

[14] *Bursztyn, M., et al.* (1999), The siesta in the elderly: risk factor for mortality? Arch Intern Med. 159:1582–1586; *Cross, N., et al.* (2015), Napping in older people ‚at risk' of dementia: relationships with depression, cognition, medical burden and sleep quality. J Sleep Res 24:494–502; *Chen, G., et al.* (2015), Afternoon nap and nighttime sleep with risk of micro- and macrovascular disease in middle-aged and elderly population. Int J Cardiol. 187:553–555; *Cao, Z., et al.* (2014), The effects of midday nap duration on the risk of hypertension in a middle-aged and older Chinese population: a preliminary evidence from the Tongji-Dongfeng Cohort Study, China. J Hypertens. 32:1993–1998; *Mantua, J. & Spencer, R. M.* (2015), The interactive effects of nocturnal sleep and daytime naps in relation to serum C-reactive protein. Sleep Med. 16:1213–1216.

[15] Sleep Cycle App, iTunes: https://itunes.apple.com/de/app/sleep-cycle-alarm-clock/id320606217?mt=8, Android https://play.google.com/store/apps/details?id=com.northcube.sleepcycle&hl=en.

[16] *Freeman, D., et al.* (2017), The effects of improving sleep on mental health (OASIS): a randomised controlled trial with mediation analysis. Lancet Psychiatry 4:749–758, https://doi.org/10.1016/S2215-0366(17)30328-0; *Espie, C., et al.* (2012), A randomized, placebo-controlled trial of online cognitive behavioral therapy for chronic insomnia disorder delivered via an automated media-rich web application. Sleep 35:769–781, https://doi.org/10.5665/sleep.1872; *Luik, A., et al.* (2017), Treating depression and anxiety with digital cognitive behavioural therapy for insomnia: a real world NHS evaluation using standardized outcome measures. Behav Cogn Psychother 45:91–96, https://doi.org/10.1017/S1352465816000369.

Kapitel 20

[1] gematik (2020) Telematikinfrastruktur – der sichere Datenraum für das Gesundheitswesen, https://www.gematik.de/telematikinfrastruktur/#lightbox [c2736].

[2] Aktionsbündnis für sichere Arzneimittelanwendung, Rhein-Neckar-Kreis Heidelberg, Klinische Pharmakologie der Universität Heidelberg, https://www.klinikum.uni-heidelberg.de/fileadmin/medizinische_klinik/Klinische_Pharmakologie/Downloads/MeinPlan_Medikationsplan.pdf.

[3] *Wehling, M. & Burkhardt, H.* (2018), Die FORTA-Liste, https://www.medikamente-im-alter.de/medikamente-im-alter/forta-liste; *Wehling, M., et al.* (2016), VALFORTA: a randomised trial to validate the FORTA (Fit fOR The Aged) classification. Age Ageing 45:262-267, https://doi.org/10.1093/ageing/afv200; App: https://play.google.com/store/apps/details?id=de.sisdev.forta&hl=de.

[4] Bundesarbeitsgemeinschaft Selbsthilfe von Menschen mit Behinderung, chronischer Erkrankung und ihren Angehörigen (BAG SELBSTHILFE e.V.), https://www.bag-selbsthilfe.de; Nationale Kontakt- und Informationsstelle zur Anregung und Unterstützung von Selbsthilfegruppen, https://www.nakos.de/kontakt/; Deutsche Arbeitsgemeinschaft Selbsthilfegruppen e.V., https://www.dag-shg.de; verletzlich.de, https://suche.vernetzdich.de.

[5] PatientenWieWir, ein Online-Selbsthilfeportal für Patienten, www.patientenwiewir.de.

SONDERSEITE 1

Liebe Leser,

wenn Sie Ihrem genetischen Risikoprofil oder Ihrem Genom auf den Grund gehen wollen, freue ich mich, dass folgende Firmen Ihnen einen auf das Jahr 2021 begrenzten Rabattcode angeboten haben. Mir ist wichtig, darauf hinzuweisen, dass ich hiervon keinerlei persönlichen Vorteil habe, außer dass die Firmen auf ihren Webseiten auch mein Buch erwähnen werden.

Ihr Genom

Heartgenetics

Gutscheincode: aks20

*Der Gutschein beinhaltet einen Rabatt von 20 Prozent auf den Adding Knowledge Service (https://www.heartgenetics.com/product/adding-knowledge/) und ist einlösbar bis zum 31.12.2021. Eine Barauszahlung ist nicht möglich. Es kann nur ein Gutschein je Bestellung eingelöst werden. Der Gutschein ist nicht übertragbar und kann nicht verlängert werden, da es sich um einen befristeten Geschäftsrabatt handelt. Der Gutschein gilt für Bestellungen auf www.heartgenetics.com. Ein Weiterverkauf über Onlineplattformen wie Amazon oder eBay ist ausgeschlossen.

Dantelabs

Gutscheincode: DANTE2021*

*Der Gutschein beinhaltet einen Rabatt von 20 Prozent und ist einlösbar bis zum 31.12.2021. Eine Barauszahlung ist nicht möglich. Es kann nur ein Gutschein je Bestellung eingelöst werden. Der Gutschein ist nicht übertragbar und kann nicht verlängert werden, da es sich um einen befristeten Geschäftsrabatt handelt. Der Gutschein gilt für Bestellungen auf www.dantelabs.com. Ein Weiterverkauf über Onlineplattformen wie Amazon oder eBay ist ausgeschlossen.

Ihr Mikrobiom

Biomes

Gutscheincode: 15BUCH2021*

*Der Gutschein beinhaltet einen Rabatt von 15 Prozent und ist einlösbar bis zum 31.12.2021. Eine Barauszahlung ist nicht möglich. Es kann nur ein Gutschein je Bestellung eingelöst werden. Der Gutschein ist nicht übertragbar und kann nicht verlängert werden, da es sich um einen befristeten Geschäftsrabatt handelt. Der Gutschein gilt für Bestellungen auf www.biomes.world/shop. Ein Weiterverkauf über Onlineplattformen wie Amazon oder eBay ist ausgeschlossen.

myBioma

Gutscheincode: myBioma2021*

*Der Gutschein beinhaltet einen Rabatt von 5 Prozent und ist einlösbar bis zum 31.12.2021. Eine Barauszahlung ist nicht möglich. Es kann nur ein Gutschein je Bestellung eingelöst werden. Der Gutschein ist nicht übertragbar und kann nicht verlängert werden, da es sich um einen befristeten Geschäftsrabatt handelt. Der Gutschein gilt für Bestellungen auf www.mybioma.com. Ein Weiterverkauf über Onlineplattformen wie Amazon oder eBay ist ausgeschlossen.

SONDERSEITE 2

Liebe Leser,

in einem derart dynamischen Gebiet, über das Sie nun bestens informiert sind, hört Innovation natürlich nicht auf. Wir stehen ja gerade erst am Anfang der Revolution. Daher würde ich mich freuen, wenn Sie mir über die folgenden Kanäle als Leser und Hörer treu bleiben würden:

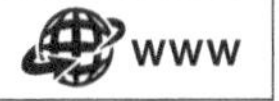

Buch-Websites:

www.geheiltstattbehandelt.de
www.haraldschmidt.online

facebook **Facebook-Fanseite:**

Geheilt statt behandelt @geheiltstattbehandelt

Instagram **Instagram-Fanseiten:**

Harald Schmidt @hhhw_schmidt
Geheilt statt behandelt @geheiltstattbehandelt

Twitter-Fanseite:

Geheilt statt behandelt @gsb_buch
Harald Schmidt @hhhw_schmidt

Podcast:

Geheilt statt behandelt

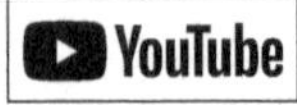

YouTube-Kanal:

Geheilt statt behandelt